U0359234

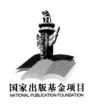

国家出版基金项目
NATIONAL PUBLICATION FOUNDATION

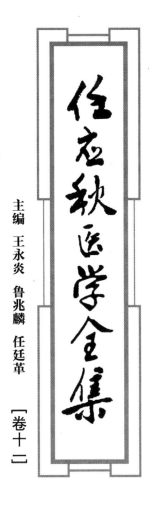

任应秋医学全集

主编 王永炎 鲁兆麟 任廷革

［卷十二］

中国中医药出版社
·北京·

图书在版编目（CIP）数据

任应秋医学全集/王永炎，鲁兆麟，任廷革主编．—北京：中国中医药出版社，2015.1

ISBN 978 - 7 - 5132 - 2115 - 3

Ⅰ.①任…　Ⅱ.①王…　②鲁…　③任…　Ⅲ.①中国医药学 - 文集Ⅳ.①R2 - 53

中国版本图书馆 CIP 数据核字（2014）第 253130 号

中 国 中 医 药 出 版 社 出 版

北京市朝阳区北三环东路 28 号易亨大厦 16 层

邮政编码　100013

传真　010 64405750

北京天宇万达印刷有限公司印刷

各地新华书店经销

*

开本 710×1000　1/16　印张 456.75　字数 7600 千字

2015 年 1 月第 1 版　2015 年 1 月第 1 次印刷

书号　ISBN 978 - 7 - 5132 - 2115 - 3

*

定价　1980.00 元（全 12 册）

网址　www.cptcm.com

总目录

医论文集

医理讨论

典籍研究

医学流派

医论文集

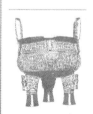

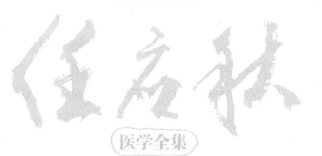

医理讨论

中医哲理之渊源与夫科学化之取径

（原载《现代医药杂志》1946年第5、6期合刊）

中医界具有历史性之扩大集会有二，一为民国十八年三月十七日之上海全国医药团体联合会，计到会者十七行省，一百三十二团体，二百七十二代表，当时之召集人为上海中医协会，是为对抗中央卫生部余岩等停止中医登记宣传及办理院校之决议案而召集，抗争之结果，该案竟得以取消，足证团结奋斗之确有力量。二即本日全国中医师公会联合会之成立大会，本日所到的代表，更普遍各个行省，每个代表，都是各省的优秀分子，聚全国的优秀分子于一堂，共事商讨整个中医之大计，这真是最难得的盛会。是"三一七"的大会，好比于中国七七抗战之全国动员，今日的大会，则如抗战胜利全国复员之开始。故余以为"三一七"与今天这两个大会，均含有极重大的意义存在。"三一七"是救亡国存，今天则为复员建设。那么，我们今天的会议，就要在复员建设这方面，加以详尽的商议。所谓复员，并非是叫我们全国同人，从此各安生计而复"原"之谓，是具有创新的革命性质。盖全世界都在战争中蜕变，我们的国家已非昔日可比，天旋地转似的，全世界的政治、经济、社会、文化等，都在向前转变。过去那种玄幻的、守秘的、神乎其神的一般中医师的作风，已不为时代需要了，我们今后的中国医学，必须注重纯科学，求真理，运用须适合环境，目的在福利人群。原子弹从天而降，已炸开了通达另一个世界的大门，科学新世纪在我们眼前展开，我们必须开足马力，迎头赶上，才足与科学的新世纪相配合。但是，我们所谓迎头赶上，并不是"舍己之田而耘人之田"，是要立定自己的脚跟，但学得他人之好处，以补我们的不及。蒋主席在"中国之命运"中说："近百年来，中国的文化，竟发生了绝大的弊窦，就是因为在不平等条约压迫之下，中国民群对于西洋的文化，由拒绝而屈服，对于固有文化，由自大而自卑。屈服转为笃信，极其所至，自认为某一外国学说的忠实信徒。由自卑转为自艾，极其所至，忍心侮蔑我们中国固有的文化的遗产。"现在不平等的条约，已经完全撤销了，我们今后对于科学医学的方针，应为中国的独立自强而学，亦当为中国的独立自强而用。现在我们中国的医药卫生行政，便于不知不觉中，养成了舍己耘人，重外轻内，倚赖盲从的风气。这不仅是我们中医界的耻辱，亦是整个中国医药卫生行政的绝大错误。

我曾记得三十一年十二月英国上议院议员泰弗亚勋爵，在重庆、成都各大学演讲科学农业的问题，其中有这样的一段："用毒剂防治植物病害，不但耗费大资，而且从久远方面着眼，终要失败。因为农作物无防病虫毒剂之帮助，则本身不能抵抗病疫，又何能将抵抗病疫之能力赋予食此农作物之人及家畜。对于人及家畜的病疫，以施打血清及预防针为治疗及预防的方法，其效果亦经证明不如一般希望之大。现时已发生一派新思想，认为以良好的农业为基础的营养，才是真正预防之良药，救济的办法。在遵从自然界的回报律，施用有机质肥料的土地，如中国的农业，乃是一种最平衡持久，自我循环的农业。故中国农业的需要，不是方法的改变，而是应用的扩大。"因为人造肥料使用过多，而不与适量的有机质肥料配合，经若干年后，必生不良影响，此为广东、浙江等省所发现之事实。欧美施用矿质肥料，年代甚久，量亦极多，以致残渣蓄积，损坏土质之物理性，杀灭土中之小动物及微生物等，使其生产力减低，亦为惯见之事情。以此推知中国的医学，实有优于西方医学的先天性，盖有机质药物之治疗病疫，易与人体发生亲和力，而速奏效，断不是欧西无机质矿质毒剂之可比拟。这种优越先天性之取得，实因中国原始民族之赖以谋生者，主要是农业，所食者是植物，所住者是植物，所衣者大都是桑养之蚕丝及棉麻等。故所用于医药者，亦赖各种寒热地质不同之广大植物。所以植物与中国人民生活有最密切关系，当有采取植物为药用之初，先民便孕育着一种哲学的心灵，凭此心灵以观察植物的根生于地下，枝叶上升于天，是植物的本身，即为贯通天地之最好的象征。植物生根于地，其空间的地位是确定的，人们类植物以为生，故人在地上之居处，亦以求安定第一。并且植物的生长，全赖四时的变化，由日月星轮转的四时变化，竟使植物从地中生出。植物的从地中生出，便是天之从地中引出植物，天运转而引出地中之植物，即表示天功的透入地中。天功透入地中，是谓刚来下柔，是阳来护阴；而地中之植物上升于天，是谓地柔以顺天，是谓阴以生阳。于此即可见天地刚柔阴阳之相错与相通，由此相错与相通，即见天地之相感。植物在地，空间上之位置固定为静，天之运转，时间变化为动，天之时间动变之功，表现于静定的地之空间位置，是为动静之相涵，阴阳之相接，时间空间之相生。这一种天地刚柔，阴阳动静，时空合一之意义，便是中国医学哲理之所渊源。由此渊源而演变出风、寒、暑、湿、燥、火之病理学；金、木、水、火、土之脏腑形能学；阴阳、虚实、消长之生理学；天地一大周天，人身一小周天之病机学；泄补通固，寒热轻重之处方学；诸根皆升，诸子皆降，诸花与叶皆散之药物学。这种以农业为主的国家，由种植植物而孕育天地相感之心灵，观察得天地人和谐之意义，演变为富有回报律之大自然医药学说，是为埃及、希腊等海屿国家，断断所不能意想得到的。因为中国之所以独有此大自然医学哲理的渊源者，实缘于先民拥有陕西、河南、山西一带的大平原，气候与土壤均极温和而肥沃之故。故中国历代医人之杰出者，几无一不出产在这大平原上，例如张仲景出于河南之南阳，巢元方出于陕西之华阴，王焘出于陕西之眉县，孙思邈出于陕西之华原，王叔和出于山西之高平，这都是十足的证据。于此既知道中国医学之所以成为中国医学，是赋有适合于中华民族生存之先天性的，我们哪得放弃生存，完全去学习西方医学呢！

　　我们要学习西方的，是西方进取科学的精神，研求科学的方法，致力科学的毅力，并不是要拿阿斯比林来代替桂枝汤，拿奎宁来打消常山。因为桂枝汤和常山，都是与中华民族以相合的植物，都是与中华民族人民体质和生理极相投的有机质药品。我们只是在用桂枝汤和常山的时候，厉行仿照西方研究阿斯比林及奎宁的方法，化知其成分，鉴定其作用，踏实的记载其功效。不必再说桂枝辛温通阳以治卫，芍药苦酸益阴以治营，生姜辛温以散寒，大枣、甘草甘温以扶中，常山禀天地阴寒之气以生，功能破瘴除饮，入肺、心、肝三经，为吐痰截疟行水之品。这种说法，在先民时代是可通的，而且是极有价值的，盖当先民时代，他们仅凭着天地相感的心灵，用一种哲理的演绎方法而归纳得来的一种结果。可是到了目前的科学世纪，再把县长叫作知事，那便说不过去，因为失了时代性了。我们这时代，就应该拿出科学的头脑来，脚踏实地的剖析先民所说桂枝辛温的成分是怎样，芍药苦酸的成分是怎样，通阳以治卫的作用是怎么样，益阴以治营的作用是怎么样。用科学方法剖析的结果，知道了桂枝含有挥发性的桂皮油，气极芳香，性善挥发，或许这便是先民所谓辛温之所在，在医治作用上，能亢奋强心，解热镇痉，这便是通阳治卫。芍药含有安息香酸，能镇痛解热，弛缓神经，与张仲景所谓治腹满时痛，腹中急痛，身疼痛之实验，亦无二致，吾人便以之用作镇痛弛缓神经药，既不悖于古，亦不逆于今，何必必称之益阴以治营呢。其余生姜、大枣、甘草、常山及其他药品，或生理病理各部门，亦照此实地求是地剖析清楚，先民的遗业得以彰明，玄学的色彩得以取消。这便是迎头赶上科学，与夫中医科学化的关键点。不然，便要犯了泰弗勋爵指摘西方科学农业失败的毛病，犯了这种蔑视自然规律的毛病。与夫大谈五运六气，穿凿附会，食古不化的先生们，同为开倒车，都是不适合中华民族生存的，都是不能改进中国医学的。

当1892年，国父在香港西医书院毕业时，教务长康德黎对学生演说词中有云："在四川沿河，各位将发现贵国人士由耕植而输出以供给中国药材市场之植物，此类植物，为科学家所未知，亦未被科学分类，其性质仅为流俗所信仰，其效能亦多涉怪诞。各位若探访其地，识之主人，而将所撰大量资料，提交植物学、化学、生理学、治疗学诸专家，及执业之医生，为之鉴定，则树叶树根之轻易与可厌之煎汁，向引为可以神怪邪术疗治未经诊断之疾病者，将被充分解析。植物学家可将此树叶树根在植物界之地位，为之确定；化学家还原其成分，而得其化学方程式；生理学家则证实效能及影响，此效能及影响，固不仅及于身体。如华人所未知者，具各项器官之受其刺激，神经系或脉管之受其影响，虽仅由物质一克千分之一处理，其结果亦至显著，由是此项物质之价值将为世人所确知，其声名遂乃远播，此为黑暗与光明之特征，亦今日中国之知识状态与吾人所期望此后一百年之中国不同之所在也。"康德黎博士是英国最著名之解剖学家，对我国药物科学化如此其关切，并逆料中国药物在后百年中将为世人所确知，而远播其声名。乃我国号称科学化之西医，不自己在科学中痛下功夫，一味向外国屈服，反谓中医不科学，宁非怪事。蒋主席说："德国的教育并不坏，有许多地方亦很可取法，不过德国自有德国的历史，德国的民族性，和德国种种特殊的环境和国情。德国的教育，在德国可以成功，整个的搬到东方来，那就很危险。因为东方自有东方文化的基础，自有东方的伦理哲学和民族精神。现在日本把这些一概忘掉，专去学德国的教育，无论如何是不适宜生存于东方的。结果恐怕只有失败，只有灭亡。……最后我认为一切教育方针和方法，都要依据中国的历史、文化、民族性，尤其中国民族现实的环境与需要来决定。无论怎样好的方针和方法，若是不能适合这条件，都是行不通的。如果勉强行来，一定要失败的。"蒋主席既说道一切教育都离不脱依据中国历史、文化、民族性，及现实环境的需要。那么，中国医学就是有中国历史性的，就是由中国的文化遗留下来的，就是适合中国民族性的，也是适合中国现实环境所需要的。有等人蔑视中国医学之所由来，竟谓中国医学是产生于杀人医学试尝的成功，其意若谓中国医学最初是盲目的试尝，由盲目试尝一人十人百人千人的结果，才得到今日的成就。持此论者，就是忽视了先民孕育天地相感的心灵，与夫用哲理演绎的方式，而不知这种心灵与方式，便是中国医学直接及于人身的前导，与见苹果落地，而引发出地心有吸引力的思想，是完全一致的。《搜神记》曰："神农以赭鞭鞭百草，尽知其平毒寒温之性，臭味所主，以播百谷，故天下号神农也。"所谓赭鞭，与《史记》"赭其山"是有同样的意义，当作穷尽无物解，鞭就是取药物的工具。神农用尽了工具，取完了百草，遍尝了平毒寒温之性，复次辨其臭味之所主，经过这种学理上的工夫，才敢试尝于人，这何尝是在盲目杀人呢？由此我们便知道这中国医学产生，是有相当的艰巨。第一要有能够孕育天地相感的心灵的头脑，第二要有神农以赭鞭鞭百草的艰苦卓绝的精神，第三要懂得用哲理演绎的方式，要备具这三种智能，才能办得臭味所主，寒温所从。所以在《物理论》上面说得有这样一段："夫医者，非仁爱不可托也，非聪明理遴不可任也，非廉洁淳良不可信也。"是以古之用医，必选名姓之后，其德能仁恕博爱，其智能宣扬曲解，能知天地神祇之次，能明性命吉凶之数，处虚实之分，定逆顺之节，原疾疹之轻重，而量药剂之多少，贯微远幽，不失细小，如此乃谓良医。这样看来，先民的就医，是非常慎重的，哪里会用杀人试尝医的话去抹煞他呢？然则中国医学既是适合现实需要医学，试问政府所施行的卫生行政、医学教育，完全采用西方医学，究竟够不够蒋主席所指示的方针呢？日本完全去学德国，已经遭了失败，受了灭亡，未必我们不怕步日本的后尘吗？这是值得我们特别注意的。

今天大会的成立，既然含有复员建设的特殊意义，所以不嫌拉杂，聊将中国医学哲理的渊源，今后应行科学化之取径，与夫西方医学之不宜完全袭取三方面，略加说明，尚希与会诸公，一本复员建设之旨，多多进以方策，是为至幸。

中医学术研究课程讲稿之一

——细菌与寄生虫

（原载《北京中医》1953 年第 2 卷第 9 期）

中医进修教育，本来就是新的教育形式，而"中医学术研究"尤是个最新的课程，我对这门课程，去年在卫生局中医业余进修班曾做过一次，由于摸索，没有经验，做得不够好。本年我来重庆市第一中医进修班又担任这门课程，才采取认识、分析、批判、讨论、总结的方式，在每一科学课程完结之后，即配合该课程的教师提出提纲，交由各个同学，在新获得的基础上，结合着中医对该课程旧有的知识，进行认识、分析、批判、讨论，写出小结，最后才由我综合同学们的意见，并凭客观的研究学术的立场，以及参考有关书籍，做出总结，这篇稿子，就是这样产生的，以后如解剖、生理、病理、诊断……等等各科授完之后，仍要继续用这种方法，来进行这门课程。这方式是否正确，这结论是否全面，我还不敢自信，特提交本刊发表，征求各地关心中医进修教育的同志，尤其是主讲"中医学术研究"课程的同志，以及参加进修的同学们，多多给我提出意见，以好继续改正。

一、要认识细菌寄生虫学在现代医学上的重要性

"预防为主，治疗为辅""面向工农""团结中西医"等一系列的措施，形成了中国医学史上划时代的变革。同时反映了目前有广大人民在遭受着病原菌、虫广泛而且相当严重的威胁；并说明了预防医学的迫切需要，特别是在消灭病原菌、虫一方面。

在细菌和寄生虫学还没有得到发展以前，有很多人对于造醋、酿酒、发面、传染病、生物繁殖，以及动物死了会臭，会慢慢变不见了，觉得稀奇古怪。他们找不出正当的原因和答案来，所以就疑神疑鬼地乱猜一阵，一直到

两百多年以前，显微镜发明了，平常看不见的小生物被看到了，又经过一百年，法国的化学家巴斯德，在研究糖发酵的时候，发现了发酵是由于一种小生物在做怪，也就是细菌在那里活动的结果。由于他这种发现，引起了一个比他小二十岁的德国医生郭霍的注意，他就专心研究，把研究细菌的技术大大地提高了，细菌学才得到发展。

细菌与疾病的诊断、预防和治疗等有很大的关系，特别是对于传染病，因为传染病是绝对由于细菌的直接、间接传入人体所致，而传染病是暴死的最大原因，是人类的死敌，假如我们不能掌握细菌学的一些知识，便不可能解决传染病。生存在现在的人民世纪，更做了人民世纪的卫生工作者，而不能逐步解除传染病对人类的威胁，这就配不上称现代的科学医学。也就是说我们掌握了细菌学，可以减少人类对疾病威胁的痛苦，并减低疾病的死亡率。因此我们便可以这样说："细菌学是现代医学的基石之一。"没有细菌学的发展，没有巴斯德与郭霍所发动的革命，就不可能有现代科学的医学。

由于过去"反动政府"时期多少年来不重视人民健康的结果，寄生虫在我国是非常普遍的，它给人民所造成的生命、经济和健康上的损失是非常重大的。据各地的研究报告，肠内有原生虫的，在我国约为 30%~60%，有脏虫的约为 50%~80%，几种严重的寄生虫病，如血吸虫病，据估计约有 20,000,000 人，疟疾约为 40,000,000 人，钩虫病约为 14,000,000 人，黑热病约为 5,000,000 人，斑疹伤寒约为 3,000,000 人，从这些不完全的统计里，我们自然很容易看出寄生虫病对于我国人民在生命和健康上危害性的重大。

寄生虫病多半是慢性病，而且多半又累及青年和壮年，因此在生产力上就蒙受了很大的损失。其中疟疾、血吸虫病、钩虫病、黑热病等影响人民的经济都是很彰明昭著的。就是对人类健康和经济没有很明显影响的蛔虫，也曾有人估计说：全中国的蛔虫所消耗的人的食物，至少也可以养活几百万雄兵。这是多么令人惊奇的事。

人民的卫生工作者，是要对人民的健康负责的，是要用各种方法和疾病做斗争的，在目前我国的情况下，卫生工作者若忽略了寄生虫病，真是不可想象的。我们必须要正视这个问题，设法预防，减少和扑灭一切寄生虫病，把受寄生虫危害最大的中国人民从疾病的灾难中解放出来，所以寄生虫学同样构成现代医学上不可缺少的基础科学。

二、我们学习细菌寄生虫学的主要目的

根据上述细菌寄生虫学的重要意义，那么，我们学习细菌寄生虫学的目的，可以分下列三项来说明。

第一：预防由细菌或寄生虫所遭致的疾病。利用细菌免疫学上的抗体抗原间反应的原理，把细菌或者细菌的产物，或者病毒体，制成已死或未死的疫苗（如伤寒疫苗、霍乱疫苗、卡介苗、牛痘苗等），注入人体，使这类疫苗，刺激我们的身体，而引起抗体的产生。所引起的抗体，在我们的体内，就起着一种保卫功能，能杀灭侵入的病原菌，或者中和其毒性产物。这样一来，就能防止由细菌而传染的疾病的发生。但是这种方法，在目前还不能适用于寄生虫病的预防，关于寄生虫病的预防工作，可分作集体的和个人的两方面进行。如处理病人和带虫人，清除人类以外的宿主，扑杀自由生活的成虫和幼虫，改善环境卫生等，来扑灭寄生虫的病原；防止接触，防止并杀灭媒介传染病的昆虫和其他媒介物的寄生或侵害，扑灭机械地媒介传染的昆虫，厉行饮水消毒、食物管理和粪便处理等，来防止寄生虫的传染；提高人民生活，尤须重视营养和身体的锻炼来增加抵抗力，这些都是属于集体预防的一方面。个人预防虽然是消极的，也可以减少个人的染病机会和病患的流行，如不吃生冷食物，不饮生水，不吃苍蝇叮过的东西，不吃老鼠咬过的东西，不用生水漱口和洗碗，经常注意手指的清洁，防止直接或间接接触病人，不玩弄动物，防止体表直接接触污染水源和泥土，防御和扑灭媒介寄生虫病的昆虫等，便很可能保持我们的健康。

第二：诊断由细菌或寄生虫所传染的疾病。我们要想彻底解除病人的痛苦，我们要想使药物在病人身上发挥它的功效，对病人下一个确切的诊断，除了临床症状外，最可靠的方法，就是病原菌或虫的检出，或者免疫体或者过敏性存在的证明。像对于病人的排泄物、分泌物，或者抽出物的培养、显微镜检查以及动物接种等，主要的目的，就是检查有无病菌、病虫与菌力、虫力的强弱，这样一来，再配合上临床症状，就能得出正确的诊断。

第三：治疗由细菌或寄生虫所传染的疾病。细菌的死体，对抗细菌的抗体，以及某些活细菌的产物等，在治疗传染病上，得发挥一些药物所不能及的功效。例如：伤寒的混合疫苗，少量的、分散的、逐渐增多的注入伤寒病

人的皮内能获得治疗。把白喉或者破伤风等的抗毒血清，早期注入病人的体内，能使它迅速的中和了散布在病人体内的毒素，缩短治疗的日程。有一些细菌与霉菌，在发育繁殖的生活过程中，会有强烈抗生素的产出，像绿脓杆菌素、多黏菌素、青霉素、链霉素、金霉素等，各自对于某些病菌，具有强大的抑制或杀灭作用。我们可以根据具体情况，采选来治疗传染病，至于寄生虫病的治疗，虽不能适用这种办法，但各种寄生虫病大多都有特效药物可治，譬如奎宁、阿的平、常山等治疗疟疾，吐根素、药特灵、鸦胆子的治疗阿米巴痢疾，锑剂的治疗黑热病和日本血吸虫病，山道年、使君子的治疗蛔虫，四氯化碳、皂矾碱砂的治疗钩虫，乙基雷锁辛、槟榔的治疗绦虫等等，都是非常见效的。

三、中医对细菌和寄生虫的一些不成熟的知识，正要待我们把它具体化

有人说：中医认识疾病，判断疾病，都是全凭"气化"，而无所谓细菌和寄生虫，甚至连中医本身也这样说。还有的把中医的"气化"与西医的细菌，两两敌对起来，各不相谋。也有的带着灰色的派头，主持调和，认为细菌产生于"气化"，这些论调都是极错误的，其实中医本身是有一些菌虫的知识，不过限于科学的不发达，不够成熟，不够具体，相当的模糊就是了。

细菌本来不是人的肉眼所能看见的东西，如果没有显微镜的发明，恐怕到今天还不会有细菌的学说，仍然停滞于模糊猜想的阶段罢了。我们试翻开欧洲细菌学发展史的前生来看：

（1）**古代：**海水加热，日光，空气，便产生生命物质，再加灵魂即成生命。

（2）**12 至 14 世纪：**树上生羊和鸟。

（3）**16 至 17 世纪：**凡黑尔蒙特（1577 至 1644，约明神宗万历五年至清顺治一年）相信破布加麦子或乳酪可生老鼠。

（4）**18 至 19 世纪：**尼丹仍主张细菌是自然发生，他说加热后用软木密闭的瓶盛肉汁仍可生细菌。

于此可见，欧洲细菌学的前生是多么幼稚而可笑。但反观中医在第 7 世纪初，约早欧洲一千多年，便有很多关于菌虫的记载，尤其是虫的知识，相

当丰富，兹就隋代巢元方在610年著的《诸病源候论》例举如下：

毒者，是鬼毒之气，因饮食入人腹内……连滞停留，故谓之毒注。——《毒注候》

恶注者，恶毒之气，人体虚者受之，毒气入于经络，遂流移心腹，故名为恶注。——《恶注候》

人有染疫疠之气致死，其余殃不息，流注子孙亲族，得病证状与死者相似，故名为殃注。——《殃注候》

人有因吉凶坐席饮啜，而有外邪恶毒之气随饮食入五脏……乍瘥乍发，以其因食得之，故谓之食注。——《食注候》

中恶者，是人精神衰弱，为鬼神之气卒中之也，若将摄失宜，精神衰弱，便中鬼毒之气，若余势停滞发作，则变成注。——《中恶候》

这些"鬼毒""恶毒""余殃""疫疠之气"，古人已经确定它是病源，而且有严重的传染性，传染的路径，有的是"因饮食入腹内""坐席饮啜"的经口传染；有的为"流注子孙亲族"的家族传染；并说明了"体虚者受之"和"精神衰弱"这些抵抗力缺乏的感受性，只是缺少一个显微镜，他们硬把两个肉眼看不见的那些病原体没奈何，终于停滞在"鬼毒""恶毒""余殃""疫疠之气"那个阶段，但比较"树上生羊和鸟""破布加麦子或奶酪生老鼠"那些笑话，就要高明千百万倍。假如显微镜的发明人詹孙，不生在荷兰而生在中国，不迟生于1580年，而早生于第6世纪或第7世纪之初，我们可以说这些"鬼毒""恶毒""余殃""疫疠之气"老早就变成各类各型的细菌了。

巢元方对寄生虫的认识，较细菌更为具体，因为有些虫体是肉眼可以看得见的，例如：

九虫者，一曰伏虫，长四分；二曰蛔虫，长一尺；三曰白虫，长一寸；四曰肉虫，状如烂杏；五曰肺虫，状如蚕；六曰胃虫，状如虾蟆；七曰弱虫，状如瓜瓣；八曰赤虫，状如生肉；九曰蛲虫，至细微，形如菜虫。伏虫，群虫之主也；蛔虫贯心则杀人；白虫相生子孙，转大长至四五尺，亦能杀人；肉虫令人烦满；肺虫令人欬嗽；胃虫令人呕逆善哕；弱虫又名膈虫，令人多唾；赤虫令人肠鸣；蛲虫居胴肠，多则为痔，极则为癞，因人疮处以生诸痈疽癣瘘疥龋，虫无所不为，人亦不必尽有，有亦不必尽多，或偏无者。此诸虫依肠胃之间，若腑脏气实，则不为害，若虚则能侵蚀，随其虫之动，而能变成

诸患也。——《九虫候》

　　江南有射工毒蛊，一名饭狐，一名蜮，常在山涧水内。此虫口内有横骨，状如角弓，其虫形正黑，状如肉䘌，生啗发而有雌雄，口边两角，角端有挻，能屈伸，冬日并在土内蛰，夏月在水内，人行水上及以水洗浴，或因大雨潦时，仍逐水便流入人家，或遇道上牛马等迹内即停住，其含沙射人影便病。——《射工候》

　　山内水间有沙虱，其虫甚细不可见，人入水浴及汲水澡浴，此虫着身，及阴雨日行草间亦着人，便钻入皮肤。——《沙虱候》

　　射工毒蛊的流行病学、形态、生活史，都和现在的日本血吸虫很相像，果尔，血吸虫不必待发现于日本，沙虱病更不必待1930长与又郎氏的发现。不仅此也，巢元方还知道很多与寄生虫有密切关系的一类昆虫，如：

　　人有多虱而性啮之，所啮既多，腑脏虚弱，不能消之，不幸变化生症。——《虱症候》

　　鼠瘘者，由饮食不择虫蛆毒变化，入于腑脏，出于脉，稽留脉内而不去，使人寒热。——《鼠瘘候》

　　此由饮食内有蝇窠子，因误食之，入于胃肠流注入血脉。——《蝇瘘候》

　　其他还有蜂、蚁、蚍蜉、蝼蛄、蛴螬等数十种，不过有些是说得似是而非，症候也说得不具体，这仍然是由于科学不发达的缘故。今天我们有了很好的科学武器，我们应该很好地掌握这个武器，把古人的一些感性知识，使之上升而为理性知识，并通过实践而发现其真理，又通过实践而证实其真理与发展其真理。也和由"树上生羊和鸟"的知识，而逐渐上升为现代的细菌寄生虫学一样，这正是我们无庸旁贷的责任。

四、中医忽视细菌寄生虫学这是不对的

　　细菌寄生虫学在现代医学上的重要性我们知道了，学习细菌寄生虫知识的主要目的，我们也明确了，即以中医的传统观念而论，前辈人亦不是只谈"五运六气"的"气化"，同时也有很多理想上的细菌概念，如《巢氏病源》《肘后方》《千金方》等所说中恶、卒忤、客忤、飞尸等，都属于这一类，尤其是还有一些比较具体的蛔虫、蛲虫、血吸虫（蛊）、恙虫（沙虱）等知

识都是中医最可宝贵的遗产。再以中医的"三因极一"为说，张仲景很明白地告诉我们："千般疢难，不越三条，一者，经络受邪入于脏腑，为内所固也；二者，四肢九窍，血脉相传，壅塞不通，为外皮肤所中也；三者，房室金刃，虫兽所伤。"这说明昆虫对人类传染疾病，古人早列为三因之一，是无从否定的，若身为中医，只承认所谓"气化"之说，而忽视了细菌寄生虫学这门基础知识，这不仅不足以为人民世纪大时代的中医，而且也是不善读古人书的中医，是一知半解、不求进步的中医。我们这次采用这本教本（《北京中医进修学校讲义——细菌学》）陆秀芳先生的序言说得很对，他说："在预防为主，面向工农兵，团结中西医的三大卫生政策下，我们认为那些在广大的农村、城市，负责解除一般人民疾病痛苦的中医师，应该和西医一样，在政府领导下从事医药卫生工作，更有效地服务于祖国的建设事业，所以他们自觉地要求一些基本科学的医学知识。另一方面我国古代医术已有数千年的历史，这一部经验丰富的学术，应该好好整理它，研究它，所以也需要科学的理论作基础，这也是中西医应该合力完成祖国所交给我们的任务。根据这两方面的需要，细菌学知识应该为中医所了解，细菌研究的方法，也是中医可能且必须掌握的。因为细菌学是重要的基础知识，能够了解这种基础知识，才能更好地服务于预防为主的人民卫生事业。"事实上，中药里面亦有许多抑制细菌、杀灭寄生虫的药物，如果我们通过进修，都能很好地掌握了细菌寄生虫知识，当然，我们那些丰富的杀菌灭虫的药物，将会用得更好更恰当。例如：我们懂得了疟疾是由疟原虫的传染，与其还是去钻"化痰消积"的老一套，倒不如用《六科证治准绳》的七宝散（常山、厚朴、青皮、陈皮、槟榔、草果、甘草）来得"关火"，因为常山、槟榔、草果的混合剂，确是有抑制疟原虫的作用。我们懂得了细菌性痢疾是由粗而短的桿菌传染，与其还是去钻"风湿交争"的老一套，倒不如用《伤寒论》的白头翁汤（白头翁、黄柏、黄连、秦皮）来得恰当，因为白头翁黄柏黄连的混合剂，确具有抑制痢疾桿菌的作用。甚至于单用马齿苋也可以解决问题，这就是掌握了细菌寄生虫知识，可以提高我们治疗效率的明证。相反，如果我们忽视了细菌寄生虫学，不仅没有任何方法可以完成祖国所给我们"预防为主"的任务，而且亦不可能把我们的临床治疗提高一步。

五、今后我们对待细菌寄生虫学的态度

尽管中医在古代有许许多多不成熟的细菌和寄生虫知识，但以现代的细菌寄生虫学来衡量它，毕竟还是中医最弱的一环，这是我们首先要承认的。但是我们今天要学习的细菌寄生虫学，亦已经不再是资本主义医学的那一套，已经不再是停顿于巴斯德、郭霍等古典微生物学家一连串的形而上学的教条。资本主义医学的微生物学者，往往把细菌和人体有机体分开，片面地把细菌孤立起来研究它，同时又把细菌划分为病原性的与非病原性的两种，把它们互相隔离地来研究，这些都是绝大的错误。实际细菌学研究的对象，应当作生物学总论各部分中的一个，必须一方面在细菌有机体的本身，另一方面，在它与大有机体（植物、动物）之间，有一个不可分离的相互关系。细菌有机体，作为生命的最低发育阶段，在它们自己的中间，经常有着不可分离的联系，同样的也与植物性和动物性的有机体有这种联系，互相接触，并且在相互作用中而变异，而适应。这种相互作用，变异性，适应性，在有高度组织性的生物的特异性方面，这就是生物发展的本质。而病原性细菌与非病原性细菌之间，也没有并且也不可能有尖锐的境界线。它们在自然界里，彼此是不断地互相变迁移行的。在它们之间存在着显明的相互关系，表现于拮抗的及合同的相互作用。在拮抗作用的场合，有机体是彼此互相损害或毁灭的；在合同作用的场合，有机体彼此互相帮助，同时各为其本身得到利益。资本主义医学的细菌学家们，他们很顽固地保持"无菌的免疫性"的旧观念，其实对抗任何传染的每一种免疫性，都是"非无菌的"，因为事实证明在免疫的和高度免疫的有机体中，细菌并不消灭，而是移行至另一种病毒的或者是该细菌的嗜体形态，不活动，亦不激起传染。免疫的或高度的免疫血清，注射到动物体中，就将体中存在着细菌的细胞转变为嗜体的或病毒的形态。嗜菌体的作用，是将细菌转变为嗜体的形态，而这一切的形态，又是很好地与血液的蛋白质结合起来的。

同样的，资本主义医学的寄生虫学者们，亦把寄生虫与宿主两方面割裂了，以致阻碍了寄生虫学的发展。须知寄生虫是由宿主方面得食，这是寄生生活本质上的特征。根据这个特征，则经过宿主有机体而实现的食物关系，才算寄生生活最重要因素。这也说宿主体内寄生虫的生理状态，是由宿主有机体的机能过程来调节的。所以宿主体内机能过程的变动（如昼夜、季节及其他）对寄生虫的生理状态有着特殊意义。如典型的疟疾发作，系宿主有机体的昼夜节奏的反应……和宿主有机体对寄生虫发育予以影响的表现；杰米那氏以鸟进行实验，证明了决定发作的程序和寄生虫发展的定时性情况之关系，是与宿主有机体之感受性程度相关的。又如把人的生活时间改为晚间，疟疾发作亦改变。这是说明了宿主体内寄生虫的状态，是取决于宿主有机体状态的。自然可以想到调节整体有机体神经系统化学代谢的睡眠阻抑作用，对寄生虫的生活力，尤不无影响。

总的说来，我们今后对待细菌寄生虫学的态度，不仅是要积极争取学习，来弥补中医对这门科学的缺憾，同样能够掌握使用这门科学，在预防为主总的卫生工作方针下，来给广大人民做好与传染病做斗争的预防治疗工作，并且还要批判资本主义旧的、机械的、割裂的细菌寄生虫学，而要向新的、与生理学相关联的，统一整体观的细菌寄生虫学学习，认识、实践、发展以至于无穷。

参考文献

［1］《苏联兽医》一年二期

［2］中华医学会《秦氏细菌学》

［3］黄志上《实用细菌学》

［4］陆秀芳《细菌学》

［5］李树同《精简细菌学》

［6］中级护士学校教材《微生物及寄生虫》

［7］王福溢、李辉汉，《人体寄生虫学》

［8］史敏言，《寄生虫浅说》

［9］阎德润，《巴甫洛夫学说及其应用》

［10］王聿光，《医学概论》

［11］毛泽东，《实践论》

［12］孟昭威，《医史》

［13］李涛，《医学史纲》

［14］巢元方，《诸病源候论》

［15］张仲景，《金匮要略》

[16] 王肯堂，《六科证治准绳》

[17] 张仲景，《伤寒论》

[18] 任应秋，《医史学纲要》

（编者按：此文为任应秋在重庆中医进修学校任教务主任时的讲课文稿）

中医学术研究课程讲稿之二

——解剖组织学

（原载《北京中医》1953 年第 2 卷第 12 期）

一、正确对解剖组织学的认识

我们用怎么样的观点来对待解剖组织学，便首先要了解解剖组织学是怎样的一门科学，它和医学有什么关系。解剖两个字在希腊原文的意义就是"切开"，因为这门学问在一开始的时候，便是用切开的方法来了解和研究。因此我们可以说解剖学就是用切开的方法来研讨和说明生物个体（包括人体）的组成（广义的组成）与构造的科学。那么，又怎么样连接上"组织"两个字呢？这是由于解剖科学不断地进步而来的。因为最初的解剖学，可以说是肉眼的解剖学，如各个脏器、骨骼等切开以后便可一望而知。但各类细胞群的组织，如细胞物质，由细胞物质而组成的上皮组织、结缔质组织（即支持组织）、肌肉组织、神经组织等，都不是仅凭肉眼所能看见的，一定要借重显微镜的窥测，这就是现在所谓的"组织学"了。这是由于显微镜发明以后，人们看到了以前所没有看到的"组织"，更由于用显微镜研究生物体构造的知识不断增加所产生出来的一门科学，所以也把它叫作显微镜解剖学（即组织学），而把因切开凭肉眼所能观察到的叫作大体解剖学，今天我们合大体解剖学和显微镜解剖学而研究之，所以便有解剖组织学的名称。同时我们还要知道大体解剖学和组织学（即显微镜解剖学）虽然在研究方法上有些区别，但是它们的内容是不可分割的，这些知识虽都是在说明一些有固定形式的生物体个别构造，但是我们却不能忘记了整个生物体内部器官的统一性是互相联系，互相依存，并互相制约着的。所以我们把解剖组织学合并起来研究，全面地掌握住它的生动性和原则性，这样便不至于孤立地看问题，而且对于理论的联系实际，亦会收获更大的效果。

解剖组织学和医学又有什么关系呢？

要知道，医务工作者日常接触的，并且最重要的对象，就是人体。因而保护、防卫人类的健康并治疗解救疾病的痛苦，就成为医学上的首要任务，但是要达成这一目的，我们必须要具备对人体的最低认识，须正确地了解人体内部构造的基础，并推及其生理的作用。有了这种认识，我们才能进一步认识人体在疾病时的异常变化，知道如何能减除这种疾患，尤要是知道如何能预防这种疾患。《墨子·兼爱》篇说："医之攻人者，必知疾之所自起，能攻之，不知疾之所自起，则不能攻。"《内经》上说"治病必求其本"就是这个意思。

无可讳言，我们中医主要的缺点，一般就是没有先学好解剖组织的基础科学，以至于开了一辈子的业，对人体的构造组织始终是模糊的，譬如说"肾虚"吧，究竟虚在哪里，是贫血？还是萎缩？还是结核？还是生瘤？一概都不管，就凭羸瘦无力、腰酸泄精等症，便算是肾虚了，就用点人参、地黄等药来治疗，这时充其量他脑筋里有一个想象，就是背上那一对椭圆形的"腰子"虚了。譬如说"湿"，究竟湿的本态是怎样，是水？还是黏液？还是炎症渗出物？还是由循环障碍漏出来的东西？他一概都不管，只凭着头重、胃呆、四肢怠惰等症，就算是湿了，就用点白术、半夏、茯苓之类来医治，这时充其量他脑筋里也有一个想象，就是"脾家受病"。这样的虚空，不着实际，这就是由于平时对整个的人体没有一定的、正常的解剖知识，病了也就没有对人体的异常变化的病理解剖知识来认识。

现在我们学习解剖组织学，就是为了要达到首先了解正常人体构造的目的，以获得必要的知识，更进一步而认识人体在疾病时的异常变化，掌握其病变，而给以适当地预防和治疗，做个"知己知彼，百战百胜"的医务工作者。

二、中医也曾重视过解剖知识，并非纯粹的形而上学

尽管中医口头上都是风呀、火呀、暑呀、湿呀、少阴呀、太阳呀、肾虚呀、

肝旺呀，说得五花八门，是不是就等于中国医学完全没有重视过解剖知识呢？这却不然。《汉书·艺文志》说："医经者，原人血脉经络骨髓阴阳表里，以起百病之本，死生之分，而用度针石汤火所施，调百药齐和之所宜。"既是说"原人血脉经络骨髓"其为根据解剖的经验，可想而知，只是可惜《医经》二百一十六卷，大半失传，所余的《内经》十八卷，又复残阙不全，自从经过唐人王冰（肃宗时人，约当纪元750年）改窜后，更难得分辨哪些是原文，哪些是增订，但可断言的，中医在两汉以前，已有解剖的知识和技术。《史记·扁鹊仓公列传》说："臣闻上古之时，医有俞跗，治病不以汤液醴酒，镵石挢引，案扤毒熨，一拨见病之应。因五脏之输，乃割皮解肌，诀脉结筋，搦髓脑，揲荒爪幕，湔浣肠胃，漱涤五脏。"俞跗之事自然无可考，但据太史公这段文字的记载，古代的医生能操解剖术，这是可以证实的。同时《灵枢·经水》篇也说："夫八尺之士，皮肉在此，外可度量切循而得之，其死可解剖而视之，其脏之坚脆，腑之大小，谷之多少，脉之长短，血之清浊，气之多少，十二经之多血少气与少血多气，与其皆多血气，与其皆少血气，皆有大数。"《灵枢》虽是被王冰改窜过的伪书，但和《汉书·艺文志》"医经者，原人血脉经络骨髓"之说，两两相应，可以反证其当时的中医确有解剖之事。又《汉书·王莽传》说："莽诛翟义之徒，使太医尚方与巧屠共刳剥之，度量五脏，以竹筳导其脉，知所终始，云可以治病。"这在我国医学史上，可算是最精彩的一幕。因为不特发现了五脏的位置，并且更知其轻重大小，又把竹筳插进血管，以视其终始，这对于动脉、静脉、心脏与其他各脏的关系，以及血液流行于身体各个血管的现象，想必都有相当的认识。甚至说在王莽时候，中医已发现了血循环的道理，亦无不可。总之，在这短短的记载中，可以想见王莽时太医的解剖，已经是够相当精细和正确的了。还说"可以治病"，是追究他们研究的动机，完全是在求得医学上的实用，和我们今大的研究解剖毫无二致，那么，这种求知和创新的精神，比起古今天的科学家，亦无多让。倘使他们的记载能完全存在，对于中医学术的推动一定是有相当贡献的。晁公武（宋时人）《郡斋读书志》载"存真图"一卷，他说："崇宁（1102—1106）间，泗州刑贼于市，郡守李夷行遣医并画工往视，抉膜摘膏，曲折图之，得尽纤悉，校以古书，无少异者。"张杲（宋时人）的《医说》载："张济善用针，得诀于异人，能亲解人而视其经络，则无不精，因岁饥疫，人相食，凡视一百七十人，以行针，无不立验。"孙一奎（明时人）著的《赤水玄珠》载何一阳说："余先年精力时，以医从师南征，历剖贼腹，考验脏腑，心大长于豕心，而顶平下尖，大小与豕无异，惟小肠上多花纹，膀胱是真脬之室，余皆如《难经》所云，无所谓脂膜如手掌大者。"清代的王勋臣，随时就义塚看死儿，细察脏腑，著《医林改错》，可算是中医精研解剖知识和杰出人物，这说明从汉、唐、宋，以至明代清代，都有中医在进行解剖知识的追求，所以我们不可能说中国医学完全是形而上学。但是由于长期在封建统治社会里，严重地受到封建统治阶级"神道设教"的影响，信奉古圣人是"生而知之"的说法，以为神农黄帝那班人物，具有疑神疑鬼的智能，可以不把人体进行实地研究，已经可以彻底明白，所以他们所说的话，是一点不会错的，我们后来的人，是肉胎凡夫只配奉着古人所讲的话而行，不配把古人的话再来怀疑，这完全是封建社会里的被统治的落后思想，纵然有一两个革命之士，想冲破这种封建藩篱，要做些脚踏实地的功夫，如王勋臣在当时极愤慨地说："以无凭之谈，作欺人之语，利己不过虚名，损人却属实祸。"硬从尸体上去痛下一番实际功夫，而陆九芝却笑他为"骨骼堆中学医"。因此中国医学的解剖知识，本来是已经或多或少打下了基础的，竟因封建社会的思想统治，而逐渐走向了唯心的歧途，这一点我们今天要彻底认识到，及时纠正过来，利用现在的科学知识和工具，努力从事于这一门基础医学的学习，而为进一步研究医学做好准备功夫。

三、中医许多关于解剖知识的记载我们要加以批判地认识和整理，不可盲从

关于显微镜解剖学（组织学），也就是细胞和组织的等等问题，这不是仅凭肉眼可能观察到的，是在有了显微镜以后才逐渐发展起来的科学，尤其是细胞起源于生活物质的学说，是由于苏联的进步科学家掌握了马列主义的唯物辩证法才发现的。所以我们要求在两千年前受着封建统治下的中医便有这门精细的科学知识，基本上是不可能的事，但他们对一个生命的基本单位，仍然有一些假说，他们亦很知道各个器官系统的构造，绝不是"无源之水、无根之术"，必定有他所由生的基础，《素问·六节藏象论》说："气合而

有形，因变以正名。"《素问·五藏别论》说："脑髓骨脉胆女子胞，此六者，地气之所生……胃大肠小肠三焦膀胱，此五者，天气之所生。"《素问·宝命全形论》说："人以天地之气生，四时之法成。"这个"气"，就是他们认为是生命最基本的东西，由于没有科学工具的帮助，他们没有方法来解决这生命个体中的基本单位，因而便假设一种不可捉摸的"气"来代表它，这正是走投无路、莫可如何的办法。在人们思想被封建统治着的时期，中医对于生命中的基本物质的知识，便就这样用一个"气"字来不了了之，后之来者，亦只是在这个"气"字里面打圈子，如喻嘉言说："天积气，地积形，人积气以成形，惟气以成形存，故气聚则形存，气散则形亡。"徒托空言，毫无意义。现在我们有了科学工具和唯物辩证的武器，不仅中医"气合而有形"的道理，已成为历史上的陈迹，即资本主义医学认为生物个体中的基本单位就是细胞的说法，已被苏联进步科学家勒柏辛斯卡亚等的"细胞起源于生活物质"学说的成立而推翻了。

至于大体解剖学，许多知识是可能凭肉眼的观察而获得的。古人对于解剖的知识，大多只注意于脏腑的构造，如骨骼、肌肉、神经、生殖、内分泌、感觉器官等，均极粗疏，甚至遗漏，兹先把古人解剖所得的脏器知识提出来谈谈，《甲乙经》（魏晋时皇甫谧著，公元215至282年）说：

"肠胃凡长六尺四寸四分，从口至肠而数之。此径从胃至肠而数之，故短也。肝重四斤四两，左三叶，右四叶，凡七叶。心重十二两，中有七孔三毛，盛精汁三合。脾重二斤三两，扁广二寸六，长五寸，有散膏半斤。……肺重三斤三两，六叶两耳，凡八叶。……肾有两枚重一斤贰两。……胆在肝之短叶间，重三两三铢，盛精汁三合。胃重三斤十四两，纡曲屈伸长二尺六寸，大一尺五寸，径五寸，盛谷二斗，水一斗五升。……小肠重二斤十四两，长三丈二尺，广二寸半，径八分分之少半，回积十六曲盛谷二斗四升，水六升三合合之大半手……大肠重三斤十二两，长二丈一尺，广四寸，径一寸半，当脐右回十六曲，盛谷一斗，水七升半。大肠即回肠也，其回曲因以名之。……膀胱重九两二铢，纵广九寸，盛溺九升九合。……口广二寸半，唇至齿长九分，齿以后至会厌深三寸半，大容五合也。……舌十两，长七寸，广二寸半。咽门重十两，广二寸半至胃长一尺六寸。……喉咙重十二两，广二寸，长一尺二寸，九节。喉咙空虚也，言其中空虚，可以通气息焉，心肺之系也，呼吸之道路，喉咙与咽并行，其实两异，而人多惑焉。肛门重十二两，大一寸，径二寸太半，长二尺八寸，受谷九升三合八分合之一。肛，钢也，言其处似车钢，故曰钢门，即广肠之门，又名膜也。"

《难经》和《千金方》也有和这一样的记载，而稍有差别，即《难经》谓舌重十二两，《甲乙经》重十两，《难经》谓咽重十二两，《甲乙经》重十两，《难经》谓咽重十二两，《甲乙经》重十两，《难经》谓脾扁广三寸，《甲乙经》扁广二寸，这种差别，实太微细，其他都是一致的。又唐代张守节的《史记正义》，也有这个记载，其不同处，只是《甲乙经》称人肠，《史记正义》叫作回肠，《甲乙经》称肛门，《史记正义》叫作广肠，其他都相同。这就表明以上脏腑的轻重大小，《难经》《甲乙经》《千金方》《史记正义》都无甚出入。因此，我们得以按照周代新莽时代及魏晋时代的度量衡制，和现在医学所获得的脏腑轻重大小的公分数，列表比较于下，观其异同。

1. 五脏重量比较表

	心	肝	脾	肺	肾
《甲乙经》重量	12 两	4 斤 4 两	2 斤 3 两	3 斤 3 两	1 斤 1 两（两枚）
周制合公分	179	968	501	729	258
新莽制合公分	167	946	486	708	250
魏晋制合公分	167	946	486	708	250
现在确数	男 312 女 260	1550～1860	171	男 1300 女 1025	130～150（一枚）

2. 胃及大小肠的长度比较表

		《甲乙经》	黄帝尺合公分	周尺合公分	新莽尺合公分	魏晋尺合公分	现在确数
胃		2 尺 6 寸	64	52	60	64	大弯长 40
小肠		3 丈 2 尺	796	637	737	772	700.0
大肠		2 丈 2 尺	522	418	484	506	200
	改为 1 丈 1 尺	274	219	253	265	

3. 舌的长短宽窄比较表

		《甲乙经》	黄帝尺合公分	周尺合公分	新莽尺合公分	魏晋尺合公分
长		7 寸	17.416	13.937	16.128	16.884
广		2 寸半	6.220	3.928	4.608	4.824

4. 脾的大小比较表

	《甲乙经》	黄帝尺合公分	周尺合公分	新莽尺合公分	魏晋尺合公分	现在确数
长	5寸	12.440	9.955	11.5	12.6	12~13
广	2寸	4.976	3.7	4.6	4.8	7~8
厚(扁)	2寸	4.976	3.7	4.6	4.8	3

（以上所用度量衡制，均据吴承洛著《中国度量衡史》推算的）

根据上表的比较，舌的长短没有多大差别，脾的长短也没有多大差别，惟扁和广颇有悬殊，并且像这样微小的体积，似不可能有二斤三两重，即使减去"散膏半斤"还剩一斤十一两，以周的斤两制计算，便有三九三公分，以新莽的斤两制计算，也有三七五公分，都嫌太重，因此怀疑它"二斤三两"或者是一斤三两的错误。假使是一斤三两，又除去"散膏半斤"便剩下十一两，再以周的斤两制计，便为一六四·二三公分，以新莽的斤两制计，便为一五三·一二公分，这就和现在所得脾的平均重量很接近了。又《难经·三十二难》说"脾扁广三寸，长五寸"，如以新莽尺计算，则广扁约七公分，长一一五公分，这和现在的脾的广度尤为接近，只是稍微厚了一点。

咽门到胃的长度，《甲乙经》说长一尺六寸，以周尺计算，约为三十二公分，以新莽尺计算，约为三十七公分，以魏晋尺计算，约为三十八公分，与现在确数距离也不很远。

就上表的脏腑重量，和长短来谈，除脾脏而外，其余四脏，都比现时的确数轻，想当时解剖的童年尸体或者是一个矮小人，又或者是一个曾经患慢性消耗病的人。至于脾的较厚，说不定是曾经发过高热的，以致肥大了。小肠的长短，和现在数字最接近。大肠太长了，他说二丈三尺，或者是一丈三尺的笔误，试改为一丈一尺，以新莽尺制来计算，等于二五三公分，这样又接近了。所云心有"七窍三毛"，毛字在古代和冒、帽两个字可以通假用，心脏的左右房上，各附有一耳（附心房），颇如帽状，而右心房亦呈帽形突起，这或许就是他们所叫"三毛（冒）"。肺静脉和肺动脉各有两孔，主动脉、上腔静脉、下腔静脉各有一孔，这便是七窍。

古代的解剖知识最不正确的，莫过于对骨骼的认识。《内经》上的"骨度篇"，只是就人体表面来量度骨的长短，量得仍然极不准确，竟说出"人有三百六十骨节"的话来！这个数字的根据，就是"周天三百六十度"，可见得他们完全是臆度的。《圣济总录》也毫不加以实际的观察，从而和之，他说："凡三百六十五骨也，天地相参，惟人至灵，其女人则无顶威骨，左洞右棚及初步等五骨，止三百六十骨。"仍是徒托空言。《类注》说："肋骨各十二条，八长四短，女人多擎夫二条，左右各十四条。"《吴医汇讲》说："男子肋骨二十有四，女子肋骨二十有八，男子头骨八块，女子头骨六块。"都近滑稽，《洗冤录》还做了比较有系统的记述，亦只述其大者，失实的地方仍然很多，兹综合《内经》《甲乙经》《圣济总录》《洗冤录》等古医籍所谈的骨名和数目和我们现代所知道的，列表比较如下。

1. 头部

旧籍名称	现在名称和确数		
一、顶心骨 二、囟门骨 三、额角骨 四、额颅骨 五、扶桑骨 六、眉棱骨 七、眼腔骨 八、鼻梁骨 九、嗓喉骨 十、颧骨 十一、颊车骨 十二、上牙床骨 十三、口骨，附上骨 十四、颔颏骨 十五、耳根骨 十六、脑后骨 十七、乘枕骨	头骨（二十八块）	颅骨（十五块）	额骨一 顶骨二 枕骨一 颞骨二 蝶骨一 筛骨一 下鼻甲骨二 泪骨二 鼻骨二 犁状骨二
		颜面骨（七块）	上颌骨二 颚骨（口盖骨）二 颧骨二 下颌骨一
		中耳小骨（六块）	锤骨二 砧骨二 镫骨二

2. 躯干部

旧籍名称	现在名称和确数		
一、颈项骨五节 二、琵琶骨一节 三、背脊骨六节 四、背膂骨七节 五、腰骨五节 六、方骨一节 七、尾蛆骨一节 八、左右肩髃骨 九、左右肩井骨 十、龟子骨心坎骨 十一、左右横髃骨 十二、左右肋骨计二十四条	躯干骨（五十一块）	脊柱骨（二十六块）	胸椎十二 腰椎五 荐骨（骶骨）一 尾骨一
		胸骨一	
		肋骨左右共二十四	

5882

3. 舌骨

旧医学无此名称	舌骨一

4. 上肢部

旧籍名称		现在名称和确数	上肢骨（六十四块）	上肢带骨（四块）	锁骨二 肩胛骨二
	一、左右饭匙骨 二、左右胳膊骨 三、左右肘骨 四、左右臂骨 五、左右髀骨 六、左右手踝骨 七、左右外踝骨 八、左右腕骨连踝 九、手掌骨左右各五条 十、手指骨左右各十四			游离上肢骨 （六十块）	肱骨二 尺骨二 桡骨二 腕骨十六 掌骨十 指骨二十八

5. 下肢部

旧籍名称		现在名称和确数	下肢骨（六十二块）	下肢带骨（二块）	髋骨二
	一、前后胯骨 二、左右大腿骨 三、左右膝盖骨 四、左右胫骨 五、左右衚骨 六、左右足踝骨 七、外踝骨 八、左右肢骨与脚跟骨 九、足掌骨左右各五条 十、左右足趾骨各十三节			游离下肢骨 （六十块）	股骨二 髌骨二 胫骨二 腓骨二 跗骨十四 跖骨十 趾骨二十八

从上表的比较来看，这就说明古代对于骨骼之知识，实在太肤浅，不仅对于骨的构造未曾详察，即对于骨的数目亦茫然不晓。本来观察骨骼，较之脏腑要容易得多，无奈历代医家，都牢守古训，以讹传讹，数千年来没有改变，这便是理论脱离实践，足以使学术倒退的铁的证明。

关于血管的解剖知识，古人颇有一定的基础，如《灵枢·经水》篇说："经脉者，受血而营之。"《灵枢·本藏》篇说："经脉者，所以行血气，而营阴阳，濡筋骨，利关节者也。"这都明明指的是贮血液的脉管。《素问·举痛论》说："经脉流行不止，环周不休。"《灵枢·邪气藏府病形》篇说："经脉之相贯，如环无端。"这无异把经脉列入循环系统了。

神经系统，亦可说是在古人解剖知识中的最弱的一环，在汉唐医籍里面，丝毫没有说到，只是在王勋臣的时代，他才发现了视神经。《医林改错》说："两目系如线长于脑，所见之物归于脑。"在王氏以前根本找不到这样的记载。肌肉解剖，亦只仅就肤浅处略为提及，如《素问·痿论》："脾主身之肌肉。"《灵枢·卫气失常》篇："肉者多血，多血则形充。"又说："皮肉不相离。"《金匮要略》："腠者是三焦通会元真之处，为血气所注，理者是皮肤脏腑之文理。"总之，都谈得极不具体。内分泌器官之叙述，亦甚浅薄不足道。生殖系统，男性者仅述及睾（"腰脊控睾而痛"《灵枢·邪气藏府病形》），女性的胎胞和血室，好像是指子宫而言，但对卵巢并无觉察，更错误地把泌尿器官的肾，当作了生殖的器官。今天我们通过了科学的解剖组织学的学习，对古人这些错误和缺憾，当然"如指诸掌"了，应该大胆地、毫不保留地提出来予以批判，而向新的科学道路前进。

综上所述，中医在古代确有解剖之事，也确有为实用于医学而解剖的行动。无奈在封建社会里，被伪仁道主义统治着，以致有人倡导，无多人继承，继续从实践中去追求和发扬，终于把倡导者所获得的一些感性知识停滞下来了，而不能上升为具体的理性知识。尽管有一鳞半爪的记载，若以现代的科学来衡量它，实极幼稚。所以谓中医有解剖之事则可，曾经获得一些零碎不完整的解剖知识也可，谓中医很早就有了解剖学似不可能，这个"不可能"是和封建社会的统治分不开的。因为在封建社会中，封建地主以愚昧迷信作为统治群众的手段，解剖尸体被道学先生们指为大逆不道，舆论上亦多责难，只有肃清封建残余，扫除文盲，提高人民文化水平，才能由群众供给材料进行解剖研究。

四、向新的科学的解剖组织学努力学习

根据以上研究，解剖组织学确是中医最弱的一门科学，我们通过了认识和批判，便应大量地接受新的科学的解剖组织知识，奠定"中医科学化"最低的基础。但绝不是和过去一般卫生人员以为学习解剖学，主要是与施行外科手术离不开那种狭隘的认识一样。那种狭隘的认识是极幼稚的，是由资产阶级机械论的医学解剖学所影响而来的。他们只着重机械的分析而忽视有机的综合，便形成了那样分析主义的偏向，他们孤立地认为细胞是生命的基础，

生命的单位，而有机体便是细胞的集合体。认为有机体的一切情况，都是由细胞决定的，他们断言细胞以外没有任何有生命的东西，一切病变都是由细胞的病变发生，就在这样的基础上，以魏尔啸为代表的便创立了细胞病理学。一些魏尔啸的继承者，都不把有机体看作完整的统一的复杂的体系，其中所有的微细部分都是经常相互作用，相互制约，彼此之间以及与所围绕着的外部环境之间，都是相互依存的。对于细胞的结构与活动，他们就像是研究一些自立的，仿佛那是用来造成有机体的个别的砖瓦那样地来研究它。

我们要认识到解剖学是研究人体物质构造的学问，是研究人体本质的基础，研究人体物质构造，只有在人体的发生和发展的运动中，才能被认识。因此首先应当研究人体物质构造的发生历史，与一般动物体的物质构造发生史做比较研究，才能认识人体发生发展的规律，要在尸体解剖的精细分析中研究人体物质构造的运动及变化，将人体看作有机的整体，缜密地进行综合，以达到理论上的统一掌握。从有机组织的运动变化中才能认识人体的物质构造，更要知道尸体的物质构造与活体的物质构造基本上是有差别的，就是在形态上说：如尸体胃的形状位置，与以 X 光线透视下活人的胃的形状位置是不一致的。细胞的物质运动形态，尸体与活体其悬殊更甚。我们今后研究解剖学，不仅要研究物质构造形态，而且要研究变化。因此要把人体胎生形态学拿来做基础，其他系统解剖学、神经解剖学、局部解剖学、实地解剖学、比较解剖学，只供作参考而已。因为人体胎生形态学，是从人体发生发展中去研究人体构造的演变，这样才能综合有机体的整体的物质基础。

现在苏联的解剖学者已经走向了机能解剖学的道路，即当研究尸体时必须考虑到该部构造的生理机能及其相互制约的关系，同时还要想到外界环境因素，藉着器官的机能对有机体所表现出来的形状构成的作用，如此就能保持形态学与实际的联系，同时也给医学解决了很多的重要问题。

于此，可以总括地说：我们不仅要批判中医解剖知识的幼稚，同时还要批判资本主义医学机械论的解剖学说，而向新的真正科学的苏联的机能解剖学坦途上迈进。

参考文献

[1] 王冰，《素问王冰注》

［2］《灵枢经》

［3］皇甫谧，《甲乙经》

［4］司马迁，《史记》

［5］班固，《汉书》

［6］晁公武，《郡斋读书志》

［7］张杲，《医说》

［8］张守节，《史记正义》

［9］土勋臣，《医林改错》

［10］申甫等，《圣济总录》

［11］孙思邈，《千金方》

［12］李涛，《医学史纲》

［13］侯宝璋，《中国解剖史之检讨》

［14］余云岫，《医学革命论集》

［15］苏醒，《生理解剖学》

［16］苏醒，《解剖组织学》

［17］勒柏辛斯卡娅，《细胞起源于生活物质》

［18］王克锦，《辩证观的医学》

［19］阎德润，《巴甫洛夫学说及其应用》

［20］马维兴，《解剖组织学》

［21］阎德润，《医林改错的错中错》

［22］任应秋，《医学论文剪存》

［23］童濂，《洗冤录集注》

［24］吴承洛，《中国度量衡史》

（编者按：此文为任应秋在重庆中医进修学校任教务主任时的讲课文稿）

中医学术研究课程讲稿之三

——生理学

（原载《北京中医》1954 年第 3 卷第 2、4 期）

一、学习生理学的基本意义

生理学是研究生物机能的学术，因为我们不仅要了解人体的构造，而且要了解人体在正常环境中的一切动态，要了解某一个器官的机能，要了解由各个器官所产生的交互机能，把生存的谜辩证地来说明。更进一步说，所谓生理学就是一门研究有机体内各个器官的功能的科学。由于生物是自然界的一部分，它内部的活动必然与自然界发生和发展的规律一致。生理学家便是从不断地观察分析、再观察再分析的过程中发现和掌握这些规律，找出最能适合有机体生存的共同条件和特殊条件，从而达到为人民谋福利的共同目的。

中华人民共和国成立已四年多，彻底地推翻了封建主义、帝国主义及官僚资本主义的统治，劳动人民得到了从来没有过的幸福生活，并有了可靠的和广阔的发展前途。那么生理学的主要任务便必须是为劳动人民的身心健康而服务，使他们在劳动创造中发挥更大的效能。因此我们每个同学首先要建立起实事求是的科学观点，和为祖国劳动人民服务的观点来研究好与医学有密切联系的科学——生理学。

生理学是医学的主要基础之一。所谓疾病不过是生理功能的异常，因此不学生理学便无从理解病理学，药理学和微生物学也将变成乏味的教条，无法联系实际。尤其我们做中医的由于没有很好的解剖学来做基础，对于生理便多属茫然，古书上所记载的一些理论，亦抽象而不具体。但这并不等于中医完全不欲求得人体有机体的知识，《素问·阴阳应象大论》说："帝曰：余闻上古圣人论理人形，列别脏腑，端络经脉，会通六合，各从其经，气穴所发各有处名，溪谷属骨，皆有所起，分部逆从，各有条理，四时阴阳，尽有经纪，外内之应，皆有表里。"《素问·上古天真论》说："上古之人其知道者，法于阴阳，和于术数，饮食有节，起居有常，不妄作劳，故能形与神俱，而尽终其天年，度百岁乃去。"这些不能不说是不是上古人对于生理知识认识的一些概念。第一，"列别脏腑，端络经脉……气穴所发，各有处名，溪谷属骨，皆有所起。"这是他们在研究各个器官的功能。第二，"会通六合，各从其经……分部逆从，各有条理，四时阴阳，尽有经纪，外内之应，皆有表里。"这说明他们已初步认识到内部器官的活动是与自然界发生和发展的规律密切联系着而不可分割的。"法于阴阳，和于术数，食饮有节，起居有常，不妄作劳，故能形与神俱，而尽终其天年，度百岁乃去。"这也即是他们在倡导要发现和掌握自然界里发生和发展的规律，找出它最能适合有机体生存的共同条件和特殊条件，而达到每个人的身心健康。可惜他们只是从空间去做些抽象的观察和体会，而没有唯物的从实际有机体各种器官机能方面用科学方法把它辩证地来说明。总地说来，这仍然是封建统治时代一般科学都得不到发展的原故。

生理学不仅与其他多种科学相关，而且需要有其他多种科学的知识才能理解。首先它和解剖学关系的密切是显而易见的，譬如我们必定要先了解肾脏的构造才易于理解肾的功能，了解化学的变化才易于理解消化及代谢作用，了解动力才易于理解血液的循环，了解潜像的构成才易于理解眼的机能，了解声浪的震荡才易于理解耳的机能。其他像病理学可以反映体内维生素和内分泌是否正常，心理学可以协助思想的分析，而思想的产生就在体内的中央神经系统，于是又需要解剖学的说明。总之，生理学是与其他多种科学有着密切关系的，而且它还年轻，它的发展前途与上述的几种科学全有联带的关系。最后，所谓生病，也不过就是生理失常的表现，因此，生理学又做了诊断学的助理。

于此，我们可以总结一句说："生理学就是研究人体组织细胞运动变化正常发展的学问，是研究人体健康的细致问题。中医对于生理知识仅有极抽象的观察，其优点是认为人体有机体的整体统一和与自然界发生和发展规律的统一是有密切联系的，其缺点是没有从唯物观点在物质运动变化中用辩证方法来说明它。"由于我们必须是为劳动人民的身心健康而服务，便应该运用唯物的科学观点认真地学好生理学，为今后更进一步地掌握临床知识（那是为人民服务的直接工具）打定更牢固的基础。

二、对中医旧的生理知识的批判

中医无论谈解剖、谈生理，人体除"脏腑"而外好像别无他物，因此"五脏六腑"不仅成为中医的基本知识，即任何一个老百姓亦能随便谈谈。但现代的医学，凡胸腔、腹腔、骨盆腔里诸器官，都叫作内脏，并无脏与腑的区分。那么，我们今天已经通过解剖生理学的学习，究竟应如何来对待这"五脏六腑"的问题呢？在进行生理学研究批判时，是首先值得提出来一谈的。

"心、肝、脾、肺、肾，五脏皆为阴，胆、胃、大肠、小肠、膀胱、三焦，六腑皆为阳。"——《素问·金匮真言论》

"脑、髓、骨、脉、胆、女子胞，此六者，地气之所生也，皆藏于阴而象于地，故藏而不泻，名曰奇恒之腑。夫胃、大肠、小肠、三焦、膀胱，此五者，天气之所生也，其气象天，故泻而无藏，此受五脏浊气，名曰传化之腑，此不能久留，轮泻者也。魄门亦为五脏使，水谷不得久留，所谓五脏者，藏精气而不泻也，故满而不能实。六腑者，传化物而不藏，故实而不能满也。"——《素问·五藏别论》

"五脏所藏，心藏神，肺藏魄，肝藏魂，脾藏意，肾藏志，是谓五脏所藏。"——《素问·宣明五气》

"五脏者，合神气魂魄而藏之，六腑者，受谷而行之，受气而扬之。"——《灵枢·经水》

"五脏者，所以藏精神血气魂魄者也，六腑者，所以化水谷而行津液者也。"——《灵枢·本藏》

以上说明脏腑之所以分，五脏是藏无形之物——神、气、魂、魄、意、志，六腑是聚有形之物——水、谷、精、液，但是他又说五脏藏"血"气，血是有形之物了，六腑受"气"而扬之，气是无形之物了。六腑既是"传化物而不藏"，但是为什么又说"脑、髓、骨、脉、胆、女子胞"的"胆"又藏而不泻呢？照他们区分的原则，五脏是没有腔囊的东西，六腑是腔囊状的东西，但女子胞、胆、脉都是腔囊状物，为什么它又"奇恒"？脑和髓都不是腔囊物，为什么它又不属于脏而属于腑？六腑里面有胆，奇恒之腑里面也有胆，它究竟属于那一面？这些问题恐怕他们自己亦纠缠不清。同时六腑聚有形之物还可以说，五脏藏无形之物便不可以说，因为魂魄究是何等物，谁也说不出来，精神意志，是大脑基于物质的反映，于心于脾于肾都不相涉。总括一句，六腑的作用容易懂得，五脏的作用难于懂得，易于懂得的，便存着轻忽而狎亵的心理；难懂的，他们便敬畏而尊奉。兼之在封建统治的社会里，一般都有"形而上者谓之道，形而下者谓之器"这种重精神、轻物质的唯心观点，因而他们对难懂的五脏特别尊重，而把六腑当作五脏的附属品。并由此引申之于临床方面，如：

"邪风之至，疾如风雨，故善治者治皮毛，其次治肌肤，其次治筋脉，其次治六腑，其次治五脏，治五脏者，半死半生也。"——《素问·阴阳应象大论》

"脉脱，入脏即死，入腑即愈，何谓也？师曰：非为一病，百病皆然。"——《金匮要略·脏腑经络先后病篇》

这些理论都由于重脏腑的观念所产生，殊无真正价值。于此，我们明白了"五脏六腑"之分，全无意义，予以废除，亦无碍于中医之发展，仍须从现代所划分各个器官的系统来统一的研究它。

以下依据我们所讲授生理学纲要中的各个题目分别结合中医旧的知识来谈谈：

1.心脏和血液循环　心脏和血液循环的发现，最迟在公元前714年以前，中医便有血液循环的知识了（因为《内经》最迟是这个时代的作品），哈维氏却在1628年（明崇祯元年）才开始发现，中医的发现比他早了两千多年，这是祖国医学史上最可宝贵的遗产。《内经》说："经脉流行不止，环周不休。"这是对血液循环整体的概念。又说："脾移热于肝……肝移热于心……心移热于肺。"所谓热，拿《内经》"疟发身方热，刺跗上动脉，开其孔，出其血，立寒"的道理联系起来看，便是指的是血，如果这个比拟不错，这就将门静脉循环和大小循环的概念都表达出来了。又说："食气入胃，浊气归心，淫精于脉，脉气流经，经气归于肺。"食气统指饮食物，浊气是经过消化的营养料，不过"入胃"应该说入肠，因为肠管才有吸收的作用，吸收后营养分便入血而归心，即从大静脉而入于右心房，"淫"有充满而溢出的意义。"精"即是营养料中的营养分，"脉"当指动血管，这即是说，静脉血从右心房流入右心室，以右心室的唧筒喷射作用，便注入肺动脉，所以他说："淫精于脉，脉气流经。"动脉血——相当肺动脉——流行于肺动脉里而入肺泡，便是所谓"经气归于肺"，这仍然是说明大小循环。《内经》里继续说"心主脉""诸血者皆属于心"，这更具体指出心和静脉瓣的功用。静脉管和动脉管，中医亦有大概的认识。《灵枢经》说："黄帝问曰：血射出者，何也？血少黑而浊者何也？岐伯答曰：阴气多者其血滑，刺之则射，阳气蓄积，久留而不泻者，其血黑以浊，故不能射。"这相当于说：动脉的血，色赤而流急，静脉的血，色紫而行缓。所谓阴气，或指氧气，阳气或指二氧化碳，则无疑的是以含阴气多的为动脉，含阳气多的为静脉了。

2.脉搏和血压 《素问·平人气象论》说："胃之大络名曰虚里，贯膈络肺，出于左乳下，其动应衣，脉宗气也。""左乳下"正是心尖的部位，"其动应衣"，正是心脏唧血的跳动，以左乳下的动为脉搏的原动力而称为"脉宗气"，这是对的。事实上脉搏的波动，也就是由于心脏收缩把血压入大动脉，使大动脉充血涨大，这种局部的涨大马上成为波浪形扩散出去而形成的。但牵涉到"胃大络"，那又不对了。脉搏的波动率，也就是心脏缩涨的波动率。脉搏的变化，首先就是代表心脏疾病的变化，或者由之而引起全身疾病的变化。切脉就是考察心脏与全身病变方法的一种，无所秘密，无所神奇。许多中医盲目地迷信脉法，不惜穿凿附会，也就是由于没有彻底了解脉搏的生理的原故。下面有两位先生比较坦白、老实，从此便可以知道过去中医诊脉是怎样一回事。

"余每见时医于两手六部之中，按之又按，曰某脏腑如此，某脏腑如彼，俨若脏腑居于两手之间，可扪而得，种种欺人之丑态，实则自欺之甚也。"——《濒湖脉学》。

"医者于寸关尺辄名之曰……此心脉，此肺脉，此肝脉，此脾脉，此肾脉者，非也。五脏六腑凡十二经，两手寸关尺者，手太阴肺经之一脉也……肺为气所出入之门户，故名曰气口，而为脉之大会，以占一身焉。"——《吴草庐文集》

至于血压，中医基本上是不懂得的，不过在诊脉上的"牢"脉，据《千金翼方》说："按之实强，有似沉伏。"杨玄操说："按之但觉坚极。"这都是由于血压亢进、动脉硬化的结果。反之，"濡"脉，《脉经》上说："软脉极软而浮细为濡。"滑伯仁说："虚软无力，应手细散。"这便是由于心力衰弱，血压低落的原故。又譬如中医在很早就有高压"中风"的发现，但都不等于中医在那个时候已经有了血压的知识。

3. 血液　我们研究血液的生理作用，起码要包括下列几个问题：①什么叫作血液？②人体要含多少血量？③血液有什么作用？④血液含些什么成分？⑤血球的生理怎么样？⑥血液凝固的道理等。那么中医对于血液的生理究竟懂得怎样呢？关于第一个问题，《灵枢·决气》说："中焦受气取汁，变化而赤，是谓血。"这不过是极粗浅的概念。我们现已知道血液是由血球和血浆组成，为什么会变化而赤呢？是由于红血球里所含的血红素，也就是一种呈红色的蛋白质而成。这些知识可以说古人是没有方法知道的。关于第二问题，《素问·血气形志》篇仅说："夫人之常数，太阳常多血少气，少阳常少血多气，阳明常少气多血，少阴常少血多气，厥阴常多血少气，太阴常多气多血，此天之常数。"究竟多到什么程度，少到什么程度，没有一个规格，决不能像今天可以拿出它四千西西至五千西西，约占体重十二分之一至十三分之一的常量来，因此那个"常数"是不合科学的，并且《甲乙经》又说："足阳明多血气，足少阳少血气，足太阳多血气，足太阴多血少气，足少阴少血多气，足厥阴多血少气。"这和《素问》的说法又有出入了。关于第三问题，《灵枢·本藏》篇说："血和则经脉流行，营复阴阳，筋骨劲强，关节清利矣。"这仅说明了血液的营养作用。至于它的抗传染病携带氧和二氧化碳等作用，可说全不知道。关于第四问题，古人仅知道有血浆而不知有血球，他们把血浆叫作荣，《素问·痹论》说："荣者水谷之精气也，和调于五脏，洒陈于六腑，乃能入于脉也，故循脉上下，贯五脏六腑也。"《灵枢·营气》篇说："营气之道，内谷为宝，谷入于胃，乃传之肺，流溢于中，布散于外，精专者行于经隧，常营无已，终而复始。"《灵枢·邪客》说："五谷入于胃也，其糟粕、津液、宗气，分为三隧……营气者，泌其精液，注之于脉，化以为血，以荣四末，内注五脏六腑。"这些都说是营气生于饮食物，入于血管而荣养全身，都是血浆范围的事，如红白血球及纤维素等，都不是直接生于饮食物的。第五问题，中医完全不知道。第六问题，《素问·气穴论》说"气竭血着"，揆度他们的意思是说：血液的凝固黏着，可能是由于气的衰竭的原故，但这完全说不通，至于由凝血素元加上凝血活素，加上钙离子而成的凝血素，和凝血素加纤维蛋白元而成的纤维蛋白等道理，根本上古人是无从知道的。

4. 呼吸　《素问·金匮真言论》说："西方白色，入通于肺，开窍于鼻，藏精于肺。"《素问·阴阳应象大论》说："诸气者皆属于肺。"《素问·五藏别论》说："五气入鼻，藏于心肺，心肺有病而鼻为之不利也。"《灵枢·本神》篇说："肺气虚，则鼻塞不利，少气。"《灵枢·脉度》篇说："肺气通于鼻，肺和则鼻能知臭香矣。"这些仅足以说明肺的内部和外界大气相通，充其量仅知道吸气时胸腔扩大，肺内压暂时降低少许，吸引空气入肺。呼气时胸腔缩小，肺内压暂时上升一点，使空气自肺中驱出的道理。但是呼吸运动究竟是怎样具体的在工作，可说古人全不知道。如：

"人气行一周，千八分，日行二十八宿。人经脉上下、左右、前后二十八脉，周身十六丈二尺，以应二十八宿，漏水下百刻，以分昼夜。故人一呼，脉再动，气行三寸；一吸脉亦再动，气行三寸；呼吸定息，气行六寸。十息气行六尺，日行二分，二百七十息，气行十六丈二尺，气行交通于中，一周于身，下水二刻，日行二十五分，五百四十息，气行再周于身，下水四刻，日行四十分，二千七百息，气行十周于身，下水二十刻，日行五宿二十分，一万三千五百息，气行五十营于身，水下百刻，日行二十八宿，漏水皆尽，脉终矣。"——《灵枢·五十营》

这更错把呼吸的作用指为是动脉搏动的动力，以至于今日的中医先生们还在利用"呼吸定息"的老办法，这委实是该纠正的。总之，人为什么要呼吸，气为什么会吸入肺中等问题，中医总是茫然的。

5. 消化和收吸　《灵枢·脉度》篇说："脾气通于口，脾和则口能知五谷也。"《灵枢·忧恚无言》篇说："咽喉者，水谷之道也。"《素问·评热病论》说："食不下者，胃脘隔也。"《素问·经脉别论》说："食气入胃……饮入于胃。"《素问·灵兰秘典论》说："小肠者，受盛之官，化物出焉……大肠者，传道之官，变化出焉。"《素问·五藏别论》说："魄门亦为五脏使，水谷不得久藏。"从这些条文看出古人对于消化管的口、咽、食道、胃脘、大肠、小肠、肛门等是完全理解的，而且是正确的。至于消化腺方面，可能知道唾腺，他们叫作涎，《灵枢·口问》篇说："胃缓则廉泉（即舌下腺的出口处）开，故涎下。"也可能知道有胰腺，他们泛泛地称作脾，《素问·太阴阳明论》说："脾与胃以膜相连耳。"据解剖学所见，胰腺是与胃贴着的，正所谓是"以膜相连"。它如肝和胆囊的关系、小肠黏膜的关系等，古人多半是不明白的，尤其是古医书里根本找不出谈胆汁作用的地方。《素问·师传》篇说："胃中热则消谷，令人悬心善饥。"这是胃的饥饿收缩，甚至于产生饥饿痛的感觉，胃腾空的时间为一至五小时，随食物的质和量每有所改变。《素问·五藏别论》说："水谷入胃，则胃实而肠虚，食下则肠实而胃虚。"这就是在说明胃腾空的情况。至消化过程中的吸收作用，古人概以一个"脾"字来代表它，它所代表的就是小肠的静脉管和淋巴管。例如：《素问·经脉别论》说："饮入于胃，游溢精气，上输于脾，脾气散精，上归于肺。"即是说饮食物经过胃与肠的消化（游溢精气），从小肠的静脉血管及淋巴管而吸收（上输于脾），因为小肠的静脉血管、淋巴管吸收得饮食物之后，皆经由大静脉而入右心耳，其运行的方向为向上，故曰"上输"，上输于脾，犹如说："从静脉血管淋巴管而上输。"既输入右心耳，经右心室、肺动脉，以注入肺，这就是"脾气散精，上归于肺"了。因此知道《素问·宣明五气》的"脾恶湿"无非是说吸收机能的障碍。关于消化和吸收的生理，大体说来，中医确有一定的基本认识和理论。

6. 营养　营养的含义有三：①供给身体的热量及工作的能量。②供给身体的生长及现状的维持。③调节各部组织的功能。至于发生营养作用之机能，古人颇有一个整体的概念，《素问·六节藏象论》说："天食人以五气，地食人以五味。五气入鼻，藏于心肺，上使五色修明，音声能彰。五味入口，藏于肠胃，味有所藏，以养五气，气和而生，津液相成，神乃自生……心者，生之本，神之变也，其华在面，其充在血脉……肺者，气之本，魄之处也，其华在毛，其充在皮……肾者，主蛰，封藏之本，精之处也，其华在发，其充在骨……肝者，罢极之本，魂之居也，其华在爪，其充在筋，脾、胃、大肠、小肠、三焦、膀胱者，仓廪之本，营之居也，名曰器，能化糟粕，转味而入出者也，其华在唇四白，其充在肌……"这段本带着很浓厚的玄学气味，但它有一个优点，即是说明营养机能是整个有机体的事，而不能偏废，我们不以词害意而去之，至所需的营养素，他们虽然指不出酶、脂肪、蛋白质、水，矿物质中的钙、磷、镁、钠、钾、铜、铁、碘、锰、氟及各种维生素等，但也还指出"五谷为养，五果为助，五畜为益，五菜为充"的原则，只是知道的不很具体就是了。

7. 肝脏的功用　肝脏的主要功用，表现在下列几方面：①胆汁的分泌；

②造红血球；③凝血作用；④清血作用；⑤血量的调节；⑥新陈代谢；⑦热的产生；⑧制造和储藏维生素；⑨降低亢尿物质。中医所指的肝脏是否如此，这便大成问题，即勉强说来，他们亦仅懂得关于血量调节的作用。《灵枢·本神》篇说："肝藏血。"《素问·五藏生成》说："故人卧血归于肝，肝受血而能视。"因为睡眠是全身机能都陷入了抑制状态，都不需要太多的血液，肝脏是含血量最大（四分之一）的腺体，因而有卧后血归于肝的可能性（这仅是推想），如果这理由存在，可算是古人看出了肝脏调节血量的作用。其他八项都在不知道中。相反的，在这八项之外他们还提出了肝脏的三点：第一，《素问·藏气法时论》说："肝病者，两胁下痛，引少腹。"《灵枢·五邪》篇说："邪在肝则两胁中痛。"肝在右胁，左胁痛应是脾的肿大，除非肝与脾都肿大，那便可能两胁胀痛。第二，《素问·阴阳应象大论》说："酸生肝，在志为怒，怒伤肝。"《素问·灵兰秘典论》说："肝者将军之官，谋虑出焉。"《素问·藏气法时论》说："肝病者……令人善怒……善恐。"《素问·风论》说："肝风之状……善悲……善怒。"谋虑、怒、悲、恐等都是大脑的事，而不是肝。《素问·阴阳应象大论》说："肝生筋……在变动为握，风伤筋。"《素问·痿论》说："肝气热……则筋急而挛，发为筋痿。"《素问·至真要大论》说："诸风掉眩，皆属于肝。"掉眩、挛急、筋痿筋握，都是神经系统的事，而不是肝。第三，《灵枢·经脉》篇说："肝足厥阴之脉，起于大趾从毛之际……上腘内廉，循股阴，入毛中，过阴器，抵小腹……所生病者……狐疝、遗溺、闭癃。"又说："足厥阴（肝）之别，名曰蠡沟……其病气逆则睾肿卒疝，实则挺长，虚则暴痒。"《灵枢·本神》篇说："肝悲哀动中则伤魂……阴缩而筋挛。"这又把外生殖器属肝，可见中医对于肝脏的生理是最模糊的。

8. 排泄　汗、屎、尿是人体的三大排泄道路，中医究竟知道得怎么样呢？《素问·评热论》说："人所以汗出者，皆生于谷，谷生于精。"《灵枢·五癃津液别》篇说："天暑衣厚则腠理开，故汗出。"《素问·阴阳别论》说："阳加于阴谓之汗。""腠理开"，可能是包括皮肤汗腺而言。"阳加于阴"，可能是指由于热的刺激而排出的汗。至于心理的刺激亦要出汗，所以《素问·经脉别论》说："惊而夺精，汗出于心。"至于汗的来源仍然是我们吃下去的饮食料，所以说："皆生于谷。"

《巢氏病源·大便难候》说："胃为水谷之海，水谷之精，化为荣卫，其糟粕行之于大肠以出也。"《巢氏病源·大肠病候》说："大肠……为传导之官，变化糟粕出焉。"这都说大肠排泄大便，虽没有说尽大肠的功用，但古人常包括直肠于大肠，这还是不算错误的。

小便的排泄，古人便把肾、膀胱、小肠混杂不清的说，《巢氏病源·诸淋候》说："膀胱与肾为表里，俱主水，水入小肠，下于胞，行于阴，为溲便也。"《巢氏病源·小便难候》说："小便难者，此是肾与膀胱热故也，此二经为表里，俱主水，水行于小肠，入胞为小便。"《巢氏病源·小肠病候》说："水液之下行为溲便者，流于小肠。"肾是小便的主要分泌器官，膀胱是储尿的器官，认为它两个互为表里，这是可以的；但小肠不是泌尿器官，因为小肠虽为食物消化后吸收的主要部分，但它不吸收水分，一定要到了大肠，水分才被吸收，故饮食物在小肠中常为糜粥状态，在大肠里才干结成粪，所以把小肠认为是排小便的器官，这是绝大错误。

9. 体温　古人并不懂得什么叫体温，但是他们却有一种"卫气"的学说，所谈的道理和体温很接近。《素问·调经论》说："阳盛生外热奈何？岐伯曰：上焦不通利，则皮肤致密，腠理闭塞，玄府不通，卫气不泄越，故外热。"《灵枢·本藏》篇说："卫气者，所以温分肉，充皮肤，肥腠理，司开阖者也……卫气和则分肉解利，皮肤调柔，腠理致密矣。"卫气不得泄越而外热，即是体温不得放散而发热，温分肉，充皮肤，亦正是体温的生理功能，以此知道古人观察病理及生理，见到体温的作用，便名之曰卫气。因而他们把一般发热的病，都认为在营卫，《伤寒论》第一方桂枝汤，治发热、恶寒、自汗，说是调和营卫，其实就是在调节体温。体温的来源，一为新陈代谢，一为食物的氧化，《素问·痹论》说："卫者，水谷之悍气也，其气慓疾滑利，不能入于脉也，故循皮肤之中，分肉之间，熏于肓膜，散于胸腹。"但古人对于体温的了解，亦不过略知大概，关于人体的基本热量如何，正常的温度和体温的调节等，仍是不雠精确的。

10. 神经　中医对于神经的知识，基本上可说是"自生"的，尽管他们在临床上遇着一些神经系统的疾病，但绝没有发现是神经的关系，而做了种种的附会：有时指神经为气（并不等于中医全部的气都是神经，下同），如《素问·举痛论》说："怒则气上，喜则气缓，悲则气消，恐则气下，寒则气收，炅则气泄，惊则气乱，劳则气耗，思则气结。"这些"气"字无一个不是代表神经方面的变化。有时指神经为风，《中藏经》说："中风人口噤筋急，脉迟者生，脉急而数者死。又心脾俱中风，即舌强不能言也；肝肾中风，则手足不遂。风之厥，皆由中于四时不从之气，故为病焉。有瘾疹者，有偏枯者，有失音者，有历节者，有颠厥者，有疼痛者，有疮癞者，有胀满者，有喘乏者，有赤白者，有青黑者，有瘙痒者，有狂妄者，皆起于风也。"这些风症亦完全代表了神经的病理变化。有时指神经为肝，《素问·经脉别论》说："有所堕恐，喘出于肝……疾走恐惧，汗出于肝。"《素问·刺热论》说："肝病者，热争则狂言及惊。"这些都是大脑皮质的病变，与肝无涉。有时指神经为心，《素问·遗篇·本病论》说："忧愁思虑则伤心。"《灵枢·本神》篇说："心藏脉，脉舍神，心气虚则悲，实则笑不休。"这些仍然是大脑的事而不是心。以此说明古人对于神经是毫无认识的。

  11. 自主神经 由于中医本来不知道神经，当然更不知道有自主神经。有之，他们叫作"火"。《素问·阴阳应象大论》说："味厚者为阴，薄为阴之阳；气厚者为阳，薄为阳之阴。味厚则泄，薄则通，气薄则发泄，厚则发热。壮火之气衰，少火之气壮，壮火食气，气食少火，壮火散气，少火生气。"这些"火"字都是食物到了人体里面所发生氧化的兴奋现象，如果自主神经不首先兴奋起来，食物是无从发生氧化作用的。因此这里的"壮火""少火"，可说是自主神经的生理现象了。又《素问·至真要大论》说："诸逆冲上，皆属于火。"无论是指呕吐，亦或是指冲逆，总是自主神经的兴奋现象。《李杲十书》说："阴火上冲则气高，喘而烦热，为头痛为渴而脉洪。"这些亢奋现象，都不是可以随意左右的，而为自主神经发生病变的兴奋。但这些都是从侧面来佐证它，并不是古人真有的知识。

  12. 内分泌 中医不懂得什么叫作内分泌，而概以一个"肾"字来概括它。但这里要知道的，古人的"肾"就物质说，是指睾丸与泌尿的肾脏；就功能说，便包括甲状腺、副甲状腺、胰岛腺、肾上腺、性腺、脑下垂腺等而言。如：

  "女子七岁，肾气盛，齿更发长；二七而天癸至，任脉通，太冲脉盛，月事以时下，故有子；三七，肾气平均，故真牙生而长极……丈夫八岁，肾气实，发长齿更；二八，肾气盛，天癸至，精气溢泻，阴阳和，故能有子；三八，肾气平均，筋骨劲强，故真牙生而长极……五八，肾气衰，发堕齿槁……七八，肝气衰，筋不能动，天癸竭，精少，肾脏衰，形体皆极；八八，则齿

发去。"——《素问·上古天真论》

　　这里说男女的发育和衰老，都以肾气的盛衰为转移，当然是指性腺了。至说齿、发、筋诸体，都随肾气而盛衰，是由于性腺与肾上腺、脑下垂腺。甲状腺等有密切关系的原故。他们说的天癸，可能即指内分泌物。

　　"肾之合骨也，其荣发也。"——《素问·五藏生成》

　　"肾者，主蛰，封藏之本，精之处也，其华在发，其充在骨。"——《素问·六节藏象论》

是说骨、发都和肾有关，这是脑下垂腺的作用。

　　"少阴（肾）终者，面黑，齿长而垢，腹胀闭，上下不通而终矣。"——《素问·诊要经终论》

　　"冬脉者肾也……太过则令人解㑊，脊脉痛而少气，不欲言，其不及，则令人心悬，如病饥，䏏中清，脊中痛，少腹满，小便变。"——《素问·玉机真藏论》

　　"肾病者腹大胫肿，喘欬身重，寝汗出，憎风，虚则胸中痛，大腹小腹痛，清厥，意不乐。"——《素问·藏气法时论》

　　"肾热者，色黑而齿槁。"——《素问·痿论》

　　"少阴之厥，则口干溺赤，腹满心痛……少阴厥逆，虚满，呕变，下泄清。"——《素问·厥论》

　　"肾足少阴之脉……是动则病饥而不欲食，面如漆柴，咳唾则有血，喝喝而喘。"——《灵枢·经脉》

　　"肾气盛为志有余，则病腹胀飧泄，体肿喘咳，汗出憎风，面目黑，小便黄，是为肾气之实也，则宜泻之。肾气不足，则腰厥背冷，胸内痛，耳鸣苦聋，是为肾气之虚也，则宜补之。"——《巢氏病源》

　　"肾病者，腹大体肿，喘咳出汗，憎风，虚则胸中痛。"——《巢氏病源》

　　"肾风者，其脉大紧，身无痛，形不瘦，不能食，善惊。"——《巢氏病源》

　　"肾脏病者，咽喉窒塞，腹满耳聋。"——《巢氏病源》

　　分析上面各条所谈的肾病，如面黑、面如漆柴，而目黑、解㑊气不欲言、大腹小腹痛、清厥意不乐、耳鸣苦聋，都是阿狄森氏病的证候。心悬如病饥、饥不欲食、呕变，这是阿狄森氏病和甲状腺病共有的证候。腹大胫肿、腹满、虚满腹胀、腹大体肿、胸中痛、心病、齿长面垢、齿槁、䏏中清、喘咳身重、寝汗出、憎风、下泄清、腰背冷、咳唾有血、喝喝而喘、咽喉窒塞，这是甲状腺病。《巢氏病源》所谓的肾风水，尤显然为克汀病及黏液性水肿，系甲状腺的机能减退所致。至小便变、溺赤、小便黄，是脑下垂腺病。此外胸腺病亦能作喘，就是所谓胸腺性气喘。

三、要运用新的哲学观点——辩证唯物论来学习生理学

根据以上的批判，中医尽管没有系统的生理学，但也有很多关于生理的知识，尤其是体内血液与心脏有关的知识，在世界上发现得最早，而且亦相当的正确。只是由于过去封建统治和帝国主义的压迫，我国医学中的一些生理知识，未能进一步得到科学的发展。在帝国主义的奴化教育下，当时的多数西医丧失了民族自尊心，无论什么都盲目推崇外国，硬搬外国的材料来做标准，如体重、身高、肺活量等都从外国照单抄录，原封不动地生硬地拿来使用。同时由于帝国主义的殖民地文化侵略政策，在生理科学工作者中，还制造了很多宗派，不能团结，阻碍了进步。我们今天应该加强爱国主义教育，努力发展祖国的医学科学，不仅要将我国几千年来劳动人民累积下来的经验加以批判地接受来发扬光大，同时对于帝国主义国家的学说和技术，尤须先加以分析和批判，取其精华进一步融会贯通，才能有助于建立我国自己的制度、标准和文献。

我们要彻底认识到资产阶级学术思想中的机械理论等唯心观点，是不可能使生理科学在理论上与实践上提高到更高的水平的，只有把客观存在的各种生理发展的观点和规律加以分析综合和批判，始能得到正确的结论。应彻底推翻机械的呆板的教条主义以及狭隘的经验主义。例如心跳快使血压高，或者血压高使呼吸慢，这仅是机械的规定，不适合于解决真正的复杂的问题。同一现象在不同的情况和条件下就可能有不同的反应发生。心跳快而同时每次血的输出量多，才可能使血压升高；反之，心跳虽快而其每次的输出量不多或者比正常还少，血压就不会高。其次，血压高时呼吸可变慢或者不变，这个问题要看当时身体对氧的需要量来决定。一般说来，入肺脏的血液特别多的时候，带入氧的机会也多，如当时身体不需要过多的氧，呼吸就会变慢。假使那时候身体需要较多的氧气，呼吸就会变快。总之，我们学习生理学，

对于个体内在外在的基本因素以及所处的环境情况，必须仔细加以分析和理解才行。

其次，学生理学必须服从预防医学和临床医学。预防医学和临床医学的主要任务在于面向工农兵服务社会广大群众的需要。因此，我们学习生理学的方向必须紧紧配合预防医学和临床医学的需要。资本主义医学的生理学往往着重在不合实际的局部、枝节问题，忽视了机体完整性以及机体与外在环境关系的规律性，容易钻入牛角尖，浪费了一生的精力，所得不多，甚至于起了相反的作用，窒息了生理学发展的远大前途。巴甫洛夫曾经屡次指出："生理学家的事业，应当是与医学业务，与病人的治疗工作紧紧地联系在一起的。"巴甫洛夫认为："帮助医学是生理学最大的任务，而医学研究也能够使生理科学更为充实。"

生理学的范围很广，包罗万象，正如恩格斯所说："生理学就是生物的物理学与化学，不过它也不只是一种特别的化学。一方面因为势力范围是有限定的；另一方面，因为它升高到了较高的过程。"（恩格斯《读书札记》）如使我们以很短的时间，一般地去学习，既费精力，又耗时间，而且还不可能，所以，建议同学们必须有重点地学习。根据目前的实际情况，应注意以下两个主要问题。

（一）普通需要

根据毛主席"健康第一"的号召以及"发展体育运动、增强人民体质"的指示，说明发展体育运动、增强人民健康是关系巩固我国国防和生产建设的大事。因此，关于生长、发育、体重、身高、肺活量、肌肉运动、骨骼发展、消化、营养、排泄等的人体生理知识，必须好好掌握，并不断加以充实。对于个人专门"兴趣""心得"不合大众需要的东西，大可以不要浪费时间去理会它。

（二）实际应用

为适应国防及生产建设的需要，关于急救、创伤、输血等都是我们做医务工作者应熟习的科学知识，所以我们在目前必须好好地配合着正在进行的外科课程来学习好生理学。此外，随着国家工业化的全面建设，工厂与矿区的生理卫生知识，如大气压力的改变、呼吸气体的交换等，也必须加以重视。目前还在进行的公共卫生学课程里也有这部分，特在此提起大家注意。

最后，我们既是批判地接受了祖国医学的许多生理知识，便要学习苏联先进科学来充实我们学习新的生理学的内容，因为他们的科学和科学工作者是从无产阶级的立场出发，全心全意为广大人民服务的。苏联伟大的生理学家巴甫洛夫学说的发展，是马克思列宁主义在近代自然科学上的一次光辉的胜利。巴甫洛夫学说建立在有机体整体性与有机体和周围环境的统一性的唯物原则上，用在个体生存以及发展过程中所形成的条件反射事实，阐明了有机体如何与周围环境发生错综交往的过程，使人类明确地认识世界进一步达到改造世界的路径。根据巴甫洛夫学说，苏联生理工作者已一再地有杰出的发现。尤其是我们身为中医，要发煌祖国的医学，能认真学习好苏联的先进科学，这是个最有利的优越条件。例如我们的针灸疗法很有效，而资本主义的医学偏看不起我们，但我们自己由于没有很好的先进科学方法，仍然是"知其然而不知其所以然"，无从发煌出来，然而最近《健康报》上记载中国科学院访苏代表团沈霁春先生的报导说："乌克兰科学院生理研究所实验室主任福立波尔特新近在皮肤上发现有许多活动点，其电位及其分布与神经纤维跑入皮肤之点相同，其中有些点，尚与内脏器官有特殊的反射联系，他们分别称之为胃点、子宫点、膀胱点等。胃是空的，还是饱的，可以从胃点的电位变化来断定。同样地膀胱是否膨胀，也可由膀胱点的电位来推测，特别有意义的是，这些皮肤活动点的分布图，也与我国的针灸穴位相符合。"根据福立波尔特氏这一伟大的发现，我们的针灸穴位便在生理学上获得根据了。我们应当克服种种困难，响应毛主席要我们认真学习苏联的号召，努力学习苏联先进科学，坚决把它贯彻到整个学习中去。

参考文献

［1］《灵枢经》

［2］王冰，《素问王冰注》

［3］皇甫谧，《甲乙经》

［4］张仲景，《金匮要略》

[5] 张仲景，《伤寒论》

[6] 巢元方，《巢氏病源》

[7] 孙思邈，《千金要方》

[8] 李杲，《李杲十书》

[9] 张锡钧、孟昭威，《生理学纲要》

[10] 苏醒，《生理解剖学》

[11] 刘星等，《生理学》

[12] 陆渊雷，《生理补证》

[13] 陆渊雷，《病理补证》

[14] 王克锦，《辩证观的医学》

[15] 任应秋，《脉学批判十讲》

[16] 任应秋，《医史学纲要》

[17] 任应秋，《中医学术研究提纲》

[18] 李维清译，《巴甫洛夫学说是现代医学发展的基础》

[19] 恩格斯，《自然辩证法》（曹葆华、于光远译）

（编者按：此文为任应秋在重庆中医进修学校任教务主任时的讲课文稿）

运用批判的武器来整理中医学术

（原载《江西中医药》1954 年第 3 期）

中医是中华优秀民族积累着数千年的创造和发明而结晶出来的一种文化遗产，具有丰富的经验和科学内容。但是由于我国过去长期停留在封建社会的阶段，工业落后，因此不能把这些宝贵的遗产得到光辉的发展，并用科学的方法来解释和研究，以致使它停留在一定的阶段上，以金、木、水、火、土五行等玄学理论，用来解释生理、病理和药理等现象，而且逐渐地形成了一套唯心的神秘的理论体系。后学者一直因袭着这种唯心的玄学理论，盲目地奉行着，不能超越它的范围而得出科学的理论来。但中医究竟是在长期生产斗争经验中所积累起来的，仍有它合理的核心，我们不应将它完全否定。正如恩格斯在《费尔巴哈论》里所说："那今天认为真理的东西，仍有着现时所隐秘的错误的方面，随着时代的进展便显露出来。同样那现在承认做错误的东西，也有着真理方面，因为这一方面，它从前曾被认作真理的。"

如何整理我国古老的中医，做一番去粗取精，由表及里的研究，从而发扬中医学术的精粹，扬弃陈腐和唯心的部分，那就非要我们痛下一番批判功夫不可。例如中医的治疗方法，首在鉴别某一些证候群的性质，作为临床的指针，什么为虚性证候，什么是实性证候，什么是寒证，什么是热证，什么性质的药可用，什么性质的药不可用，基本上是合乎科学道理的，不过它的这一些合理核心，往往是被玄学的外衣紧紧包裹起来的，只有运用批判的武器，才能发掘它的宝藏。不过批判中医决不能用机械观点。如中医的肝、心、脾、肺、肾，就不能机械地认为它是说的什么脏器，它占在什么地方，因为被玄学理论侵蚀过的中医，就不能用现在的科学理论去衡量过去，我们要运用正确的思想方法，掌握住它唯物的客观存在的发展规律，揭开其玄学外衣，接收其合理核心。如果没有唯物辩证法的思想方法，那批判中医就要发生错误，不是完全否定，就是将其合理的核心也否定了。例如在中医书里遍寻不出"内分泌"三个字，是不是便等于中医完全不知道内分泌的生理作用和病理变化呢？这又不然。《素问·上古天真论》说："女子七岁肾气盛，齿更发长。二七而天癸至，任脉通，太冲脉盛，月事以时下。三七肾气平均，故真牙生而长极。丈夫八岁，肾气实，发长齿更，二八肾气盛，天癸至，精气溢泻，阴阳和，故能有子，三八肾气平均，筋骨劲强，故真牙生而长极……五八肾气衰，发堕齿槁……七八肝气衰，筋不能动，天癸竭，精少，肾气衰，形体皆极。"这说明男女的发育和衰老，都以肾气的盛衰为转移，那么，这肾气当然是指性腺了。至说齿发筋骨诸体，都随肾气而衰老，这肾气便包括性腺、肾上腺、脑下垂腺和甲状腺等。至于男女都有天癸，更可能是指性腺内分泌而言。不仅此也，《内经》和《巢氏病源》里也有许多肾病，是指内分泌器官的病，如《素问·诊要经终论》说："少阴（肾）终者，面黑齿长而垢，腹胀闭，上下不通而死。"《玉机真藏论》说："冬脉者，肾也……太过则令人解㑊，脊脉痛而少气，不欲言。其不及，则令人心悬，如病肌，眇中清，脊中痛，少腹满，小便变。"《痿论》说："肾热者，色黑而齿槁。"《藏气法时论》说："肾病者腹大胫肿，喘欬身重，寝汗出，憎风，虚则胸中痛，大腹小腹痛，清厥，意不乐。"《厥论》云："少阴之厥，则口干溺赤，腹满心痛……少阴厥逆，虚满，呕变，下泄清。"《灵枢·经脉》篇云："肾足少阴之脉……是动则病饥不欲食，面如漆柴，咳唾则有血，喝喝而喘。"《巢氏病源》说："肾气盛为志有余，则病腹胀飧泄，体肿喘咳，汗出憎风，面目黑，小便黄，是为肾气之实也，则宜泻之。肾气不足，则腰厥背冷，胸内痛，耳鸣苦聋，是为肾气之虚也，则宜补之。"又说："肾病者腹大体肿，喘咳出汗，憎风，虚则胸中痛。"又说："肾风者，其脉大紧，身无痛，形不瘦，不能食，善惊。"又说："肾脏病者，咽喉窒塞，腹满耳聋。"分析这些条文所谈的肾病，如面黑、面如漆柴、面目黑、解㑊、少气不欲言、大腹小腹痛、清厥意不乐、耳鸣苦聋，都是阿狄森氏病的证候。心悬如病饥、饥不欲食、呕变，这是阿狄森氏病和甲状腺病共有的证候。腹大胫肿、腹满、虚满、腹胀、腹大体肿、胸中痛、心病、齿长而垢、齿槁、肜中清，喘咳身重、寝汗出、憎风、下泄清、腰背冷、咳唾有血、喝喝而喘、咽喉窒塞，这是甲状腺病。巢元方所谓的肾风水，尤显然为克汀病及黏液性水肿，为甲状腺的机能减退所致。至小便变、溺赤、小便黄等，是脑下垂腺病。此外胸腺病，亦能作喘，即所谓"胸腺性气喘"了。

再从药物治疗上来看，譬如我们现在已知道常山有抗疟的作用，而中医古代仅说到常山苦泄辛散，逐痰祛热，并没有说到重点是治疟疾，但从常山治疗经验发展的情况来看，自汉至清193个治疟方剂中，常山便占了107方，计汉代3个方剂（鳖甲煎丸、桂枝加白虎汤、蜀漆散。其中所附《外台秘要》3方，均为唐人方，而且柴胡桂枝干姜汤，在《外台》里并不载）常山占1例，晋代30个方剂，常山占了14方，唐代76个方剂，常山便占了57方。宋代从《苏沈良方》《太平圣惠方》《和剂局方》《济生方》《全生指迷方》《洪氏集验方》里选出14方，常山占3方，柴胡占8方（经验上柴胡亦是良好的解热药）。金元时期从《宣明论方》、刘完素、李东垣、朱丹溪、张子和各家书里选出23方，常山占6方。明代从《证治准绳》《六科准绳》《景岳全书》里选出30方，常山占18方。清代从《沈氏尊生书》《张氏医通》《倪涵初方》《回生集》《惠直堂经验方》《医略方》里选出17方，常山占了8方。由于这些宝贵经验的积累，给我们探讨它对疟疾疗效所在极大的启示。假使机械地从古代学说的字面上，进行批判，那么这丰富的经验，也就无法发掘出来了。

相反的，有很多习常的事情，中医在封建统治之下，对这方面的知识，极其幼稚。试以呼吸而言。《素问·金匮真言论》篇说："西方白色，入通于肺，开窍于鼻，藏精于肺。"《素问·阴阳应象大论》说："诸气皆属于肺。"《素问·五藏别论》篇说："五气入于鼻，藏于心肺，心肺有病而鼻为之不利也。"《灵枢·本神》篇说："肺气虚，则鼻塞不利、少气。"《灵枢·脉度》篇说："肺气通于鼻，肺和则能知香臭矣。"这些知识，充其量仅足以说明肺的内部和外界大气相通，呼吸运动究竟是怎么具体地在工作，可说古人知道得太少了。《灵枢·五十营》中，更把呼吸的作用错误地指示是推动脉搏的动力，以至于今日还有部分的中医仍在利用"呼吸定息"的老办法，这委实是该纠正的。

如上所说，中医有宝藏，但也有糟粕，所以我们必得从实践中批判整理，下一番改造功夫，而这种功夫，必须通过正确的中医进修教育，学得了一些辩证唯物的科学知识和理论，才有下手处。因此，我们可以说：中医进修教育就是给我们以批判中医的有力武器。在北京中医进修学校教学概况总则里有这样一段文字："根据毛主席'中医科学化'的指示，它的目的在使中医获得科学诊断医疗方法和科学医学工具的使用，并按照社会发展的规律，以期把中医学术从旧的封建主义的束缚解放出来，走向新的发展道路，更好地为人民服务。因此，在教育方针上，是遵循并贯彻卫生工作的政策，在课程方面，以学习基础医学、预防医学、社会科学为主，辅以必要的、简单的科学医疗技术，使中医尽量获得新知识，进而批判改进旧医学，以扩大中医服务的范围。"这个原则和方式方法，都是正确的，我们应当老老实实地学得一些科学知识，才可能达到这个要求。例如我们学习了解剖学，知道心脏在胸腔的正中偏左，尖端适对着左侧的第五肋软骨，距胸前正中线约9厘米。《素问·平人气象论》篇说："胃之大络，名曰虚里，贯膈络肺，出于左乳下，其动应衣，脉宗气也。"那么，左乳下正是心尖的部位，其动应衣，正是心脏泵血作用的跳动。以左乳下的心动为脉搏搏动的原动力，而称为"脉宗气"，还说得过去，若牵涉到"胃大络"那便不对了。我们学习了生理，知道心脏是人体的泵筒，它保持着血液的循环不息，右心室泵血进肺循环，左心室泵血进体循环，当左心室把血液注到主动脉的时候，就产生了一次脉搏。便知道《难经》说的"浮而大散者心也，浮而短涩者肺也，牢而长者肝也，按之濡，举指来实者肾也，脾者中州，故其脉在中"这些错误的说法，假如我们没有通过进修，没有学习得科学知识，是无从批判起的。

再以临床治疗而言，朱震亨的左金丸，用黄连六两，吴茱萸一两，治"肝火胁痛"，很有效力，我们要问"肝火"究竟是什么样一种病理变化，"胁痛"究竟是什么东西在痛，颇值得我们的讨论和研究。据朱震亨的《脉因证治》，风中于肝，皆使木气大实生火，火盛则肝急，归于胁下而痛，病则自汗痛甚。这种解说，不但不能解决问题，反而问题丛生。因此，我们不得不走向科学一途了。《灵枢·本藏》篇说："肝小则脏安无胁下之病，肝大则逼胃逼咽，则苦膈中且胁下痛，肝下则逼胃，胁下空，胁下空则易受邪。"这当然是朱震亨所谓"肝火胁痛"的主要来源。既是肝大也逼胃苦膈中且胁下痛，肝下也逼胃且胁下空，那么胁痛是胃痛了。《素问·灵兰秘典论》说："肝者将军之官，谋虑出焉。"《素问·藏气法时论》说："肝病者令人善怒善恐。"《素问·风论》说："肝风之状，善悲善怒。"《素问·刺热论》说："肝热病者，热争则狂言及惊。"所谓谋虑、怒、恐、悲、惊等，都是神经系统的事，于肝无涉，可见古人指的肝，多半指的是神经，殊无疑义。至于"火"，古书上多半是指交感神经的亢奋现象。《内经》里说："诸热瞀瘛，皆属于火。""诸热冲上，皆属于火；诸躁狂越，皆属于火。""诸病胕肿，疼痛惊骇皆属于火。"这些"火"，都属于知觉神经亢奋的范畴。"诸禁鼓栗，如丧神守，皆属于火"，这是脑脊髓神经的病变。综合起来，所谓"肝火胁痛"无非是神经性胃痛就是了。再结合着药物来研究，主要是黄连，黄连含小檗碱，是苦味健胃药，对于消化不良、肠炎下痢、呕吐腹痛，都有良效。在古方经验中，黄连汤治胸中有热，腹中痛，欲呕吐。干姜黄连黄芩人参汤，治食物入口即吐，大黄黄连泻心汤治心下（胃）痞，证明黄连对胃肠炎症是有它一定的疗效的。其次是吴茱萸，它含吴萸碱、吴萸脑、吴萸素等，为芳香性苦味健胃药，对于消化不良，吐泻腹痛有卓效。在古方经验中张仲景吴茱萸汤治呕而满；《圣惠方》用以治吞酸，胃气虚冷；《兵部手集方》治醋心上攻如浓酸。《千金方》治赤痢脐痛，仍然有胃肠痛的独特作用。可见左金丸治胃痛是毫无疑问了。经过这样批判研究，可以把我们的临床治疗提高一步。但是，没有通过中医进修，没有学习得一定的科学知识，是无从着手做这种批判研究功的。

中央卫生部贺诚副部长号召我们："要学会一门新技术，首先必须破除门户之见，要虚心学习，今后在提高问题上，中医可能获得一些好的条件，中医就应该好好利用这些条件，再加上中医自己很多的经验，会使自己更充实起来，这才是中医发展的前途。"因此我们要很好地通过了进修，学习好科学知识和唯物辩证观点，从而发扬中医药学术的精干，批判其陈腐和唯心的部分，是每一个爱国的医务工作者的责任，尤其是中医自己的责任。我们必须主观努力，争取早日完成这项富有历史意义的重大工作。

中医经验病理学

（1954 年）

一、中医论疾病与环境

苏联生物学家认为人体和其生活的环境是一个整体，所以米丘林学说认为：环境条件是机体发育的重要因素。每个机体为其生存和发育都需要一定的环境条件，如果这些条件发生改变，机体为顺应此环境条件而在发育上也随之发生改变，固着于机体的改变可遗传给下一代，遂引起生物的变种。

苏联生理学者巴甫洛夫，曾观察到动物机体与周围环境的统一性，患病的机体和周围环境之间也存在着此种联系。巴甫洛夫的学说认为："疾病"应被理解为有机体与环境的相互关系被破坏而发生的；疾病不但取决于有机活动功能的障碍，也受着破坏了的"相互关系"之影响。巴甫洛夫的学说还认为：病理过程取决定于有机体的整体状态，强调全身状态及局部病变均对病理过程发生影响。从本质上来讲，旧的病理学仅研究非条件性质的反应（属于病原因子的作用），而忽视了条件反射对病理的影响，即中性刺激物的作用以及精神性因子的病原作用。旧的魏尔啸的病理学观念，即认为只有组织的损伤方能成为病原因子的观念，阻挡了医学前进的道路。

关于有机体的生理、病理和环境的统一观，中医学在很早的时候便具有了相关的创见。如《素问·上古天真论》中有段著名的论述："有圣人者，处天地之和，从八风之理，适嗜欲于世俗之间，无恚嗔之心，行不欲离于世，举不欲观于俗，外不劳形于事，内无思想之患，以恬愉为务，以自得为功，形体不敝，精神不散，亦可以百数。"意思是说，一个人生活在社会中，一方面固然要积极地工作为他人服务（行不欲离于世），一方面不要过于劳累（外不劳形于事），不要有不良的嗜欲（适嗜欲于世俗之间），不要做损人利己的事情（无恚嗔之心），精神轻松愉快（内无思想之患，以恬愉为务），身心健康（形体不敝，精神不散），这样机体便能适应环境的改变（处天地之和，从八风之理）而获得长寿（亦可以百数）。

又《素问·异法方宜论》中说："医之治病也，一病而治各不同，皆愈，何也？……地势使然也。故东方之域……鱼盐之地，海滨傍水，其民食鱼而嗜咸，皆安其处，美其食，鱼者使人热中，盐者胜血，故其民皆黑色疏理，其病皆为痈疡，其治宜砭石……西方者，金玉之域，沙石之处……其民陵居而多风，水土刚强，其民不衣而褐荐，其民华食而脂肥，故邪不能伤其形体，其病生于内，其治宜毒药……北方者，天地所闭藏之域也，其地高陵居，风寒冰冽，其民乐野处而乳食，脏寒生满病，其治宜灸焫。……南方者，天地所长养，阳之所盛处也，其地下，水土弱，雾露之所聚也，其民嗜酸而食胕，故其民皆致理而赤色，其病挛痹，其治宜微针。……中央者，其地平以湿……其民食杂而不劳，故其病多痿厥寒热，其治宜导引按跷。……故圣人杂合以治，各得其所宜，故治所以异而病皆愈者，得病之情，知治之大体也。"其中所论某些具体事实虽未必尽然，但这种把"疾病""机体""环境"（气候特点、地理环境、生活习惯、人种体质）联系起来的整体观，从理论上讲是极其正确的，认为疾病的发生和机体与周围环境之间的相互关系有直接的关联，并以此为依据，认为应采用不同的治疗方法来与疾病对抗。

当然，这些文献所表达出的知识并不如西医学那样系统，而且时常还掺杂有封建的东西，之所以要略提出一二来讨论，也还是有理由的。远古之人在生活和与疾病斗争的过程中，逐渐体会到"人"这一有机体和周围环境是密切关联的，并提出了"精神内守病安从来""虚邪贼风避之有时"等主张，这些主张与高级神经活动学说的主张是近似的。只是由于中医学的知识体系，在漫长的历史长河中始终沉浸于封建社会文化的包围之中，许多知识和思想没有得到正确或深入的发展，有些反而还走上了形而上学的一途。

近百年来，随着西方医学流入中国，也带来了局部的、简单的、甚至是机械的疾病认识观，竟无原则地以"不科学"三字来否定中医学，否定这一几千年来为中国人所发明的医学知识体系，这仍然是形而上学的另一极端。

我们的任务应该是批判地认识祖国医学，继承其中的合理部分。应该认识到，人体对于外界温度、化学物质、食物品质、病原微生物等，无时无刻不在发生着相应的变化，甚至人所生活的社会环境对于疾病的发生也有很大的影响。如不卫生的居住条件、不足的和不完备的营养、难以耐受的繁重劳动等，都可能是发生各种疾病的因素。这就是为什么在工业发达国家或殖民地国家中有着很高的罹病率的原因。有数据表明，在苏联，由于劳动者的福利提高了，人们的居住环境改善了，人的文化素养也增高了，遂使罹病率一直在下降。新中国成立4年来，由于劳苦大众的基本生活条件得到了改善，正确的卫生政策被贯彻执行，曾广泛流行的"天花""霍乱""鼠疫"等恶性传染病得到了有效的控制，尤其是"天花"和"鼠疫"，在全国范围内已接近于基本消灭。这些不争的事实非常有力地证明，环境与健康、环境与疾病是息息相关的。

人体借着生理的调节能力来适应外界环境，因此机体在一定限度内可抵抗外环境的有害作用。以人体对外界温度的调节功能为例：在低温环境下，机体的热发散会减少，在高温环境中，机体的热发散会增加。《中藏经》中说："阳生于热，热则舒缓，阴生于寒，寒则挛急。"我们还可以做一个试验：如果把手浸在40℃~42℃的热水中，皮肤由于受到热刺激，皮下的毛细血管扩张，而使血流加快，因而皮肤发红；当把手从热水中拿出来，热刺激停止后，发红的皮色渐渐消退，这是因为毛细血管恢复了常态的缘故。这个试验说明，机体对于外界环境条件的变化有生理性的适应能力。但这种调节的能力是有一定限度的，假设上述这个试验中，水的热度过高，超过了机体生理调节的极限，就会形成"烫伤"，皮肤会因烫伤性炎症而红肿不退，呈现出病理的反应。

由此可知，"疾病"不仅仅局限于致病原，机体自身的局限及状态对于疾病的发生也起作用。如外界致病因素可能对某一机体起作用，而对另一机体就不起作用；同样的食物，在有些人可能会引起肠胃疾病，而另一些人对此毫无反应；侵入体内的某种致病原，可能引发某些人患病，但对另一些人可能只是带菌者而并不发病。这是因为个体体质差异的缘故，体质差异即表现在机体的状态、适应能力和免疫力方面。

总之疾病的本质是机体对外界刺激的一种反应，这种反应的过程是复杂的，经常是全身性的，这是因于机体与外环境的适应性关系被破坏所致，这种破坏有可能是因于外界的因素，也有可能是因于内在的某些原因。

二、中医论病因

引起人体发病的原因很多，凡外界环境中各种可能引起机体病理过程的病因，叫作致病"外因"；来自机体自身的病因，因其有某些特点，叫作致病"内因"。但不可把两者孤立起来看，因为机体的内在环境与外界环境有极为紧密的关系。就疾病而言，无论外因、内因，都存在"致病原"和"诱发条件"两个方面的问题。例如，引起结核病的病原是结核杆菌，但是虚弱的体质和恶劣的生活环境，常成为感染结核病的诱发条件。也就是说，致病原是疾病发生的前提，诱发条件即疾病是否发生的要素。中医学自从张仲景提出"千般疢难，不越三条"（见《金匮要略·脏腑经络先后病脉证》，疑非仲景文）的主张后，"三因鼎立"之说便普遍流行起来，《金匮要略·脏腑经络先后病脉证》中云："一者，经络受邪，入脏腑，为内所因也；二者，四肢九窍，血脉相传，壅塞不通，为外皮肤所中也；三者，房室、金刃、虫兽所伤。以此详之，病由都尽。"在这三条病因中，前两条都是含糊而不明确的。到了宋代，陈无择氏便以"六淫"所感为外因，"七情"所伤为内因，"房事""金刃""虫兽"所伤为不内外因。这样，病因的概念虽然清晰了，但又把病因机械地割裂开来认识，至于"不内外因"，仍未出外因、内因的范围，因而"三因"之说实无复保留的理由。

（一）致病的外因

在自然和社会的环境中，包含了诱发各种疾病的致病外因，包括物理性的、化学性的、生物性的等内容。此外，语言的刺激（巴甫洛夫氏所说的"第二信号系统"），也可能成为致病的因素。

1. 物理性损伤　机械造成的机体损伤，中医称作"金刃伤"，扩展一点还包括"跌打损伤"和"虫兽咬伤",其损伤的结果可见"骨折""关节脱臼""关节扭伤""组织破裂或粉碎""脑震荡"等,所致病状的轻重与其作用强度和作用部位有关。当伤及人体的重要器官,如脑、骨髓、心脏时,可迅速致死;若损伤血管,可发生出血或大出血;损伤了神经系统时,轻者麻痹,重者昏迷不醒。

物理性对人体的损伤之一,表现在温度(热和冷)对机体的作用方面,或热、或冷造成的损伤可以是局部的,也可以是全身的。或热、或冷伤及机体局部时,即形成不同范围和程度的"烧伤""烫伤""冻伤",其详细病变另有叙述兹不赘言。但应指出的是,局部病变的形成,仍然会引起中枢神经系统相应的反应,如炎症病灶的血管扩张是由中枢神经系统反射性地发出信号而引起的。

外界气温上升时,人体往往能通过体温中枢的调节作用,借皮肤的弛缓、发汗等散热机制来保持其正常体温。若气温上升超过了一定的限度,加上机体过劳这一诱发条件,机体的体温调节作用出现障碍,于是陷于"热中"或叫作"热射病",出现高热、困惫、失神等症状。《诸病源候论·冒热困乏候》中说的"触冒大热,热毒气入脏腑,则令人烦闷、郁冒,至于困乏也",这可说是中医对"热射病"类似症的描述。在炎日下能诱发"日射病",是由于太阳的红外线刺激引起大脑过热的缘故,可以引发严重的脑症状甚至是死亡,中医称此种病为"暍"。《金匮要略》中说:"太阳中热者,暍是也,汗出、恶寒、身热而渴。"《诸病源候论·中热候》中云:"夏月炎热,人冒涉途路,热毒入内,与五脏相并,客邪炽盛,或郁瘀不宣,致阴气卒绝,阳气暴壅,经络不通,故奄然闷绝,谓之暍。"中医学是这样论述"日射病"类似症的病理过程的,即是以机体内热(尤其是脑过热)郁积为主,而外界的温度增高是帮凶。须知"日射病"因体内积热,血和氧的结合力减弱,使组织缺氧而产生燃烧不全的中间性代谢产物,如"丙酮""碳酸""乳酸"等,其量超过了机体内血液缓冲作用的能力而发生酸中毒。

和高温相反,低温对全身作用亦将使人陷于"困惫""眩晕""嗜眠"等状态,特别是剧冷(体温降至30℃以下)的长时间作用会导致人被冻死。人受到低温的刺激,初起会寒战,这是由于体温大量发散的缘故;随即血管收缩出现麻痹,皮肤呈现先"红"后"白"终"紫"的变化;复因中枢神经的兴奋性低下，于是出现"疲劳""欠伸""嗜睡""行步蹒跚""眼前发黑"诸症；终至"意识不清""血压渐降""血糖渐少""体温渐低""呼吸渐微"，直至心脏停止；若心未停而尚有息微，肛门温度尚在 24℃ 以上，则为假死，尚可图救。《诸病源候论·冻死候》中云："人有在于途路，逢凄风苦雨，繁霜大雪，衣服沾濡，冷气入脏，致令阴气闭于内，阳气绝于外，荣卫结涩，不复流通，故致噤绝而死。"这是中医学对低温损伤病机的论述，机体对低温的耐受力要比对高温强一些，因皮肤毛细管的收缩，既可以使热的发散维持在最小程度，又能使体内产生热量，以调节体温来适应之。所以人体之所以能被冻死，一是运动神经麻痹，使其对寒冷失去反射而熟睡致死；二是饥寒交迫，体内没有足够的热源能支持生命的活动而致死。中医学认为的"阴气闭于内，阳气绝于外"，可以说是一语中的，机体内在的不足更易遭受外界低温的侵袭。

中医学所谓的"感冒"，也是受到外邪侵袭的概念，在一定程度上可理解为是因全身或局部突然遇冷的一个病理过程。例如足部浸湿或受寒、咽喉受到寒冷侵袭等，都易于诱发流行性感冒、支气管炎、鼻炎、咽炎、肺炎等病。这是因为冷刺激能使人体的抵抗力减弱，而为机体内外既已存在的各种病原体的繁殖创造了条件。由此可知，在此类疾病中，"病原体"是发病的根本，而"感冒"是促成感染的诱因。尚须指出，"感冒"除了外邪作用于人体之外，机体自身的状态也是很重要的一个方面，经常参加体育锻炼的人较少患病，即使患病，病程也短、病情也轻，就是这个道理。《杂病源流犀烛》中说："感冒，肺病也，元气虚而腠理疏也。经曰：虚邪贼风，阳先受之。盖风者，天之阳气，其乘于人则伤卫，卫者，阳也，故曰阳先受之。卫又即气也，肺主气，脾生气，故伤风虽肺病而亦有关于脾，以脾虚则肌肉不充，肺虚则玄府不闭，皆风邪之所由以入也。"这段话的意思是说，机体内环境的稳定性差，不能适应气温的骤变，便会感冒。至于"肺""脾""阳""卫""气""玄府"等说，皆不必深究，其意可通，其词下可从，读中医的书往往如此。

人体被日光灼伤不仅是由于过度的热能（红线和红外线）损伤，还可能是由于光能（紫线和紫外线）引起，尤其是平素被裹在衣服里面的最脆弱的那些部分更易受损。如幼儿的"日光病"，就是因为幼儿皮肤脆弱，若长时间暴露在日光下，可导致日光性皮炎而丧生。大陆上的尘埃能吸收日光，对机体可形成一种屏障。而海上、高山上没有尘埃，所以日光就极为强烈，尤其是高原地区因空气稀薄，再加上雪的反射，日光为害就很容易发生，这叫作"冰雪烧灼"，通常所见的"雪盲"，就是视网膜被光线损伤的缘故。日光疗法若行之不当，往往可引起"夏日斑"，或使潜伏的非活动性结核病灶活动起来，出现"发热""咯血"等危险之症，不可大意。所以人体接受阳光要以避免日光损伤为原则。

电流也可引起局部烧伤及全身罹患，甚至引起即时死亡，这种作用叫作"电击"，一般也叫作"电殛"。通常直电流在 300 伏特以下不至于致命，但交流电危险较大，普通电灯用 110 伏特，若完全接地就可以致死。人体的抵抗可影响电击的部分作用，皮肤干燥时一般可抵抗 50000 欧姆，若为汗水所湿润可抵抗 1200 欧姆，所以普通 110 伏特电压足可致命。电击时，踏脚物的性质也可影响电击作用，通常脚在水中比在干燥的地面更具危险性。电流所通过的时间愈长，电击的损伤愈重；低电压的交流电，可使心室颤动而心动骤停；高电压的电流不损害心肌，可因作用于中枢神经致使呼吸骤停。

大气压的变化也可引起各种病状。人生活在地球上，习惯于在 1 个大气压（76 厘米汞柱）的环境中，若气压上下波动，人体可因不适应而发病。如攀登高山或高空飞行，大抵到了四千公尺（4000 米）以上便逐渐感觉不适，五千公尺（5000 米）以上若没有纯氧吸入就会危及生命。高气压本身并不有害，因人体能够耐受大气压，惟于高气压转移向低气压之际，特别是转变急速时，便会引起生理功能障碍而受损。例如潜水，因在高气压下溶解在血液中的空气（尤其是氮）在低气压时会因释放而变成气泡，引发肺、脊髓等部的栓塞，甚至致死。

以上的光能、电流、气压等物理因素致损，是中医学较缺乏的知识，应及时学习而补充之。中医学于"六淫"致病之说中，"暑""热"致病可属高温致损范畴，"寒"致病为低温致损范畴，已述于前，而"风""湿""燥""火"是否包括了外界的其他物理因素呢？确应该仔细地分析一下。

"风"，据中医学文献记载有下列三种含义。首先，认为"风"为百病的总因。《素问·风论》："风之伤人也，或为寒热，或为热中，或为寒中，或为疠风，或为偏枯，或为风也。其病各异，其名不同，或内至五脏六腑……故风者，百病之长也，至其变化乃为他病也，无常方。"其次，"风"泛指与神经系统有关的疾病。《备急千金要方》中云："岐伯曰，中风大法有四，一曰偏枯，二曰风痱，三曰风懿，四曰风痹。夫诸急卒病多是风，初得轻微，人所不悟，宜速与续命汤，依腧穴灸之。夫风者，百病之长，岐伯所言四者说其最重也。偏枯者，半身不遂，肌肉偏不用而痛，言不变、智不乱，病在分腠之间。……风痱者，身无痛，四肢不收，智乱不甚，言微可知，则可治，甚即不能言，不可治。风懿者，奄忽不知人，咽中塞窒窒然，舌强不能言……风痹、湿痹、周痹、筋痹、脉痹、肌痹、皮痹、骨痹、胞痹，各有证候，形如风状，得脉别也，脉微涩，其证身不仁。"据此描述，"偏枯""风痱"都与脑出血症近似，"偏枯"症轻，"风痱"症重。"偏枯"仅半身不遂，"风痱"则四肢不收；"偏枯"言不变、智不乱，"风痱"智乱、言微，甚至不能言；"偏枯"有痛觉，"风痱"痛觉神经麻痹而没有痛觉；"偏枯"病灶小，仅及大脑的半球，"风痱"病灶大，以及大脑两半球。至"风懿"为舌咽神经的疾病，急性脑缺血及急性脑充血亦应包括在内。诸"痹"，则仅为末梢神经的病变。第三，"风"泛指症见高热的一些急性病。《伤寒论》中说："太阳病，发热，汗出，恶风，脉缓者，名为中风。"又说："太阳病，发热而渴，不恶寒者，为温病；若发汗已，身灼热者，名风温。风温为病，脉阴阳俱浮，自汗出，身重，多眠睡，鼻息必鼾，语言难出。"刘完素《素问病机气宜保命集》中云："经云：风者，百病之始，善行而数变，行者动也。风本生于热，以热为本，以风为标，凡言风者，热也。叔和云：热则生风，冷生气。是以热则风动，宜以静胜其燥，是养血也。"诸如"风温""风疟""风疹""风痰""风热"，以至"马脾风""缠喉风""历节风""惊风""脐风"等病，无一不有"热"的表现。

据此分析中医对"风"的认识有三：第一，认为"风"是客观存在，非寒非热，亦寒亦热；第二，用"风"来归纳神经系统损伤一类疾病的病理；第三，"风"是热病的代名词。惟此三义，便知"风"不是单独存在的，认为"风"是纯粹的致病外因，确有不够全面之处。

中医学中"湿"的概念含义宽泛，比较复杂，要约言之亦有五端。一是指汗多肤润，以及体液浸润皮下组织，发为浮肿等症，如《素问·痹论》"其多汗而濡者，此其逢湿甚也"，又《素问·气交变大论》"岁水不及，湿乃大行……民病腹满、身重、濡泄……甚则跗肿"等。二是泛指小肠吸收机能障碍和支气管渗出性炎症等疾病，如《素问·阴阳应象大论》"湿胜则濡泄"，又云"秋伤于湿，冬生咳嗽"等。三是用之概括一切胃肠机能障碍的疾病，如《素问·气交变大论》中云："岁土太过，雨湿流行……民病……体重、烦冤……中满、食减、四肢不举。"又云："湿气变物、病反、腹满、肠鸣，溏泄，食不化，渴而妄冒。"又《素问·六元正纪大论》中云："太阴所至为湿生……太阴所至为积饮、痞隔……太阴所至为中满、霍乱吐下。"四是指黄疸诸病，如《金匮要略·黄疸病脉证并治》中云："黄家所得，从湿得之，一身尽发热而黄。"又《金匮要略·痉湿暍病脉证治》中云："湿家之为病，一身尽疼，发热，身色如熏黄也。"五是涉及脑、脊髓以及末梢神经的疾病，症见诸痹、疼痛、痿、拘挛、身重等，如《素问·生气通天论》中云："因于湿，首如裹，湿热不攘，大筋缜短，小筋弛长，缜短为拘，弛长为痿。"又《素问·通评虚实论》中云："跖跛，寒风湿之病也。"又《素问·痹论》中云："风寒湿三气杂至，合而为痹也，其风气胜者为行痹，寒气胜者为痛痹，湿气胜者为著痹也。"又《素问·六元正纪大论》中云："其病湿下重。"《金匮要略·痉湿暍病脉证治》中云："湿家病，身疼，发热。"又云："风湿，脉浮，身重。"

据此可知，中医学之"湿"，既是病理变化的过程又是病理变化的结果，而不是纯粹的致病因素。即使是在黄梅时节或潮湿地区，空气中的水蒸气常有饱和状态，可能会影响汗腺的排泄，是亦应为"感冒"之类。所以张仲景主张："若治风湿者，发其汗，但微微似欲出汗者，风湿俱去也。"（《金匮要略·痉湿暍病脉证治》）似不必再列"湿"为独立的致病外因。

"燥"即湿度不足，在人体上发生"燥"的病变，是由于分泌液的缺乏，其原因不是由于炎症或高热，便是由于营养不良。在治疗上，由于炎症高热引发者用清凉之剂，营养不良者用滋润之剂，这是中医临床治"燥"的一般规范。如《素问·气交变大论》中："岁金太过，燥气流行……甚则喘咳逆气。"《素问·五常政大论》中云："审平之纪……其令燥、其藏肺，肺其畏热，其主鼻……其病咳。"这似为呼吸道的炎症。《素问·气交变大论》中云："燥气流行……民病两胁下少腹痛……胸痛引背，两胁满且痛引少腹。"又云："燥乃大行……民病中清、胠胁痛、少腹痛、肠鸣、溏泄。"又云："燥淫所胜……民病左胠胁痛，寒清于中……腹中鸣，注泄惊溏。"这似为消化道的炎症。金元以后研究"燥"的有两个代表人物，一为刘河间，一为喻嘉言。刘河间说："诸涩枯涸，干劲皱揭，皆属于燥。"喻嘉言说："理曰燥胜则干，夫干之为害，非遍赤地千里也，有干于外而皮肤皱揭者，有干于内而精血枯涸者，有干于津液而荣卫气衰，内燥而皮著于骨者，随其大经所属，上下中外前后，各有病所，燥之所胜，亦云熯矣。"他们讨论的病症都属于营养不良的疾病，所以喻嘉言的"清燥救肺汤"为一派清润药，吴鞠通因而亦以甘淡凉润法来治秋燥病。据此"燥"仍为病变的过程或结果，不是直接的致病因子，因而"燥"亦不得列为致病外因。

举凡植物神经系统（实亦包括其他神经）的亢奋现象，中医学通称作"火"。如《素问·至真要大论》说："诸热瞀瘛，皆属于火……诸逆冲上，皆属于火……诸躁狂越，皆属于火……疼酸惊骇，皆属于火。"所谓"瞀"（昏蒙）"瘛"（痉挛）"躁""狂"，都是由高热重灼所引起的神经系表现，尤其是对知觉运动神经和脑脊髓的影响，只是有轻重不同程度的区别而已。"疼酸""惊骇"亦复如是。至"诸逆"上冲，无论是指"呕吐"还是指"气冲逆"，都是植物神经的亢奋引发的。

李东垣说："火与元气不两立，一胜则一负，脾胃气虚……阴火上冲，则气高，喘而烦热，为头痛，为渴，而脉洪……乃生寒热……与外感风寒所得之证，颇同而实异，内伤脾胃，乃伤其气，外感风寒，乃伤其形。"李氏言火之症为"气高而喘"，为"身热而烦"、为"脉洪"、为"头痛"、为"渴"、为"恶寒"，这些都是亢奋现象，是不受意识左右的应激反应，所以都应属植物性神经系的亢奋。李氏特别指出是"火"易伤"气"（脾胃之气），是为内伤而非外感。中医学的"气"在西医学中可以理解为生理机能，中医学"火"可解释为神经系亢奋，尤其是植物神经系的亢奋。其中见于外感病而属于实证的，为"实火"、为"邪火"，治法宜"清"宜"泻"；见于内因病而属于虚性兴奋的，为"虚火"、为"相火"，如心脏衰弱能见到脉数等。虚火又分两种情况：由于营阴不足者，宜治以滋阴；由于机能衰弱者，宜治以补阳。"火"的含义，不过如此，"火"仍为病变现象，而不是致病原因，更不属于外因之邪。

据此，中医学所谓的外感之"六淫"邪气，除"寒""热""暑"可能与外界存在的物理因素有关之外，其如"风""湿""燥""火"都不属病因概念的范畴，至少不能纯属病因的范畴，其中含有病变特点的概念。

中医学的"寒"除了"低温"的本义之外，还具有机体机能衰减的意义。如《素问·逆调论》中说："阳气少，阴气多，故身寒如从水中出。"《金匮要略·腹满寒疝宿食病脉证治》中云："腹满时减，复如故，此为寒，当与温药。"前者为体温低落，后者属胃肠机能衰减。《古今医鉴》中云："中寒者，寒邪直中三阴也，寒为天地杀厉之气，多由气体虚弱之人，或调护失节，充斥道途，一时为寒气所中，则昏不知人，口噤失音，四肢强直，拘急疼痛。"这与心衰而并发急性脑缺血的病症极为相近，中医学称其为"寒"。至于"暑"除为日射病而外，还包括了夏季的"外感"传染性热病等。如《严氏济生方》中云："暑气伤心，令人身热、头痛，状类伤寒，但背寒、面垢，此为异耳。"《秘传证治要诀及类方》中云："伤暑，必自汗、背寒、面垢，或口热、烦闷，或头痛、发热，神思倦怠殊甚。"这些都不可能是物理性损伤的"日射病"，而为传染性热病之见症。

总之，若将风、寒、暑、湿、燥、火等归为致病外因之六淫，还是有不够合理之处。考古代文献之"六淫"说，是指"阴""阳""风""雨""晦""明"而言，源出《左传》，汉、唐人屡屡沿用，宋元以后便列出"风""寒""暑""湿""燥""火"为六淫，其明言根据《素问》诸"大论"中的"运气"而来，特此提出以供研讨。

2. 化学性损伤　某种物质若进入人体内发生化学变化以危及生命者，通常叫作"化学中毒"，化学物质的特性有"剧烈"与"缓慢"之分别。缓慢的化学物质，其用量大时亦可致人于死亡，如盐和水，量若大时便可发生中毒现象；相反，剧烈的化学物，若用量甚微，还可能发生积极的治疗作用，如用砒治疗贫血等。因此化学物与人体的利害关系，重要的一点是取决于"量"的多少。

一般化学物质的分类有下列六种：腐蚀类、重金属、类金属、麻醉药类、膺碱类、食物类。从汉代张仲景开始，中医学关于这方面的知识便有相关的记载。如《金匮要略·果实菜谷禁忌并治》中记载："盐多食，伤人肺。……矾石生入腹，破人心肝，亦禁水。……水银入人耳及六畜等，皆死。"这些都是与化学中毒有关的记载。

3. 生物学性损伤　生物学性损伤是指病原体对人体的伤害，各种病原微生物侵入人体可引发各种疾病，最主要的是传染性疾患。病原微生物可经由空气、食物、水、乳、污手、衣类、器具等，喷嚏时可排出带菌的痰沫、黏液或唾液，污水中可含有肠伤寒杆菌、霍乱弧菌等各种细菌，在患结核病的疫牛乳中含有结核杆菌，被污染的和不良品质的食物中也存有大量的各种致病微生物。这些病原微生物体，可以人的口、鼻、肌肤为门户而使人受病。在大多数情形下，病原体不能经由未受损伤的黏膜、皮肤进入体内，尤其是眼、性器、泌尿器等有轻微的损伤时，就成为病原体侵入之门户。如皮肤的擦伤，可能成为病原体的入口，若是酿脓性病原体即可引起局部的脓肿、疖疮等病变；若病原体进入血流中，通过血液循环而引起全身血液感染而患上败血症；再如，有些吸血性昆虫叮咬皮肤，可将病原体传给健康人，常见有疟蚊传播疟疾、虱子传播斑疹伤寒、跳蚤传播鼠疫、扁虱传播回归热等。各种寄生虫对人体的伤害也属生物学性损伤，其中包括各种内脏寄生虫病。

传染病的形成也要是有条件的，如感冒、饥饿、过劳、恶劣的居住环境等，都会是诱因，这些诱因可使人体体质衰弱，人体内环境的稳定性降低，人体的免疫力减弱。由此可知，传染病的发生，不仅仅是因为病原微生物体的存在，人体内环境的稳定性以及对病原体的免疫力等，于传染病的发生都起着绝大的作用。

机体的免疫能力有"先天"和"后天"两种。先天性免疫能力，即是人或动物与生俱来的，如动物不会患麻疹、伤寒等疾病，而人不会患某些侵犯动物的传染病，如牛鼠疫、羊鼠疫、犬鼠疫等。后天的免疫能力是后天获得的，如通常患过某种传染病的人，其一生可获得免疫。苏联学者梅契尼可夫在解释后天性免疫能力时，首先阐明白细胞可吞噬进入血中的异体物质，病原微生物体也在其内，此类细胞叫作"吞噬细胞"。除吞噬细胞之外，机体的组织和细胞在与病原微生物体斗争的过程中可以产生"抗体"，这些抗体可以杀死细菌并破坏细菌所排出的毒素。如在患过"痘疹""麻疹""肠伤寒"等病之后，人体内的相应抗体可保存多年，当同样病原体再度侵入时，抗体可将其杀灭，所以具有后天免疫能力的人就不再患同样的传染病。免疫性又叫作"钝感性"，可分为绝对钝感性和相对钝感性两种。先天性免疫多为绝对钝感性，即是人类无论何时也不会罹患某些传染病；后天性免疫为相对的、不牢固的钝感性，可在患过某些传染病之后获得。遗传和体质的因素在相对钝感性的形成上发挥着作用，积极的体育锻炼、良好的社会和环境条件等，对于相对钝感性的形成也有意义。

人体对付病原体的一种保护性功能叫作"变态反应"，引起此种反应的物质叫作"变态反应原"，变态反应原可能是进入机体血内的细菌及其分泌物、分解产物，以及非细菌的异性蛋白，如卵、虾、草莓、花粉、羊毛、马毛等。各种变态反应原不能引起钝感性，相反会引起感受性增高，即机体因某种变态反应原的反复侵入而越加敏感，则呈现出某些剧烈的反应而形成某种过敏的病状。如风湿热、支气管性哮喘、荨麻疹等都属于这种变态反应性疾病。结核病、败血症等疾病，均可见到变态反应的表现。

苏联学者基于巴甫洛夫的学说，证明了人体的全身性反应（包括免疫和变态反应的现象）也受着中枢神经系统的调节。动物实验证明，其在冬眠期大脑皮质停止工作时，对于各种传染有很大的抵抗能力，同时它们也不能形成免疫反应或变态反应。

根据《诸病源候论》中的记载，中医学在 7 世纪初，便具有了接近现代生物学病因的知识。如《诸病源候论·毒注候》中说："毒者，是鬼毒之气，因饮食入人腹内……连滞停久，故谓之毒注。"《诸病源候论·恶注候》中说："恶注者，恶毒之气，人体虚者受之，毒气入于经络，遂流移心腹。"《诸病源候论·殃注候》中说："人有染疫疠之气致死，其余殃不息，流注子孙亲族，得病证状与死者相似，故名为殃注。"《诸病源候论·食注候》中说："人有因吉凶坐席饮噉，而有外邪恶毒之气随饮食入五脏……乍瘥乍发，以其因食得之，故谓之食注。"《诸病源候论·中恶候》中说："中恶者……若阴阳顺理，荣卫平和，神守则强，邪不干正。若精气衰弱，则鬼毒恶气中之。……余势不尽，停滞脏腑之间，更发后，变为注也。"古人已经确定，这些文献中所谓的"鬼毒""恶毒""殃注""疫疠之气"等即病原，而且具有传染性，传染的路径可由食物或接触等，而且还提出"荣卫平和，神守则强，邪不干正"的获免性，以及"体虚者受之"和"精神衰弱"等机体抵抗力缺乏的感受性等。在认识事物的手段极为贫乏的古代，能有这些认识是尤为可贵的。

4. 营养不良性损伤　足够及平衡的营养是维持人体正常生理机能的必要条件。饥饿是构成营养不良的主要原因，饥饿不仅是使身体消瘦，而且会造成体内组织器官的机能障碍，甚则导致死亡。而食物中某种成分的长期缺乏即为局部饥饿，如蛋白质、脂肪的饥饿等。对形成疾病最有意义的是某种维生素的缺欠或不足，即所谓维生素缺乏症，如佝偻病即属于这一类。营养不良还可成为一些疾病的诱因，如结核病和贫血症等。反之过度营养（如过食等）也可引发代谢性疾患，如肥胖症、动脉硬化、糖尿病等。

《备急千金要方》中说："安身之本，必资于食……不知食宜者，不足以生存也……是故食能排邪而安脏腑，悦神爽志，以资血气。若能用食平疴释情遣疾者，可谓良工。……扁平土熙称：食不欲杂，杂则或有所犯。有所犯者，或有所伤，或当时虽无灾苦，积久为人作患……鱼肉果实，取益人者而食之。凡常饮食，每令节俭，若贪味多餐，临盘大饱，食讫觉腹中膨胀、短气，或致暴疾。"孔子说："肉虽多，无使胜食气。"虽然古人不知道各种食物所含的营养成分及其价值，但慎节饮食可以维持人的身体健康，古人在这方面的认识是非常深刻的，而且也不乏膳食养生之经验。

5. 社会环境与疾病　除了上述的外界病因之外，社会环境对于人的疾病形成及发展也有相当大的影响。

在社会环境差的国家，底层劳动者的生活贫困，且劳动强度大，尤其是妇女和儿童的生活状况恶劣，儿童死亡率很高。一些传染病、性病、营养不良性疾病、消化道疾患等，严重地威胁着他们的生命和身体健康。低微的报酬、过重的劳动、营养的不足、失业、贫困、饥饿等，所有这些遂使身体衰弱而致罹病率大大提升。

相反，如果社会进步则情况大不一样。在摆脱了半封建、半殖民社会制度的新中国，社会的进步提供了消灭疾病及改善劳动者生活的条件，因此罹病率、死亡率逐年减低，性病亦近于完全扑灭，结核病、伤寒、儿童传染病等的罹病率亦显然减少，尤其近四年来，鼠疫、霍乱、天花等几种急性传染病基本上是扑灭了。这些事实有力地说明，社会制度的进步是消灭重大传染性疾病的重要保障，劳动者生活水平的不断提高，人们对未来生活的安定充满信心，妇女和儿童得到了较多的关怀，以及疾病预防设施的不断完善，体育和健身事业的迅猛发展，这些都成为提高人民体质和扑灭疾病的保障。

徐灵胎在《医学源流论·病随国运论》中云："天地之气运，数百年一更易，而国家之气运亦应之。上古无论，即以近代言。如宋之末造，中原失陷，主弱臣弛，张洁古、李东垣辈立方，皆以补中宫、健脾胃，用刚燥扶阳之药为主，《局方》亦然。至于明季，主暗臣专，膏泽不下于民，故丹溪以下诸医，皆以补阴益下为主。至我本朝，运当极隆之会，圣圣相承，大权独揽，朝纲整肃，惠泽旁流，此阳盛于上之明征也。又冠饰朱缨，口燔烟草，五行惟火独旺，故其为病，皆属盛阳上越之症。数十年前，云间老医知此义者，往往专以芩、连、知、柏，挽回误投温补之人，应手奇效，此实与运气相符。"徐氏之说虽属相当唯心之论，但他所表达的"社会制度会影响疾病发生"的认识还是很有道理的。

6. 精神作用与疾病　巴甫洛夫的研究证明，中枢神经系统在生理和病理的过程中起着主导作用，精神的作用也能引发疾病。如中枢神经系统过度的紧张、各种突然刺激造成的精神创伤，都可能是一些内科病、皮肤病、妇科病的诱因，所以"惊愕""愤怒"常常引发心血管系统疾病便是这个原因。

对人的高级神经系统（精神）的刺激，可以是由听到或看到的而引起。巴甫洛夫曾说："就动物的环境来说，可以作为信号者，几乎仅仅是直接地由视觉、听觉及机体其他受体的特殊细胞而传至大脑半球的刺激及影响。"视觉、听觉，是人与动物所共有的第一信号系统，但是语言对人来说，既是第一信号系统的，又是第二信号系统的，是人类所特有的。巴甫洛夫认为，第二信号系统的作用与第一信号系统有紧密的关联关系，如果第一信号系统得到的刺激可成为各种疾病的原因时，那么无论是听到还是看到的人类语言也可能是影响各种病理过程的原因。例如，突然听到或看到关于亲人死亡的消息时，将可能给予大脑皮质以剧烈的刺激，继而引发休克。慢性的语言刺激，也像由外界环境而来的其他刺激一样，可能引起疾病。如由于医师说话不慎或诊断错误，直接给病人以精神刺激而造成伤害，尤其是敏感的和神经质的人，在受到这样的刺激后，会引发患者多疑、焦虑、恐惧的心理状态，而要转变这样的心理状态往往是非常困难的。

《灵枢·师传》中说："岐伯曰：入国问俗，入家问讳，上堂问礼，临病人问所便。"意思是说，对一个国家来说，要尊重他国的风俗，对一个家庭来说，要注意其家之忌讳，对长辈要讲礼数，对病人要迎合其心理，尽量让病人的精神放松、心情愉快，这有助于治疗。徐灵胎说："若与病无碍，病患之所喜，则从病患之便，即所以治其病也。"这些都是极有至理的经验之谈。

中医学尚有"情志"之说。《素问·阴阳应象大论》中云："人有五脏，化五气，以生喜怒悲忧恐。"同篇里载有"怒伤肝""喜伤心""思伤脾""忧伤肺""恐伤肾"等内容。《素问·至真要大论》中云："热客于胃……善惊。"《灵枢·本神》中云："心气虚则悲。"这些是散在于《内经》中关于"情志"说的记载。情志致病一般归为致病之内因，但其离不开属于外在因素的刺激，假如没有外界的刺激，便谈不上什么"喜""怒""悲""思""忧""恐""惊"等情志。大脑皮质和内脏器官是互相联系的，大脑皮质受到外界的刺激，可以影响内脏的变态，因此把脏器与大脑的活动割裂开来认识，那便是机械的、唯心的。

（二）疾病的内因

巴甫洛夫对于人体的内在环境也很重视。巴甫洛夫说："与广大的外界代表者的同时，还有广泛的身体内部代表者，即是器官和组织群的工作状态，内部有机过程，群的工作状态……或由外界，或由机体本身内部而来的无数的刺激不断地进入大脑半球……整个机体借大脑半球的作用，可将其现象表现在其所有组成部分中。"据此，凡由父母遗传的，或机体与其外环境互相作用而获得的，在结构上、机能上、新陈代谢等方面而引发疾病的原因，都属于疾病的内因。

中医学很早就有"内因"致病之说。如《金匮要略》中云："经络受邪入脏腑，为内所因也。"邪从外受而进入脏腑为什么说是内因致病呢？其下文解释道："若人能养慎，不令邪风干忤经络，适中经络，未流传脏腑，即医治之。"究其实质，这种情况还应属于外因致病。陈无择虽然比较明确地把情志所伤列入内因致病范畴，但那仍是首先受到外界刺激而引起的精神病变，因此还不能算是内因致病。严格意义上说内因致病包括以下几个方面。

1.遗传因素　人体都会继承其双亲的某些生理、病理的特征，这就是"遗传"，某些疾病是具有遗传性的。苏联学者米丘林及李森科以确凿的事实证明，遗传因子不单是经性细胞的易染体来遗传，还可经由全身细胞的易染体来遗传，身体细胞中的变化也可引起性细胞的改变。同时还证明，由于外界环境对机体的影响而获得的后天特征也可遗传。这一遗传学说否定了以"宿命论"为核心遗传论的观点，在对疾病的预防和治疗上有着重大的意义，这意味着任何疾病都是可以预防的。

虽然某些疾病其病因尚不明了，但并不是因为是遗传的就一定是宿命的，只是因为科学尚不能阐明其原因，或尚缺乏有效的预防与治疗方法而已，随着科学的发展，医学的进步，这类疾病将逐日地减少。如"原发性高血压病"多与遗传有关，现在已逐渐了解到在不良的外界条件下可以诱发此病。可以这样说，机体的某种不稳定性是能够遗传的，这就埋下了某些疾病易发的先天条件。某些代谢性疾病，如肥胖、痛风、糖尿病等都有一定的遗传性，在不良的外界条件为诱因时就可能发生，但在另外的一些条件下也可能不会发生。

中医学对遗传的认识虽说较为薄弱，但还是有所认识的。《素问·奇病论》云："帝曰：人生而有病颠疾者，病名曰何？安所得之？岐伯曰：病名为胎病，此得之在母腹中时，其母有所大惊，气上而不下，精气并居，故令子发为颠疾也。""颠疾"即是癫痫病，癫痫具有一定的遗传性。但中医学往往把一些较为严重的急性传染病，如天花、麻疹等，认为是胎毒所致，这些认识就不够准确了。

2. 先天因素　"先天性疾病"与"遗传性疾病"是有区别的。先天性疾病是胎儿在母体中发育时发生的，是由某些不良因素影响了胎儿发育的缘故，如先天性畸形等。某些病原微生物体能经过胎盘侵犯至胎儿而引发感染性疾病，也属先天性疾病范畴。如人在胎儿时期可能由母体传染而患病，如先天性梅毒等。

中医学的"先天""后天"的概念，多指人的体质而言，其义又不同，便不述于此。

3. 体质因素　人的体质对疾病的发生和发展有意义。所谓"体质"是指个体的某些解剖性、生理性特点，这些彼此各不相同的休质特征，有的由双亲的遗传而形成，有的由机体与外环境互相作用而获得。

人的体质若按照体型来区分可概括地分为三种类型：中间型、无力型、强力型。苏联学者切尔诺鲁茨基提议将"中间型体质"称作"正常体力型"，其他两种极端的体质分别叫作无力型、强力型。无力型体质者其特征为：颜面狭长、颈细长、胸廓狭长扁平、腹小、四肢细长、肌肉软弱、皮肤薄而苍白。强力型体质者其特征为：头呈圆形、颜面宽、颈短粗、胸廓宽短、腹大、四肢短粗、皮肤坚厚等。而正常体力型体质居于无力型和强力型之间。上述体型的区别，只是提出的一种归属标准，其典型者不甚常见，大多数人只是接近于某种体型而已。

当然，无论何种体质都不是某种疾病发生的必然原因，只能说是某些疾病的易感者。如无力型体质的人中，患胃肠疾病的较多；在强力型体质的人中，患代谢病、肾脏病、动脉硬化等疾病的人较多。唯心者认为，人的体质可以遗传，即使一生中虽受外环境的作用亦不变化，所以他们对人的体质特点极为重视。唯物辩证者认为，人的体质在社会环境及其他外界因素的影响下是可以改变的，变化后的体质特征也有遗传于下一代的可能性。据此，人的体质只是某些疾病发生的因素之一。

张介宾说："故以人之禀赋言，先天强厚者多寿，先天薄弱者多夭，后天培养者，寿者更寿，后天斫削者，夭者更夭。……身虽羸瘦而动作能耐者吉，体虽强盛而精神易困者凶。……先天之强者不可恃，恃则并失其强矣；后天之弱者当知慎，慎则人能胜天矣。"（《景岳全书·先天后天论》）张氏所言之"先天""后天"，即指上述两种极端不同类型的体质，他认为人的体质在社会环境及其他外界因素的影响下是可以改变的，这一学术观点与苏联学者切尔诺鲁茨基的学说相符合。

徐灵胎说："夫七情六淫之感不殊，而受感之人各殊。或气体有强弱，质性有阴阳，生长有南北，性情有刚柔，筋骨有坚脆，肢体有劳逸，年力有老少，奉养有膏粱藜藿之殊，心境有忧劳和乐之别……故医者必细审其人之种种不同，而后轻重缓急、大小先后之法因之而定"（《医学源流论·病同人异论》）。徐氏认为人的体质各不相同，这足以影响病理变化的过程，这些学术观点亦是极有临床价值的。

4. 高级神经活动的因素　俄国生理学者巴甫洛夫研究动物和人类高级神经（精神）的活动规律多年，曾证明所有由外环境及内环境而来的刺激均经由大脑的神经系统感受，大脑是机体一切机能的主要联系和调节的中枢，中枢神经系统将人类（以及高级动物）的所有组织及器官联系起来。巴甫洛夫确认，在正常情况下可看到高级神经系统基本性质的不同类型，这些性质是据动物体对外界环境的适应性而定。巴甫洛夫提出了四种高级神经活动的基本类型：衰弱型、活泼型、兴奋型（或不能抑制型）、安静型。并指出：衰弱型者，在困难的生活状态下，极易成为神经衰弱的患者，因其抑制过程占有显著的优势；兴奋型者，在高度的神经负担下仍保持其兴奋过程。此于可知，不同类型者对于同样的刺激呈现出不同的调节能力，如"高血压病""溃疡病""神经官能病"等，都是因为长期的、高度的精神紧张而引起的，这说明某些高级神经活乃是某些疾病发生的因素。

中医学对于神经系统的知识是薄弱的，相关的一些认识包含在"情志学说"中，中医学应该加强相关知识的学习，以丰富我们的医学知识而更好地服务于临床。

5.年龄和性别的因素　年龄和性别在解剖生理上的特点，也是易患某些疾病的内在原因。如麻疹、水痘、百日咳、佝偻病等，多为儿童所特有的疾病；少年和青年易患肺结核和风湿热；老年人易患动脉硬化及代谢衰退性疾病；妇女多患子宫病、脏躁；男人多患溃疡病、疝气等。

三、中医论发病与病机

为了了解人体的病理过程，不但要知晓疾病发生的原因，而且还要认识致病体是怎样侵入体内的（发病）、病状是怎样发生的（病机），这对认识疾病非常重要。例如结核病是由结核杆菌引起的，但是结核杆菌是怎样进人的肺或淋巴腺的呢？西医学认为，结核病的感染一是由支气管径路而来，通过支气管黏膜侵入肺组织而引起炎症，再由此经淋巴系统进入邻近的所属淋巴腺，细菌进入血液后，可通过循环系统侵犯到任何器官。再如患"风湿热"病的人可见到关节的病变及心脏的病变。这种病理过程又是怎样发生的呢？风湿热是一种变态反应性疾病，是由细菌分泌出的一些活性物质（致敏原）进入血中引起的过敏（感受性增高）现象，其表现为组织、器官发生炎性病变。

巴甫洛夫在其多年间对狗所做的实验研究中证明，中枢神经系统（大脑皮质）可调节机体的所有生理的过程，而在各种疾病的病理上也呈现出重要的作用。他的学生贝阔夫也证明了大脑皮质与内脏诸器官之间联系的存在。这些研究逐步明了了许多疾病的病理过程。如高血压病乃因中枢神经系统（大脑皮质）过度兴奋，经由植物性中枢及末梢神经而引起小动脉收缩，故招致血压增高的结果。巴甫洛夫的另一学生斯培兰斯基也认为，组织和器官的所有病理过程，乃因其支配神经的营养障碍而引起。总之，巴甫洛夫学说确认中枢神经系统在各种疾病的病理上起着主导作用，这与认为传染物一经侵入机体即直接引起其病理（炎症）过程的认识有所不同，病理过程是由机体的免疫性反应或变态性反应所引起，所有病理过程均从属于中枢神经系统调节作用的控制范围。

中医学限于自身的特点，虽然对疾病的病理过程没有认识得这样具体，但从宏观的角度也认识到机体与疾病之间存在必然的联系。如《金匮要略》中云："风气虽能生万物，亦能害万物，如水能浮舟，亦能覆舟，若五脏元真通畅，人即安和。"即是说，只要机体能适应外界的复杂多变的环境，便相安无事；若相反，便如《素问·评热病论》所云"邪之所凑，其气必虚"，机体不能适应外界环境时就给疾病造就了机会。那么"元真"是什么呢？《金匮要略》中云："三焦通会元真之处，为血气所注。""元真"就是"元气"，也就可以理解为机体的调节机能。机体的调节机能是谁在主宰呢？《灵枢·本神》中云："天之在我者德也，地之在我者气也，德流气薄而生者也。故生之来谓之精，两精相搏谓之神，随神往来者谓之魂，并精而出入者谓之魄，所以任物者谓之心，心有所忆谓之意，意之所存谓之志，因志而存变谓之思，因思而远慕谓之虑，因虑而处物谓之智。故智者之养生也，必顺四时而适寒暑，和喜怒而安居处，节阴阳而调刚柔。如是，则僻邪不至，长生久视。"这段文献所云由"气"而变生的"精""神""魂""魄""心""意""志""思""虑""智"，无一不是中枢神经系统活动的外在表现；若中枢神经系统活动正常，便能适应外界和内在的环境而"邪僻不生"；反之正如《素问·举痛论》所云"余知百病生于气也，怒则气上，喜则气缓，悲则气消，恐则气下，寒则气收，炅则气泄，惊则气乱，劳则气耗，思则气结"，则病变丛生。《灵枢·本藏》中云："志意和则精神专直，魂魄不散，悔怒不起，五脏不受邪也。……此人之常平也。"这里所谓"志意""精神""魂魄""悔怒"，仍然是指中枢神经系统的活动而言，说明病理过程是受到高级中枢神经系统的调节作用影响的。

中医学在几千年前的这些认识，虽并不知"神经"为何物，更没有系统

任应秋 医学全集

的"神经学说"，但古人从认识论的整体观出发，把"心理""生理""病理"综合起来认识的方法是非常了不起的，至今这些认识仍具有现实意义，很可以借巴甫洛夫的高级神经活动学说来诠释之，我们的目的是要将中医学推向新的发展，而不是无条件地固守旧说。

更重要的是，虽然古今中西对病理过程的认识方法不同，但都认识到疾病的发生有三要素：一是致病原；二是诱发条件和过程；三是病理过程始终受到大脑调节作用的影响。

中医的辨证论治的体系

（原载《中医杂志》1955 年第 4 期）

辨证论治，是中医临床上不可缺少的基本知识，所以张仲景的《伤寒论》和《金匮要略》两书数十篇，无一篇不冠以"病脉证并治"或"病脉证治"的题目。但中医的证候绝不同于西医的症状，中医的证候，完全是施治用药的标准，而西医的症状，不过是描写病人的异常状态，殊非诊断治疗上的关键。现在举"五苓散"证来说明如下：

"太阳病发汗后……若脉浮，小便不利、微热、消渴者，五苓散主之。"

"发汗已，脉浮数，烦渴者，五苓散主之。"

"伤寒汗出而渴者，五苓散主之。"

"中风发热，六七日不解而烦，有表里证，渴欲饮水，水入则吐，名曰水逆，五苓散主之。"

"太阳病，其人发热，汗出，不恶寒而渴者……宜五苓散。"

"伤寒汗出而心下悸、渴者，五苓散主之。"

"其人渴而口燥烦，小便不利者，五苓散主之。"

"病在阳……意欲饮水……不差者，与五苓散。"

以上《伤寒论》。

"脉浮、小便不利，微热消渴者，宜利小便发汗，五苓散主之。"

"渴欲饮水，水入则吐者，名曰水逆，五苓散主之。"

"假令瘦人，脐下有悸，吐涎沫而颠眩，此水也，五苓散主之。"

以上《金匮》。

综合以上"五苓散"的证候为：①消渴；②小便不利；③渴欲饮水，或水入则吐；④脉浮；⑤发热；⑥脐下悸；⑦出汗。口渴饮水多而小便量少，水在肚里好像消灭了似的，所以叫作消渴。这里消渴与小便不利可说是一个证候，脉浮、发热、出汗是有一定的热型，浅层动脉也有充血的现象，汗腺还勉强维持其排泄作用，企图减轻积水，这三者是有关联的。脐下悸和吐水，正说明肚子里有积水，是饮多尿少的后果。整个"五苓散"的病理变态是：肾脏机能起了障碍，不能照常排泄小便，小便排泄得少，腹水增多，消化道的吸收作用因而减低，同时也就阻碍了腺体的分泌，唾腺的分泌减少，便不断的口渴，积水太多，肠管里的表现是脐下悸，呕吐中枢由于积水的刺激亦来反射性的呕吐。这些证候，中医有个总的概念，就是属于"阳"证"实"证，而不是"阴"证"虚"证。"阳"是代表生体机能的亢奋，正在与疾病做"两不相下"的斗争，"实"是指腹腔里积水的实在物质，脉浮、发热、出汗、呕吐等，是生活机能与疾病做斗争的表现，正要想藉着这些表现来解决渴和小便不利的"实邪"问题。但它本身的力量不能够战胜疾病，于是便要用"五苓散"寒泄通利的方药来帮助它。

五苓散仅五味药，而茯苓、猪苓、泽泻三味都是利尿药，是帮助肾脏机能恢复的主力。因为要把小便通了，血液里陈宿的水分才可逐渐地排泄掉，才会向肠胃里吸收新的水分来补充，各组织也才能吸收血液来作营养，所以才用白术来催促组织的吸收力，组织里吸收了营养分，唾腺也跟着恢复了它的分泌机能，而解决了渴的问题。一方面利用桂枝有扩张肌表小血管的作用，帮助脉浮、发热、出汗等生活机能继续地亢奋，使汗出得通彻，这就帮了肾脏不少的忙。桂枝同时还有降冲逆的力量，把三味利小便药导引下去，不至于隔住在胃的积水中间，使药力不行。这样说来，五苓散的妙处，全在一味桂枝。现在的医生，通行叶天士的甘寒药，把桂枝当作大热之品，抵死不敢用它，要用五苓散时，也得除去了桂枝，叫作四苓散，这就好比一条船上没有了舵，还能够行动自如么！再从另一方面看来，小小一首药方，却是面面顾着，关系到全身种种机转的整体，这就是中医辨证论治的主要精神所在。

总之，中医的辨证论治，是注意于生体病变的全身证候，务使生体的机能恢复其正常状态，也就是说要把病体整个病理机转一变而为生理机转。例如体温放散过少，以致郁积成热的（发热无汗），便发汗以解热，体温形成多，以致放散不及的（发热自汗），便凉解以平泄；机能过于亢奋的（阳证热证），清之使不亢奋（寒因热用）；机能过于衰弱的（阴证寒证），温之使不衰弱（热因寒用）；全身细胞活力退减的（阳虚），便宜兴奋，即所谓"温经回阳"；全身细胞原形质缺损的（阴虚），便宜补益，即所谓"养阴补血"，其间斟酌损益的微妙处，就在于辨证论治。

"阴""阳"的含义

"阴"和"阳"，照旧的说法，谈来很玄妙，其实就是代表一切事物矛盾的两方面，不能有其他的含义，所以《素问·阴阳离合论》云："天为阳，地为阴，日为阳，月为阴……阴阳者，数之可十，推之可百，数之可千，推之可万，万之大不可胜数，然其要一也。"即是说，任你把阴阳推演得怎么样的繁复，归根结底，不过是代表事物矛盾双方面的一个意义。中医用阴阳两个字来辨识证候，也就是仅具有这样的一个意义，如病理变化中有热、实、兴奋、亢进等现象时，统叫作阳；相反，有寒、虚、抑制、衰减等现象时，统叫作阴。就是解剖部位和生理机转上的上、左、外、大、气体、机能等统叫作阳；下、右、内、小、液体、物质等统叫作阴。如《素问·调经论》云："阳虚则外寒，阴虚则内热；阳盛则外热，阴盛则内寒。"机能衰减了（阳虚）体温便会低落（外寒），少阴证的恶寒就是属于这一类；机能亢奋了（阳盛），体温便会升高（外热），阳明证的恶热便属于这一类；前者叫作阴证，后者叫作阳证。营养不良（阴虚）的时候，常唤起机能的虚性兴奋，过分的分解燃烧（内热），这是一般虚痨病所谓消耗热；心脏衰弱，循环障碍，腹水严重，这就是"阴盛内寒"，实际与"阳虚"是一个道理，这两种都属于阴证。《伤寒论》说："发热恶寒者，发于阳也；无热恶寒者，发于阴也。"前者是机能亢奋的现象，后者是机能衰竭的表征，中医辨识证候之阴阳，莫不如此。兹将证候的阴阳征象，列表如下：

	体温	脉搏	颜貌	眼光	声音	举动	消化器	神经系	四肢
阳	上升	有热性脉（浮脉等）	潮红有光彩明亮	明瞭有光力	透彻爽亮	轻快	口内干燥舌苔大便秘结	头痛过敏羞明不眠错觉谵语	温暖
阴	不上升反下降	无热性脉（沉脉等）	暗淡甚者青红色	朦胧无光力	不透彻嘶嘎	钝重蜷卧	口内湿润舌滑润下利	无力嗜眠昏迷钝感遗尿谵语	厥冷

辨识了证候的阴性阳性以后，治疗才有下手处，治疗的最终目的，就是要把阴与阳不平衡的两个极端，趋于平衡，阴与阳平衡了，这便是生体机能的正常，《素问·生气通天论》云："凡阴阳之要，阳密乃固，两者不和，若春与秋，若冬无夏，因而和之，是为圣度。"就是这个道理。

"表" "里" 的含义

表里，在病理变化上它是代表外内、轻重、浅深的意思，中医文献谈表里最清楚的，莫如张仲景的《伤寒论》，兹分别例举说明如下。

（一）表　证

"太阳病、脉浮紧、无汗发热、身疼痛、八九日不解，表证仍在，此当发其汗。"

"脉浮者，病在表，可发汗。"

"伤寒表不解，心下有水气、干呕发热而欬……小青龙汤主之。"

"伤寒大下后，复发汗，心下痞，恶寒者，表未曾解也，不可攻痞，当先解表。"

"阳明病、脉迟、汗出多、微恶寒者，表未解也，可发汗。"

"太阳病，下之微喘者，表未解也。"

"伤寒，脉浮，发热无汗，其表不解，不可与白虎汤。"

就以上说法，我们对表证有几个体会：①脉浮、有汗、无汗、发热、恶寒等，这些是表证。即是说这些病都是体表外面可以觉察到的。②表证是象征着生体抗力与疾病斗争，有驱之使出的现象，假如这个抗力真把疾病战胜了，也就是说把脉浮、发热、恶寒等现象消失了，这就叫"表已解"，如抗力和疾病始终相持着，不断地表现着脉浮、有汗或无汗、发热恶寒等证候，这就叫"表未解"。③有表证一定要解表（病在表可发汗）。因为表证既是象征着抗力对疾病的反抗，必得用兴奋的药物去帮助抗力，使它战胜疾病（表不解……小青龙汤主之），万不可用抑制性的药物去减低抵抗力，而助长了病变的恶化（表不解，不可与白虎汤）。凡病在表而无其他原因的，一般都可以用解表的方法而给予治愈，所以说表病是意味着它是外在的、浅在的并不严重的轻病。

（二）里　证

"小便少者，多苦里急也。"

"伤寒十余日，热结在里。"

"脉浮而紧，而复下之，紧反入里，则作痞。"

"伤寒，发汗已，身目为黄，所以然者，以湿热在里不解故也。"

"伤寒瘀热在里，身必发黄。"

以上把小便少、痞、发黄都叫里证，便先体会的小便是肾和膀胱所司，中医所谓"痞"，一般都是指消化道而言，发黄是胆囊和胆管的病，这就明白了凡胸腹腔里各脏器的病，都叫作里证。推而广之，举凡心脏、肝脏、脾脏等的疾病，无一不谓之里证，所以说：里就是代表内在的和深在的意思，正因为它深在和内在的关系，因而里证便要比表证严重些了。

（三）辨别表里在临床上的应用

"……表里俱热，时时恶风、大渴、舌上干燥而烦，欲饮水数升者，白虎加人参汤主之。"

"中风发热，六七日不解而烦，有表里证，欲饮水，水入则吐，名曰水逆，宜五苓散。"

"太阳病，外证未除，而数下之，利下不止……表里不解者，桂枝人参汤主之。"

"太阳病，先下之不愈，因复发汗，以此表里俱虚。"

"伤寒五六日，头汗出，微恶寒……大便鞕……必有表复有里也。"

以上的病变机势是表里相持的，也就是说内在和外在的病理变化，都是两不相下，而相互发展的，便要采用表里俱治的办法。这里面还要斟酌病情是虚证或实证，如五苓散和白虎汤是治表里俱实（病变亢进）的，五苓散里面有发汗药，有利尿药，发汗是解表，利尿是清里；白虎有镇静热中枢的药，有滋养体液的药，镇静热中枢是清里，滋养体液是固表；桂枝人参汤是治表里俱虚（亢力衰减）的，因为人参和桂枝可以解表，人参和白术干姜叮止下利，止下利就是治里。又如：

"伤寒四五日，脉沉而喘满，沉为在里，而反发其汗，大便为难，表虚里实，久则谵语。"

"汗出谵语者……以表虚里实也。"

所论"表虚"，是指出汗而言，可能是脱水而神经失掉营养，'里实'是指高热和便秘的证候，这时正好斟酌白虎汤加人参汤的方法，因为既要镇静高热"里实"，又要防止体液的消失（表虚）。不然，颇难解除其谵语的证候。这些都是表里兼治的办法。如：

"太阳中风，下利呕逆，表解者，乃可攻之……干呕短气，汗出不恶寒者，此表解里未和也。"

"伤寒不大便六七日，头痛有热者，与承气汤。其小便清者，知不在里仍在表也，当须发汗。"

"伤寒，医下之，续得下利清谷不止，身疼痛者，急当救里，后身疼痛，清便自调者，急当救表，救里宜四逆汤，救表宜桂枝汤。"

"下利，腹胀满，身体疼痛者，先温其里，乃攻其表，温里宜四逆汤，攻表宜桂枝汤。"

这又是表里要分先后缓急的治法，这种治法仍然是根据病变机转的客观趋势，而决定的。就是要认识表证和里证哪个严重，严重的应先治，不严重的后治。下利呕逆，分明是消化道的病（里证），假如这时还存在有严重的发热、恶寒、出汗等表证，便应帮助机体抗力先行解表，如机体的抗力强，表证得解，呕逆下利等消化道病，都可霍然而愈；要是下利呕逆愈趋严重而干呕短气，这时又无发热、恶寒等表证，便可判断为"表解里未和"，才可以针对着消化道的病变进行医治（黄芩汤、黄芩加半夏生姜汤等）。不大便六七日，头痛有热，这是里证，用大承气汤通大便，降高热，这是最合宜的；假如头痛有热，而小便清，这说明生体抗力仍集中于肤表，欲从表解，消化道里还没有任何病变，因而"知不在里仍在表"，只好顺着抗力的趋势，用发汗法从表解，仍然合用桂枝汤之类。同样是一个身体疼痛的证候，假如是为下利脱水所引起这说明是心脏衰弱，体液缺乏，神经失掉营养的结果，便宜急用四逆汤的强心救里法，也叫作"温里"法，如身体疼痛而清便自调，这说明他并不是由于脱水的关系，而是肤表的散温机能不够（表证），酸液潴留刺激所影响，宜应用桂枝汤的解表法，而减除其酸刺激，身体疼痛便会自然消失了。这些辨识，在临床上非常重要，万一弄不清楚，便有促使病变恶化的可能，如《伤寒论》说："外证未除，而数下之，遂协热而利，下利不止。""发汗多，若重汗者，亡其阳。"前者是不应攻里而攻里，后者是不应解表而解表，都会闹乱子的。

祖国医学的五官科学

（原载《江苏中医》1956年第2期）

一

社会发展史告诉我们：感觉器官的发展是跟脑的发展同时并进的。因而我们认为眼、耳、口、鼻等器官，不仅是劳动的器官，而且它也是劳动的产物。正因为这样，所以每个人对于这些器官都是非常爱惜的，都尊称它为"五官"（五官名称，见于《灵枢·五阅五使》，"鼻为肺之官，目为肝之官，口唇为脾之官，舌为心之官，耳为肾之官"）。假如这些器官有了疾病，人们亦最是留意的。试从殷墟出土的甲骨卜辞里，便可看出先秦时期（公元前1562—公元前207）注意五官疾病的情况。根据殷高宗武丁一代58年间（公元前1324—公元前1266）的材料来看[1]，记载疾病的卜辞约有37号，37号材料中关于五官科的便有13号，计记载齿病的8号，记载耳病、目病、舌病的各2号，记载鼻病和喉病的各有一号，即是说记载五官科疾病的卜辞，几乎占了所得全部材料的一半，便充分说明了这一点。古书上还传说舜的父亲是瞎子，舜本人是个重瞳子，是否有遗传关系，这很难说。不过随着劳动的日益发展，五官的作用亦日益充分发挥起来，自然威胁五官的疾病亦越来越复杂，不能不唤起人们的留意，这一点基本是可以肯定的。

祖国医学的分科，大约开始于周代，分做食、疾、疡、兽四科，疡医相当于外科，他们是否曾处理五官疾病呢？虽找不出具体的文献来回答这一问题，但在疡医职掌的范围里，却有"滑以养窍"这句话。五官为七窍，并入前、后阴为九窍，当时疡医可能还是处理五官疾病的。太史公著《史记》，他说扁鹊曾在雒阳做过"耳口痹医"，那么，扁鹊算是中国最早的一个五官科医生了。《史记》记载太仓公曾给齐中大夫治疗过龋齿，同时他还指出龋齿的根源，是由"卧开口，食而不嗽"来的。到了唐代，医学的分科，便重在专业了。据唐《六典》载，有体疗、少小、耳目、口齿、角法、按摩、禁咒等七科。这是祖国医学耳目科和口齿科独立的最早文献。孙思邈（581—682）著《千金方》，亦把目、鼻、口、舌、唇、齿、喉、耳等病和其他疾病分开独立起来，自成系统，叫作"七窍病"，这是临床治疗学里第一次出现的五官科系统。由宋到金元这一时期医学的分科，更逐渐专业化了，据《元丰备对》载："太医局九科，学生额三百人，大方脉一百二十人，风科八十人，眼科二十人，小方脉二十人，疮肿兼折疡二十人，产科十人，口齿兼咽喉科十人，针兼灸科十人，金镞兼书禁科十人。"这和唐代分科不同的是：单把眼科独立起来，口齿咽喉等并成一科了。金元以后，又演变为13科，据《元史》，分作大方脉科、小方脉科、杂医科、风科、产科、眼科、口齿科、咽喉科、正骨科、疮肿科、针灸科、祝由科、禁科。从此口齿和咽喉又分作两科。至于明代的13科，其他各科都有较大的改变，惟眼科、口齿、咽喉3科，还是单独存在。清朝在前一阶段医学分科，大致和明代相同，到了后一阶段，便蜕变成9科，基本上又回复到宋朝的情况，眼科独立存在，口齿咽喉科又合并起来了。

隋唐时期（589—907）是祖国医学五官科学相当发达的时期，杰出的表现在证候学和临床治疗两方面，例如巢元方在610年著的《诸病源候论》里，记载了38种眼病，11种鼻病，9种耳病，21种牙齿病，17种口唇病，9种咽喉病[2]。《千金方》里记载着治疗眼病69方，治疗鼻病的39方，治疗口病的 56 方，治疗舌病的 11 方，治疗唇病的 22 方，治疗齿病的 36 方，治疗喉病的 40 方，治疗耳病的 54 方[3]。第 8 世纪王焘于 752 年著的《外台秘要》里，记载着治疗眼病的有 149 方，疗耳病的有 83 方，疗鼻病的有 36 方，疗牙齿病的有 109 方，疗唇口病的有 52 方，疗舌病的有 4 方，疗咽喉病的有 21 方[4]，从这些数目字，便可以看出隋唐时候五官科医学的丰富多彩。其中更以眼科学最为进步，如孙思邈用兔肝治"目暗不明症"，用羊肝治"目失明漠漠症"等，在临床上不仅效果好，而且是有相当的科学论据的。同时唐代的医生还吸收了印度医学理论，对于"内障"等疾病，已能操作割除的手术了[5]。这种割治医障的外科手术，在宋代更盛行，叫作"钩割针镰法"[6]。明代张景岳（1561 — 1639）用按摩方法疗耳鸣耳聋症，他说："凡耳窍或损、或塞、或震伤，以致暴聋或鸣不止者，即宜以手中指于耳窍中，轻轻按捺，随捺随放，随放随捺，或轻轻摇动，以引其气，捺之数次，其气必至，气至则窍自通矣，凡值此者，若不速为导引，恐因而渐闭，而竟至不闻。"[7]他所谓导引，就是按摩，听说苏联对耳的打击伤，已经在采用按摩方法，不过是否有共通之点，我没有见到文献，不能说明它。以苏联为首的许多民主国家，现在正在应用着砷失活剂治疗牙髓病的方法，但在《外台秘要》中已载有用雄黄（三硫化二砷）和枣膏（大枣去核，捣碎成膏状）塞牙孔中治虫牙的方法。明代《普济方》（1370 — 1425）也载有用砒治虫牙的方法。《外科正宗》记载取鼻痔的手术说："先用茴香草散（茴香草、高良姜晒干等分为末）连吹二次，次用细铜箸二根，箸头钻一小孔，用丝线穿孔内，二箸相离五分许，以箸头直入鼻痔根上，将箸线绞紧，向下一拔，其痔自然拔落。"[8]这方法和现在的鼻息肉绞断器的作用，是很接近的。这是我们祖先运用他们的智慧，在临床时想尽一切方法，很好地为病人服务，《喉科秘钥》载探视喉头的方法说："于病人脑后，先点巨蜡，再从迎面用灯照看，则光聚而患处易见矣。"[9]这和现在从病人右侧后方取得光源，再用反光镜照射，基本是一个道理。于此说明祖国医学的五官科学，不仅有悠久的历史渊源，就是古代的优秀医学家们在医疗技术上，亦各有其一定的成就，值得我们学习。

二

祖国医学的五官科学，为什么有那样丰富的成就呢？没有别的，就是由于它不断地在历史发展过程中，构成了一套理论体系，足以指挥它在临床上的应用，假如不懂得这套理论体系，是不容易掌握文献里那些临床知识和技术的。

1. 首先谈鼻

（1）**鼻的生理**：《内经》说："西方色白，入通于肺，开窍于鼻。"[10]又说："肺气通于鼻，肺和，则鼻能知香臭矣。"[11]又说："十二经脉，三百六十五络，其血气皆上于面而走空窍，其宗气上出于鼻，而为臭。"[12]又说："泣涕者，脑也，脑者，阴也，髓者，骨之充也，故脑渗为涕[13]。"鼻突虽生长在面部，它却和肺脏有密切关系，甚至于鼻的嗅觉，也是由于肺气在那里主持。其次，脑和鼻也有密切关系，鼻涕的分泌，便是脑的事情。

（2）**鼻的病理**：《内经》说："肺病者，喘息鼻张。"[14]又说："肺藏气，气舍魄，肺气虚，则鼻塞不利、少气；实则喘喝，胸盈仰息。"[15]又说："胆移热于脑，则辛頞鼻渊，鼻渊者，浊涕下不止也。"[16]正因为鼻和肺与脑有关系作用，所以肺和脑有病，无不表现在鼻，换言之，鼻有病患，进行诊断时，便要考虑到肺、脑、气这几方面的问题了。

2. 耳

（1）**耳的生理**：《内经》说："北方生寒，在脏为肾，在窍为耳"[17]。又说："肾气通于耳，肾和则耳能闻五音矣。"[18]又说："肾者，主为外，使之远听，视耳好恶，以知其性。"[19]内在的肾，和外在的耳，息息相通，耳的听觉，是由于肾气主持，肾气强，也就关系听觉的好坏，这就叫作"视耳好恶，以知其性。"

（2）**耳的病理**：《内经》说："精脱者，耳聋；液脱者，耳数鸣。"[20]《仁斋直指方》说："肾通乎耳，所主者精，若劳伤气血，风邪袭虚，使精脱肾惫，则耳转而聋。"[21]《济生方》说："夫耳者，肾之所候，肾者精之所藏，若疲劳过度，精气先虚，于是乎风寒暑湿，得以外入，喜怒忧思，得以内伤，遂致聋聩，耳鸣、热壅，加之出血出脓，则成聤耳底耳之患。"[22]肾脏精气充沛，耳的听觉便好，肾脏的精气衰败，便发生各种不同的耳病来，姑无论病变的性质为风、为寒、为燥、为湿，而肾脏的精气，必得要照顾的。

3. 眼

（1）**眼的生理**：《内经》说："东方色青，入通于肝，开窍于目。"[23]又说："肝气通于目，肝和则目能辨五色矣。"[24]又说："五脏六腑之精气，皆上注于目，而为之精，精之窠为眼，骨之精为瞳子，筋之精为黑眼，血之精为络，其窠气之精为白眼，肌肉之精为约束裹撷，筋骨血气之精，而与脉并为系，上属于脑。"[25]肝脏和眼的关系，亦如肺之于鼻，肾之于耳一样，但这还是基本情况，至于"五脏六腑之精气，皆上注于目"，这是个特点了，于此说明了古人认识到眼构造的复杂性。

（2）**眼的病理**：《内经》说："肝病者，虚则目晾晾无所见。"[26]《千金方》说："凡人年四十五以后，渐觉眼暗……治之法，五十以前，可服泻肝汤，五十以后不可泻肝。"[27]《内经》说："目赤色者，病在心，白在肺，青在肝，黄在脾，黑在肾，黄色不可名者，病在胸中。"[28]诊察目病，虽以肝为基础，但由其构造的复杂，亦应结合它的复杂性进行判断，诚如"论疾诊尺篇"所示的例子。

4. 口

（1）**口的生理**：《内经》说："中央色黄，入通于脾，开窍于口。"[29]又说："脾气通于口，脾和，则口能知五谷矣。"[30]又说："脾之合肉也，其荣唇也。"[31]脾的作用是消化运输，它的机能没有发生障碍，当然口腔的作用亦很正常，所似脾脏和口腔的关系是很密切的。

（2）**口的病理**：《内经》说："有病口苦者，病名为何，何以得之？曰：此五气之溢也，名曰脾瘅。口苦，名曰胆瘅。"[32]杨士瀛说："口破生疮，盖脾受热所致也。"[33]李东垣说："口者，坤土也，脾气通于口，饮食失节，劳役所伤，口不知谷味。"[34]

5. 舌

（1）**舌的生理**：《内经》说："火生苦，苦生心，心主舌，在窍为舌。"[35]又说："心气通于舌，心和，则舌能知五味矣。"[36]

（2）**舌的病理**：《内经》说："心脉搏坚而长，当病舌卷不能言。"[37]

陈士铎云："口舌生疮，乃心火郁热，而舌乃心苗，故先见此证。"[38]

6. 咽喉

（1）**咽喉的生理**：《内经》说："咽喉者，水谷之道也；喉咙者，气之所以上下者。"[39]窦汉卿说："咽喉为饮食精气之要路，肺与大肠表里之别。呼者因阳出，吸者随阴入，呼吸之间，肺经主之，喉咙以下，言五脏为手足之阴；咽门以下，言六腑为手足之阳。喉咙与咽并行，其实两异，盖喉咙为息道，咽中下水谷，喉应天气，乃肺之系也；咽为一身总要，与胃相接。"[40]咽为食管，喉为气管，一个属胃，一个属肺，一个属腑为阳，一个属脏为阴，这是咽与喉在生活功能上主要的差别。

（2）**咽喉的病理**：《内经》说："一阳一阴代绝，此阴气至心，上下无常，出入不知，喉咽干燥，病在脾土。"[41]楼英说："喉痹者，喉中呼吸不通，语言不出，而天气闭塞也，嗌痛者，谓咽喉不能纳唾与食，而地气闭塞也；喉痹咽嗌痛者，谓咽喉俱病，天地之气，并闭塞也。"[42]咽属胃属阳，喉属肺属阴，这是两个病变的基本性质。

7. 齿

（1）**齿的生理**：《内经》说："女子七岁，肾气盛，齿更发长；……三七肾气平均，故真牙生而长极；……丈夫八岁肾气实，发长齿更……三八肾气平均，筋骨劲强，故真牙生而长极；……五八肾气衰，发堕齿槁；……八八则齿发去。"[43]李杲说："牙齿……手足阳明之所过，上龈隶于坤土，乃是阳明胃之脉所贯络也，止而不动；下龈嚼物，动而不休，乃手阳明大肠之脉所贯络也。"[44]

（2）**齿的病理**：虞抟说："齿者，肾之标，骨之余也，足阳明胃之脉，贯络于齿上龈，手阳明大肠之脉，贯络于齿下龈，手阳明恶寒饮而喜热饮，足阳明恶热饮而喜寒饮，故其为病有恶热恶寒之不同也。"[45]即是说肾是齿的本，肠胃是齿的标，了解了标本，发生病变后便能分析情况了。

以上是耳、鼻、眼、口、齿、咽喉等各个器官的生理和病理的基本情况，如不了解这些基本情况，是不能辨识它们的证候和治疗的，眼病便治眼，耳病便治耳，这是祖国医学所不取的。例如眼有病，症状虽表现在眼部，而认识症状的方法，起码要以肝脏着手，进一步又从局部所反映出不同的复杂症状，再联系到五脏六腑，是何脏何腑？内伤外感是属内属外？归纳起来，又为阴阳表里寒热虚实哪个范畴，经过这样的分析归纳，才能做最后的确定——证候，根据证候，才能立法处方下药，这就叫作祖国医学的理论体系，也就是辨识疾病的整体观念。这个理论体系，这个整体观念，是否有价值呢？我从中医临床治疗的角度来看，是有价值的，而且是非常有价值的。因为我们按照这体系和观念应用于临床辨识疾病，不仅有效，可说是"放之四海而皆准"。至于说是否可以获得科学根据，我的回答是：①有临床经验的事实，便是科学根据。②苏联专家 B.T. 华格拉立克教授 1956 年 7 月在北京中华医学会等五个学会全体会员代表大会上的报告说："在中医的概念中，认为脏器不仅是形态学上的一个单位，而且是一个机能单位，这个认识肯定是进步的，今后在发展这些学说时，关于疾病分类中症候群的原则的保存，是很值得注意的。"这几句话借来回答这个问题，有它一定的意义。

三

祖国医学的五官科学，既有它悠久的历史经验，也有它独特的理论体系，所以用于临床效果是较好的，兹仍分别提出下列一些资料。

1. 鼻病　一般常见的鼻塞、鼻渊、鼻齄、鼻赤几种疾病，病变虽属多种，辨析证候，只有两个类型，不是属于风寒外感，便是属于内火上炎。属于外感的，治疗采用辛散的方法；属于内热的，治疗采用清凉方法，掌握了这两点，基本可以解决鼻一般的疾病。例如鼻塞，长时间闭塞的，多半为内火证；骤然闭塞的，多半为外感病。内火宜黄连清肺饮（方1），外感宜参苏饮（方2）。鼻渊病要分虚实两种，实证又分寒与热两类，肺受寒而成的，宜温散法，用苍耳散（方3）；如系胆移热于脑而成的，宜辛凉宣郁法，用辛夷消风散（方4）。精气不足，遇冷更甚的，这是虚证，宜温补法，用天真丸（方5）。鼻痈，又叫鼻痔，主要由胃热滞于肺窍而成，内治宜星夏散（方6），外治宜矾砂丹（方7）。鼻赤，饮酒人患此为血分风热上攻，宜疏风散（方8），非饮酒人患此，是血有热郁，宜清肺饮（方9）。

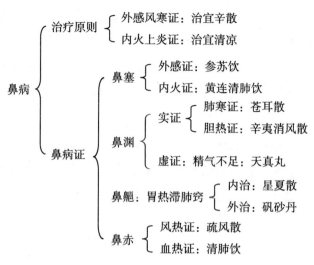

2. 耳病　试分述耳聋、耳鸣、耳痛三证。耳聋，总属气闭不通，应分作虚实两种，如因劳力伤气的，用补中益气汤（方10）加盐水炒黄柏、知母、菖蒲、茯苓；房劳伤肾的，用滋阴地黄汤（方11）；阴虚火动的，用磁石六味丸（方12）；风邪入络的，用防风通圣散（方13）；由于大怒而气壅的，用清神散（方14）。耳鸣证也要辨虚实两个类型，如暴鸣声大，按摩着鸣得更厉害，这是实证；渐鸣声细，按着便没有鸣声，或者声音渐低渐少了，这是虚证。少壮热盛的人，多半是实证,中年无火的人,多半是虚证。实证多是痰火积于上焦，郁积在听道里，治宜清降痰火，用加减龙荟丸（方15），虚证多为劳伤血气，精脱肾惫，宜加减一阴煎（方16）。耳痛常为相火炽盛所造成，如痛如虫走，为风热，宜生犀丸（方17）；湿痛流脓为风湿，用解热饮子（方18），痛而热甚，用凉膈散（方19），生疮而痛，用鼠粘子汤（方20）。

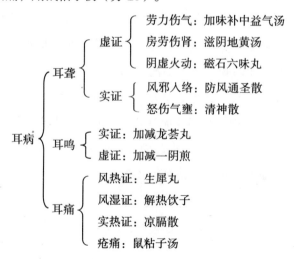

3.眼病　以眼痛、眼赤、眼肿、外障、内障几个证候最常见。这些证候，不是属于火有余，便是属于阴不足。如暴病的红肿赤痛，少壮体实，积热而发，都是有余的病候，也就是实证；如既不红肿，又不热痛，昏涩眩晕，光暗视短，年已中衰，珠痛如抠等，都为水不足，也就是虚证。辨识了这虚实两途，一切眼病可以概举无遗。至于目痛，分作两种，一为目眦白眼痛，一为目珠黑眼痛。白眼痛，多为阳证，黑眼痛多为阴证，阳证可用寒凉药，阴证便不适用，这是治疗的两大关键。阳证方面，如风热痛，用洗肝散（方21）；天行赤热，羞明流泪，用大黄当归散（方22）；暴风客热，白仁壅起，包小乌睛，肿痛难开，用泻肺汤（方23）；赤痛而面目浮肿，用普济消毒饮（方24）；心经实火，珠疼如刺，用洗心散（方25）；阳邪风症，引眉棱骨痛，用选奇汤（方26）。阴证方面：目珠夜痛，用夏枯草散（方27）；阴邪风症，脑后枕骨痛，用三因芎辛汤（方28）。目赤，总是由于血壅肝经所造成，赤而肿痛，当散湿热；赤而干痛，当散火毒；赤而多泪，当散风邪；赤而不痛，当利小便，这是大法。如有表证，用羌活胜风汤（方29），有里证，用泻肝散（方30），赤久生翳膜的，用春雪膏（方31），并用碧云散（方32）吹鼻。目肿，有胞肿和珠肿的不同，胞肿多湿，珠肿多火。暴风客邪，胞肿如杯，用泻肝散（方30）；五轮壅起，目胀不能转，用酒煎散（方33）；风毒湿热，瘀血灌睛，胞与珠胀出如拳，用石膏散（方34）加羌、辛、芎、芍、薄荷。外障为风热上壅证，上下眼胞都胬肉蓓蕾，摩荡睛眦，久而便生长翳膜，总宜消风散热为主，大概自内眦而出的，用羌活胜风汤加蔓荆；从锐眦而入的加胆草、藁本；自上而下的，加黄连，倍柴胡；自下而上的，加木通。搐鼻，用碧云散，点药，用春雪膏，如去老翳，用石燕丹（方35）。内障为虚夹气郁证，外面看和好眼一样，但却不能视物，不痛不痒，只是瞳神里面，现有隐隐青白的东西，治法总以先疏肝后补肾为主要，疏肝用羚羊角汤（方36）、羌活胜风汤，补肾用补肾磁石丸（方37），补肾丸（方38）。

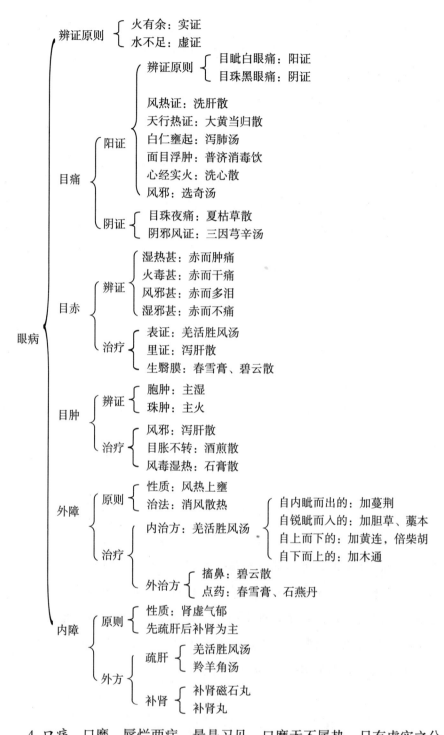

眼病

辨证原则
- 火有余：实证
- 水不足：虚证

目痛
- 辨证原则
  - 目眦白眼痛：阳证
  - 目珠黑眼痛：阴证
- 阳证
  - 风热证：洗肝散
  - 天行热证：大黄当归散
  - 白仁壅起：泻肺汤
  - 面目浮肿：普济消毒饮
  - 心经实火：洗心散
  - 风邪：选奇汤
- 阴证
  - 目珠夜痛：夏枯草散
  - 阴邪风证：三因芎辛汤

目赤
- 辨证
  - 湿热甚：赤而肿痛
  - 火毒甚：赤而干痛
  - 风邪甚：赤而多泪
  - 湿邪甚：赤而不痛
- 治疗
  - 表证：羌活胜风汤
  - 里证：泻肝散
  - 生翳膜：春雪膏、碧云散

目肿
- 辨证
  - 胞肿：主湿
  - 珠肿：主火
- 治疗
  - 风邪：泻肝散
  - 目胀不转：酒煎散
  - 风毒湿热：石膏散

外障
- 原则
  - 性质：风热上壅
  - 治法：消风散热
- 治疗
  - 内治方：羌活胜风汤
    - 自内眦而出的：加蔓荆
    - 自锐眦而入的：加胆草、藁本
    - 自上而下的：加黄连，倍柴胡
    - 自下而上的：加木通
  - 外治方
    - 搐鼻：碧云散
    - 点药：春雪膏、石燕丹

内障
- 原则
  - 性质：肾虚气郁
  - 先疏肝后补肾为主
- 外方
  - 疏肝
    - 羌活胜风汤
    - 羚羊角汤
  - 补肾
    - 补肾磁石丸
    - 补肾丸

4. 口病　口糜、唇烂两症，最是习见。口糜无不属热，只有虚实之分，虚热用甘露饮（方39），实热用凉膈散，并可掺以赴筵散（方40）。又上唇属肾，下唇属脾，两腮牙关属胃，这是辨口病的大关键。惟有一种叫作茧唇证的，唇口紧小了，不能开合，多为风湿所致，内服苡仁汤（方41），外用黄柏散（方42）涂敷。

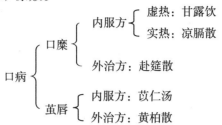

5. 舌病　主要常见木舌、重舌、舌衄几种症候。木舌由于心经壅热，舌肿大塞口，不能转掉，宜内服黄连汤（方43），外以针刺出血，敷以龙脑破毒散（方44）。重舌由于心火太盛，舌根下生出形如小舌的东西，仍内服黄连汤，并以针刺出血，用竹沥黄柏（方45）散涂。舌无端出血，叫作舌衄，服金花煎（方46）。

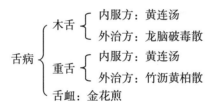

6. 咽喉病　略分喉痹、喉风、喉癣、喉痈、喉痧几证叙述。喉痹分作风痰、天行、阴虚三证，风痰证多为热毒上攻，肿痛闭塞，宜去风痰，解热毒，用牛蒡汤（方47）。天行证恶寒脉浮的，宜先散表，宜芩连消毒饮（方48），不恶寒，脉大的，宜清里，用凉膈散，并用硼砂胆矾末吹患处。阴虚证，宜用镇阴煎（方49）。喉风症最急，喉肿大，连项痛，喉部现红丝紧缠，且麻且痒，指甲青，痰壅肢厥，急用金丹（方50）和碧丹（方51）频吹患部，加入牛黄效更速。喉癣，多见于阴虚劳损的人，满喉生疮红肿，干燥发痒，阻碍饮食，症虽不急，却不易愈，除吹碧丹外，宜用滋阴八味煎（方52）。喉痈红肿而痛，别无形状，时而有发寒热头痛等外证，为胃和大肠两经的热证，内服宜犀角地黄汤（方53），用金丹一碧丹十混合吹患处。喉痧，初起时恶寒壮热，咽痛烦渴，先宜清散解表，再作寒凉泄热，风热重的，用普济消毒饮去升麻柴胡，湿热重的，用甘桔汤（方54）加瓜蒌、通草、灯心草，痰火重的，用清气化痰丸（方55）去半夏，加贝母，淡竹茹，痧透以后，宜利膈汤（方56）。

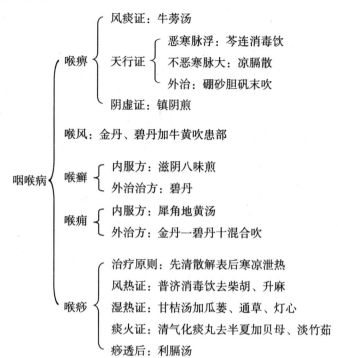

咽喉病
- 喉痹
  - 风痰证：牛蒡汤
  - 天行证
    - 恶寒脉浮：芩连消毒饮
    - 不恶寒脉大：凉膈散
    - 外治：硼砂胆矾末吹
  - 阴虚证：镇阴煎
- 喉风：金丹、碧丹加牛黄吹患部
- 喉癣
  - 内服方：滋阴八味煎
  - 外治治方：碧丹
- 喉痈
  - 内服方：犀角地黄汤
  - 外治方：金丹一碧丹十混合吹
- 喉痧
  - 治疗原则：先清散解表后寒凉泄热
  - 风热证：普济消毒饮去柴胡、升麻
  - 湿热证：甘桔汤加瓜蒌、通草、灯心
  - 痰火证：清气化痰丸去半夏加贝母、淡竹茹
  - 痧透后：利膈汤

7. 齿病　略分作四个类型，一寒、二火、三虫、四肾虚。客寒犯脑，齿连头俱痛，用羌活附子汤（方57）。如牙床肌肉间肿痛糜烂，臭秽出血等是热在经络，在上牙属胃，在下牙属大肠，总是阳明经病，宜清胃饮（方58）。甚则变成走马牙疳，敷以冰白散（方59）。虫病不在经而在牙，宜瑞竹堂方（方60），并且一笑散（方61）噙漱。无故齿动摇，或脆弱浮突，肾阴虚用左归丸（方62），肾阳虚用右归丸（方63），肾虚兼胃火，用玉女煎（方64）。

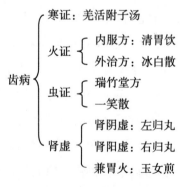

齿病
- 寒证：羌活附子汤
- 火证
  - 内服方：清胃饮
  - 外治方：冰白散
- 虫证
  - 瑞竹堂方
  - 一笑散
- 肾虚
  - 肾阴虚：左归丸
  - 肾阳虚：右归丸
  - 兼胃火：玉女煎

以上情况，相当于一般处理的常规，而灵活运用，主要还是依靠掌握辨证施治的方式方法，否则，纵然有"的证""的方"，效果也不会太好。学

习祖国医学，这是基本精神，苏联专家 B.T. 华格拉立克教授提出研究中医治疗方法的意见："应当根据疾病所有的具体的证候群和组成证候群的特点，特别是病人的特点来解决治疗问题。治疗时应当以中医治疗学说的根据，既然每一个证候群，每一个症状都有其发病机理，那末上述的治疗方法（按：指中医的辨证治疗方法）也就是最为个体特殊的，最符合发病机转的。"[47]这说法很对，无异乎给我们一个学习祖国医学很好的理论根据。

最后提出学习祖国医学五官科学最主要的几部参考书，供大家共同研究：孙思邈著《千金方》30 卷，王焘著《外台秘要》40 卷，楼英著《医学纲目》40 卷，张介宾著《景岳全书》64 卷，以上四种，是包括有眼、耳、鼻、喉、口腔等内容，有理法，有方药，是主要的总的参考资料；至于眼科可选阅孙思邈著的《银海精微》4 卷，葆光道人著的《秘传眼科龙木论》6 卷，尤乘著的《尤氏喉科》1 卷，郑西园著的《喉科秘钥》2 卷，张采田著的《白喉证治通考》1 卷，郑梅涧著的《重楼玉钥》2 卷，口腔科可参阅薛己著的《口齿类要》1 卷。

参考文献及注解

[1] 胡厚宣：《殷人疾病考》

[2] 《诸病源候论》29~30 卷

[3] 《千金要方》6 卷

[4] 《外台秘要》21~22 卷

[5] 《外台秘要》21 卷

[6] 《圣济总录》113 卷

[7] 《景岳全书》27 卷

[8] 《外科正宗》10 卷

[9] 郑西园：《喉科秘钥》

[10] 《素问·金匮真言论》

[11] 《灵枢·脉度》

[12] 《灵枢·邪气藏府病形》

[13] 《素问·解精微论》

[14] 《灵枢·五阅五使》

[15] 《灵枢·本神》

[16]《素问·气厥论》

[17]《素问·阴阳应象大论》

[18]《灵枢·脉度》

[19]《灵枢·师传》

[20]《灵枢·决气》

[21] 杨士瀛：《仁斋直指方》

[22] 严用和：《济生方》

[23]《素问·金匮真言论》

[24]《灵枢·脉度》

[25]《灵枢·大惑论》

[26]《素问·藏气法时论》

[27] 孙思邈：《千金要方》

[28]《灵枢·论疾诊尺》

[29]《素问·金匮真言论》

[30]《灵枢·脉度》

[31]《素问·五藏生成论》

[32]《素问·奇病论》

[33] 杨士瀛：《仁斋直指方》

[34] 李东垣：《李杲十书》

[35]《素问·阴阳应象大论》

[36]《灵枢·脉度》

[37]《素问·脉要精微论》

[38] 陈士铎：《石室秘录》

[39]《灵枢·忧恚无言》

[40] 窦汉卿：《疮疡全书》

[41]《素问·阴阳应象大论》

[42] 楼英：《医学纲目》

[43]《素问·上古天真论》

[44] 李东垣：《李杲十书》

[45] 虞抟：《医学正传》

[46] 上下眼胞为肉轮，属脾；大小目皆为血轮，属心；眼白为气轮，属肺；黑眼球为风轮，属肝；瞳子为水轮，属肾。目睛运动如轮故名。

[47]《健康报》第 454 期第 3 版

附方

1. 黄连清肺饮：黄连二钱　山栀一钱　豆豉一钱五分。

2. 参苏饮：沙参二钱　茯苓三钱　紫苏三钱　半夏二钱　陈皮二钱　葛根四钱　枳壳一钱　桔梗三钱　甘草一钱　前胡二钱　木香一钱。

3. 苍耳散：苍耳子三钱　辛夷一钱　薄荷二钱　白芷二钱。

4. 辛夷消风散：辛夷三钱　细辛五钱　藁本二钱　川芎一钱　防风三钱　甘草二钱　升麻二钱　木通三钱。

5. 天真丸：人参一两　精羊肉四两　苁蓉二两　山药二两　当归一两　黄芪二两　白术一两　天冬三两。

6. 星夏散：南星二钱　半夏二钱　辛夷三钱　白芷二钱　黄芩三钱　甘草三钱　神曲二钱。

7. 矾砂丹：白矾　硼砂等分研末。

8. 疏风散：荆芥三钱　防风三钱　当归一钱　芍药二钱　黄芩三钱　甘草一钱　薄荷三钱　蒺藜三钱　灯草一钱。

9. 清肺饮：杏仁四两　贝母四钱　茯苓四钱　桔梗二钱　甘草二钱　陈皮二钱　生姜三片。

10. 补中益气汤：黄芪三钱　甘草一钱五分　人参一钱　当归三钱　橘皮六分　升麻一钱　柴胡一钱　白术一钱。

11. 滋阴地黄汤：山茱三钱　薯蓣三钱　丹皮二钱　泽泻二钱　地黄四钱　茯苓二钱　当归二钱　白芍二钱　川芎一钱　菖蒲三钱　远志三钱　知母二钱　黄柏一钱。

12. 磁石六味丸：磁石四钱　山茱三钱　薯蓣三钱　丹皮二钱　泽泻二钱　地黄四钱　茯苓二钱。

13. 防风通圣散：防风五钱　川芎二钱　当归五钱　芍药五钱　大黄五钱　薄荷五钱　麻黄五钱　连翘五钱　芒硝五钱　石膏一两　黄芩一两　桔梗一两　滑石三两　甘草二两　荆芥穗二钱五分　白术二钱五分　栀子二钱五分。

14. 清神散：羌活二钱　防风二钱　荆芥三钱　川芎二钱　菊花二钱　甘草二钱　僵蚕三钱　木通二钱　木香二钱　菖蒲二钱。

15. 加减龙荟丸：当归二钱　龙胆草二钱　炒山栀三钱　黄连二钱　黄柏二钱　炒黄芩二钱　大黄二钱　青黛一钱　芦荟一钱　木香五分　麝香一分。

16. 加减一阴煎：生地三钱　芍药三钱　麦冬三钱　熟地三钱　炙甘草二钱　知母二钱　地骨皮二钱。

17. 生犀丸：犀角二钱五分　牛黄二钱五分　南星二钱五分　白附子二钱五分　炮姜二钱五分　丹砂二钱五分　没药二钱五分　半夏二钱五分　龙脑二钱五分　乳香二钱五分　乌蛇炙二钱五分　官桂二钱五分　防风五钱　当归五钱　麝香五分。

18. 解热饮子：赤芍五钱　白芍五钱　当归一两　炙甘草一两　蒸大黄一两　木鳖子一两。

19. 凉膈散：芒硝二钱　大黄二钱　栀子三钱　连翘三钱　黄芩三钱　甘草六钱　薄荷四钱　竹叶三钱　蜂蜜五钱。

20. 鼠粘子汤：鼠粘子一钱　黄芩一钱　栀子一钱　连翘一钱　玄参一钱　桔梗一钱　甘草一钱　龙胆草一钱　板蓝根一钱。

21. 洗肝散：薄荷一两　当归一两　羌活一两　防风一两　栀子一两　甘草一两　酒大黄一两　川芎八钱。

22. 大黄当归散：酒大黄一钱　酒黄芩一钱　红花二钱　苏木二钱　当归五钱　山栀五钱　木贼五钱。

23. 洗肺汤：羌活一钱　元参一钱　黄芩一钱　地骨皮八分　桑皮八分　大黄八分　芒硝八分　甘草八分。

24. 普济消毒饮：黄芩一钱　黄连一钱　陈皮二钱　甘草二钱　前胡一钱　桔梗二钱　元参二钱　连翘二钱　升麻一钱　薄荷一钱　板蓝根二钱　马勃二钱　鼠粘子二钱。

25. 洗心散：麻黄五分　当归一钱　大黄五分　白术一钱　芍药二钱　荆芥二钱　薄荷二钱　甘草二钱　生姜一片。

26. 选奇汤：防风三钱　羌活三钱　黄芩一钱　甘草八分。

27. 夏枯草散：夏枯草四钱　制香附三钱　甘草二钱。

28. 三因芎辛汤：附子一钱　川乌一钱　南星一钱　干姜一钱　细辛一钱　川芎一钱　炙草五分　姜七片　茶一撮。

29. 羌活胜风汤：羌活一钱　白术一钱　川芎八分　桔梗八分　枳壳八分　荆芥八分　柴胡八分　前胡八分　黄芩八分　白芷六分　防风五分　细辛二分　薄荷四分　甘草四分。

30. 泻肝散：山栀二钱　荆芥三钱　大黄一钱　甘草二钱。

31. 春雪膏：炉甘石十二两　黄连四钱　硇砂一钱　黄丹六两　乳香三钱　乌贼骨三钱　当归三钱　白丁香五分　麝香三分　轻粉二分　白蜜二十两。（制法详见《卫生宝鉴》）

32. 碧云散：鹅不食草　青黛　川芎。

33. 酒煎散：汉防己三钱　防风二钱　炙甘草一钱　荆芥三钱　当归一钱　赤芍三钱　牛蒡三钱　甘菊花二钱。

34. 石膏散：石膏三两　藁本一两五钱　白术一两五钱　炙甘草一两五钱　白蒺藜一两。

35. 石燕丹：石燕一钱五分　硼砂一钱五分　琥珀一钱五分　朱砂一钱五分　冰片一钱五分　麝香一分半　炉甘石四两　鹰粪白一钱（可用白丁香代）。

36. 羚羊角汤：羚羊角一钱半　人参一钱半　元参一钱二分　地骨皮一钱二分　羌活一钱二分　车前子一钱二分。

37. 补肾磁石丸：磁石一两　甘菊一两　石决明一两　菟丝二两　苁蓉二两。

38. 补肾丸：巴戟二两　山药二两　补骨脂二两　丹皮二两　茴香一两　苁蓉四两　枸杞四两　青蓝五分。

39. 甘露饮：天冬一钱　地冬一钱　生地二钱　熟地一钱　枇杷叶二钱　石斛二钱　茵陈二钱　甘草一钱　枳壳五分　黄芩一钱。

40. 赴筵散：黄芩一钱　黄连一钱　山栀一钱　黄柏一钱　生姜一钱　细辛一钱。

41. 苡仁汤：苡仁二钱　当归一钱　川芎五分　姜五分　桂枝一钱　羌活五分　独活五分　防风一钱　白术一钱　甘草一钱　川乌一钱　麻黄五分。

42. 黄柏散：黄柏一两　五倍子二钱　密陀僧一钱　甘草一钱。

43. 黄连汤：黄连二钱　山栀二钱　当归二钱　芍药一钱　地黄二钱　麦冬二钱　甘草二钱　犀角一钱　薄荷一钱。

44. 龙脑破毒散：盆硝四两　蒲黄五钱　马勃三钱　僵蚕八钱　甘草八钱　青黛八钱　麝香一钱　龙脑一钱。

45. 竹沥黄柏散：黄柏三钱　竹沥一钱。

46. 金花煎：黄柏三两　黄连五钱　栀子二十枚。

47. 牛蒡汤：牛蒡三钱　升麻二钱　黄药子二钱　元参三钱　浮萍一钱　花粉二钱　桔梗三钱　甘草三钱。

48. 芩连消毒饮：黄芩二钱　黄连一钱　陈皮二钱　甘草二钱　前胡二钱　桔梗三

钱　元参三钱　连翘三钱　升麻三钱　薄荷三钱　板蓝根三钱　马勃三钱　鼠粘子三钱。

49. 镇阴煎：熟地二两　牛膝二钱　炙甘草一钱　泽泻一两五分　肉桂二钱　制附子七分。

50. 金丹：火硝九分　硼砂一分　冰片一分　薄荷末一分　蒲黄六分。

51. 碧丹：炼矾三分　牙硝三分　百草霜五分　硼砂五分　薄荷三钱　灯草灰三分　冰片一分　甘草二分。

52. 滋阴八味煎：山药四两　丹皮三两　白茯苓三两　山茱萸四两　泽泻三两　盐柏三两　熟地八两　知母三两。

53. 犀角地黄汤：犀角屑一两　生地八钱　牡丹皮一两　芍药七钱。

54. 甘桔汤：甘草三钱　桔梗三钱。

55. 清气化痰丸：南星二钱　半夏一钱　陈皮二钱　枳壳一钱　杏仁三钱　瓜蒌三钱　黄芩二钱　茯苓三钱。

56. 利膈汤：银花三钱　荆芥二钱　防风一钱　黄芩二钱　黄连一钱　桔梗二钱　栀子一钱　连翘三钱　牛蒡二钱　薄荷二钱　玄参三钱　大黄五分　朴硝五分　粉草二钱。

57. 羌活附子汤：羌活一钱　防风一钱　升麻五分　白芷五分　黄芪五分　甘草一钱　麻黄五分　苍术五分　生附子五分　僵蚕一钱　黄柏一钱。

58. 清胃饮：石膏三钱　栀子二钱　黄连二钱　黄芩二钱　当归一钱　生地二钱　白芍一钱　苍术一钱　青皮八分　细辛六分　藿香六分　荆芥穗六分　升麻五分　丹皮四分　甘草一钱。

59. 冰白散：人中白三钱　冰片少许　醋制铜绿一钱五分　杏仁一钱五分。

60. 瑞竹堂方：天仙子不拘多少，烧烟，以竹筒抵牙，引烟熏之其虫即死。

61. 一笑散：川椒末　巴豆一粒。

62. 左归丸：熟地八两　山药四两　枸杞四两　山茱萸肉四两　川牛膝三两　菟丝子四两　鹿胶四两　龟胶四两。

63. 右归丸：熟地八两　山药四两　山茱萸三两　枸杞四两　鹿角胶一两　菟丝子四两　杜仲四两　当归三两　肉桂三两　制附子二两。

64. 玉女煎：生石膏三钱　熟地三钱　麦冬三钱　知母三钱　牛膝三钱。

祖国医学的阴阳认识论

（原载《江西中医药》1956年第3期）

一、阴阳学说渗入医学

"阴阳学说"是随着我国农耕社会俱来的产物，对我国学术思想的影响很大，从《史记·孟子荀卿列传》中记载的驺衍的"阴阳消息"学说便可概见，因而当时的医学受其影响也不能例外，这是很自然的事。太史公司马迁说："夫阴阳、四时、八位、十二度、二十四节，各有教令，顺之者昌，逆之者不死则亡，未必然也，故曰使人拘而多畏。夫春生、夏长、秋收、冬藏，此天道之大经也，弗顺，则无以为天下纲纪，故曰四时之大顺，不可失也。"（《六家要旨》）"阴阳"在当时社会上占有这样的权威，宜乎无一不受其影响。尤其是"阴阳灾异"的理论，与"疾病寿夭"的理论极为接近，因而医学受到阴阳学说的影响也最大。

《左传》昭公元年，秦国的医和诊晋侯的病时说："天有六气，降生五味，发为五色，徵为五声，淫生六疾，六气曰阴阳风雨晦明也，分为四时，序为五节，过则为菑，阴淫寒疾，阳淫热疾，风淫末疾，雨淫腹疾，晦淫惑疾，明淫心疾，女阳物而晦时，淫则生内热惑蛊之疾。"医和这个说法，与司马迁述阴阳家之言基本上是一致的，兼以董仲舒之流，大力渲染"阴阳灾异"说，其对医学影响尤深。

《汉书·五行志》中云："形罚妄加，群阴不附，则阳气盛，故其罚常阳也……及人则多病口喉欬者，故有口舌疴。"又云："盛夏日长，暑以养物，政弛缓，故其奥也，奥则冬温，春夏不和，伤病民人，故极疾也。"又云："寒气动，故有鱼孽……极阴之孽也……及人则多病耳者，故有耳病。"《汉书·五行志》里面像这类的说法很多，这些都可能是影响医学的渊薮。从此以后，"阴阳"便随时出于医家之口，而主要阐述于《内经》书中。

二、《内经》中的阴阳说

《内经》中阐述的阴阳，至夥至繁，综其要义不外下列几方面。

（一）保持着农耕社会的原始意识

《内经》中的"阴阳"学说，既然是接受远古农耕社会"教授民时"的阴阳概念及其推求"灾异"的演变而来的，因而它的主要表现，仍然摆脱不掉农耕社会的原始意识。例如："夫四时阴阳者，万物之根本也，所以圣人春夏养阳，秋冬养阴，以从其根。"（《素问·四气调神论》）"天为阳，地为阴，日为阳，月为阴。"（《素问·阴阳离合论》）"阴阳者，天地之道也，万物之纲纪，变化之父母，生杀之本始，神明之府也。"（《素问·阴阳应象大论》）"故积阳为天，积阴为地，阴静阳躁，阳生阴长，阳杀阴藏。"（《素问·阴阳应象大论》）"水为阴，火为阳，阳为气，阴为味。"（《素问·阴阳应象大论》）以上"天地""日月""春夏""秋冬""变化""生杀""躁静""养藏"等，都是农耕社会必具的知识，而且是人们最能亲身体会到的。所以《内经》里的"阴阳"基本上没有摆脱掉这样的认识。

（二）以说明一切事物对立统一的现象

《内经》在原始的阴阳学说的基础上，用不完全的辩证法把阴阳学说推进了一步，即用阴阳学说来说明一切事物发展过程中所存在的矛盾及其矛盾运动。《内经》认为，自然界的一切现象和过程普遍都含有矛盾的两个方面，它们有互相排斥、互相对立的趋向，无以名之，便叫作"阴阳"。

例如："故阴阳四时者，万物之终始，死生之本也，逆之则灾害生，从之则苛疾不起，是谓得道。"（《素问·四气调神大论》）"阴者，藏精而起亟也；阳者，卫外而为固也。"（《素问·生气通天论》）"凡阴阳之要，阳密乃固，两者不和，若春无秋，若冬无夏，因而和之，是为圣度。故阳强不能密，阴气乃绝；阴平阳秘，精神乃治；阴阳离决，精神乃绝。"（《素问·生气通天论》）"天地者，万物之上下也；阴阳者，血气之男女也；左右者，阴阳之道路也；水火者，阴阳之征兆也；阴阳者，万物之能始。故曰：阴在内，阳之守也；阳在外，阴之使也。"（《素问·阴阳应象大论》）"天覆地载，万物方生，未出地者，命曰阴处，名曰阴中之阴；则出地者，命曰阴中之阳。阳予之正，阴为之主。故生因春、长因夏、收因秋、藏因冬，失常则天地四塞。阴阳之变，其在人者，亦数之可数。"（《素问·阴阳离合论》）"阴阳往复，寒暑迎随……太过不及，专胜兼并。"（《素问·气交变大论》）

诸如"四时""万物""终始""死生""逆从""藏亟""卫固""有无""离决""平秘""气血""男女""左右""水火""内外""使守""覆载""出处""生长""收藏"等等，这些都说明了什么呢？这些说明一切事物都是充满着矛盾的，而且是在矛盾中发展和变化着的。所谓"阴阳往复，寒暑迎随"，世界和世界的一切事物总是这么矛盾着的；所谓"生因春，长因夏，收因秋，藏因冬"，整个世界并非静止的，而是在矛盾中变化着的；而且说"阴阳之要，阳密乃固"。

总之，《内经》对世界做这样的看法，具有这样的观点，可说是并非形而上学的，而多少具有了辩证法的萌芽。

（三）以说明人体的统一整体观

人体是内外环境互相关联的、完整的统一体。尽管中医学在远古时不懂得什么是生命的物质基础，但中医学对生命过程中的统一整体观是有一定的认识的，这个认识以什么为代表呢？就是阴阳学说。

例如："夫自古通天者，生之本，本于阴阳。天地之间，六合之内，其气九州、九窍、五脏、十二节，皆通乎天气。"（《素问·生气通天论》）"平旦人气生，日中而阳气隆，日西而阳气已虚，气门乃闭。"（《素问·生气通天论》）"故曰：阴中有阴，阳中有阳。平旦至日中，天之阳，阳中之阳也；日中至黄昏，天之阳，阳中之阴也；合夜至鸡鸣，天之阴，阴中之阴也；鸡鸣至平旦，天之阴，阴中之阳也。故人亦应之。夫言人之阴阳，则外为阳，内为阴；言人身之阴阳，则背为阳，腹为阴；言人身之脏腑中阴阳，则脏者为阴，腑者为阳。"（《素问·金匮真言论》）"故清阳为天，浊阴为地；地气上为云，天气下为雨；雨出地气，云出天气。故清阳出上窍，浊阴出下窍；清阳发腠理，浊阴走五脏；清阳实四肢，浊阴归六腑；水为阴，火为阳；阳为气，阴为味；味归形，形归气，气归精，精归化，精食气，形食味，化生精，气生形；味伤形，气伤精，精化为气，气伤于味；阴味出下窍，阳气出上窍；味厚者为阴，薄为阴之阳；气厚者为阳，薄为阳之阴。"（《素问·阴阳应象大论》）

　　以上主要说明人体的生命不能孤立的存在，其所以有生命，就是因为人体的内在环境和外在的环境是息息相关的。如认为"九窍""五脏""十二节"等"皆通乎天气"，就说明了这一点。又如出上窍（即耳、目、口、鼻）的清阳，指涕、唾、气、液等类；出下窍（前阴、后阴）的浊阴，指屎、尿等类。发腠理的清阳，指体温及经蒸发不见点滴的汗液；走五脏的浊阴，指血液里可提供营养的诸种物质，为新陈代谢及内分泌等功用所需。实四肢的清阳，指营养物质所发生的营养作用；归六腑的浊阴，指营养代谢后的剩余物质等。然而这些生理化学的变化，是受着外在环境的极大影响的。所以《内经》在远古时期，便以自然界的"天""地""云""雨"与人体的"气""味""精""形"比拟而谈。《素问·天元纪大论》中说："阴中有阳，阳中有阴。"又云："动静相召，上下相临，阴阳相错，而变由生也。"这就是《内经》基于阴阳认识的整体观。

（四）以观察和认识病理变化

　　当人体与环境正常的相互关系被破坏时，这便是疾病发生的根本原因，即中医学认为的 "阴阳失调"。《内经》说："阴胜则阳病，阳胜则阴病，阳胜则热，阴胜则寒，重寒则热，重热则寒。"（《素问·阴阳应象大论》）"阳胜则身热，腠理闭，喘粗为之俛仰，汗不出而热，齿干以烦冤、腹满死，能冬不能夏；阴胜则身寒，汗出，身常清，数栗而寒，寒则厥，厥则腹满死，能夏不能冬。此阴阳更胜之变，病之形能也。"（《素问·阴阳应象大论》）

　　所谓"阳胜"是指生理机能的亢奋，"阴胜"则是指生理机能的衰减。如心功能亢奋，血循环便会加快，血压会变高，热中枢亢奋便会发热，所以说"阳胜则热"；反之，心功能衰减，血循环便会变慢，血压会降低，热中枢衰减便会体温低落，所以说"阴盛则寒"。如身热、腠理闭、喘粗、齿干、烦冤，这便是生理机能过度亢奋的结果，就是"大青龙汤"的表实里热证；汗出身常清、数栗而寒、寒则厥，这是生理功能过分衰竭的结果，也就是"四逆汤"的表虚里寒证。于此，《内经》用阴阳来说明人体机能的亢奋和衰减的两种现象。

又如："帝曰：经言阳虚则外寒，阴虚则内热，阳盛则外热，阴盛则内寒。……不知其所由然也。岐伯曰：阳受气于上焦，以温皮肤分肉之间，今寒气在外，则上焦不通，上焦不通，则寒气独留于外，故寒栗。帝曰：阴虚生内热奈何？岐伯曰：有所劳倦，形气衰少，谷气不盛，上焦不行，下脘不通，胃气热，热气熏胸中，故内热。帝曰：阳胜则外热奈何？岐伯曰：上焦不通利，则皮肤致密，腠理闭塞，玄府不通，卫气不得泄越，故外热。帝曰：阴盛生内寒奈何？岐伯曰：厥气上逆，寒气积于胸中而不泻，不泻则温气去，寒独留，则血凝泣，凝则脉不通，其脉盛大以涩，故中寒。"（《素问·调经论》）

所谓"阳胜"是指表实证，即症见"发热""无汗"的"麻黄汤证"；"阴胜"是指里实证，即"痰饮""水肿"之类；"阳虚"是风伤卫的"桂枝汤证"，即症见"发热""恶寒"；"阴虚"是里虚证，即"虚痨""潮热"之类。这里的"阴""阳"又是代表病理变化的机势了。

又如："阳化气，阴成形。"（《素问·阴阳应象大论》）"阴在内，阳之守也；阳在外，阴之使也。"（《素问·阴阳应象大论》）"阴之所生，本在五味，阴之五宫，伤在五味。"（《素问·生气通天论》）这里的"阴""阳"，是指人体的物质（形）和功能（气）两方面而言。如肠胃消化、血管运输的种种营养物质，都是内在的，所以说"阴在内"；营养物质通过了新陈代谢的作用，而产生各种功能活动，便都显著可见的，所以说"阳在外"。"阴"是供给"阳"的物质条件，"阳"的功能作用以"阴"为物质基础，所以说"阳之守""阴之使"。而物质和功能总要保持一种平衡状态，一不平衡，便要发生疾病，如："阴不胜其阳，则脉流薄疾，并乃狂；阳不胜其阴，则五脏气争，九窍不通。"（《素问·生气通天论》）阴不胜阳，就是物质缺乏，会发生营养分消耗过度的"真阳外越"证，所以说"并乃狂"；阳不胜阴，是功能衰弱，而有郁血、蓄水等阴盛的现象出现，所以说"九窍不通"。前者是阴虚的虚证，后者是阴盛的实证，这是"阴"代表物质，"阳"代表功能的又一情况。

总之，《内经》的"阴"指物质，"阳"指功能；"阳盛"即为亢进性的实证，"阳虚"即为衰减性的虚证；"阴虚"多为营养不良、体液缺损，"阴盛"每指循环障碍、瘀血蓄水等现象。《内经》用阴阳学说观察和认识病理，大概止此。

三、《伤寒论》中的阴阳说

张仲景在《伤寒论·自序》中说："博采众方，撰用素问、九卷、八十一难、阴阳大论、胎胪药录，并平脉辨证，为伤寒杂病论。"可见《伤寒论》多少也要受到《内经》阴阳的影响。可是全书398条（据赵开美本）中，谈及"阴阳"的不过30余条，兹就其所谈的内容，分述如下。

（一）阴阳代表两种不同性质的脉搏

《伤寒论》第3条云："太阳病，或已发热，或未发热，必恶寒，体痛呕逆，脉阴阳俱紧者，名为伤寒。"第283条云："病人脉阴阳俱紧，反汗出者，亡阳也。"第6条云："风温为病，脉阴阳俱浮，自汗出，身重，多眠睡，鼻息必鼾，语言难出。"第97条云："太阳病未解，脉阴阳俱停（一作微），必先振栗，汗出而解，但阳脉微者，先汗出而解，但阴脉微者，下之而解，若欲下之，宜调胃承气汤。"

以上阴阳两脉同属一种性类，即"俱紧""俱浮""俱停"。此处"阴阳"代表的是脉诊的部位或诊法，因而有的注家以"寸"为阳、以"尺"为阴，有的注家以"轻举"为阳、"重取"为阴。无论其"阴阳"为何义，而其各代表一方面则是一致的。

《伤寒论》第12条云："太阳中风，阳浮而阴弱，阳浮者，热自发，阴弱者，汗自出，啬啬恶寒，淅淅恶风，翕翕发热，鼻鸣干呕者，桂枝汤主之。"第100条云："伤寒阳脉涩，阴脉弦，法当腹中急痛，先与小建中汤，不差者，小柴胡汤主之。"第274条云："太阴中风，四肢烦疼，阳微阴涩而长者，为欲愈。"

以上阴阳两脉是属不同性类的脉象，但同样有"尺""寸"部位和"轻取""重取"的意义。其中可以看出脉搏受着机体影响的整体关系：如充血"发热"则阳"浮"，"汗出"热解则阴"弱"，因"疼痛"影响而脉管紧张度增高则见"弦"等均是；阳脉不过分的亢奋而脉"微和"，阴脉并不衰竭而脉"长浮"，这是体力恢复的征象，因而都主病势欲愈。

《伤寒论》第178条云："脉按之来缓，时一止复来者，名曰结。又脉来动而中止，更来小数，中有还者反动，名曰结阴也；脉来动而中止，不能自还，因而复动者，名曰代阴也。得此脉者必难治。"

"结阴""代阴"，都是"歇止"脉。"结"之歇止，一止后有若干搏动特别加速，以补偿歇止的至数，所以说"动而中止，更来小数"；"代"的歇止，一止后没有加速的补偿，所以说"动而中止，不能自还"。但不管何种"歇止"，多由心肌张缩力的衰弱引起，血液不能持续不断地输送于桡骨动脉的结果，故为难治之症。所以这个"阴"字，仍然含有衰减的意思。

《伤寒论》第245条云："脉阳微而汗出少者，为自和也；汗出多者，为太过。阳脉实，因发其汗，出多者，亦为太过。太过者，为阳绝于里，亡津液，大便因鞕也。"第246条云："脉浮而芤，浮为阳，芤为阴，浮芤相搏，胃气生热，其阳则绝。"这两条是在说明"阳脉"属亢奋性的脉搏，所以称"阳脉实""浮为阳"。

《伤寒论》中所涉及的"脉"之阴阳者，只此11条，但有人颇怀疑这11条均非仲景本文。

（二）三阴三阳的辨证论治方法

"三阴三阳"的辨证论治是《伤寒论》的基本辨治方法，所以从来读《伤寒论》者，无不以先以了解仲景"三阴三阳"的精义为首要。三阴即"太阴""少阴""厥阴"，三阳即"太阳""阳明""少阳"，合之而为"六经"。

柯韵伯说："仲景之六经，是经略之经，而非经络之经。"这话很有道理，所谓"经略"，就是客观地对一切事物进行全面的观察，得到通盘的了解后，从而予以处理的方式方法。如太阳、阳明、少阳都属阳性病证，太阴、少阴、厥阴都属阴性病证；太阳、阳明、少阳都属热性病证，太阴、少阴、厥阴都属寒性病证；太阳、阳明、少阳都属实性病证，太阴、少阴、厥阴都属于虚性病证。这阴阳、寒热、虚实之中，又有在"表"、在"里"和在"半表半里"的不同。太阳是表，少阴也是表，太阳之表属热属实，少阴之表属寒属虚；阳明是里，太阴也是里，阳明之里属热属实，太阴之里属寒属虚；少阳是半表半里，厥阴也是半表半里，少阳之半表半里属热属实，厥阴之半表半里属寒属虚。"太阳""少阴"都是表，太阳之表证见"发热""恶寒"，少阴之表证见"无热恶寒"；阳明、太阴都是里，阳明之里证见"胃实"，太阴之里证见"自利"；少阳、厥阴都是半表半里，少阳的半表半里证见"寒热往来"，厥阴的半表半里证见"厥热进退"。太阳、少阴都是表，太阳之表"可汗"，少阴之表"不可汗"；阳明、太阴都是里，阳明之里"可下"，太阴之里"不可下"；少阳、厥阴都是半表半里，少阳之半表半里"可和解"，厥阴之半表半里"不可和解"。而三阳病惟恐其"热"，三阴病惟恐其"寒"；三阳病惟恐其"实"，三阴病惟恐其"虚"；三阳病的体力抵抗都未至于衰减，所以三阳病很少见死证；三阴病的体力抵抗都感不足，所以三阴病的机势较为危殆。总之，太阳病多属于疾病的发展期，少阳病是渐病期，阳明病是亢极期，太阴病是渐衰期，少阴病是衰减期，厥阴病是极弱期。如此错综复杂的分析和归纳，即所谓"六经万变"便构成了《伤寒论》三阴三阳辨证论治的辨证法则，经若干中医千余年来临床实践经验的证明，这种以"阴阳"来辨识疾病的辨证法则完全是正确的。

（三）阴阳俱虚表达的是疾病的衰惫

《伤寒论》第 23 条云："太阳病，得之八九日，如疟状，发热恶寒，热多寒少，其人不呕，圊便欲自可，一日二三度发，脉微缓者，为欲愈也。脉微而恶寒者，此阴阳俱虚，不可更发汗更下更吐也。"第 153 条云："太阳病，医发汗，遂发热恶寒，因复下之，心下痞，表里俱虚，阴阳气并竭，无阳则阴独，复加烧针，因胸烦，面色青黄，肤瞤者，难治，今色微黄，手足温者，易愈。"第 111 条云："……阴阳俱虚竭，身体则枯燥，但头汗出，齐颈而还，腹满微喘，口干咽烂，或不大便，久则谵语，甚者至哕，手足躁扰，捻衣摸床。"第 337 条云："凡厥者，阴阳气不相顺接，便为厥，厥者，手足逆冷是也。"

以上四条都是讲"阴阳俱虚"的情况，"阴阳俱虚"是人体物质缺损、功能衰竭的严重情况。如"阴阳气不相顺接，便为厥"，即体温（阳）极度降低，营养（阴）不能提供能量，于是出现"不相顺接"的情况。又如"脉微而恶寒者，此阴阳俱虚"，因体温低落而"恶寒"，是为"阳虚"，因心脏衰弱血液减少而脉微，是为"阴虚"，基本上是一个原因。又如阴阳气并竭的"面色青黄，肤瞤者"，这是因脱水的血循环障碍现象，属于阴虚，"无阳则阴独"，属于阳虚。总而言之，"阴阳俱虚"是物质和功能同时衰惫的结果；相反"阴阳自和者"是良好的转归。如第58条所说："凡病，若发汗、若吐、若下，若亡血、亡津液，阴阳自和者，必自愈。"这就是说，凡是治病，不管是用"汗""吐""下"任何一种方法，只要机体的物质和功能不发生太大的损害而能自和的，总是良好的现象。

（四）亡阳是严重脱水的征象

《伤寒论》第27条云："太阳病，发热恶寒，热多寒少，脉微弱者，此无阳也，不可发汗，宜桂枝二越婢一汤。"第30条云："问曰：证像阳旦，按法治之而增剧，厥逆，咽中干，两胫拘急而谵语。师曰：言夜半手足当温，两脚当伸，后如师言。何以知此？答曰：寸口脉浮而大，浮则为风，大则为虚，风则生微热，虚则两胫挛，病形像桂枝，因加附子参其间，增桂令汗出，附子温经，亡阳故也。"第211条云："发汗多，若重发汗者，亡其阳，谵语，脉短者死，脉自和者不死。"第245条云："……因发其汗，出多者，亦为太过，太过者，为阳绝于里，亡津液，大便因鞭也。"第283条云："病人脉阴阳俱紧，反汗出者，亡阳也，此属少阴，法当咽痛而复吐利。"第346条云："伤寒六七日不利，便发热而利，其人汗出不止者死，有阴无阳故也。"

《伤寒论》中的"无阳"或"亡阳"，只此数条，而"无阳"或"亡阳"的现象，只有两个，一是"大出汗"，一是"脉微弱"。"大出汗"的结果是脱水，脱水的结果是血液浓缩，血浓缩的结果是心脏受阻、血循环障碍；其实，"亡阳"就是阴虚所造成，古人比较强调功能作用，所以只言"亡阳"而不言"亡阴"。

（五）阳盛可理解为血循环亢奋

《伤寒论》第46条云："太阳病，脉浮紧，无汗、发热，身疼痛，八九日不解，表证仍在，此当发其汗，服药已微除，其人发烦目瞑，剧者必衄，衄乃解，所以然者，阳气重故也，麻黄汤主之。"第48条云："二阳并病，太阳初得病时，发其汗，汗先出不彻，因转属阳明，续自微汗出，不恶寒，若太阳病证不罢者，不可下，下之为逆，如此可小发汗，设面色缘缘正赤者，阳气怫郁在表，当解之熏之，若发汗不彻，不足言，阳气怫郁不得越，当汗不汗，其人躁烦。"第111条云："太阳病中风，以火劫发汗，邪风被火热，血气流溢，失其常度，两阳相熏灼，其身发黄。阳盛则欲衄……"

以上三条都是讲"阳盛"的情况，也就是血循环亢奋、体温升高和充血等现象，其中所说的"衄血""面色赤""躁烦""发热"等均属之。

（六）阳微可理解为生理机能衰减

《伤寒论》第29条云："伤寒脉浮，自汗出，小便数，心烦，微恶寒，脚挛急，反与桂枝欲攻其表，此误也，得之便厥，咽中干，烦躁吐逆者，作甘草干姜汤与之，以复其阳。"第122条云："病人脉数，数为热，当消谷引食，而反吐者，此以发汗，令阳气微，膈气虚。"第148条云："伤寒五六日，头汗出，微恶寒，手足冷，心下满，口不欲食，大便硬，脉细者，此为阳微结，必有表复有里也，脉沉亦在里也，汗出为阳微。"

以上三条是言由于"汗"和"吐"法用得不适当，便会影响身体的抵抗力，这种情况仲景称作"阳微"，也就是生理机能的衰减。

（七）阴阳也可是辨识疾病机转的法则

《伤寒论》第134条云："太阳病，脉浮而动数，浮则为风，数则为热，动则为痛，数则为虚，头痛发热，微盗汗出，而反恶寒者，表未解也，医反下之，动数变迟，膈内拒痛，胃中空虚，客气动膈，短气躁烦，心中懊恼，阳气内陷，心下因硬，则为结胸，大陷胸汤主之。"第269条云："伤寒六七日，无大热，其人躁烦者，此为阳去入阴故也。"

这里的"阳"是指表证而言，所以"文蛤散"条说："病在阳，应以汗解之。"在这两条文献中，前条是由误下而引发的浆液性胸膜炎症，仲景称作"阳气内陷"，后条的"阳去入阴"，同样是表邪入里的意义，其表现是"无大热，其人躁烦"。

《伤寒论》第7条云："病有发热恶寒者，发于阳也，无热恶寒者，发于阴也。"第342条云："伤寒厥四日，热反三日，复厥五日，其病为进，寒多热少阳气退，故为进也。"

"发热""恶寒"预示着抵抗力的亢奋，"无热恶寒"预示着抵抗力的衰减，前者属"阳"性表现，后者属"阴"性表现；热多寒少为阳性表现，寒多热少为阴性表现，前者为正盛邪衰，后者为正衰邪盛。

《伤寒论》第366条云："其面戴阳，下虚故也。""戴阳"症常见于消耗热病，所以主下虚。第384条云"伤寒，其脉微涩者，本是霍乱，今是伤寒，却四五日，在阴经上，转入阴必利。"这里的"阴"是指里证，也有体力衰减的含义。

以上6条，统为《伤寒论》用"阴阳"辨识疾病机转的法则。

四、结　　论

"阴阳学说"是在远古的农耕社会为适应当时的历史条件而产生的，后来浸润在封建社会里，被"形而上学"的思想所渲染。正如《汉书·艺文志》所云："及拘者为之，则牵于禁忌，泥于小数，舍人事而任鬼神。"总之，阴阳学说披上了浓厚的玄学外衣。

阴阳学说虽然不是为中医学所创造，但阴阳学说却成功地被中医学所利用，成为《内经》中的主要思想方法，在这个思想方法指导下，张仲景通过临床应用，发展成为一部具有治疗学意义的巨著，《伤寒论》。从这两部书来看，中医学运用阴阳学说来说明事物间矛盾现象，中医学用阴阳的"偏胜""往复""调和""统一"等道理来说明事物的运动方式。王肯堂说："阴阳各因其对待而指之。形与气对，则以形为阴，气为阳；寒与热对，则以寒为阴，热为阳；升与降对，则以降为阴，升为阳；动与静对，则以静为阴，动为阳。……一气之中，而有阴阳、寒热、升降、动静备于其间。"（《证治准绳·杂病》）这"阴阳、寒热、升降、动静"，即是阴阳的运动形式。《素问·五运行大论》中说："成败倚伏，生乎动，动而不已，则变作矣。"因此，阴阳之说，舍此之外，似别无他意。

补法的运用

（1958 年）

疾病的变化是极其复杂的，但从宏观层面上来讲，不外"虚"和"实"的两个方面。如"邪气盛则实，精气夺则虚""邪之所凑，其气必虚"，因此凡疾病都存在"正""邪""虚""实"的问题。有的正气虚，邪气盛；有的正气虚，邪气不盛；有的正虚虽不甚，而邪气特盛；有的正虚甚，而邪却不盛。等等情形，不一而足。例如，慢性肾炎，症见面部及下肢肿、全身乏力、腰酸痛、胃口不开、恶心、面色苍白或萎黄，甚至有低烧、舌质淡、苔白滑，在这些表现中，有的属"实"有的属"虚"。如"水肿""恶心""苔白滑""腰酸痛"等表现，不能说这其中没有实邪；"乏力""胃口不开""面色苍白或萎黄""舌质淡"等表现，肯定属虚证表现。慢性肾炎是这样，其他的疾病亦往往如此，单纯的虚证、单纯的实证总是少数。虚证固然当补，若像慢性肾炎这样，单纯地补、绝对地补、片面地补，就应慎重考虑了。兹就临床治疗有关"补法"的几个问题提出来讨论。

一、补与散的关系

周慎斋的《读医随笔》中记载："东垣谓参术补脾，非以防风、白芷行之，则补药之力不能到。"周慎斋还说："调理脾胃，须加羌活以散肝结。"防风、白芷、羌活都属发表、散气一类的药物，是借其"发"和"散"的作用，把补药的力量运到全身去，同时还可以通调三焦和经络的滞气，既可以促进营卫气血的运行，又可以给补药的输送开通道路，正所谓"不通三焦，难言益寿"。所以"补"和"散"的配合运用，在临床上的效果是比较显著的。当然，散药并不限于防风、白芷、羌活，他如川芎、乌药、香附、白檀香、郁金一类都可以选用，因为这些药都有芳香通气的功能。再则，防风、秦艽是散中之润药，很适合与补药配合应用，其他辛燥之品应该慎用，以免耗损津液。

在"剂量"方面也应该稍加注意。以"补"为主时，"散"药的剂量不能大过补药；若又需"补正"又要"祛邪"时，补药和散药可大致相当；正气虚而邪气盛者，发散药的剂量可略重一些。如李东垣的"清暑益气汤"，黄芪一钱、人参五分，而升麻、苍术都用到一钱；"调中益气汤"，黄芪一钱、人参五分，而柴胡、升麻却只各用二分；"补中益气汤"，黄芪一钱、人参三分，而升麻、柴胡只各用二分。由此可以看出"补"和"散"配伍应用时的剂量关系。

在临床常用的方剂中，补、散并用最典型的首先是"补中益气汤"，其次是"参苏饮""玉屏风散"。补中益气汤主治内伤劳倦、气虚外感等证，既用参、芪之补益，又用升、柴之升散，既能益气，又可除邪。参苏饮主治肺气虚的风寒感冒，用人参以补气，姜、枣以和中，用苏叶、葛根、前胡以散邪，桔梗、二陈以开表，木香、枳壳以宣里，表里应和则病自除。"玉屏风散"出自《世医得效方》，用黄芪六钱、白术二钱、防风二钱，主治卫气虚弱风邪久留不散之自汗不止，黄芪补三焦而实卫，是补剂中的风药，防风遍行周身，为风药中的润剂，白术健脾胃、温肌肉；培土以宁风；全方补则卫气固，散则风邪去，一补一散的临床效果非常好。我曾于玉屏风散中加丹参、玉竹治愈盗汗多例，亦取其养阴以固津之义，《内经》中云"夺血者无汗，夺汗者无血"，汗出既多自不能不养其血也。

二、补与消的关系

凡脏腑、经络、肌肉之间本应是通畅的，一旦有了异物壅滞其间，便要为之"消散"，以恢复其通畅无阻的状态，这就是"消"的概念，又称"消导"。具体说来，如"磨积""化食""豁痰""利水"等治法，都属于"消法"的范畴。这几种疗法，除"利水"之外，其应药病愈并不像或吐、或下那样有形迹可见，"病消于无形"也是"消法"的含义所在。如硇砂、槟榔的消气积，干漆、鳖甲的消血积，芦荟、芜荑的消疳积，都属于磨积的一类；

阿魏、红丸（三棱、莪术、青皮、陈皮、干姜、胡椒）的消宿食，神曲、平胃散的消新食，萝卜的消面积，山楂的消肉积，都属于化食的一类；小青龙汤消冷痰，小陷胸汤（黄连、半夏、瓜蒌）消热痰，都属于豁痰的一类；实脾饮（白术、茯苓、厚朴、大腹子、草果仁、木香、木瓜、附子、干姜、甘草、生姜、大枣）的消阴水，疏凿饮子（商陆、羌活、秦艽、槟榔、大腹皮、茯苓、椒目、木通、泽泻、赤小豆）的消阳水，都是利水的一类。

积聚、停食、痰饮、水肿等病变，往往都可以见到有正气虚损的一面，只是有程度轻重的不同罢了，因此单纯用消导法往往收不到理想的疗效，所以戴复庵在《证治要诀》里说："治淋之法，宜施以调气之剂。盖津道之顺逆，皆一气之通塞为之也。如不效，宜投以益血之方，盖小便者，血之余也，血苟充满，则滋腴下润，自然流通。"临床上确有用生料五苓散加阿胶、车前子治愈"小便滴沥而涩痛"的先例。《金匮要略·消渴小便不利淋病脉证并治》篇中记载用"白虎加人参汤"治淋病而渴欲饮水、口干舌燥者；用"猪苓汤"治脉浮、发热、渴欲饮水、小便不利者。白虎加人参汤是用补土生金以通淋法，以金为水之上源也，火灼肺金津气两伤者，这是最有效的方剂。猪苓汤是利水而不伤阴的善剂，用于胃肾两经津涸液燥时最有捷效，方中阿胶质润养阴而滋燥，滑石性滑去热而利水，佐以二苓之渗泄，既疏浊热而不留其瘀壅，亦润真阴而不苦其枯燥，这是滋养"无形"以消"有形"之法。又如积、聚、癥、瘕一类疾病，人皆知其应用"消散"的方法，但邪气久积，正气渐虚，须以补、消叠相为用。如薛立斋用"归脾汤"送下"芦荟丸"，程普明用"五味异功散"佐以"和中丸"（白术、厚朴、陈皮、半夏、槟榔、枳实、木香、甘草）以消积块，都是消补并行之法。

凡属消导药，多有损于气血，不宜过用，只需消及大半，便需补其气、调其血，导达其经脉，俾营卫流通，积块便自然消散了。我常用驱寇饮治胃痛，失笑散、独圣散加人参、三七治心绞痛，往往取得较好的效果，也是"消"中兼"补"的意思。

三、补与泻的关系

虚证宜"补"，实证宜"泻"，尽人而知之。但有体虚而证实者，如素体虚弱而又冒风、伤食之类；有体实而证虚者，如强壮之人患劳倦、亡阳之类；也有体本不虚，而邪深难出者；或体已极虚，而外邪尚伏者。种种不同，若纯用"补"则邪气益固，纯用"泻"则正气随脱，此证未愈，彼病益深，所以不能没有攻、补同用之法。

例如"白虎加人参汤"，主治热结津乏证（汗出热不退、烦渴饮水）。石膏治三焦火热，功多于清肺，退肺中之火，故用为君；知母救肺，泻心火，滋水之源，人参生津益所伤之气，共为臣药；粳米、甘草，补土以生津为佐，盖以金为水之源也。方中石膏、知母所以消热结，是"泻"；人参、粳米、甘草所以治津乏，是"补"。

又如"调胃承气汤"，主治燥实液亏证（汗后恶热、谵语心烦、中满）。"大黄"苦寒，"芒硝"咸寒，二味并举，所以攻燥实，是"泻"；"甘草"甘缓，调胃生津，所以治液亏，是"补"。

又如"柴胡加龙骨牡蛎汤"，主治误下坏证（伤寒八九日下之，胸满烦惊，小便不利，谵语，一身尽重，不能转侧），此为不应下而下之，既虚其里又伤其表。其胸满、烦、惊、谵语，为热甚而神不守也；小便不利，为里虚而津液不行也；身重不能转侧，气滞而关节不利也。柴胡、桂枝，所以散未尽之表邪，黄芩、半夏，所以清内陷之里邪，都是"泻"；人参、茯苓、生姜、大枣，所以益气回津，龙骨、牡蛎、铅丹，所以收敛神气而镇惊，都是"补"。

再如"附子泻心汤"，治里热表虚证（伤寒表解，心下痞，恶寒汗出）。热邪结于心下则痞，用大黄、黄芩、黄连以泻热痞，此是"泻"；恶寒、汗出是表阳虚，附子以温表阳，此是"补"。

问曰：两药异性，一水同煎，使其相制，则攻者不攻，补者不补，不如勿服；若或两药不相制，分途而往，则或反"补"其所当"攻"，"攻"其所当"补"，势必不唯无益而反有害？徐大椿在《医学源流论·卷下·攻补寒热同用论》中回答了这个问题。徐大椿说："盖药之性，各尽其能，攻者必攻强，补者必补弱。……如大黄与人参同用，大黄自能逐去坚积，决不反伤正气；人参自能充盈正气，决不反补邪气。……如疟疾之用小柴胡汤……用柴胡以驱少阳之邪，必不犯脾胃；用人参健中宫之气，人参必不入肝胆。则少阳之邪自去，而中宫之气自旺，二药各归本经也。如桂枝汤，桂枝走卫以祛风，白芍走营以止汗，亦各归本经也。以是而推，无不尽然。"

不过补泻并用，须知避邪，方无隐患。如何避邪呢？钱仲阳说："肺有邪而虚不可攻者，补其脾而攻其肺。尤有要者，病在气分而虚不任攻者，补其血而攻其气；病在血分而虚不任攻者，补其气而攻其血。如是则补药之力，不与邪相值，不致连邪补著矣。"（《读医随笔》）叶天士谓："久病必治络。"其谓"久病"，气血推行不利，血络之中必有瘀凝，故致病气缠延不去，需疏其络而病气可尽也。朱丹溪治久病，必参用解郁法；滑伯仁谓每用补剂，参入活血通经之品其效果捷；《史载之方》之多用三棱、莪术；王清任方之多用桃仁、红花等等，都具有同样的意义。《内经》一再提出"疏气令调""去菀陈莝"，极有深意。

还有以泻为补、以补为泻之法，即攻其食而脾自健、助其土而水自消之类。还有选用攻补之法时，补泻两方按早晚分服，或分日轮服，这也是"复方"的一种类型，既用补方，又用泻方。

四、补与清的关系

"清法"是针对"热证"病变提出来的。《内经》中云："热者寒之，温者清之。"是说不同程度的"热"，便用不同力度的清法。这里不讨论对单纯热实证使用清法的情况，只讨论在运用补法中兼用清法的几个方面。

（一）气虚发热的清法

气虚而有热邪时，应于益气药中佐以清热。李东垣《脾胃论》中的"清暑益气汤"足以说明这个问题，方中人参、黄芪、白术所以补气之虚，葛根、黄柏、泽泻所以清暑热之邪。李东垣于该方的加减用法时说："心火乘脾，须用炙甘草以泻火热而补脾胃中元气。"又说："又宜少加黄柏，以救肾水，盖甘寒泻热火，火减则心气得平而安也。"还说："借用大寒之气（指黄柏）于甘味中，故曰甘寒泻热火也。"可见治疗气虚证中的火热，总以"甘寒"为宜，或者化"苦寒"为"甘寒"，以"甘"能回津，"苦"则燥津也。

（二）血虚发热的清法

血虚而有热时，应于补血药中佐以清热。如"当归六黄汤"之类，方治血虚盗汗、内伤晡热。寐则卫气行阴，阴虚有火之人阳火与阴水相争，阴液失守，外走而"汗出"，故用当归、二地以生阴血，黄芩、黄连、黄柏分清上、中、下三焦之火热，妙在仅用黄芪以实表，改变阳争阴汗出、营虚卫亦随之而虚的局面，所以"黄芪"反比他药为重。这也说明清虚证之热，不宜重用苦寒之品。

（三）阴虚发热的清法

真阴不足而火热上炎者，宜用"六味地黄丸"壮水之主以镇阳光，也就是补水以济火的方法。王太仆说："大热而甚，寒之不寒，是无水也，当滋其肾。"六味地黄丸脱胎于肾气丸去桂、附之辛热，而注重于填补。地黄、山萸补血益精以壮水之主，山药、茯苓健脾运化以培水之源，丹皮、泽泻清血泄热以疏水之滞。如血虚阴衰，则以熟地黄为君；滑精则以山茱萸为君；小便淋涩则以泽泻为君；心意不足则以丹皮为君；小便或多或少或赤或白，则以茯苓为君；皮肤干涩则以怀山药为君。四通八达，随用皆宜，至于用缩砂仁制地黄，不特无减食作泻之虞，并可助脾气之运转，以遂其阳生阴长之妙。

（四）津亏发热的清法

津液亏虚而火犹不已，病在上焦者用"沙参麦冬汤"的甘寒法，方中沙参、玉竹、麦冬、花粉补其亏损的津液，桑叶、生甘草、扁豆清其未了之火热，凡燥伤肺津，或热、或咳者均适用。病在中焦者，用"益肠胃"的甘凉法，沙参、麦冬、冰糖、细生地、玉竹、五味等药，无一味不是边补边清，用于阳明温病下后汗出邪去而津未复者最适合。病在下焦者，用"黄连阿胶汤"的苦甘咸寒法，阿胶、白芍、鸡子黄所以补阴之虚，黄连、黄芩所以清灼阴之火，这是治少阴温病真阴欲竭壮火复炽"心烦""不得卧"的祖方。

总之，清、补同用于有虚有热之证，"虚"有多少？"热"有多少？最为留心之处。虚重热轻，"补"药之力应大过"清"药之力；虚轻热重，"补"药之力应小于"清"药之力。若用之相反，便会招致不良后果。

阴阳五行学说在祖国医学中的运用

（原载《北京中医学院学报》1959 年第 10 期）

一、阴阳五行学说的起源

较早的古代，人类生活在大自然环境中，不断地接触到日往、月来、白天、黑夜、晴天、阴雨等种种两极现象的变化，便很自然地产生了"阴"和"阳"的观念。古代最早的一首民歌说道："日出而作，日入而息，凿井而饮，耕田而食。帝力于我何有哉？"（《帝王世纪·击壤歌》）人们的作息全受着"日出""日入"的支配。日出为"阳"，日入为"阴"，所以《管子》亦说："日掌阳，月管阴。""阴阳"在早期人类的观念中，不过是"正"和"反"两个方面的现象。

木、火、土、金、水五种物质，古人称其作"五行"，这大约始于殷人。《尚书·洪范》中说："水火者，百姓之所饮食也；金木者，百姓之所兴作也；土者，万物之所资生也，是为人用。"这说明水、火、金、木、土是人类所必需的五种生活材料，以更证《国语》说的"地之五行，所以生殖也"（《鲁语》），"以土与金、木、水、火，杂以成百物"（《郑语》）。

以上这些都说明原始的"阴阳""五行"，是朴素的，是唯物的。阴阳、五行成为一种学说，并成为唯物主义的哲学体系，是战国末期到秦汉之际的事。因为在这以前，中国唯物主义哲学重点在于说明宇宙万物的生成和发展的原因，对于自然界现象的复杂性、多样性的探讨涉及得很少，有关人类自身的生理现象、心理现象、疾病现象的说明就更加不够了。自从阴阳、五行成为一种学说，便成为古代唯物主义哲学的基础，成为古代探讨自然科学的法则。人们用阴阳、五行的学说来解释客观世界的多样性和它的内在的联系，显然比单纯地用"道"或"气"来解说更具有说服力，更能较为深刻地反映事物的矛盾对立和互相关联。所以郭沫若说："在神权动摇的时代，学者不满足于万物为神所造的那种陈腐的观念，故尔有无神论出现，有太一、阴阳等新观念产生。对这种新的观念犹嫌其笼统，还要更分析入微，还要更具体化一点，于是便有原始原子说的金、木、水、火、土的五行出现。万物的构成，求之这些实质的五个大元素，这思想应该算是一大进步。"（《十批判书》）

在古代，阴阳五行学说认为，世界上一切事物都是由金、木、水、火、土五种不同的阴阳元素互相配合而成的。成分简单的东西构成它的元素就较简单，比较复杂的东西，如生物、人类就是由五种元素在复杂条件之下的阴阳变化而产生的。在自然界中，一切东西都不能离开这五种物质元素。所以《素问·天元纪大论》中说："夫五运（义同五行）阴阳者，天地之道也，万物之纲纪，变化之父母，生杀之本始，神明之府也。"意思即是说：宇宙的运动是按着五行生克、阴阳对待的法则进行的，所以万物因之而有规律，生命因之而有变化，生杀因之而有往复，以至生生化化无穷无尽（神明之府）的了。

这种朴素的唯物主义世界观学说，随着古代唯物主义哲学和科学进一步的结合，竟从这五种不同的阴阳物质的属性中抽象出来而为之演绎了。如《尚书·洪范》中说："水曰润下，火曰炎上，木曰曲直，金曰从革，土爰稼穑。"水之性湿润而下流；火之性炎烈而上升；木性本柔，能曲复能直；金性虽坚，能从火化而变革；土性生化，为稼穑所从出。照此演绎而来的一切事物，凡具润下之性的皆为"水"，凡具炎上之性的皆为"火"，凡具曲直之性的皆为"木"，凡具从革之性的皆为"金"，凡具稼穑之性的皆为"土"，只需从其属性类分，便不必指其实物。而"润下""从革""稼穑"皆属阴，"炎上""曲直"皆属阳。

朴素的唯物主义的辩证"阴阳学说""五行学说"的起源，及其在历史上演进的过程，大略如此。

二、阴阳五行的基本规律

"阴阳"应该说是有属性的两种事物的统一体，两者属性之间，既有它相对的一面，也有它相成的一面。从自然界言，有天就有地，有昼就有夜，天为阳，地为阴，昼为阳，夜为阴。天与地的关系，既是相互对待的，又是相互依存的。昼与夜的关系，也是相互对待的，又是相互依存的。这就是天阳地阴、昼阳夜阴两者属性之所在而不可分割的自然现象。他如上之于下，南之于北，东之于西，大之于小，男之于女，气之于血等等，无不有其阴阳关系的存在，也就是无不有其相互对待、相互依存的联系。相反，两者之间不存在有这种属性的，便无"阴阳"之可言了。正因为两者事物之间都有其阴阳的属性存在，按照其相互之间的关联规律毫无休止地运动着。正如"周敦颐"所说："五行阴阳，阴阳太极。四时运行，万物终始。混兮辟兮，其无穷兮。"（《通书动静》）

"五行学说"亦原出于"阴阳学说"。"阴阳"出乎"太极"（即阴阳未分的混一体），即是说事物由混一体的运动，逐渐分化为有属性的阴阳两个方面，再由阴阳不断地运动即分化为五行，因此四时得以运行无已，万物得以成始成终。本原于"一"称作"混"，散殊万端称作"辟"，一"混"一"辟"便无有止息了。

（一）阴阳运动规律

阴阳运动的规律究竟怎样呢？可以分为下列四个方面。

1.矛盾统一 "阴"与"阳"是事物对立的两个方面，可以理解为矛盾对立的两个方面，这两个方面一定要互为适应而归于统一。《素问·阴阳应象大论》说："积阳为天，积阴为地。阴静阳躁，阳生阴长，阳杀阴藏。阳化气，阴成形。"阳气清轻，所以天积的阳气至大；阴气重浊，所以地积的阴气至厚。积阳的天体至刚至躁，积阴的地体至柔至静。这天阳的刚躁，与地阴的柔静，是矛盾对立的两面。刚躁的阳气主生发，主肃杀，而完成其化气的作用；柔静的阴气，主长养，主闭藏，而完成其成形的作用。这就是阴阳不同的两面，统一起来而发挥相反相成的作用。中医学把这种矛盾统一规律称作"阴阳调和"。

"阴阳调和"并不是意味着阴阳处于绝对的、固定的平均状态，而是在不同的时间、空间，便会发生不同的"调和"状态。如《素问·金匮真言论》中说："平旦至日中，天之阳，阳中之阳也。日中至黄昏，天之阳，阳中之阴也。合夜至鸡鸣，天之阴，阴中之阴也。鸡鸣至平旦，天之阴，阴中之阳也。"这是从一昼夜来看的，尽管阴阳各有偏盛偏衰的时刻，最终仍是统一而调和的。

2. 动静升降 "动""静""升""降"是阴阳运动的具体方式。从阴阳的对待来说，阳主动，阴主静，阳主升，阴主降；从阴阳对立统一方面来说，动中复有静，静中复有动，升中必有降，降中必有升。如果把阴阳截然分开，便不能维系阴阳的永恒运动。正如朱熹所说："静者养动之根，动者所以行其静。"（《语类》）动之极即为静之始；静之极即为动之始。无静无动，便不能运动了。

阴阳一动一静的运动，主要表现在"升"和"降"两个方面。《素问·阴阳应象大论》中说："清阳上天，浊阴归地。是故天地之动静，神明为之纲纪，故能以生长收藏，终而复始。""清阳上天""浊阴归地"，就是阴阳一动一静运动的具体表现。如此升降运动不已，则一年四季春生、夏长、秋收、冬藏的变化亦无有止息。何以证明阴阳的升降运动呢？则如《素问·阴阳应象大论》所云："清阳为天，浊阴为地。地气上为云，天气下为雨，雨出地气，云出天气。"又《素问·六微旨大论》中云："升已而降，降者谓天；降已而升，升者谓地。天气下降，气流于地；地气上升，气腾于天。故高下相召，升降相因，而变作矣。"从下而上，即地阴上升于天阳，这就是"地气上为云""云出天气""气腾于天"；从上而下，即天阳降于地阴，这就是"天气下为雨""雨出地气""气流于地"。当升当降的时候为动，升已降已的时候为静，阴阳的动静即升降之相因的道理略尽于此。

3. 相互依存 "阴阳"既是相互对待的两个方面，而相对的任何一方面都是有属性的，都是互为影响、相互关联的，因而便有相互依存的关系存乎其间了。所谓"相互依存"，即阴中复有阴，阳中复有阳，阴中复有阳，阳中复有阴，既是对立面，又相合为一体。如《素问·天元纪大论》中说："寒、暑、燥、湿、风、火，天之阴阳也，三阴三阳上奉之。木、火、土、金、水，地之阴阳也，生长化收藏下应之。天以阳生阴长，地以阳杀阴藏。天有阴阳，地亦有阴阳。"

由于积阳为天，积阴为地，地本属阴，天本属阳了。但天体并不是绝对的纯阳，仍有阴阳两方面的对待体存在。厥阴之风、少阴之火、太阴之湿，是为天阳的三阴；少阳之暑、阳明之燥、太阳之寒，是为天阳之三阳。地体也不是绝对的纯阴，仍有阴阳两方面对待体的存在。厥阴之木、少阴之火、太阴之土，是为地阴的三阴；少阳之火、阳明之金、太阳之水，是为地阴三阳。正因为天上存在着阴，所以天阳下降，必然带着阴气以降；天上的阴，就是从地下的阴气而上升去的，阴从阳化，所以它必然随阳而下降。也因为地下存在着阳，所以地阴的上升，必然是随同阳气而上升的，地下的阳，就是从天上的阳气而下降来的，以阳助阴，所以阳升时必然会带着阴而上升。这种阴阳的相互依存规律，一般习称为"阴阳互根"，也就是相依为用的意思。

4. 两极反复 "反复"是事物运动变化的法则之一。当事物在运动中，一方向上演变，达到极度，无可再进的时候；势必一变而为其反面，如是不已，便称作"反复"。例如事物从无有而发生，由发生而渐充盈、发展，以至于极盛时，乃衰萎堕退而终于消亡。有终则有始，便又有新生的事物发生了。总之，凡事物由成长而剥落，谓之"反"；剥落之极，终而又始，则谓之"复"。反即"否定"，复为"更新"，因此"反复"的含义并不等于循环。《易传·象上传》说："反复其道，七日来复，天行也。"

天地之所以运行不息，也就是由于事物"反复"的变易而没有终止。《易传·象下传》又说："日中则昃，月盈则食，天地盈虚，与时消息。"一切事物的发展，都会达到"否定"的地步，事物发展到无可再进的时候，便一变而为其反面了。这反面便象征着事物的新生，也就是《易·系辞下传》中"穷则变，变则通，通则久"的道理。《素问·阴阳应象大论》中说："寒极生热，热极生寒。……阳胜则热，阴胜则寒，重寒则热，重热则寒。……故重阴必阳，重阳必阴。"这种物极必反的反复运动，也就是阴阳两极之间相互转化。例如，冬寒为阴，阴寒至极了，春温的天气便到来，所以"大寒"节以后，紧接着便是"立春"，这就是"寒极生热""重阴必阳"；又如，夏热为阳，阳热至极了，秋凉的天气便到来，所以"大暑"节以后，紧接着便是"立秋"，这就是"热极生寒""重阳必阴"。"重阳""重阴"，虽然年年如此反复，但今年之热并不同于去年之热，明年之寒也不同于今年之寒。所以这种阴阳两极的反复转化，实为螺旋式的上升。

阴阳的变化固属多端，而其运动的主要规律，实不外乎此。

（二）五行运动规律

五行运动的规律，总是表现在下列两个方面。

1.承制的常则　所谓"承制"，包括"相生""相克"两个方面。水生木，木生火，火生土，土生金，金生水，是为"相生"。相生的次序，是顺应一年五个季节的不断演进，如春木、夏火、长夏（六月）土、秋金、冬水，循序渐进，相生的道理便很显然了。一味地"相生"而无所约束，这是一定会影响事物的正常运动的，因而在"相生"的同时必须要有"相克"的机制，也就是互相约制。

如何"相克"呢？《素问·宝命全形论》中说："木得金而伐，火得水而灭，土得木而达，金得火而缺，水得土而绝，万物尽然，不可胜竭。"这样就构成了：金克木、木克土、土克水、水克火、火克金的相克顺序。金坚能伐木，木壮则土裂（达），土厚则水阻，水多能灭火，火焚可灼金，是为"相克"。如此相生、相克，实亦本于自然的物性，也就是互相依存、相互约制，这样五行之中的阴阳运动，便可能维持其正常。即《素问·六微旨大论》中所谓"制则生化，外列盛衰"也。犹言正常的相生、相制，变化不已，则显现于外的当盛而盛、当衰而衰，没有"过"与"不及"的偏倾现象了。

2.亢害的变异　所谓"亢害"，则是无所约制的妄动现象。《易经·乾象》中说："亢之为言也，知进而不知退，知存而不知亡，知得而不知丧。"像这样亢而无制，便将破坏事物的正常运动。"亢害"包括相乘、相侮的两个方面。

怎么叫作"相乘"呢？即乘其亢盛之气以凌之也。《素问·六气藏象论》中说："未至而至，此谓太过，则薄所不胜，而乘所胜也，命曰气淫。"淫气，即是太过的亢盛之气。所谓的五行"相克"，都叫作"所胜"，属于常态。如：金克木，即木为金之所胜；木克土，即土为木之所胜；土克水，即水为土之所胜；水克火，即火为水之所胜；火克金，即金为火之所胜。五行"相乘"。便属于变异之态。如：金假其亢胜之气而乘木，木假其亢胜之气而乘土，土假其亢胜之气而乘水，水假其亢胜之气而乘火，火假其亢胜之气而乘金。这便是五行的"相乘"，相乘和相克的不同点是：相克为常态，是正常的相互约制；相乘为亢胜之气，是非常有害过度抑制。

什么叫作"相侮"呢？《素问·五运行大论》说："气有余，则制己所胜，而侮所不胜。其不及，则己所不胜侮而乘之，己所胜，轻而侮之。""侮"即是"欺侮"之意，又称"反克"。如：金本克木，但木气有余，反能欺侮金，这就是"气有余而侮所不胜"；又如金气衰，木亦乘其衰而欺侮之，这就是"己所胜，轻而侮之"；木本克土，但土气有余，反能欺侮木，或木气衰，土亦能乘其衰而欺侮之；土本克水，但水气有余，反能欺侮土，或土气衰，水亦能乘其衰而欺侮之；水本克火，但火气有余，反能欺侮水，或水气衰，火亦能乘其衰而欺侮之；火本克金，但金气有余，反能欺侮火，或火气衰，金亦能乘其衰而欺侮之。

如此相乘、相侮，也就是凭其亢胜之气，相互乘袭，相互欺侮，则五行中的阴阳运动便因此而受到危害。即《素问·六微旨大论》所云："害则败乱，生化大病。"即是说，亢而无制则为危害，正常的运动遭到亢害而败乱失常，则不生不化，病变由是而发生。

于此可以看出，阴阳五行学说，在古代不仅具有朴素的唯物观，而且还具有自发的辩证法思想。

三、阴阳五行学说运用于生理

正如苏联 B.Γ.华格拉立克教授所说："在中医的概念中，认为脏器不仅是形态学上的一个单位，而且是一个机能单位。"（《对中医学研究和科学论证方面的见解》，载《新中医药》7卷8期）中医学关于生理方面的阐述，并不详细地描述脏器的形态，而主要是演绎其在功能方面的作用，并仍以阴阳五行为其最基本的理论依据。

《素问·金匮真言论》中说："夫言人之阴阳，则外为阳，内为阴；言人身之阴阳，则背为阳，腹为阴；言人身之脏腑中阴阳，则脏者为阴，腑者为阳。肝、心、脾、肺、肾五脏皆为阴，胃、胆、大肠、小肠、膀胱、三焦六腑皆为阳。"这说明，脏腑内外、形体内外，同样可以用"阴阳"的属性来概括。中医学认为肝、心（包括心包络）、脾、肺、肾五脏，均为贮藏精气的器官，其主要功能在贮藏而不泄漏。如《素问·生气通天论》中说："阴者藏精而起亟也。"五脏既能藏精气来适应全身的需要（起亟），所以"脏"

便属阴。胃、胆、大肠、小肠、膀胱、三焦，均为消磨饮食、排泻液汁和糟粕的器官，其主要功能在排泻而无阻滞。如《素问·生气通天论》中说："阳者卫外而为固也。"六腑既能消磨饮食而化气，并排泻液汁、糟粕于体外，所以"腑"便属阳。《素问·阴阳应象大论》中说："阴在内，阳之守也；阳在外，阴之使也。"五脏藏精属阴，为阳腑之内守；六腑行气属阳，为阴脏的外使。这就充分表明，阴脏阳腑之间的相互依存作用。

五脏六腑的阴阳属性既已确定，还须用五行学说的方法来分析。《素问·阴阳应象大论》中说："人有五脏化五气……木生酸，酸生肝……火生苦，苦生心（包括心包络）……土生甘，甘生脾……金生辛，辛生肺……水生咸，咸生肾。"所谓"生"就是"养"的意思，所谓"酸""苦""甘""辛""咸"，也不是指食味而言，是表述五行的"气"性，换句话说，就是用五行学说的道理抽象地演绎五脏的功能。中医学认为，五脏与六腑又有表里之联系。诚如《素问·调经论》所说："五脏者，故得六腑与为表里。"五脏与六腑表里联系的规律如下：肝脏合胆腑，肝主里，属于足厥阴经，胆主表，属于足少阳经；心脏合小肠腑，心主里，属于手少阴经，小肠主表，属于手太阳经；心包络脏合三焦腑，心包络主里，属于手厥阴经，三焦主表，属于手少阳经；脾脏合胃腑，脾主里，属于足太阴经，胃主表，属于足阳明经；肺脏合大肠腑，肺主里，属于手太阴经，大肠主表，属于手阳明经；肾脏合膀胱腑，肾主里，属于足少阴经，膀胱主表，属于足太阳经。

所谓"经"，即指各脏各腑的经络。经络通于足者，即称作足经；经络通于手者，便称作手经。于此看出，无论脏腑、经络，总是一阴一阳相配合的，因而在五行方面，六腑之五行属性即随其属脏之五行属性所在而确定。如：肝属木，胆亦属木；心属火（君火），小肠亦属火；心包络属火（相火），三焦亦属火；脾属土，胃亦属土；肺属金，大肠亦属金；肾属水，膀胱亦属水。不同的是，在脏之五行统属于阴；在腑之五行统属诸阳。阴阳中各具五行，五行中各有阴阳之理，于此亦足以说明了。

四、阴阳五行学说运用于病理

以上说明，人体的五脏六腑是相依为用的统一体，如果这种统一的关系被破坏了，即是病变发生的原因。《素问·阴阳应象大论》中说："阴胜则阳病，阳胜则阴病，阳胜则热，阴胜则寒，重寒则热，重热则寒。"阴阳出现了偏胜的现象，阳胜之极则为"热"，阴胜之极则为"寒"。

中医学认为，阳之性为热，阴之性为寒，阳热偏胜，阴寒不仅不能适应，反而阴从阳化，于是阳愈胜而为热了。阴寒偏胜，阳热不仅不能适应，反而阳从阴变，于是阴愈胜而为寒了。阴从阳化，是火反侮水；阳从阴变，是水来乘火。此即寒热病变之所由攸分。

但是，阴阳偏胜达到两极以后，势必随其"反复"的运动规律而转化，又转化为相反的两个极端，即"重寒则热，重热则寒"。例如，寒冷愈甚，干燥亦愈甚，寒为阴而燥为阳，即是"重寒则热"之变；炎热愈甚，潮湿亦愈甚，热为阳而湿为阴，即是"重热则寒"之变。重寒则热，为水极似火，阴盛格阳；重热则寒，为火极似水，阳盛格阴。

重寒则热，为真寒假热证。如许多退行性的慢性疾病，患者各部分的功能异常衰弱，衰弱之极，可能一时会出现"精神焕发""食欲增进""脉大""脉快""发热"等旺盛或紧张的现象，衰弱是其本来面目，表现出的是虚性兴奋的假象，这便是"重寒则热"病变的具体表现。重热则寒，为真热假寒证。如许多进行性的急性疾病，在体温过高的时候，患者反而会出现"四肢厥冷""皮肤青紫""脉搏微细"种种衰竭的现象，高热是其本来面目，表现出的是由高热而引起功能障碍的假象，这便是"重热则寒"病变的具体表现。

在疾病的过程中，所谓的"阴阳偏胜"，是用五行学说的生克乘侮关系来表述的。《素问·藏气法时论》中说："五行者，金、木、水、火、土也。更贵更贱，以知死生，以决成败，而定五脏之气，间甚之时，死生之期也。"也就是说，五行各有阴阳而互为盛衰，由其盛衰不同，五脏六腑病变之间的"甚""成""败""死""生"，都可以由此而判断出来。究竟如何分析判断呢？《素问·藏气法时论》中说：肝主春（木），足厥阴（肝）少阳（胆）主治，其日甲乙（木）……愈在夏（火）……甚于秋（金）……持于冬（水），起于春（木）。心主夏（火），手少阴（心）太阳（小肠）主治……其日丙丁（火）……愈在长夏（土）……甚于冬（水）……持于春（木），起于夏（火）。脾主长夏（土），足太阴（脾）阳明（胃）主治，其日戊己（土）……愈在秋（金）……甚于春（木）……持于夏

（火），起于长夏（土）。肺主秋（金），手太阴（肺）阳明（大肠）主治，其日庚辛（金）……愈在冬（水）……甚于夏（火），持于长夏（土），起于秋（金）。肾主冬（水），足少阴（肾）太阳（膀胱）主治，其日壬癸（水）……愈在春（木）……甚于长夏（土）……持于秋（金），起于冬（水）。"这里的"春""夏""秋""冬"都不是指自然的季节，而代表的是"木""火""土""金""水"。

这里用五行学说所要说明的，既有外在的五运六气气候的变化，又有内在的五脏六腑的生克关系。例如：肝在五行属甲乙木，肝的本身属于足厥阴经，与足少阳经的胆腑是一表一里的关系，肝脏为里属阴木，胆腑为表属阳木，阴木的肝和阳木的胆若发生了病变，可以按照五行学说相互生克的规律来分析和认识。即：木能生火，因而木病得着火气便能好转（愈于夏）；金能克木，因而木病遇着金气便会严重（甚于秋）；水能生木，如木病而遇着水气便能平稳（持于冬）；木病而得着木的同气的帮助也有起色（起于春）。这个规律的推演分析，中医学于临床上是有丰富经验的，而且还为我们指出了对某一脏腑病变的治疗方向，是很可宝贵的。其他脏腑亦照这样类推，不冗赘。

五、阴阳五行学说运用于诊断

人体的生理和病理，既是根源于阴阳五行运动规律的，则中医学所用的望、闻、问、切种种诊断方法，也是依据阴阳五行学说来观察和分析人体的种种变化。《素问·脉要精微论》中说："诊法常以平旦，阴气未动，阳气未散，饮食未进，经脉未盛，络脉调匀，气血未乱，故乃可诊有过之脉。切脉动静，而视精明，察五色，观五脏有余不足，六腑强弱，形之盛衰，以此参伍，决死生之分。"

中医的诊断方法，主要是通过"望""闻""问""切"几种直觉方法进行的。施行这些诊法时，中医学强调要在黎明平旦进行。其理由是被诊断人的"阴气未动，阳气未散"，这说明，中医诊断也是在观察"阴阳"之气的盛衰。正如《素问·方盛衰论》中说："持诊之道，先后阴阳而持之。……诊合微之事，追阴阳之变，章五中之情。……是以切阴不得阳，诊消亡；得阳不得阴，守学不湛。"

阴阳的概念是很广泛的。诸如：阳动阴静，阳刚阴柔；阳倡阴随，阳施阴受；阳升阴降，阳前阴后；阳上阴下；阳左阴右；数者为阳，迟者为阴；进者为阳，退者为阴；表者为阳，里者为阴；至者为阳，去者为阴；发生者为阳，收藏者为阴；阳之行速，阴之行迟；……这一切一切的阴阳变化，都可以通过"望""闻""问""切"诊法，从所能观察到的各个方面分析尽致。这就叫作"诊合微之事，追阴阳之变，章五中（指脏腑）之情"。同时，前面已经谈到阴阳并不是绝对孤立的，所以还要更细致地从阴病中省察其阳的状态，从阳病中省察其阴的状态。反之，便不能算是尽到诊断之能事。

不仅此也，还要求："微妙在脉，不可不察；察之有纪，从阴阳始；始之有经，从五行生；生之有度，四时为宜。……是故声合五音，色合五行，脉合阴阳。"（《素问·脉要精微论》）无论"望""闻""问""切"任何一种诊断方法，不仅要分辨"阴阳"，还要细细地分辨"五行"。如：肝属木为角音，心属火为徵音，脾属土为宫音，肺属金为商音，肾属水为羽音。角为木音，其音长；徵为火音，其音燥；宫为土音，其音浊；商为金音，其音响；羽为水音，其音清。又五色：肝木青，心火赤，脾土黄，肺金白，肾水黑。《素问·脉要精微论》中云："赤欲如帛裹朱，不欲如赭；白欲如鹅羽，不欲如盐；青欲如苍壁之泽，不欲如蓝；黄欲如罗裹雄黄，不欲如黄土；黑欲重漆色，不欲如地苍。""帛裹朱""鹅羽""苍壁之泽""罗裹雄黄""重漆色"等，是脏腑形色神气充足的表现，虽病尚未至阴阳两竭，都为吉兆；"赭""盐""兰""黄土""地苍"（尘土），是脏腑之阴阳败坏毫无神气可言的死色。

以脉言：肝主木，脉应弦，所谓"弦"即长劲有力，太过、不及均为病脉；心主火，脉应钩，所谓"钩"即脉搏来时很有力量，脉搏去时势衰而微，如曲钩之环大而末梢细，太过、不及则为心病；脾主土，脉应缓，所谓"缓"即软而不弱，有一种冲和之气，太过、不及均为脾病；肺主金，脉应毛，所谓"毛"即浮中带涩，有逐渐下沉的气象，但确乎不沉，太过、不及均为肺病；肾主水，脉应石，所谓"石"即脉于深部，沉而实在，太过、不及均为肾病。凡此脉象，"脉从阴阳病易已，脉逆阴阳病难已"（《素问·平人气象论》）。阴病得阴脉，阳病得阳脉，为从；病、脉之阴阳相反为逆。"从"者病变单纯，较易已；"逆"者病变复杂，便难已。

六、阴阳五行学说运用于治疗

"阴阳五行学说"既然能用于解释生理、病理、诊断各个方面，因而中医学的治疗理论，亦以阴阳五行学说为其依据。《素问·疏五过论》中说："圣人之治病也，必知天地阴阳，四时经纪，五脏六腑，雌雄表里，刺灸砭石毒药所主。"人生活在自然界中，大自然的阴阳四时变化必然会影响人体，这是外在的环境；脏腑有雌雄（阴阳），经络有表里（阴阳），这是人体内在的环境。在治疗时，如果不能掌握这内外环境阴阳的变化与疾病的密切关系，便很难懂得"刺""灸""砭石""毒药"种种治疗方法的运用。

如何掌握内外环境的阴阳变化来进行治疗呢？《灵枢·师传》中说："春夏先治其标，后治其本；秋冬先治其本，后治其标。"春夏为阳，阳气主发越于外，因而病常在外；"外"为"内"之标，所以应治其外在的"标"，再图其内在的"本"。秋冬为阴，阴气主敛藏于内，因而病常在内，"内"为"外"之本，所以应治其内在的"本"，再图其外在的"标"。这是联系四时阴阳变化而治疗的定法。

《素问·至真要大论》中说："调气之方，必别阴阳，定其中外，各守其乡。内者内治，外者外治，微者调之，其次平之，盛者夺之。汗之下之，寒热温凉，衰之以属，随其攸利。""中外"即是阴阳，审辨"阴阳"便得先定内外，病在内即治其内，病在外即治其外，这样的阴阳攸分是不容颠倒的，这是治疗的先决问题。"阴阳"既分辨清楚了，便当随其病变的轻重，进行治疗。如小有寒邪调之以"温"，小有热邪调之以"凉"，这就是"微者调之"的方法。病有大寒平之以"热"，病有大热平之以"寒"，这就是"其次平之"的方法。如实邪亢盛至极，便非直攻而夺取之不可。如邪盛于外，可以发汗；如邪实于内，可以攻下；寒盛，夺之以热；热盛，夺之以寒；温盛，夺之以凉；凉盛，夺之以温。诸如此类，无一不是随其阴阳变化之所在，而"衰之以属"也。

至于治疗的药物，亦不外运用五行气味的阴阳升降作用。《素问·至真要大论》中说："五味阴阳之用何如？岐伯曰：辛甘发散为阳，酸苦涌泄为阴，咸味涌泄为阴，淡味渗泄为阳。六者或收、或散、或缓、或急、或燥、或润、或软、或坚，以所利而行之，调其气使其平也。"所谓

"辛""甘""酸""苦""咸""淡"六者之性，实即五行之味，"辛"
为金味，"酸"为木味，"甘""淡"为土味，"咸"为水味，"苦"为火味。
"辛"味主散主润，"甘"味主缓，"酸"味主收主急，"苦"味主燥主坚，
"咸"味主软，"淡"味主渗泄。凡此气味，"升"而"轻"者为阳，"降"
而"重"者为阴。能掌握这五行气味的阴阳作用，便能各因其利而行之，达
到"调其气使其平"的目的。

七、阴阳五行运用于摄生

中医学早已明确了人体能适应自然界的阴阳五行变化便不会生病的道
理，提出"不治已病治未病"的观点，用这一摄生之道来唤起人们的注意。
摄生之道如何讲求呢？中医学非常强调是要注重适应四时阴阳的变化。《素
问·四气调神大论》说："夫四时阴阳者，万物之根本也。所以圣人春夏养阳，
秋冬养阴，以从其根。……逆之则灾害生，从之则苛疾不起，是谓得道。"

上面不少的地方已经谈到阴根于阳、阳根于阴、阴以阳生、阳以阴长的
道理。能在春夏之季善于保养阳气，以为秋冬之用；在秋冬之季善于保养阴
气，以为春夏之用。这就是讲求摄生的最根本功夫。譬如春季三月，正是阳
气发生之时，应该尽量保持心情舒畅，使神志亦和自然界的生命一般，欣欣
向荣，不要稍有损害，这便是保养"春气生发"的摄生之道；夏季三月，是
阳气越发壮盛的时候，人们便要经常保持着精神的充沛，并适当地使阳气有
所疏泄，这是保养"夏气壮长"的摄生之道；秋季三月，正是风高气爽，天
气劲急的时候，人们的神志应该尽量内敛，不要与这肃杀的秋气有所忤逆，
这是保养"秋气肃收"的摄生之道；冬季三月，正是外面冰封地冻、阳气内
藏的时候，人们也要着意使阳气潜藏，适当地保持温暖，不要受到寒邪的侵
袭，这是保养"冬气闭藏"的摄生之道。

在一年四季中，能把"养生""养长""养收""养藏"这四步摄养功夫
做好了，也就把"肝木""心火""肺金""肾水"四脏之气调摄适宜，中央"脾
土"便自然有所寄托，而经常保持其中和之道。相反，如不能分别四时而把
握阴阳，便如《素问·四气调神大论》中所说："逆春气则少阳不生，肝气
内变；逆夏气则太阳不长，心气内洞；逆秋气则太阴不收，肺气焦满；逆冬

气则少阴不藏，肾气独沉。""少阳"即肝胆木的生发之气，逆春气则木被郁而无所生发，势必病变由内而生；夏令属火，在脏腑为心与小肠，小肠为手太阳经，逆夏气则不仅心火衰竭，太阳小肠之火亦无所长养而洞虚于内了；肺主秋，肺气主内敛而清肃下降，如逆秋气，则手太阴肺不能收敛而降，反而焦燥逆满于上矣；冬令属水，在脏腑为肾与膀胱，肾主足少阴经，如果逆冬气，则真阳不藏于下而化气，阴经邪气独沉滞于下焦了。凡此病变，统为违逆阴阳变化之道而使然，正如《素问·四时调神大论》中说："从阴阳则生，逆之则死；从之则治，逆之则乱；反顺为逆，是谓内格。"

八、结　语

"阴阳"这一概念，是我国劳动者在较早的时期从生活实践中逐渐体验出来的；"五行"在最初的时候实是指人们日常必需的五种生活资料而言。因此，阴阳、五行的概念，都是唯物的。

到了春秋以后，阴阳、五行的概念逐步地发展成为一种学说，成为中国古代哲学的基础，而且还发展成为朴素的唯物主义的辩证的哲学体系。阴阳学说，着重在阐明事物的矛盾统一现象；五行学说，则在更具体地阐述事物相互依存、相互约制的整体观念和复杂的变化发展规律。阴阳五行学说运用于祖国医学领域时，成为一种认识论、方法论。无论在生理、病理、诊断、治疗、摄生等任何方面，中医学都是以阴阳学说来说明人体内部的矛盾统一，以及与自然界外环境的统一，以五行学说来具体说明机体内部的联系以及内外的联系，这种联系是在相互依存的同时又相互约制，以此维持人体正常的生理状态，当这种规律性的联系运动（相生相克）被破坏时（相乘相侮），则会发成病变的。

祖国医学对阴阳五行学说的运用，是用以观察自然与人体的联系，是用来说明人体生理、病理、心理的诸种现象，而不同于用以解释社会、历史、伦理等观念的唯心论者，因而中医学是建立在朴素的唯物主义的而不是唯心主义的基础上的。

辨证论治中的几个问题

（1966 年）

一、人与病

　　"疾病"是人体生理状况的反常变化，与其说医生的主要对象是疾病，毋宁说是病人。不仅是研究人类疾病不能离开人体而言，就是研究其他生物的疾病亦不可能离开其生物体。西医学的研究工作主要依靠动物实验，这一方法本来是好的，应该重视与恰当地应用。但是，如果把动物实验成果应用于给人治病的时候，就把人和动物等同起来了，只研究或只看到人和动物共性的方面，如循环系统、呼吸系统、低级神经活动之类的生理、生化改变等，而忽视了人不仅是生物的人而且是社会的人、具有主观能动性的人，这一人体生命活动的特殊性，这就从根本上没有理解人的本质，这样对人体疾病的认识就具有很大的片面性。

　　中医学对疾病的认识，很重视对人体体质个性的了解，因个体所具有的特殊性对疾病的整个过程是会有影响。徐大椿在《医学源流论·病同人异论》里有这样一段话："天下有同此一病，而治此则效，治彼则不效，且不唯无效，而反有大害者，何也？则以病同而人异也。夫七情六淫之感不殊，而受感之人各殊，或气体有强弱，质性有阴阳，生长有南北，性情有刚柔，筋骨有坚脆，肢体有劳逸，年力有老少，奉养有膏粱藜藿之殊，心境有忧劳和乐之别，更加天时有寒暖之不同，受病有深浅之各异。一概施治，则病情虽中，而于人之气体迥乎相反，则利害亦相反矣。故医者必细审其人之种种不同，而后轻重缓急大小先后之法，因之而定。"他从以下几个方面分析了人的体质的不同："气体有强弱""筋骨有坚脆"，这属于体质强弱的有所不同；"质性有阴阳""性情有刚柔"，这属于修养差别的有所不同；"生长有南北"，这属于居处地带对人体质影响的有所不同；"年龄有老少"，这属于人的体质在不同的年龄时期有很大的差异；"肢体有劳逸"，脑力劳动者和体力劳动者体质的差异也是很大的；"奉养有膏粱藜藿之殊，心境有忧劳和乐之别"，这属于生活环境的差异。

当然，人的体质的差异远不止于此，如男女性别的差异、职业不同的差异、思想修养的差异等等，都直接或间接地影响着"体质"和"疾病"的变化。例如在年龄方面，儿童、青年、壮年、老年，他们所患的疾病种类往往不同，而且同一疾病的病变表现也可能不同。如新生儿几乎不患麻疹和猩红热，但对皮肤病、胃肠道疾病、呼吸道感染等疾病特别敏感；动脉粥样硬化、癌瘤等病变，大多发生于老年人群；年轻妇女甲状腺功能亢进的发病率远远超过男性。中医学认为："小儿与大人异疗者，以有撮口、急慢惊、忤、疳、痫等候。"（《幼幼新书》引《万全方》）孙思邈在《备急千金要方·求子第一》中指出：月水去留、前后交互、瘀血停凝、中道断绝、胎妊挟病等，是妇人常见的疾病，且疗之难瘥。这些无一不是临床经验的总结。他如：矿工容易患的矽肺病，南方农民易患的桑叶黄病，北方农村中广泛存在的哮喘病，等等。研究如此复杂的人类疾病，如果忽视了人体体质的特殊性，怎样能够比较真实地认识疾病呢？以上是从疾病的发病分布而言。

在同疾病斗争的过程中人们发现，病人的心理活动能作用于生理活动，即精神因素能改变机体的物质因素，因此见"病"而不见"人"，亦会给治疗带来较大的妨碍。生理学已经证明，通过人类第二信息系统的心理活动，能够引起人体内部机能的改变。如乐观的情绪、坚强的信心，就能够调动机体内部的巨大潜力，影响内分泌功能的改变，加速代谢过程，从而增强机体的抗病能力；愉快、兴奋，可以使肾上腺素分泌增加，使血糖增高，使碳水化合物的代谢加速，肌肉活动能力加强，等等。又如许多事实也表明，精神创伤、消沉的情绪，能够引起大脑皮层功能的紊乱，从而在一些特定的条件下，引起机体部分的功能性或器质性的病变，促使疾病恶化。如高血压病人由于情绪激动，可以引起血压上升；溃疡病人因于忧虑，就可能引起旧病复发。

由此可以看出，病人的心理活动对生理机能具有重要的作用，甚至具有能动的改造作用。也就是说，心理活动和生理活动之间，既可以形成良性循环，也能够形成恶性循环。如病人具有坚强信心、乐观情绪、愉快心情等心理活动，会引起内分泌系统、新陈代谢等生理上的有利变化，加速疾病的痊愈；病人在生理上的有利变化，反过来又会作用于心理，使病人更加有信心，心情更加愉快。如此反复，形成了良性循环，从而提高疗效，促进疾病的治愈。相反，如果病人对疾病不了解或误解，于是怀疑、忧虑、悲观、恐惧等心理上的消极因素作用于大脑皮层，引起生理上一系列的不利变化，如此反复，就会形成恶性循环，从而抵消药物等治疗措施的效果，致使病情恶化，妨碍了对疾病的治疗。

"病"之与"人"，以"人"为重，这一思想在中医学里是具有相当基础的。如《素问·上古天真论》中说："所以能年皆度百岁而动作不衰者，以其德全不危也。""夫道者能却老而全形，身年虽寿，能生子也。"《素问·解精微论》中说："是以人有德也，则气和于目；有亡，忧知于色。"所谓"德"，就是指人的主观能动性，也就是生理方面的积极因素。

明代李中梓在"病"与"人"的问题上，颇知道"人"在疾病中的重要地位，他曾写过一篇《不失人情论》（出自《医宗必读》）的文章，对此有较详细的论述。文云：

"大约人情之类有三：一曰病人之情，二曰旁人之情，三曰医人之情。所谓病人之情者，五脏各有所偏，七情各有所胜，阳脏者宜凉，阴脏者宜热，耐毒者缓剂无功，不耐毒者峻剂有害，此则气之不同也。动静各有欣厌，饮食各有爱憎。性好吉者，危言见非；意多忧者，慰安云伪。未信者忠告难行，善疑者深言则忌，此好恶之不同也。富者多任性而禁戒勿遵，贵者多自尊而骄恣悖理，此交际之不同也。贫者衣食不周，况乎药饵，贱者焦劳不适怀抱可知，此调治之不同也。有良言甫信谬说更新，多歧亡羊终成画饼，此无主之为害也。有最畏出奇惟求稳当，车薪杯水难免败亡，此过慎之为害也。有境遇不偶营求未遂，深情牵挂良药难医，此得失之为害也。有性急者遭迟病，更医而致杂投，有性缓者遭急病，濡滞而成难挽，此缓急之为害也。有参术沾唇惧补心先痞塞，硝黄入口畏攻神即飘扬，此成心之为害也。有讳疾不言，有隐情难告，甚而故隐病状，试医以脉。不知自古神圣，未有舍望闻问而独凭一脉者。且如气口脉盛，则知伤食，至于何日受伤？所伤何物？岂能以脉知哉！此皆病人之情，不可不察者也。所谓旁人之情者，或执有据之论，而病情未必相符；或具无本之言，而医理何曾梦见；或操是非之柄，同我者是之，异己者非之，而真是真非莫辨；或执肤浅之见，头痛者救头，脚痛者救脚，而孰标孰本谁知；或尊贵执言难抗，或密戚偏见难回。又若荐医，动关生死。有意气之私厚而荐者，有庸浅之偶效而荐者，有信其利口而荐者，有贪其酬报而荐者。甚至薰莸不辨，妄肆品评，誉之则跖可为舜，毁之则凤可作鸮。致怀奇之士，拂衣而去，使深危之病，坐而待亡。此皆旁人之情，不可不察者也。所谓医人之情者，或巧语诳人，或甘言悦听，或强辩相欺，或危言相恐，此便佞之流也。或结纳亲知，或修好僮仆，或营求上荐，或不邀自赴，此阿谄之流也。有腹无藏墨，诡言神授，目不识丁，假托秘传，此欺诈之流也。有望闻问切，漫不关心，枳朴归芩，到手便撮，妄谓人愚我明，人生我熟，此孟浪之流也。有妒嫉性成，排挤为事，阳若同心，阴为浸润，是非颠倒，朱紫混淆，此谗妒之流也。有贪得无知，轻忽人命，如病在危疑，良医难必，极其详慎，犹冀回春，若辈贪功，妄轻投剂，至于败坏，嫁谤自文，此贪倖之流也。有意见各持，异同不决，曲高者和寡，道高者谤多，一齐之傅几何，众楚之咻易乱，此肤浅之流也。有素所相知，苟且图功；有素不相识，遇延辨证。病家既不识医，则倏赵倏钱；医家莫肯任怨，则惟芩惟梗。或延医众多，互为观望；或利害攸系，彼此避嫌。惟求免怨，诚然得矣；坐失机宜，谁之咎乎！此由知医不真，任医不专也。"

李中梓所说，其中有些内容不无可商。但是，做个医生，既要认识"病"，更要认识患病的"人"。把有关疾病发生、发展、转归（指疾病的结局，如痊愈、好转、后遗症、死亡等）的规律，以及有关同疾病斗争的知识，教给病人，在医生的指导下发挥病人的主动性和积极性，自觉地掌握、运用和配合医疗措施，维护机体的平衡，调解疾病与健康、生理与病理的矛盾，这些对疾病的治疗是很有意义的。

二、病与症

什么是"病"？什么是"症"？清人徐大椿是这样解释的："凡病之总者谓之病，而一病必有数症。如太阳中风，是病也。其恶风、身热、自汗、头痛，是症也。合之而成其为太阳病，此乃太阳病之本症也。若太阳病，而又兼泄泻、不寐、心烦、痞闷，则又为太阳病之兼症矣。如疟病也，往来寒热、呕吐、畏风、口苦，是症也，合之而成为疟，此乃疟之本症也。若疟而兼头痛、胀满、咳逆、便闭，则又为疟疾之兼症矣。若疟而又下痢数十行，则又不得谓之兼症，谓之兼病。盖疟为一病，痢又为一病，而二病又各有本症，各有兼症，不可胜举。以此类推，则病之与症，其分并何啻千万，不可

不求其端而分其绪也。"（《医学源流论·病症不同论》）

徐大椿所说，有正确的一面，也有不正确的一面。"病"与"症"有区分，"病之总者谓之病""一病必有数症"，这些都是对的，但他所举之例证却又有不对的地方。

第一，"太阳"不是个独立的"病"，而是"伤寒病"中的一个"证"，是由头痛、项强、发热、恶寒、脉浮等"症"构成的。如果把"太阳"叫作"病"，那么，"伤寒"又该叫作什么呢？又如何能符合他"病之总者谓之病"的说法呢？或者说，《伤寒论》中许多条义都提到"太阳病"，如何不能把"太阳"看作是独立的"病"呢？其实，《伤寒论》中有关的称谓本来就不是十分统一的。如第48条说："二阳并病，太阳初得病时，发其汗，汗先出不彻，因转属阳明，续自微汗出，不恶寒，若太阳病证不罢者，不可下，下之为逆，如此可小发汗。"第220条说："二阳并病，太阳证罢，但发潮热，手足漐漐汗出，大便难而谵语者，下之则愈。"第5条说："伤寒二三日，阳明少阳证不见者，为不传也。"这不是也叫作"证"吗？

第二，所谓"兼症"，概念也不清楚。一个疾病的多种症状有主次之分，常变之别，不必言"兼"。如头痛、项强、发热、恶寒、汗出，这些是构成"太阳中风证"的主要症状，至于鼻鸣、干呕等，则为次要症状。不管主症、次症，这些都是"太阳中风证"的常见症状。如《伤寒论》第71条云："太阳病，发汗后，大汗出，胃中干，烦躁不得眠，欲得饮水者，少少与饮之，令胃气和则愈。若脉浮，小便不利，微热消渴者，五苓散主之。""烦躁不得眠"是汗出伤津的变症，"微热消渴"是水热互结于膀胱的变症，如果照徐大椿所说，这些烦躁、不得眠、消渴等症，都是太阳病的"兼症"，这就说不通了。

徐大椿所举的伤寒、疟疾、痢疾等病的症状都是比较典型的，更多的临床所见之症是复杂的、不典型的，既像某病又不是某病，这就需要抓住一些主要的症状来分析其病机，即使一时不能判断是什么病，仍能取得应有的疗效，这就是所谓的"辨证论治"，即不管认识不认识"病"，中医学立法施治总是从"辨证"入手的。如伤寒病，首先要分辨是三阴经证，还是三阳经证；疟疾，首先要分辨是寒疟、热疟、食疟、痰疟；痢疾，首先要分辨是湿盛、热盛、为虚、为实。中医学绝对没有毫无"辨证"便进行治疗的道理。

有人问是否也有不辨证而施治的？如"虫症"之类的病，答复是否定的。

正如吴鹤皋所说："古方杀虫，如雷丸、贯众、干漆、蜡尘、百部、铅灰，皆其所常用也。有加附子、干姜者，壮正气也。加苦参、黄连者，虫得苦而安也。加乌梅、诃子者，虫得酸而软也。加藜芦、瓜蒂者，欲其带虫而吐也。加芫花、黑丑者，欲其带虫而下也。用雄黄、川椒、蛇床、樟脑、水银、槟榔者，治疥疮之虫也。用胡桐泪、莨菪子、韭子、蟾酥者，治龋齿之虫也。用川槿皮、海桐皮者，治风癣之虫也。用青葙子、覆盆叶者，治九窍蟨蚀之虫也……"（《医方考》）。的确，驱虫也是必须要辨证用药的。如"化虫丸"（鹤虱、槟榔、胡粉、白矾、芜荑、使君子、苦楝根、党参）为扶元、化滞、杀虫之剂，宜用于虫证之体弱脉虚者；"追虫丸"（黑丑、槟榔、雷丸、木香、皂角）为导饮、驱虫之剂，宜用于虫证之积饮不行者；"木香槟榔丸"（槟榔、木香、轻粉、贯众、鹤虱、使君子、干漆、锡灰、巴霜）为消积、杀虫之剂，宜用于虫证之冷积坚凝者；"榧子散"（用榧子四十九粒，砂糖煮透，每月上旬平旦空心服七粒，七日服尽）为和肝、醒脾、杀虫之剂，宜用于虫证之木胜脾亏者。如何能说驱虫就可以不辨证呢？

由此看来，不管已知的病或未知的病，"辨证"始终是重要的。甚至可以说，已知的病，也是经过了长期的不断地辨证，不断地施治，不断地总结，才被认识到的，知其为伤寒、为疟疾、为痢疾，等等。至于还有许多未知的病，仍然有待于我们在实践中不断地辨证，不断地施治，不断地总结，逐渐地认识它们，可以肯定的是，将来一定会被人们所认识的。

换言之，要认识疾病，首先要善于辨证。"辨证"之所以能"施治"者，就在于根据其症状表现而知其为表、为里、为寒、为热、为虚、为实中之某一"证"也。"证"代表着机体病变的某些实质，既抓住了病变的实质，当然就可以进行治疗了。

徐大椿在《医学源流论·知病必先知症论》中说："凡一病必有数症，有病同症异者，有症同病异者，有症与病相因者，有症与病不相因者，盖合之则曰病，分之则曰症。……又有同此一症，因不同，用药亦异，变化无穷。……每症究其缘由，详其情状，辨其异同，审其真伪，然后遍考方书本草，详求古人治法，一遇其症，应手辄愈，不知者以为神奇，其实古圣皆有成法也。"这就是说，"辨证"虽是极其复杂的过程，但也是有规律可循的，任何复杂的病变，总不外六淫、七情、脏腑、经脉几个方面的变化，分析其为在表、在里、为寒、为热、属虚、属实、是真、是假等证候，疾病的真相就会大白了。

三、正与邪

治病的唯一目的是保全人体、维护健康，而人体要保持其健康，有赖于脏腑间"精""血""神""气"的正常活动，这就是所谓的"正气"。如果"精""血""神""气"的活动反常，便要危及人体的健康，无论其因于"外感"还是因于"内伤"，统名之曰"邪气"。《素问·刺法论》中说："正气存内，邪不可干。"这说明"正"与"邪"是一对矛盾，要么是正气胜过邪气以维持人体的健康，要么是邪气胜过正气而引发疾病。医生治病的唯一目标，就是要扶持"正气"，消灭"邪气"，即所谓扶正祛邪。

在临证时究竟应如何维护人的正气呢？张介宾说："夫人身之用，止此血气。虽五脏皆有气血，而其纲领，则肺出气也，肾纳气也，故肺为气之主，肾为气之本也。血者，水谷之精也，源源而来，而实生化于脾，总统于心，藏受于肝，宣布于肺，施泄于肾，而灌溉一身，所谓气主嘘之，血主濡之，而血气为人之橐籥，是皆人之所同也。若其同中之不同者，则脏气各有强弱，禀赋各有阴阳。脏有强弱，则神志有辨也，颜色有辨也，声音有辨也，性情有辨也，筋骨有辨也，饮食有辨也，劳逸有辨也，精血有辨也，勇怯有辨也，刚柔有辨也。强中强者，病其太过；弱中弱者，病其不及。因其外而察其内，无弗可知也。禀赋有阴阳，则或以阴脏喜温暖，而宜姜桂之辛热；或以阳脏喜生冷，而宜芩连之苦寒；或以平脏，热之则可阳，寒之则可阴也。有宜肥腻者，非润滑不可也；有宜清素者，唯膻腥是畏也。有气实不宜滞，有气虚不宜破者；有血实不宜涩，有血虚不宜泄者。有饮食之偏忌，有药饵之独碍者。有一脏之偏强，常致欺凌他脏者；有一脏之偏弱，每因受制多虚者。有素挟风邪者，必因多燥，多燥由于血也；有善病湿邪者，必因多寒，多寒由于气也。此固人人之有不同也。其有以一人之禀，而先后之不同者。如以素禀阳刚，而恃强无畏，纵嗜寒凉，及其久也，而阳气受伤，则阳变为阴矣；或以阴柔，而素耽辛热，久之则阴日以涸，而阴变为阳矣。不唯饮食，情欲皆然，病有出入，朝暮变迁，满而更满，无不覆矣；损而又损，无不破矣。故曰：久而增气，物化之常也；气增而久，夭之由也。夫不变者，常也；不常者，变也。人之气质有常变，医之治病有常变，欲知常变，非明四诊之全者不可也。设欲以一隙之偏见，而应无穷之变机，吾知其遗害于人者多矣。"（《景岳全书·藏象别论》）

张介宾在这里阐述了三个问题：第一，人之正气有相同的一面，有不同的一面，若以正气与邪气相对而言，不同的一面是主要的，正因人的正气状况有所不同，其发生的病变亦自各殊；第二，正因为正气不同、病变各殊，医生在辨识病变的同时，尤其要认识到病人正气方面的特殊性，这有利于更好地把握住病变的实质；第三，无论正气与邪气任何一方面，它们都是会转化的，不是静止不变的，做医生的不能以静止的眼光来对待正气与邪气的关系。

越在病情复杂和严重的情况下，越要辨识清楚正气与邪气的关系，不能稍有疏忽，在此举张介宾之论以说明之。他说："经曰：得神者昌，失神者亡。善乎！神之为义，此死生之本，不可不察也。以脉言之，则脉贵有神。《脉法》曰：脉中有力，即为有神。夫有力者，非强健之谓，谓中和之力也。大抵有力中不失和缓，柔软中不失有力，此方是脉中之神。若其不及，即微弱脱绝之无力也；若其太过，即弦强真脏之有力也。二者均属无神，皆危兆也。以形证言之，则目光精彩、言语清亮、神思不乱、肌肉不削、气息如常、大小便不脱，若此者虽其脉有可疑，尚无足虑，以其形之神在也。若目暗睛迷、形羸色败、喘急异常、泄泻不止、或通身大肉已脱、或两手寻衣摸床、或无邪而言语失伦、或无病虚空见鬼，或病胀满而补泻皆不可施，或病寒热而温凉皆不可用，或忽然暴病即沉迷、烦躁、昏不知人，或一时猝倒即眼闭、口开、手撒遗尿，若此者虽其脉无凶候，必死无疑，以其形之神去也。再以治法言之，凡药食入胃，所以能胜邪者，必赖胃气施布药力，始能温吐汗下以逐其邪。若邪气胜，胃气竭者，汤药纵下，胃气不能施化，虽有神丹，其将奈之何哉！所以有用寒不寒，用热不热者；有发其汗而表不应，行其滞而里不应者；有虚不受补，实不可攻者；有药石不能下咽，或下咽即呕者。若此者，呼之不应，遣之不动，此以脏气元神尽去，无可得而使也。"（《景岳全书·神气存亡论》）所谓"神气"就是人体之正气，一个病人的正气强弱、有无，无论从脉象、形症各方面来看，都是有显而易见之征象的，都是可以认识的，无论病至何种程度，总以扶持正气为首要，所谓"扶正而不恋邪""驱邪而不伤正"之法也。

徐大椿把人体的正气称作"元气"。他说："疾病之人，若元气不伤，虽病甚不死；元气或伤，虽病轻亦死。而其中又有辨焉。有先伤元气而病者，此不可治者也；有因病而伤元气者，此不可不预防者也。亦有因误治而伤及元气者，亦有元气虽伤未甚，尚可保全之者，其等不一。故诊病决生死者，不视病之轻重，而视元气之存亡，则百不失一矣。"（《医学源流论·元气存亡论》）徐大椿的某些说法是可商议的，如说"先伤元气而病者"不可治，又说"诊病决生死者"可以不视病之轻重，这些认识都存在着片面性，但是他重视正气在病变过程中的重要性，强调必须预防病邪损伤正气，更不要误治而伤及正气等，这些认识在临证时都具有很重要的现实意义，不能轻忽。

在病变的整个过程中，正气常表现为"虚证"，邪气常表现为"实证"。例如：心之正气虚则怔忡而怯，邪气实则火炎而疮；肝之正气虚则目视不明或阴缩筋挛，邪气实则胁腹疼痛或晕或怒；脾之正气虚则水津不运而四肢不用，邪气实则腹胀而满、气闭身重；肺之正气虚则气短息微、皮毛燥涩，邪气实则上焦气逆而痰喘咳唾；肾之正气虚则二便失禁、遗泄、腰疼，邪气实则下焦壅闭而腹胀、便浊。五脏虚实病变这些规律虽然不是绝对的，但正气确无实证，邪气亦少虚邪，故"正"与"邪"之辨基本上是虚、实问题，正如《素问》所言"邪气盛则实，精气夺则虚"。

四、主与次

实际上"辨证"的过程就是认识疾病的过程，可以运用分析矛盾运动的方法来辨识疾病，否则就不可能真正地认识到疾病变化的实质。

所谓"主"与"次"是指"主症"与"次症"的关系。在疾病的发展、变化过程中，所表现出的"症"往往是复杂的，经常是矛盾重重，临证时面对这些复杂的临床表现，要用全力找出其主要症状来。所谓的"全力"，包括"望""闻""问""切"四诊再加上精细的分析，要分析出哪些症状是主要的，哪些症状是次要。《素问》里有"治病求本"之说，所谓"求本"就是抓主要矛盾。

《素问·标本病传论》有云："先病而后逆者治其本，先逆而后病者治其本，先寒而后生病者治其本，先病而后生寒者治其本，先热而后生病者治其本，先热而后生中满者治其标，先病而后泄者治其本，先泄而后生他病者治其本，必且调之，乃治其他病。先病而后生中满者治其标，先中满而后烦心者治其本。人有客气有同气。小大不利治其标，小大利治其本。"这段文字的意思说明，病变是极其复杂的，要抓住主要的病变来治疗，除非像中满和大小便不利这两种危急之候，可以从权救其危急而外（即所谓"治标"），其他任何疾病都不能放弃其主要矛盾来讨论治疗（即所谓"治本"）。当然，《素问》在这里只是在讨论治疗原则，若没有辨出"证"来，如何谈得上治疗呢？辨证时若没有抓住主要矛盾，治疗时又如何抓得住主要矛盾呢？下面我试举一"病"一"症"来说明这个问题。

例一，痢疾。

痢疾，无论中医或西医都认为是一个独立的疾病，其主要症状涉及三个方面：一是"粪便"，最初一日有数次软性腹泻便，次数逐渐增加，混有黏液、血液或脓，有腥臭味，有时放出强烈之恶臭，便数虽甚多（一日10至50次），但一次之量并不多；二是"腹痛"，尤以排便前沿降结肠及横结肠发生疼痛为特征，排便后有剧烈之里急后重感，有时全腹痛，尤以脐部疼痛为常见，腹部陷没，于降结肠尤其乙状结肠部可触及压痛性索状物；三是"发热"，多数患者仅有轻度之体温上升，但亦有高热者。因此，一般根据频数之腹泻、黏液便、里急后重感、降结肠尤其左髂凹之压痛性肿胀等症，即可诊断为"痢疾"，其中粪便的表现是最主要的。在西医，是根据细菌学及血清学之检查来做确诊的，中医学以其检查不能指导治疗而不甚注重，但辨证时仍以粪便的性状为主，主要分为赤、白二类。

"白痢"为气分受邪，初起即里急后重者，湿热凝滞也；色如豆汁者，脾经湿胜也；如粪便如鱼脑、鼻涕、冻胶者，脾虚冷痢也；便白脓须努责而后出者，气与热结也；如屋漏水，色尘腐者，元气惫甚也。"赤痢"为血分受邪，血色鲜脓紫厚者，热邪盛也；纯下清血而脉弦者，风邪盛也；血色紫暗，服凉药而益盛者，寒湿也；血色稀淡，或如玛瑙色者，阳虚不能制也。

其他"杂色痢"，凡粪便深黄而秽臭者，热也；粪便浅黄色淡不甚臭，或兼腥馊气味者，寒也；粪便黑而焦浓厚大臭者，火也；粪便黑而深色者，瘀血也；粪便青黑而腥薄者，肝肾败腐之色也。粪便既辨清楚了，再分析其"腹痛"的情况。如腹痛拒按而喜冷，必有热、有积；腹痛喜按好温，多为寒为虚。又其次观其体温之有无。如发热者，非夹表邪，即为里证；里证者又有虚实之分，阴伤而发热者，虚也；热毒熏蒸者，实也。再结合人之体质、脉之盛衰、舌苔之厚薄等，综合分析之，其为寒、为热、属虚、属实之证自判。于此亦明白了识病之后仍须辨证的道理。

例二，头痛。

头痛，是一个最常见的症状之一，而不是独立的疾病，在许多疾病中往往都会出现头痛，甚至在临床经常会遇到疾病不明而头痛非常突出的情况，成为当下主要的表现，还是要用辨证论治的方法来解除其痛苦，辨识之法可从三个方面着手。

一是从头痛的部位来辨：两额角痛或后项痛，属太阳；两侧耳前、发际痛，属少阳；前额间痛，甚连目齿，属阳明；颠顶痛，属厥阴；眉尖后近发际名"鱼尾"痛，属血虚；偏左侧痛，多属血分；偏右侧痛，多属气分。

二是从头痛的程度和性质来辨：卒痛而如破、如裂，无有休止，为外感；来势缓而时作时止，为内伤；痛而左右相移，为风火击动痰湿之证；痛起核块，或头响如雷鸣，为风邪阻遏经气。

三是从头痛时的脉症来辨：头痛而恶风寒、脉浮紧，邪伤太阳也；头痛而往来寒热、脉弦细，邪伤少阳也；头痛而自汗、发热、不恶寒、脉浮长实，邪在阳明也；头痛而身重、脉沉缓，太阴寒湿；头痛而足寒气逆、脉沉细，寒伤少阴也；头痛而吐痰沫、呕恶、脉浮弦，邪在厥阴也；头痛而抽掣、恶风，或兼自汗，风也；头痛而心烦、恶热、口干、脉数，热也；头痛而绌急、恶寒、战栗，寒也；头痛而昏重、眩晕、欲吐，痰也；头痛而汗热、脉虚，暑也；头痛而肢沉，天阴转甚，湿也；头痛遇劳尤甚，伴耳鸣、倦怠，其痛多在清晨，气虚也；头痛连鱼尾，其痛不甚，多在日暮，血虚也；头痛伴腹胀、呕吐，头心换痛，经滞气逆也；头痛而胸中痞满、嗳腐吞酸，伤食也；头痛而目昏紧小、二便秘涩，风火郁滞也。

以上系以头痛为主症者，若头痛不是主症，有其他的主症存在，便不必治头痛，只要主症去，头痛自愈。例如《伤寒论》中头痛、发热、汗出、恶风、脉浮缓的"太阳中风证"，这里的头痛便不是主要的，只要表邪一解，头自不痛。所以"桂枝汤"中并无止头痛、项强之药,而头痛、项强亦愈,就是这个道理。

要之,"病"的概念,中医、西医截然不同。西医所称的"病"大多数取决于病原体,如结核病、钩虫病之类;或者是就某种特殊病变的病灶而命名,如心肌炎、肺气肿之类;或者是就生理上的某种特殊变化而命名,如糖尿病、高脂血症之类。总之,西医的病名必取决于物理诊断和实验室诊断等,是比较具体的,但却是比较局限的。中医学所称的"病",或以病因的性质而命名,如伤风、伤暑之类;或以突出的症状而命名,如腹泻、吐血之类;或以病机的所在而命名,如肝气不舒、胃气不和之类。中医学所言之"病"虽然比较抽象或笼统,但从整体观出发来认识疾病的方法,其局限性比较少。因此,中医、西医的病名往往是对应不起来的,例如中医、西医都有"伤寒""痢疾"之称谓,但两者的概念是截然不同的,不能混为一谈。

中医学对疾病的认识要想具有同西医一般的概念,如肝炎、胃炎、支气管哮喘、再生障碍性贫血等等,那是不可能的,亦没有必要。中医学只要按照辨证的方法,抓住其中最主要的脉症,经过分析,辨识其为某种性质的证候,针对"证"进行治疗,同样能够取得疗效。相反,如果只依据西医的诊断,反而不能立法治疗了。例如西医的"再生障碍性贫血"(相当于中医的某些"骨髓痨"),血象中红细胞、白细胞、血红素、血小板,皆示显著的减少而毫无再生现象,甚至完全不见有核红细胞、多染性红细胞、嗜碱性点彩等,中医学是不能以此为依据而遣药组方来进行治疗的,中医学只能针对患者所出现的四肢厥冷、盗汗、消瘦、面色㿠白、唇干、舌淡嫩、消化不良、睡眠不好、脉细弱无力等一系列的精气两虚的表现,为之益气养精而立法,方用归脾汤、补中益气、六味丸之类进行治疗,或可取得一些疗效。

五、脉与症

"脉"之与"症"同是患者机体病变的外在表象,故在辨证的过程中最宜留心观察,才有助于立法施治,其中最关紧要的有以下几个方面。

（一）明顺逆

"脉"有阴阳虚实之不同，而"症"亦如之。脉病、形症相应而不相反者自然万举万当，稍有乖张便会给辨证带来许多困难，故"脉"之与"症"，首应从其"宜"与"不宜"加以深辨。

如伤寒病，当未得汗时，脉来浮大，属阳证，尚容易治疗，假使脉来沉小，便为阴证，每多变端；已出汗后，脉来沉小、安静为顺，浮大、躁急者为逆；此为正邪虚实之不同也。

又如温热病，热邪亢盛，绝无浮紧之脉，总以脉象数盛有力为顺，脉象细小无力为逆；得汗后，脉不衰反躁盛，尤逆也。

再如卒中口噤，其脉缓弱为顺，脉急实大数为逆；中风不仁，痿躄不遂，其脉虚濡缓为顺，脉坚急疾者为逆；中风，遗尿、盗汗，其脉缓弱为顺，脉数盛者为逆；中风，便、尿阻塞，其脉滑实为顺，脉虚涩为逆；中寒卒倒，其脉沉伏为顺，脉虚大为逆；中暑，自汗、喘乏、腹满、遗尿，其脉虚弱为顺，脉躁急为逆；暑风猝倒，其脉微弱为顺，脉散大为逆。大抵卒中之邪，无论风寒、暑喝，总以脉细小流连为顺，脉数大实坚为逆，脉散大涩艰尤非所宜，因为卒中暴厥，无不由于真气素亏，脉来小弱仅为正气之虚，若脉来数盛则见邪气之炽也。

内伤劳倦，脉来虚大者为气虚，脉细弦或涩者为血虚，若脉躁疾、虚大、坚搏，且伴大汗出、发热不止者为逆，以里气既虚不宜再见表气之开泄也。内伤饮食，脉来滑盛有力者多为宿食停胃，脉来涩伏模糊者多为寒冷伤脾，唯有用温消的办法最为妥当。噎膈呕吐，脉来浮滑而大便润者为顺，此虽因于痰气阻隔，但胃气尚存也，如脉来弦数紧涩而涎如鸡清、大便燥结者为逆，以气血枯竭、痰火菀结也。

腹胀，脉关部浮大有力为顺，脉虚小无神为逆；水肿，脉浮大软弱为顺，脉涩细虚小为逆，脉沉细滑利者病虽危犹可图治，唯有脉虚小散涩者最为不利；臌胀，脉滑实流利为顺，脉涩短虚微为逆；凡肿胀，脉象虽有浮、沉之不同，总以脉软滑为顺，脉短涩为逆也。

咳嗽，脉来浮软滑利者易已，脉来沉细数坚者难已；久嗽，脉缓弱为顺，脉弦急实大为逆；劳嗽、骨蒸，脉来虚小缓弱为顺，脉来坚大涩数为逆，脉弦细数疾者亦不利；上气、喘息低昂，脉来浮滑而手足温者为顺，脉来短涩而四肢寒者为逆。凡喘、嗽诸例，要以脉来软弱缓滑为顺，脉来涩数坚大为逆，脉缓滑为胃气尚存，脉坚涩则为胃气告竭之象。

肺痿，脉来虚数为顺，脉短涩为逆，脉数大实者亦不易治；肺痈初起，脉微数为顺，脉洪大为逆；肺痈溃后，则以脉缓滑为顺，脉短涩为逆。凡气病而见短涩之脉则为气血交败之征，故未可忽视。

下血，脉芤而小弱为顺，脉弦急实大为逆；衄血，脉沉滑细小为顺，脉实大坚疾为逆；吐血，脉沉小为顺，脉坚强为逆。盖阴血既亡阳无所附，宜其脉来芤软，若脉细数则阴虚火炎也，脉弦劲为胃气竭乏故亦难治。

痢疾泻下白沫，脉沉为顺，脉浮为逆；痢疾泻下脓血，脉沉小流连者为顺，脉数疾坚大者为逆；久痢，脉沉细和滑为顺，脉浮大弦急为逆；泄泻，脉微小为顺，脉急疾大数为逆。痢疾、泄泻都是胃肠受病，肠胃为水谷精微孵化之所，若见疾大数坚脉，徒见其谷气之消亡、邪气之旺盛故均为逆。

小便淋闭，脉来滑疾为顺，脉来涩小为逆；心腹痛，痛不得息，脉来沉细迟小为顺，脉来弦长坚实为逆；妊娠之脉，脉宜和滑流连，忌虚涩不调；临产，脉宜滑数离经，忌虚迟小弱，脉牢革尤非所宜；新产，脉宜缓弱，忌弦紧。

临证所见举不胜举，总以脉、症相符为顺，脉、症相反为逆。

（二）知异同

临证所见，往往有病同而脉异者，如同为六淫之病或七情之病，一时所患大致相似，而所见之症亦多相类，但患者的体质各有禀赋强弱之不同，以及生活习惯、性情修养、工作差异等种种悬殊，出现的脉象便不可能都是一样的。如同一失血症，有的脉来浮大而芤，有的脉来小弱而数，前者邪多在腑，后者内伤于脏。又如同一气虚证，有的气口脉来虚大而涩，有的气口脉来细小而弱，前者多属于劳伤，后者多见于脱泄。

亦有病异而脉同者，因为病的变化极为复杂，有内伤兼外感的，有阳证夹阴证的，有的虚中有实结，有的新邪杂旧邪，表里交错，为患不一，而在脉搏方面的反应，不外乎阴阳虚实之机，其中的细微见症未必都能尽显于指下。如一患太阳中风，一患瘫痪不仁，前者为暴感之邪，后者是前虚之病，但却都可能见到浮缓脉象，因为"浮"为有风，"缓"为气血不足也。又如一病虚劳骨蒸，一病疟病寒热，前者是肾脏阴虚，后者为少阳邪盛，但都可能见到关尺脉来弦紧，因为"弦"为有热，"紧"为有寒也。

所以临证时要脉、症互参，不能机械地把脉、症割裂开来谈辨证。

（三）辨从舍

临证所见，不仅"症"有真假，"脉"亦有真、有假。凡遇脉、症不甚相合时，便要考虑其中的"真假"关系。如本为阳证，却见阴脉；本为阴证，却见阳脉；本为虚证，却见实脉；本为实证，却见虚脉。究竟阴、阳、虚、实何舍何从？是很费踌躇的，但其中亦有基本的规律可循。

大凡实症而见脉虚的，其症多为假实；实脉而见症虚的，其脉亦多为假实。何以见得呢？如外见"烦热"之症，而脉象却甚微弱，便当考虑这是否为虚热；腹见胀满，脉来亦极微弱，便当考虑这是否为胃气弱的虚痞。既是虚热、虚痞，便不能"清"，也不能"攻"，这就要从脉之虚而治，不从症之实而治。又如，本无烦热之症，而脉见洪数者，便要考虑到不一定是真有火邪；本无胀滞之症，而脉来弦滑者，便要考虑到不一定真为里实。因此亦不要轻率地用清火、攻实的治法，这就要从症之虚而治，不从脉之实而治。

以上都属于假实症。至于寒邪内伤，或食停气滞，以致心腹急痛，脉搏沉伏、或促、或结等，这是由于邪气闭塞经脉而然，脉搏好像为虚，但有痛胀等实症可据，便可判定这虚脉是假而实症是真。如四肢厥逆，或恶风怯寒，而脉来滑数，这是由于热极生寒，外虽若虚而内确有烦热、便结等症可据，说明这虚症是假而实脉是真。以上便属于假虚症。

于此可知，有是脉实而无是实症，即可作假实脉论；有是症实而无实脉，即可作假实症论。能够辨别真假，即知所从所舍了。

又有以病之轻重为从舍者。如病本轻浅，别无死候，但因见在，以治其标，自无不可，此从症也；假使病关脏气，稍见疑难，便须详辨虚实，凭脉下药，方为切当。故有"轻者从症十唯一二，重者从脉十当八九"之说，看来"脉"的因素很重要，辨证时最不能忽略。

六、证与治

"辨证"既明，即当"立法"议治，由于证候是极其复杂的，所以治疗的方法亦多种多样，如汗、吐、下、和、温、清、补、消等，即一般所称的"八法"。在具体用这八法时，往往是综合运用的，只有极少数是单一地运用，综合运用八法也是有要领可循的。证候的表现虽然是复杂的，但其中虚、实两个方面是主要的，因此在立法施治时只要抓住虚、实这一主要环节，就可以简驭繁，其要领即在虚实补泻之中。"实者泻之""虚者补之"这看似很简单，但问题在于虚虚实实混淆糅杂不清。临证现实往往是虚中挟有实证或实中兼有虚候，欲用补法恐妨其实，欲用泻剂恐妨其虚，补泻掣肘不易切入，这时候便不由你不去精思熟虑审之又审了。关于虚实概括起来有三个主要方面：虚实相兼、虚实相因、虚实兼挟。

（一）虚实相兼

"虚实相兼"，临证时最常见的有这样两种情况。

一种情况是，病本来属于实证，表实应汗，里实应下，但由于医生的治法不恰当，或者是用药太过以致伤了真气，实邪未去又见虚候，就变成"实中兼虚"之证，这时立法便当"泻中兼补"。如《伤寒论》155条云："心下痞，而复恶寒汗出者，附子泻心汤主之。""心下痞"是由伤寒郁热之邪内陷而成，这本属实，但恶寒、汗出是由真阳虚竭、卫气不能固密所致，这便属虚，因其仍有实邪，故用大黄、黄连、黄芩以泻之，又因其阳虚不固，故用附子以扶真阳，这就是"泻中兼补"之一例。如果虚得厉害，不得已还要先补真气，俟虚证恢复后，再议用泻法。

另一种情况是，病人素来体虚，阴衰阳盛，一旦感邪，两阳相搏，变为实证，这是"虚中兼实"之证。面对这个证候立法，不用清凉无以解其热，不用荡涤无以逐其邪，但其虚体又不能不照顾，这时只有或从缓下，或一下便止不必尽剂，因为实邪不解无从受补，有邪而补徒增壅住，况且素来之虚损决不是暂补一二所便能挽回的，没有急于用补的必要。如《伤寒论》212条云："伤寒若吐、若下后，不解，不大便五六日，上至十余日，日晡所发潮热，不恶寒，独语如见鬼状。若剧者，发则不识人，循衣摸床，惕而不安，微喘直视，脉弦者生，涩者死，微者但发热谵语者，大承气汤主之。"病至"循衣摸床""微喘""直视"，证属虚惫之极，而犹用"承气汤"攻之者，以实去而阴始可回也，纵然下后可能顿见虚候，这时实邪既去，便大事调补，亦毫无所顾虑了。

（二）虚实相因

试举五例来讨论。

第一例，若遇脾气亏损者，久吐、久利遂使中气不行，遂至腹满、尿闭，这是因虚而变实之证，当其满闭急剧时，主以疏导为治，姑治其标未尝不是权宜之计，但此时如果丝毫不考虑到扶阳的一面，势必脾气愈败，竟致不可收拾。

第二例，如有肾阴不足者，往往出现潮热、心烦，甚至血溢、痰涌的下虚上实之证，这也是因虚而变实之证，当其痰火亢盛之时，主以清凉为治，姑治其标亦未尝不可，但完全不考虑到应当兼以润养的一面，就可能导致真元竭绝而不可救药。

第三例，有患痢疾者，症见腹痛、后重，如没有及时泻下，以致病积既久，津液日泄，羸劣日甚，这便是因实而变虚之证，立法施治，姑从扶阳生津亦不无理由，但是积久之病邪不得消磨，便有造成邪胜其正，立见危殆的可能。

第四例，病肝气壅实者，时或妄言、妄怒，稍久便脾气受制，饮食减损，日就委顿，这也是因实而变虚之证，这时姑从温补中气立法施治亦很有证据，但是如果不兼用清膈平肝之法，势必格拒不纳，欲补不能。如《伤寒论》"厚朴生姜半夏甘草人参汤证"的"发汗后，腹胀满者"就是自虚而实之证，所以既不纯补，亦不纯泻，而用且疏且补之剂，则两得其全。

第五例，又如《金匮要略》中记载的"虚劳病"，而因于干血、宿食病反而脉涩等，都是自实而虚之证，所以一用大黄䗪虫丸，一用大承气汤，因为干血化而虚损可复，宿食消而胃气自和也。

（三）虚实兼夹

"虚实兼夹"证有上下表里的区分，亦举四例言之。第一，表有实邪而里气却虚者，补其中而病自愈，因为病之仅在外者，只要胃气充实，便能托邪而出，抑且里虚无邪易于受补，如发背、痘疮之类是也。第二，实邪在里同时兼有虚候者，除祛实邪而病自愈，因为邪之属热，倘若补之必然反助邪壅，如虚人患"胃家实证""瘀血证""宿食证"等是也。第三，实邪在上而下元素虚寒者，必须揣摩其"脐腹"，确定果有邪实的征候后，可用"吐""下"的方法。第四，病属下虚而上焦素有热者，必须察其"心胸"，确定果无邪热隔阻后，可用滋补的方法。

以上"表""里""上""下"四例，均就病之属热者而言，若病属寒者，虚证尤多。正如《素问》所谓："气实者热也，气虚者寒也。"胃强多热，胃弱多寒，这是必然之理。虽然如此，还有两种情况需加以区分。

一是厥阴病之"上热下寒证"，这个"上热"虽未必为实邪，但不能否定犹有邪存，所以要凉、温并用，方为合辙。二是寒病亦有阳气虽虚但确有实邪者，因其胃气固弱，唯关门犹有权，以致痼寒宿冷僻积一处，或者与邪相并，或者触时气而动，像这样的内实证，当初起"满""闭"犹未甚之时，只需温利之即可，若"满""闭"已甚，攻下反在所禁，唯有温散之一法，因为寒邪虽为胃之所畏，但病实至极必伤胃气而变为纯虚证。故《伤寒论》第 277 条云："自利不渴者，属太阴，以其脏有寒故也，当温之，宜服四逆辈。"第 279 条云："本太阳病，医反下之，因尔腹满时痛者，属太阴也，桂枝加芍药汤主之。"第 280 条云："太阴为病，脉弱，其人续自便利，设当行大黄芍药者，宜减之，以其人胃气弱，易动故也。"又如《金匮要略·腹满寒疝宿食病脉证治》中说："腹满时减，复如故，此为寒，当与温药。"又说："心胸中大寒痛，呕不能饮食，腹中寒，上冲皮起，出见有头足，上下痛而不可触近，大建中汤主之。"因此说，寒病之实证宜于温补，不能够与病热的虚证犹有清涤之一法一途而论。

辨证既准，立法时抓住虚实补泻的要领，而于微甚多少之际，详为斟酌，则苛正攻守，著著中法，必然会收到良好的疗效。

七、方与药

辨证既确，法即随之；治法既立，方即随之。因此，选方遣药是辨证论治的最后阶段。譬如一般的风温病，初起稍有发热、咳嗽、口微渴、脉浮细而数，乃为风热邪气外伤皮毛、内舍肺络之候；唯其热犹未甚，便宜用辛甘化风法，以疏风清热、宣肺止咳，桑菊饮最是理想的方剂；方中的桑叶、菊花、杏仁、连翘、薄荷、桔梗、甘草、苇根等，大都是辛凉微苦之品，善于宣透风热，以维护肺气的清肃；如果见气粗似喘，便不是一般的风热问题了，乃燥热伤于气分之候，当在"桑菊饮"的基础上加用石膏、知母，以清热润燥；如果发热于晚上加重，舌质呈绛色，阵阵烦躁，又为热邪渐入营分的证候，可酌量加玄参、犀角；假使是有热邪深入血分的情况，还当去掉薄荷、苇根的辛散，加入麦冬、细生地、玉竹、丹皮等以清热养血之药；如果肺热特甚，不妨加入黄芩的苦泻；渴得厉害，说明热甚津伤，可考虑加入大量的天花粉，等等。当确定用"辛甘化风"法，并选用"桑菊饮"治疗时，此过程即"立法选方"；由于证情有了变化，"桑菊饮"原方不完全适应，从而需加加减减，此过程即"遣药"。"方"和"药"的密切关系于此可见。

有人认为，辨证立法之后，只需对证下药，不必选方。这亦未尝不可，但总不如选方的好。其理由有三：第一，方剂是临床药物运用的进一步发展，药物经配伍成为方剂后，就同单味药的原有效果有所不同，既能增强原有的药效作用，更能调和偏胜、制其毒性，能够更全面地适应复杂的病证，以及消除或缓解对人体的不利影响；第二，无论是"经方"还是"时方"，凡是效果较好的方剂都经过若干人长时间的、无数次的临床实践过的，有丰富的治疗经验于其中，如果掌握运用得恰当，效果非常显著；第三，临时遣药，虽然亦可以成方，但由于时间仓促，考虑未必周到，又无治疗实践作基础，其效果必不如经验方来得准、来得快。因此，能掌握一些疗效较好的成熟方剂，备作临证时选用还是必要的，但同时亦还要熟练地掌握一些药物的主要功用，备作对症的加减，这样用方既活，遣药亦灵。

"方"之与"药"是辩证统一的，不可能把两者割裂开来对待。徐大椿说："若夫按病用药，药虽切中，而立方无法，谓之有药无方；或守一方以治病，方虽良善，而其药有一二味与病不相关者，谓之有方无药"（《医学源流论·卷上·方药离合论》）。徐氏所说，本在"可解"与"不可解"之间。方药所以治病，只要能治好病，无论是"有药无方"也好，"有方无药"也好，这些都不是原则问题，从这个角度来说徐氏这一认识是"不可解"的。但徐氏亦指出，既不能"按病用药"，也不要"守一方以治病"，这一点又是"可解"的，从中可以体会到"方"与"药"的辩证关系，掌握这种关系加以灵活运用，不能把方、药割裂开来。

如何才能掌握"方"与"药"的辩证关系呢？主要在于加减用药方面。病证的变化是错综复杂的，医生所掌握的方药又是有限的，如果不会加减用药，便将无法应对错综复杂的病变。至若巧于加减者，凡是大致相同的病而其所现之症或有不同亦不另立方药，就在同一个方剂的基础上就其现症之异而为之或加或减，这样则事半功倍，取得非常好的疗效。

例如《伤寒论》中的桂枝汤，其主要作用是通阴和阳、调理营卫、解肌祛邪，故凡症见头痛、发热、恶风、脉浮弱、汗自出者，不拘何经都可以运用，不过以脉弱、自汗为主症，只要抓住这一特点，关于桂枝汤的加减应用便掌握了。如邪伤太阳，经络之气有所不通，而见项背强直者，便加入葛根，以宣通经络之气，而名桂枝加葛根汤；如风寒壅滞上焦而见喘逆者，便可以加入厚朴、杏子，以降气逆；如因下后阳虚，表邪渐入客于胸中，以致脉促、胸满者，可于方中减去芍药，免再导邪气入于营中；如果阳气欲脱，竟致身寒者，还可以考虑加入附子以固护阳气。这是以"方"为基础就"药"加减于其间的一类例子。再如风气外薄，为寒所恃，郁而不散，以致面有热色、身痒、汗不出者，用桂枝麻黄各半汤以两解风寒；如风邪泊于营卫，动静无常，致呈"形似疟"，而一日再发者，便用桂枝二麻黄一汤。这是以两方为加减的一类例子。又如表邪未解，且复径入膀胱，以致阴邪迅发而作奔豚者，则加重桂枝剂量而成桂枝加桂汤，这又是从药味的剂量轻重为加减的一类例子。

以上所举，说明方药经过加减后，虽然各有其不同的特点，究竟本方的主要精神仍然存在，所以本方的名亦仍然存在。至于桂枝汤倍用芍药加入饴糖，看来加减的变化也不大，但却不名桂枝加饴糖方，而另取名建中汤，这是经过加减后，药味虽大体相同，而主要作用则完全不同了。对每一方剂的加减，都能掌握到这样的程度，临证用起来便灵活多了。

运用方剂的另一面是贵在"简约"。《灵枢·禁服》中说："夫约方者，犹约囊也，囊满而弗约，则输泄，方成弗约，则神与弗俱。"所谓"约"是要约、简约的意思，就是适其宜而无所偏。有的人喜用"经方"而反对"时方"；有的人好用"古方"而轻视"今方"；有的人推崇"伤寒方"而蔑视"温病方"；有的人习惯用"温补方"而不习惯用"寒凉方"。凡此种种，都是不得用方的"要约"。其实方无分今古，剂无论寒热，各有其所效，亦各有其所不效。确切地掌握住效用的一面，能取得疗效或者能更好地取得疗效，便达到了选方的目的。经方、时方之争，伤寒方、温病方之争等，是没有多大意义的。

"简约"是指处方用药唯求简当不在繁多。《伤寒论》方的一大特点就是用药简练，一般都在四五味或五六味之间，这一点是很值得学习的。其后也有不少极其简练的方剂，如四君子汤、四物汤、二陈汤、左金丸、二神丸、失笑散、金铃子散、丹参饮、磁朱丸、当归补血汤、更衣丸等等，都是配伍极其简练而效用极其确切的名方，比起《伤寒论》诸方，实有过之而无不及。

怎样才能把方药处理得极其简练呢？运用抓主要矛盾的思维方法便不难做到。既辨识了证候的主要矛盾方面，便选用效方灵药以专攻其主要矛盾之所在，其配伍用药必然是简练得当。相反，如果认证不当，选方不活，遣药不灵，其处置出来的"方"，必然是品味多而攻补杂施的了。

"单方"与"专方"的问题也不能忽略。在医籍文献或民间中都保存有许多药味极其简单而效用又甚敏捷的单方、验方，这些都是从大量的临床经验中提炼出来的，如黄药子之消瘿气，茵陈蒿之退黄疸，皆效验卓著，历试不爽。至于在辨证的基础上选用少数效验比较可靠的"专方"来运用，这样容易得出规律，便于推广运用，都是目前急待解决的问题，亦提出来与大家商榷。

中医"证候"有待于现代医学进行研究的几个问题

（1975 年 10 月 31 日）

中医辨证，主要是根据病人所有的全部症状（包括舌苔、脉象）以及发病的原因、病变的经过、治疗的情况等等，运用中医的基础理论如：脏腑、经络、病机、八纲各种知识，进行综合分析，探索疾病的病理变化，判断疾病的所在部位，明确疾病的主要成因，最后对疾病做出属于什么性质的"证候"的诊断，这就是辨证。当认识全部症状、追求病因、理解病情的第一步，还属于认识事物的感觉阶段。到了运用中医基础理论，结合病情，进行综合分析，明确属于某一证候的第二步，才属于认识事物的概念、判断和推理的阶段。因此说中医辨证论治的过程，就是对疾病由浅入深，由表入里，从感性到理性，从现象到本质的认识过程。于此不难理解辨证，就是把疾病所表现的复杂症状，经过综合分析而判断成为某一种证候。从某种意义上讲，证候就是中医的诊断结论。所以一般认为中医的辨证论治是具有朴素的辩证法思想的。它符合把握矛盾的特殊性，不同的矛盾用不同的方法解决的辩证法精神。

现代医学主要是侧重从病变局部来认识疾病，所以它在临床是以辨病为主，和中医辨证侧重整体变化来认识疾病，有些不同。按照辩证法的精神，整体可以概括局部、局部不能概括整体。"因为局部性的东西是隶属于全局性的东西的。"过分地强调局部，就容易把疾病在人体的变化孤立起来看待它，而事实上病理变化是和其他事物一样，即"每一事物的运动都和它的周围其他事物互相联系着和互相影响着"的。我们要如实地反映疾病的变化，而不从其互相影响、互相联系的关系去认识它，是不可能反映其真实病变的。毛主席说："只看见局部，不看见全体，只看见树木，不看见森林。这样，是不能找出解决矛盾的方法的。"因此辨证与辨病这两种方法应该辩证地统一起来，当前中西医结合要做的工作虽然很多，但我认为辨证论治这一课题是很值得研究的。

一、从医疗实践来进行"证候"的研究

搞中西医结合，首先通过医疗实践进行研究，这是最好的方法，因为它可以通过疗效来说明问题。但现在在实际工作中，西医同志往往认为中医辨证缺少客观指标，难于掌握，便忙于套上现代医学的分型和过于简单地搞协同处方，结果便大大地影响了疗效。因所分病型，既与中医所辨"证候"有出入，同样不能达到客观指标的目的，而所订的协同处方仍有很大的局限性，不能统统取得良好疗效，甚至无效。我们认为：辨准了"证候"，便是客观指标。不过这一指标比较复杂，一定要很好地运用中医的整体观进行较细的综合分析，才可能得出来。例如：对于一氧化碳中毒性精神病病人，西医病理学认为大脑皮层因缺氧而受损害、被损害的脑细胞无法逆转、病人意识无法恢复，因此只能采用营养疗法和支持疗法。中医则根据病人所出现的幻视、幻听、妄想、激动、木僵、忧郁、痴呆等一系列精神异常证状，而认为是心窍阻塞的病变，至其阻塞之因，或为蓄热，或为痰迷，或为气结，或为痰热，因而可以分辨成为心经蓄热、痰迷心窍，痰火积心等证候，进而用不同的"泻热清心""涤痰开窍""清火涤痰"等治法，同时配合西医的支持疗法，使这种病的显效率达百分之七十。用中医辨证的方法配合治疗，何以竟能使病人脑细胞得以逆转？这其中所谓"心窍""痰热""气结"等，便很值得我们运用现代科学方法进行深入的研究，从而提高中医辨证的理论，或者竟可以通过研究提供较精确的客观指标来。

二、从临床医学来进行"证候"的研究

无论任何疾病，它所出现的症状不管怎样复杂，它们之间总是互相联系、互相影响的，决不能把它们割裂开，孤立起来对待。中医辨证的要点之一，就是要找到各个症状互相联系和影响的关系，而且还要找出它们之间谁是主要的，谁是非主要的，抓住主要矛盾，进行联系和分析，究竟是属于什么性质的证候？便得以分辨出来了。例如：神经衰弱，从西医来说，对它的认识可能是不明确或不具体的。但中医分别抓住它在临床上的几个主要表现如：精神疲乏、神经过敏、失眠、疑病、焦虑和忧郁等，再行分别联系其从属的症状进行分析，如以精神疲乏为主症的，往往同时出现有：注意力不集中、头昏脑胀、记忆力减退、食欲不振、肢冷、性欲减退、月经不规则或闭经。脉来沉细无力、舌淡苔薄等，则知其为"脾肾阳虚，清阳不升"的证候，用补中益气汤加附子，藉以温阳升清，往往能取得一定的疗效。其他几个主要症，亦联系其周围的从属症状进行分析，同样可以用辨证论治的方法取得疗效。又如：冠心病的心绞痛，这病西医的认识是较具体的，主要是缺血缺氧的问题，因而在治疗方面，主要是扩张动脉，增加冠状循环的血流和减少静脉回流血量，以减轻心脏负荷和心肌对氧需要的一法。而中医辨证，则有属于心阳不足、心气阻滞、心阳不宣、痰浊痹着、阴寒凝闭、气滞血瘀诸种证候的不同，因而在治疗方面便有扶心阳、通心气、宣心阳、祛痰浊、散阴寒、化瘀血种种的方法。对这些证候发病的实质进行科学研究，很有可能提供新的理论根据，藉以丰富临床医学的内容。

三、从基础医学来进行"证候"的研究

上海第一医学院附属华山医院冠心病治疗组在这方面做得很有成就。他们治疗心肌梗死病总结出"芳香开窍解危救急、活血化瘀攻除病邪、宣痹通阳助肺健心、扶正养阴调治整体"四个环节。尤其是后两个环节，很值得学习。他们认为心肌梗死病人由于心脏搏动力和呼吸功能普遍减弱，不少老年病员并发肺炎患慢性支气管炎，痰多胸闷，个别病人还有脑缺氧表现。这表明心肌梗死与整个循环功能失调有关，也表明心功能损伤必然导致肺功能减弱，肺功能削弱又反过来损害心功能。这一脏腑间的整体联系，西医是比较忽略的，几乎没有积极调整心肺功能的措施，甚至当病人发生缺氧危险时，才仓促应付，输给氧气。但中医辨证的认识，却以心肺关系非常密切，肺主气，心主血，气行血行，气止血止，而营血之正常运行，即有赖于肺所主之宗气为之先导。如果宗气的运行发生障碍，心所主之血脉，必然随之阻滞。因此心肌梗死的病变，绝不是孤立出现的，而是和宗气障碍的发生是必然相联系的。这就引起他们在治疗上坚持两点论，既注意心肌器质性病变，又注意心肺功能病变，于是采用"宣痹通阳"法，使活血与通气相辅相成，病人终于呼吸好转，心跳均匀，胸闷消除，改变了原来心跳不齐、痰浊多、舌苔

腻、胸口闷、手足冷、指甲发紫等阳气阻滞的症状。至于控制肺炎，调整血压，就采用特效性较强的西药。这样对中医学吸取其整体观念之长，剔除其对病理细节认识粗略之短；对西医学吸取其在生理、病理、生化、解剖基础上对局部病变认识清晰之长，舍弃其忽略整体联系之短。取长补短，互相结合，闯开了治心肌梗死的宽广道路。他们最后还认为心肌梗死的基本原因，与患者机体生理功能失调和抵抗力的下降分不开，因此必须对患者整体进行调治，藉以巩固成效。从一般西医治疗来说，是很少考虑这个问题的，他们却按照中医辨证的原理，把病人虚弱的情况分作阳虚、阴虚等五种基本类型，用不同的调治方法，阳虚型，扶正助阳；气阴两虚型，扶正养阴；阴虚型，养阴清热；阴阳两虚型，阴阳并补；阴虚阳实型，育阴潜阳。这种分型，实即是分辨的"证候"。这样同病异治，既注意到疾病的共性，更注意到病员的个性。据报道大部分病员经过以上治疗，两周左右症状缓解，一个月左右能下床活动。还有一部分病员恢复了工作能力，重返社会主义战斗岗位。这样把辨病与辨证从理论上结合起来，做到从疾病的特殊性和普遍性两方面及其相互联系上去认识疾病，是有重大的理论意义和实践意义的。

四、从方药疗效来进行"证候"的研究

中医所用的药物和方剂，都是为辨证服务的。辨证有气虚、血虚的证候，药物便有益气药和补血药，方剂亦有益气方和补血方。而药与方又是不能分离的，因为虽有使用单味药的时候，毕竟是少数，绝大多数都是由单味药配成复方，才能更好地运用。因而中医的方药成分复杂，用途也较广，不像西药那样单纯。例如中医的滋阴补肾方剂、活血化瘀方剂，经过辨证，只要证候相同，对多种疾病都有治疗效果。这些方剂究竟怎样在人体内发挥治疗作用？在人体的哪些部位起作用？既是西医理论无法解释的，而且在实验室亦往往得不到验证。因此，建议研究中药的同志，不仅研究单味药，还要研究复合的方，不仅研究复合的方，还要同中医的辨证结合起来进行研究，这样不仅有助于阐明中医辨证的本质，也可能会发现一类药物的共同药理作用，为新的药物分类提供根据，给创造新药学迈出了一步。如果只限于搞单味药，只着眼于提单味药的有效成分，麻黄素的研究快有一百年了，但实际的运用

与中医辨证使用疗效的还是两回事。当然，植物化学分析还是必要的，但是否可以多走几条路，步子迈大一些，和中医辨证的研究结合起来，可能有更多的临床现实意义。黄河制药厂试制成一种治流感的新药片，就是在西医退热药的基础上，再加上中医辨证应用的清热解毒中草药，疗效就高于单纯的西药，这也就是一个好的苗头。

总之，中医和西医是在不同的历史条件下发展起来的，分别受到当时当地的社会经济、科学文化、哲学思想的影响，形成各自不同的理论体系。但是，中医和西医之间并没有什么不可逾越的鸿沟。既然两者研究的对象都是人体，那么，它们之间总有共同之处，差别中有统一，完全能够彼此交流。自无产阶段文化大革命以来，批林批孔运动的深入发展，极大提高了革命医务人员的思想觉悟，他们解放思想、破除迷信、勇于实践、敢于创新，促进了中西医结合工作的飞跃发展。西医学习中医蔚然成风，由中西医合作的针刺麻醉、中药麻醉、治疗聋哑、骨折、白内障、急腹症、大面积烧伤等多种疾病，更是雄辩地证明了这一点。从最近的一些报道看来，对中医辨证的研究，已经有了可喜的成就，这是贯彻毛主席革命卫生路线的辉煌胜利，也进一步证明了毛主席指示的中西医结合是我国医药学发展的唯一正确的方向。

（编者按：本文系任应秋在西安所做之学术报告）

谈谈中医的"辨证论治"

（原载《陕西新医药》1976 年第 1 期）

一

"辨证论治"这一中医认识和治疗疾病的方法，远在秦汉（公元前221－公元219）时期便已为当时的医务工作者所掌握，具体地反映在《伤寒论》《金匮要略方论》[1] 等许多古典著作里面。其中记载"辨证"的理论以及"论治"的方法，直至今天对于临床实践仍具有一定的指导意义。因此，了解和掌握"辨证论治"这一方法，就成为继承和发扬祖国医药学遗产的一个非常重要的问题。

所谓"辨证"，主要是根据病人的症状（包括舌苔、脉象）以及发病的原因、病变的经过、治疗的情况等等，运用中医的基本理论如：脏腑、经络、病因、八纲[2]各种知识，进行综合分析，探索疾病的病理变化，判断疾病的所在部位，明确疾病的主要成因，最后对疾病做出属于什么性质的"证候"的诊断，这就是"辨证"。毛主席教导我们："认识的过程，第一步，是开始接触外界事情，属于感觉的阶段。第二步，是综合感觉的材料加以整理和改造，属于概念、判断和推理的阶段。"[3]遵照毛主席这一教导来理解中医"辨证论治"的过程，就是对疾病由浅入深、由表入里，从感性到理性，从现象到本质的认识过程。于此不难理解所谓"辨证"，就是把疾病所表现的复杂症状，经过综合，分析而判断为某一种"证候"。从某种意义上讲，"证候"就是中医的诊断结论。

认识和治疗疾病，为什么必须经过"辨证"呢？因为一个疾病的"症状"与"证候"是截然不同的。症状只是疾病的个别的表现，它不能说明疾病整个病变的本质。只有根据疾病所表现的全部症状（包括舌苔、脉象等等）经过综合、分析、推理、判断，得出了属于某一种"证候"的结论时，才算是说明了疾病整个病变的本质。只有确定了"证候"之后，立法"论治"才有依据。因此说，"症状"仅是"辨证"的依据，惟"证候"才是"论治"的根本。如果以"症状"为依据进行治疗，那是"头痛医头，脚痛医脚"，是一种不彻底的疗法，也是一种不科学的疗法。只有以"证候"为根据进行治疗，才是从根本上治疗，比较彻底的治疗。所谓"对证下药"，就是要针对"证候"，而不是针对着"症状"。例如外感疾病中的咳嗽，是一个最常见的"症状"，要想迅速地止咳，必须分辨出它是属于什么"证候"的外感咳嗽，才能立法治疗。咳嗽而发热、自汗、恶风、鼻塞、声重、脉浮，这是风邪犯肺；咳嗽而发热、无汗、恶寒、胸痞、声嘎、脉紧，这是寒邪伤肺，前者是"表虚证候"，可用宣肺解肌的治法；后者是"表实证候"，可用辛温散寒的治法。所以说由"症状"分辨而为"证候"，是认识疾病由感性认识到理性认识的阶段。这种已确定为"证候"的理性认识，已经不是病变的现象，不是疾病的各个片面，不是它们的外部联系，而是抓住了病变的本质，疾病的全体，病变的内部联系了。因而便能以"证候"为根据，立法治疗，取得预期的效果。假使只是为止咳而止咳，也就是孤立地治疗咳嗽，必然是不可能取得满意的疗效的。

在辨证的过程中，以症状为依据来分辨"证候"，固然是重要的，但在分析症状的时候，更要充分注意到患病的病人。因为同样的疾病在不同人体中反映出来，是不完全相同的，甚至有的差别还很大。由于每个人所具的不同体质，是决定疾病变化的内在根据，外来的各种致病因素，只是疾病变化的条件而已。外因总是要通过内因而起作用的，决没有不通过人体内因而发生的疾病，不仅疾病的发生和发展是这样，治疗疾病也是如此。治疗所用的药物固然是重要的，但它必须通过人体的内因才能起作用。药物疗效的大小和快慢，与病人的精神状态以及体质、年龄、劳动习惯等因素有着极其重要的关系。所以我们在"辨证论治"过程中，既要充分了解病人的精神状态，身体情况，进行研究病情，分辨"证候"，然后确立治法，决定方药，更要针对病人特点进行过细的思想政治工作，充分发挥病人的主观能动作用，从而焕发起身体各部器官、组织的机能，调动和增强人体内部的抗病因素。张景岳说："当识因人因证之辨。盖人者本也，证者标也。证随人见，成败所由。故当以因人为先，因证次之。若形气本实，则始终皆可治标；若形气原虚，则开始便当顾本。"[4]这就是说病人与病证的关系，人是最主要（本）的。疾病只能随人体的不同而出现不同的病证，所以它只能居于从属的次要地位（标）。张氏所说的"治标""治本"，同样是主要和次要的问题。病人体质强，可以主要治疗病证，把体质摆在次要地位，也就是在不损害体质的条件下进行治疗就行了，不是全不考虑人体。至于体质差的，便必须首先考虑体质了。李时珍在"辨证论治"中，更注意到了病人的精神状态。他说："盖人心如面，各各不同，惟其心不同，脏腑亦异，欲以一药通治众人之病，其可得乎！"[5]所谓"心"，就是指的精神状态，思想状态。病人对疾病做斗争的意志不一样，它影响到体内各部器官、组织的抗病机能，就有强弱的不同，这就是"心不同，脏腑异"的道理。总之，"辨证论治"仅以疾病的"症状"为依据，而不考虑病人的体质状况和思想状况等，这个"证"是辨不好的，立法论治就不是那么准确了。

二

"中国医药学是一个伟大的宝库，应当努力发掘，加以提高。"[6]在毛主席革命卫生路线指引下，当前学习中医中药知识的群众运动正在蓬勃发展。各种类型的西医学习中医班、短期培训班在各地连续举办，在这一派大好形势下，怎样把中医"辨证论治"这个认识和治疗疾病的有效方法继承下来，并用唯物辩证法加以提高，是一项重要任务。我们通过学习毛主席的哲学著作，初步认识到在"辨证论治"过程中，应该抓住以下几个环节。

（一）主要矛盾与非主要矛盾

疾病过程中的矛盾是错综复杂的，因为一个人身上可以同时得几种病。就是一种病的过程中，其内部也存在着不断变化的矛盾。但是"任何过程如果有多数矛盾存在的话，其中必定有一种是主要的，起着领导的、决定的作用，其他则处于次要和服从的地位。"[7]"矛盾着的两方面中，必有一方面是主要的，他方面是次要的，其主要的方面，即所谓矛盾起主导作用的方面。事物的性质，主要地是由取到支配地位的矛盾的主要方面所规定的"。[8]正因为疾病过程中的矛盾是极其错综复杂的，所以"辨证论治"的一个重要环节，就是首先要能够抓住疾病的主要矛盾和主要的矛盾方面，从而分辨疾病的主、次、缓、急，正确地进行治疗。明末有个善治虚劳病的绮石先生说："人之病，或为阳虚，或为阴虚。阳虚之久者，阴亦虚，终是阳虚为本。阴虚之久者，阳亦虚，终是阴虚为本。凡阳虚为本者，治之有统，统于脾。阴虚为本者。治之有统、统于肺"。[9]"阴虚"和"阳虚"，是某些虚劳病变过程中同时存在而又互相矛盾着的两个证候。其中究以"阴虚"为主要还是以"阳虚"为主？这就是从虚劳病复杂的症状中进行仔细地分析，才能抓住主要矛盾。绮石所说的"阳虚为本""阴虚为本"，就是抓住主要矛盾了。因为本由"阳虚"日久而导致"阴虚"的，"阳虚"就成了主要矛盾。本由"阴虚"日久而导致"阳虚"的，"阴虚"就成了主要矛盾。由于"脾气不足"而造成"阳虚"病变的，脾便居于主要矛盾方面的地位。由于"肺津不足"而导致"阴虚"病变的，则肺又居于主要矛盾方面的地位了。所谓"统"，就是"规定"的意思。"脾气不足"而取得支配地位，便由它规定了一系列的"阳虚"症状。"肺津不足"而取得支配地位，便由它规定了一系列的"阴虚"症状。对虚劳病能够这样进行"辨证"分析，就足以说明是抓住了主要矛盾和主要矛盾方面，进行立法"论治"，就有了正确的根据。所以我们在临床时处方用药，总是药味有主次，分量有轻重，方剂有大小，原因就是针对着由"辨证"而得出的主要矛盾和非主要矛盾来安排的，决不能平均地使用药力。甚至在"辨证论治"时仅懂得抓主要矛盾还不够，更重要的还必须进一步懂得主要矛盾与非主要矛盾的互相转化。疾病发展到了一定的阶段，在一定的条件下，它要起着质的变化的。《内经》说"寒极生热，热极生寒"[10]，就是这种质的变化的概括。如果不懂得这个主要矛盾与非主要矛盾互相转化的道理，只是静止地看问题，病变了，而治法不变，其结果是不好的。

（二）现象与实质

疾病的发生和发展中，不仅有主要矛盾与非主要矛盾的区别，同时还存在一个"现象"与"实质"的问题。"我们看事情必须要看它的实质，而把它的现象只看作入门的向导，一进了门就要抓住它的实质，这才是可靠的科学的分析方法。"[11]实质抓得准，针对着病变的实质而治疗，所得的疗效就必然高。如果只看到疾病的现象就动手治疗，没有深入抓住疾病的本质，那是一定不能取得预期的疗效的。因为一个"症状"，只是一种现象，它可以由许多不同的疾病所引起。找出了引起这个"症状"的病变根源，就算是深入了事物的本质。发热是个常见的"症状"，引起发热的病变却是很多，不找出原因，用一般的寒凉退热药，那是不行的。必须找出发热的原因，是外感？是内伤？外感是感受的风寒、风热、风湿？内伤又是因于气虚、血虚、在脏、在腑？只有抓住了这些病变的实质，然后采取针对性的治疗，才能达到"辨证论治"的要求。例如临床上常见到"虚"和"实"两种不同性质的发热，患者甲：发热、汗出、烦渴饮水，舌苔黄厚，脉搏洪大浮滑。患者乙：发热，无汗，烦渴饮水，舌干少津，脉搏虚大，重按则微。乍看起来，两个发热的现象很有些相似。仔细分析，患者甲出汗而脉洪大浮滑，舌苔黄厚干燥，喜饮冷水。患者乙无汗而脉虚大微弱，舌虽少津，却是无苔，渴喜热饮。

两相比较，便认识到患者甲是热实证，宜用白虎汤[12]，以清热生津。患者乙是血虚证，宜用当归补血汤[13]，以益气生血。假使只是笼统地粗看发热现象，而不从汗之有无、脉之虚实，舌苔之厚薄，饮水之凉热几个方面进行细致地分辨，势必虚实不分、寒热错投。临床上疾病的表现是非常复杂的，正如李中梓所说："积聚在中，实也；甚则嘿嘿不欲语，肢体不欲动，或眩运昏花，或泄泻不止，皆大实有羸状也。脾胃损伤，虚也；甚则胀满而食不得入，气不得舒，便不得利，皆至虚有盛候也。"[14]"积聚在中"，这是"实证"病变的本质所在，但它却表现出一些"虚"的现象；脾胃损伤，这是"虚证"病变的本质所在，但它却表现出一些"实"的现象。在这样"现象"与"本质"极不一致的情况下，更要仔细地诊察，深入地分析，才可能抓住它"虚"和"实"的本质。病变的本质既在"积聚"，它必然还有胀满、疼痛、拒按，以及脉搏沉实有力等表现。病变的本质既在"脾胃损伤"，它必然还有腹满喜按、喜热恶寒、气乏身倦，脉搏虚细微弱等表现。通过这些方面的认真分析，便能透过它的种种假象，抓住真正的实质。

（三）局部与整体

"一切客观事物本来是互相联系的和具有内部规律的。"[15]而"对立统一规律是宇宙的根本规律。"[16]人是一个有机整体，它就始终处于对立统一之中。人体内部各个脏腑、组织之间，经常保持着密切的联系，彼此互相斗争，互相依存，互相联结，又互相制约。因此，于"辨证论治"之际，正确认识"局部"与"整体"的关系，也是非常重要的一个环节。这种关系在《内经》里叫作"承制"。"承"，就是彼此关联。"制"，就是互相制约。脏腑、组织之间能够互为"承制"，就能维持人这统一整体的生理机能正常活动。即所谓"制则生化"[17]。正因为人是这样一个有机整体，所以当某一局部发生了病理变化时，可以影响到整个身体或其他器官；而全身的状况又可以影响局部病理的变化过程。所谓"一脉不和，周身不遂""外之症必根于内"[18]，就是这个道理。只有全面地、辩证地认识和妥善处理这种"局部"与"整体"的关系，才能正确认识疾病，取得治疗的主动权，达到治好疾病的预期目的。例如：急性乳腺炎，中医叫作"乳痈"。看来病变是在局部出现硬块胀痛，皮肤红肿，形成脓疡，但全身却有恶寒、发热、厌食等症状。其所以如此，主要是由于患者先有"肝气郁结，胃热壅滞"的内在病变而成，它不仅仅是一个外在和局部的问题。按照"辨证论治"的分析，病灶虽在乳房，而病根却在肝和胃，只需服用舒肝解郁，清热导滞的方药，消除了肝郁和胃热的病变，就能很快控制乳痈的发展而归于治愈。如果只是看到乳房脓疡的局部，只是在乳痈的局部敷药治疗，或者是漫无目标地内服清热解毒药，这样就忽视了乳痈和整体的内在联系，就会造成治疗时间长，溃疡愈合慢，治愈效率低的许多缺点。因此，我们必须树立起整体观念来进行"辨证论治"，亦只有这样，才能克服临床时的片面性。

（四）一般与特殊

"马克思主义的最本质的东西，马克思主义的活的灵魂，就在于具体地分析具体的情况。"[19] "辨证论治"必须具备这样的科学态度，对疾病才能辨得准，认得确。也就是除了认识它的一般规律之外，还要注意其特殊的情况，注意到不同的病人，不同的时间和不同的地点的差异，对疾病进行全面地分析，予以区别对待，制定不同的治疗方法。例如：同样是一个感冒病，便有因人、因地、因时种种的特殊情况出现。在小儿便容易见到高热，并发胃肠症状。在老年人多半都发热不太高，甚至不发热。在肺气虚的人，一开始便呼吸不利，咳喘并作。在痰湿素盛的人，随感冒而来的便是鼻塞、声重、痰鸣、胸闷、呼吸迫促等等。

这就是随着人的体质不同，生活习惯不同，疾病的发生和发展便有很大的差异。所以我们在"辨证论治"的时刻，首先就要因人制宜。不同地区的地理环境，对疾病流行的影响也是很大的，东南地区气温高、湿度大，感冒中多出现偏于湿盛或热盛的病变。西北地区空气寒冷，地面干燥、感冒时便常出现偏于风寒或燥气的病变。所以辛凉解表，辛温化湿等方法多用于东南地区。辛温散寒，甘寒润燥等方法多用于西北地区。这就是"因地制宜"。四季气候变化，作用于感冒的发病因素，尤为密切。春季多伤风，夏季多伤暑，秋季多伤燥，冬季多伤寒。风、暑、燥、寒不同，对机体的影响，发生的病症也不一样，立法"论治"便各有区别，这叫作"因时制宜"。不仅如此，同样运用发汗药，还要根据病人的体质和不同的季节，选择不同的发汗药或不同的剂量。体质强的剂量可以大些，体质弱的剂量应该考虑小些，以免发汗过多，造成虚脱。冬季用发汗药可以选择作用较强的麻黄、桂枝之类，夏季用发汗药就适宜于选择香薷、豆卷之类。《内经》说："病各有所宜，各不同形，各以任其所宜。"[20]又说："一病而治不同。"[21]所谓"不同"，就是它的特殊性。怎样才能"各任其所宜"呢？唯一的办法就是"具体地分析具体的情况"，抓住它的特殊性，予以不同的方法去解决就行了。

"辨证论治"这一认识和治疗疾病的方法，是广大劳动人民在长期与疾病做斗争的实践过程中总结出来的。现在广大的中医群众仍然运用这一方法来认识疾病和治疗疾病，并能取得较满意的疗效，也就是能够经受临床实践的检验。所以我们认为它是具有一定的唯物辩证法的。

然而"客观现实世界的变化运动永远没有完结，人们在实践中对于真理的认识也就永远没有完结"[22]。因此，"辨证论治"这一认识和治疗疾病的方法，亦必须随着社会的发展，不断予以提高，使它更加完善，使它能更好地指导临床实践。

尽管传统的"辨证论治"，也具有一些辩证法思想，也能够辩证地对待疾病与病人的关系，也谈到了"治病求本"[23]，以及因人、因地、因时等等，毕竟还是比较零散而朴素，还不够形成较系统的科学知识。我们通过对毛主席哲学著作的学习，认识到唯物辩证法是无产阶级的世界观和方法论，是无产阶级认识世界和改造世界的强大思想武器。运用毛主席的唯物辩证法思想把中医的"辨证论治"加以整理、提高，使它更好地为工、农、兵服务，为社会主义建设服务，实为当务之急。

【注释】

[1]《伤寒论》《金匮要略方论》两书，是东汉末年张仲景（150—219）著，两书都以"辨××病脉证并治"标题，讨论各种病证。"辨证论治"一词，便由此而来。

[2]八纲：阴、阳、表、里、寒、热、虚、实。

[3]《实践论》见《毛泽东选集》袖珍本第267页。

[4]张景岳（1563—1640），明代人，见其著《景岳全书》。

[5]李时珍（1518—1593），明代人，见其著《本草纲目·序例》。

[6]引《红旗》杂志1971年第9期第58页编者按语。

［7］《矛盾论》见《毛泽东选集》袖珍本第 296 页。

［8］《矛盾论》见《毛泽东选集》袖珍本第 297 页。

［9］绮石先生，姓名居里，均无从考，见其著《理虚元鉴》。

［10］见《素问·阴阳应象大论》。

［11］《星星之火，可以燎原》见《毛泽东选集》袖珍本第 96 页。

［12］白虎汤的组成为：生石膏、知母、甘草、粳米。见《伤寒论》。

［13］当归补血汤的组成为：黄芪、当归。见《卫生宝鉴》。

［14］李中梓（1588－1655），明代人，见其著《医宗必读》。

［15］《矛盾论》见《毛泽东选集》袖珍本第 288 页。

［16］《关于正确处理人民内部矛盾的问题》毛主席著作四篇合印本第 176 页。

［17］见《素问·六微旨大论》。

［18］见陈实功《外科正宗·自序》。

［19］《矛盾论》见《毛泽东选集》袖珍本第 287 页。

［20］见《灵枢·九针十二原》。

［21］见《素问·异法方宜论》。

［22］《实践论》见《毛泽东选集》袖珍本第 272 页。

［23］见《素问·阴阳应象大论》。

虚实补泻赘言

（1976 年）

　　虚实，是就病变的性质所言，在中医学的辨证中是极其重要的一个环节；补泻，是就治疗的方法所言，主要是随虚实辨证而运用之。虚则补、实则泻，为辨治的不易大法；补则实、泻则虚，乃辨治的必然结果。然而，病变的虚实，治法的补泻，粗略识之自较易易，若欲辨之准而施之，亦属大难。兹就阅读文献及临床经验所得虚实补泻诸义，分别汇辑如次，以资研究，或有助于临证之参考。

一、虚实辨义

临床辨证分析病变的虚实病机时，会遇到许多复杂的情况，查阅其文献的记载也有同语不同义的尴尬，这些都会影响辨证的准确性。细而析之，约有下列几种情况。

（一）以正气盛衰分虚实

《伤寒论·平脉法》中云："初持脉，来疾去迟，此出疾入迟，名曰内虚外实也；初持脉，来迟去疾，此出迟入疾，名曰内实外虚也。"周澂之解释说："来去者，气之出入也；出入者，阴阳血气之内外也。来疾去迟，是出多入少，则气聚于外，故外实；来迟去疾，是出少入多，则气聚于内，故内实。外实者，阴之吸力微，故内虚；内实者，阳之鼓力微，故外虚也。"（《辨平脉章句·卷下》）

脉气之出入，无论其为阴气、为阳气，统属于"正气"的范畴。因此，这里所言的"虚""实"都是指的正气，而不包括邪气。

（二）以邪盛正衰分虚实

《素问·通评虚实论》中说："邪气盛则实，精气夺则虚。"张志聪解释说："邪气者，风、寒、暑、湿之邪；精气者，营、卫之气也。盖邪气有微盛，故邪盛则实；正气有强弱，故精夺则虚。夺，失也。或为邪所夺也。"（《素问集注·卷四》）日人丹波元简解释说："邪气之客于人身，其始必乘精气之虚而入，已入而精气旺，与邪俱盛则为实，如伤寒胃家实证是也。若夫及邪入而客，精气不能与之相抗，为邪气所夺则为虚，如伤寒直中证是也。"（《素问识·卷三》）

凡有邪气之存在，无论其"微"与"盛"，皆为"实"；凡无邪气之存在，只是精气之亏损，无论其属气、属血、在脏、在腑，皆属"虚"。这一认识在临床运用上是较广泛的。

（三）以病与不病分虚实

以"病"与"不病"分虚实在文献中这有以下两种情况。

第一，以"病"为实，"不病"为虚。如《难经·四十八难》中说："外痛内快，为外实内虚；内痛外快，为内实外虚。"邪客于外则外病，犹言邪客于表。如"桂枝汤证""麻黄汤证"等，只见"恶寒""发热""身痛"等诸外在的表证，邪气既未传入于里，故内里则快然而无所苦，病邪在外故曰"外实"；内无所苦故曰"内虚"，乃与"外实"相对而言，非气虚于内也。病邪发生于里而"内痛"，无论其为寒、为热，从其病邪之所在而言，故统名之曰"内实"；病邪不在外表，故外无所苦，而称之曰"外虚"。则实为"病"，虚为"不病"，亦为对待之义。

第二，以"病"为虚，"不病"为实。如《难经·五十八难》中说："阳虚阴盛，汗出而愈，下之即死；阳盛阴虚，汗出而死，下之即愈。"滑寿解释说："受病为虚，不受病者为盛。唯其虚也，是以邪凑之；唯其盛也，是以邪不入。即《外台》所谓表病里和，里病表和之谓，指伤寒传变者而言之也。表病里和，汗之可也，而反下之，表邪不除，里气复夺矣。里病表和，下之可也，而反汗之，里邪不退，表气复夺矣，故云死。所以然者，汗能亡阳，下能损阴也。此阴阳字，指表里言之。"（《难经本义·卷下》）按照滑氏的解释，阳虚乃卫气不充于外，而风寒客于表；阴盛乃精气充于里，脏腑不病也；病在表，则发汗令其表解而愈；若下之，既伤其未病之正气，复使表邪深陷于里而不得出，故亟言之曰"死"。阳盛，乃正气充于外而表不病；阴虚，乃精气虚于内而邪气实于腑；邪实于腑，故下之而愈；若反发其汗，适足以伤其表阳，则表里俱虚，邪实益固结而不得解，故亦亟言之曰"死"。则此"虚""实"，无异为"病"与"不病"之互词，适与《难经·四十八难》之义相反。

（四）以病变微甚分虚实

以"病之微"者为虚，"病之甚"者为实。《伤寒论》中的"大小陷胸汤证"与"泻心汤证"的分辨，就属于这一类。

《伤寒论》第 135 条云："伤寒六七日，结胸热实，脉沉而紧，心下痛，按之石硬者，大陷胸汤主之。"又第 138 条云："小结胸病，正在心下，按之则痛，脉浮滑者，小陷胸汤主之。""结胸"统属阳热实邪结于胸中的病变，所以称作"结胸热实"。其热邪盛而结之深者为"大结胸"，故用大黄、芒硝、甘遂以荡涤热实；其热邪轻而结之浅者为"小陷胸"，故用黄连、半夏、瓜蒌实以除热散结。"结胸"虽有轻重之不同，其为热实证则一。

"泻心汤证"即"虚痞证"，为中焦之阳气先虚，无形之热邪内陷之病变。所以"半夏泻心汤""生姜泻心汤""甘草泻心汤"，一以治"心下痞满而不痛，呕而肠鸣"为主，一以治"心下痞硬，胃中不和，干呕食臭，腹中雷鸣，下利，胁下有水气"为主，一以治"心下痞硬而满，干呕，腹中雷鸣，谷不化，下利，心烦不得安"为主，虽所治各不同，但均用人参、大枣、干姜、甘草一类温补中焦阳气的药物为基础，再佐以"黄芩""黄连"，清其内陷之无形热邪。所以"痞"基本是属于虚证范畴。

《伤寒论》第 131 条说："病发于阳，而反下之，热入因作结胸；病发于阴，而反下之，因作痞也。"所以论中称"结胸"为结胸热实，而于"痞"则曰"此非结热，但以胃中虚，客气上逆，故使硬也"，说明结胸者热甚，则为实证，心下痞者热微，则属虚证。

（五）以寒热分虚实

以寒热分虚实也有两种情况。

一种是以寒为"虚"以热为"实"。《素问·太阴阳明论》中所云"阳道实，阴道虚"，颇具有这样的意义。"丹波元简"说："厥冷下利，人皆知大虚宜补；潮热谵语，人皆知大实宜泻。"（《药治通义·卷二·虚实治要》）前者为虚寒证，后者为实热证。

另一种是以寒为"阴实阳虚"，以热为"阳实阴虚"。如《素问·调经论》中所云"阴盛则内寒，阳虚则外寒"便属于前者，《素问·调经论》中所云"阳盛则外热，阴虚则内热"便属于后者。

以上都是阴阳对待，各从其类之义。

（六）以病形分虚实

主要是从病形之"积""散""空""坚"几个方面来区分虚实。如气上壅为实，气下陷为虚；气内结为实，气外散为虚。

（七）以风邪方隅分虚实

《灵枢·九宫八风》中说："风从其所居之乡来为实风，主生，长养万物；从其冲后来为虚风，伤人者也，主杀主害者。谨候虚风而避之。"张介宾解释说："所居者，太一所居之乡也。如月建居子，风从北方来，冬气之正也；月建居卯，风从东方来，春气之正也；月建居午，风从南方来，夏气之正也；月建居酉，风从西方来，秋气之正也。四隅十二建，其气皆然。气得其正者，正气旺也，故曰实风，所以能生，长养万物。冲者，对冲也。后者，言其来之远，远则气盛也。如太一居子，风从南方来，火反胜也。太一居卯，风从西方来，金胜木也；太一居午，风从北方来，水胜火也；太一居酉，风从东方来，木反胜也。气失其正者，正气不足，故曰虚风，所以能伤人，而主杀主害，最当避也。"（《类经·卷二十七·九宫八风》）张氏所说的"虚风""实风"，在《内经》中又被称作"虚邪""正邪"。如《灵枢·邪气藏府病形》中云："虚邪之中身也，洒淅动形，正邪之中人也，微。"

根据以上文献资料的分析，中医学所言之"虚""实"，义极广泛，包括多角度的认识。正气中有虚、有实，邪气中也有虚、有实，因而在病变、病证中无不有虚、有实，单凭《素问·通评虚实论》"邪气盛则实，精气夺则虚"两句，不能概括中医学"虚""实"的全部内容。

二、补泻辨义

"补""泻"之法是以虚实辨证为根据的。故《素问·三部九候论》中说："实则泻之，虚则补之。"临床上经常用到的补法或泻法约有以下几种。

（一）正补正泻法

"正补"法犹如《素问·至真要大论》所谓之"逆者正治"之法，如气虚补气、血虚补血之类。张介宾云："凡气虚者，宜补其上，人参、黄芪之属是也；精虚者，宜补其下，熟地、枸杞之属是也；阳虚者，宜补而兼暖，桂、附、干姜之属是也；阴虚者，宜补而兼清，门冬、芍药、生地之属是也。此固阴阳之治辨也。"（《景岳全书·卷五十·补略》）《难经·十四难》中云："损其肺者，益其气。损其心者，调其营卫。损其脾者，调其饮食，适其寒温。损其肝者，缓其中。损其肾者，益其精。"补气用"四君子汤"，补血用"四物汤"，补水用"地黄丸"，补火用"八味丸"之类，概属于"正补"之法。

针对病邪之所在而除祛之，是谓"正泻"法。《素问·阴阳应象大论》中说："其有邪者，渍形以为汗，其在皮者，汗而发之。"即审知风邪在于肌肉而表虚者，即用"桂枝汤"以解肌，泻其风邪也；审知寒邪滞于骨节而表实者，即用"麻黄汤"以发汗，泻其寒邪也。《素问·阴阳应象大论》中又说："其下者引而竭之，中满者泻之于内。"即邪已入里，审知其为大热结实者，用"大承气汤"以攻实消结；审知其为小热微结者，用"小承气汤"以荡涤蕴热；审知其为胃气不和者，用"调胃承气汤"以推陈缓中。《素问·阴阳应象大论》中还说："其高者因而越之。"指实邪在胃脘之上者，可用吐法以泻之，如"瓜蒂散""稀涎散"之类。邪热散漫，还得用清泻之法，如"小柴胡汤"之清少阳，"白虎汤"之清阳明，"栀子豉汤"之清上焦等，皆是。

（二）隔补隔泻法

《难经·七十五难》中云："子能令母实，母能令子虚。"即为"隔补""隔泻"之义。唯对这条文字的解释，自元迄今争论不休，兹述个人浅见如下。

《难经·七十五难》中曰："经言东方实，西方虚，泻南方，补北方，何谓也？然。金、木、水、火、土，当更相平。东方木也，西方金也。木欲实，金当平之；火欲实，水当平之；土欲实，木当平之；金欲实，火当平之；水欲实，土当平之。东方肝也则知肝实，西方肺也则知肺虚，泻南方火补北方水，南方火，火者木之子也，北方水，水者木之母也，水胜火。子能令母实，母能令子虚，故泻火补水，欲令金（不）得平木也。经曰：不能治其虚，何问其余，此之谓也。"

这段议论意思有三。第一段的意思是，若"东"实"西"虚，泻"东"之外还可泻"南"，而决不可补"南"；补"西"之外还可补"北"，而决不可泻"北"；并不是说"东实西虚"只能泻"南"补"北"。第二段阐发五行"当更相平"以及"子能令母实，母能令子虚"的理论，并着重讲"泻南补北"对"东实西虚"的治疗意义，泻"南"既可以夺"木"之实，又可以去"金"之克；补"北"既可以益"金"之气（子能令母实），又可以制"火"之亢，所以用"水胜火"一句来做这段的结束语。第三段中说"子能令母实，母能令子虚"的普遍性，复归结到"泻南补北"对改变"东实西虚"病变的重要性，也就是要达到补益"西方"之虚，使其能制"东方"之木的作用，故最后仍强调"治其虚"。因此，我很同意滑寿的意见，"金不得平木"句的"不"字应该是衍文。

关于"隔补""隔泻"的理论，即《金匮要略·脏腑经络先后病脉证》篇第一段的内容，数百年来争论纷纭莫衷一是，并于此提出来共同探讨。"问曰：上工治未病，何也？师曰：夫治未病者，见肝之病，知肝传脾，当先实脾。四季脾王不受邪，即勿补之。中工不晓相传，见肝之病，不解实脾，唯治肝也。夫肝之病，补用酸，助用焦苦，益用甘味之药调之。酸入肝，焦苦入心，甘入脾。脾能伤肾，肾气微弱，则水不行；水不行则心火气盛，则伤肺；肺被伤，则金气不行；金气不行则肝气盛，则肝自愈。此治肝补脾之要妙也。肝虚则用此法，实则不在用之。经曰：虚虚实实，补不足、损有余，是其义也。余脏准此。"

这是《金匮要略》开宗明义的第一章，有的主张删去中间一段，尤在泾、黄坤载是其代表。他们认为，五脏之病，实者传之而虚者不传。有的翻来覆去地纠缠于五行生克的理论，赵以德、魏荔彤是其代表。我认为，这里首先要明确的是"虚实"问题，而辨五脏的虚实，首先要明确五脏的特性。肝属木，其气温升；心属火，其气热散；脾属土，其气湿重；肺属金，其气清肃；肾属水，其气寒沉。本气"太过"谓之实，本气"不及"谓之虚，虚实皆能为病。《金匮要略·脏腑经络先后病脉证》就是从"虚"的方面来讨论的，所以文中说："肝虚则用此法，实则不在用之。"

"肝虚"而温升之气不及，势必一变而为寒降，肝寒传脾，不能升举，以致脾寒下陷，其有"泻利不止"之病可想而知。所谓"补用酸，助用焦苦，益用甘"者，应该是指"酸温""苦温""甘温"之性而言，决不能用"酸寒""苦寒""甘寒"之品。"脾能伤肾，肾气微弱，则水不行"，指用甘温益脾，脾土健旺，能克制肾中水寒之气也。"心火气盛，则伤肺，肺被伤，则金气不行"，指用苦温助心，心阳得扶，便能克制肺中清冷肃杀之气也。"金气不行则肝气盛，则肝自愈"，是指肺中清冷肃杀之气既衰，不能克制肝木，肝木便能遂其温升之性而言，故曰"肝自愈"。"肝"既寒变失其温升之性的时候，不仅要用酸温之品，实肝本脏还要用苦温、甘温诸剂，来扶心脾之阳，既可以制水寒之邪再侵及肝，又可以减轻肺之肃杀，使其不能抑肝，则肝脏温升之气即得恢复而自愈，这就是"治肝补脾"之要妙。不过这只适用于肝之虚寒证，而不能用于肝的实热证。"虚虚实实"句上应添"无"字，语出《难经·八十一难》原文是："无实实虚虚，损不足而益有余。"

（三）兼补兼泻法

虚证当"补"、实证当"泻"，尽人而知之。但常有体虚而证实者，如身体本虚弱又冒风、伤食之类；有体实而证虚者，如素体强壮之人因劳倦而亡阳之类；也有体本不虚，而邪深难出者；或者体已极虚，而外邪尚伏者。种种之不同，若纯用补法则邪气益固，若纯用泻法则正气随脱，此证未了彼病益深，所以不能不用"兼补兼泻"之法。

例如白虎加人参汤，治"大汗出后，大烦渴不解，脉洪大者"，此属热结津涸证，方以生石膏去三焦火热，功多于清肺，退肺中之火，故为方中君药；知母亦救肺、泻心火，以滋水之源，人参生津，所以益既伤之气，故用为主要辅佐药；粳米、甘草均益脾胃以生津液，为第二辅佐药，盖以金为水之源也；合之，石膏、知母所以消热结，是"泻"，人参、甘草、粳米所以益气生津，是"补"。

又如调胃承气汤，治"不恶寒但热，胃气不和，谵语，腹微满，郁郁微烦"，每每是属于燥热液伤的病变。其中大黄苦寒，芒硝咸寒，二味并用，所以攻燥热内实，是"泻"；炙甘草调胃生津，所以治液伤，是"补"。

又如柴胡加龙骨牡蛎汤，治"伤寒八九日，下之，胸满烦惊，小便不利，谵语，一身尽重，不可转侧者"，此为误治之坏证。其中柴胡、桂枝所以散未尽之表邪，黄芩、半夏所以清内陷之里邪，都属"泻"法；人参、茯苓、生姜、大枣所以益气回津，牡蛎、龙骨、铅丹所以收敛神气而镇惊，都属"补"法。

又如附子泻心汤，治"心下痞，而复恶寒汗出者"，此属于里热表虚证。热邪结于心下则现"痞"，用大黄、黄连、黄芩以消其热，是"泻"；恶寒、汗出为表阳虚，用附子以温表阳，是"补"。

（四）迭用补泻法

疾病往往有虚实互为因果的时候，便不能单一地运用补法或泻法，而必须根据虚实病情的先后缓急，灵活运用补、泻两法，或早晚分服，或分日轮服。此亦同于用复方，谓既用补方又用泻方也。

例如：本为脾气亏损，或久吐，或久利，中气不行，渐至腹满、尿闭，是由虚而变实，当其满极之时，便应姑治其标，先服疏导泻方，然后再用扶阳补土之剂。

又如：本为肾阴不足、下虚上实，渐至潮热、心烦，或血溢、痰涌，亦是由虚而变实，当其火亢之极，便应先治其标，专主清凉泻方，然后再服润养补剂，救其真元之竭绝。

又如：肠澼滞下、腹痛、后重，由于疏利失时，病积依然，渐至津液日泄，羸瘦日加，这是由实而变虚，仍应着重治本，先服磨积泻剂，使其邪不胜正，然后再进培元益气之方，以善其后。

又如：肝气壅实之妄言、善怒、胁痛、腹满，渐至脾气受制，饮食减损，日就委靡，也是由实而生虚，仍应先服疏肝清膈的泻剂，再以益脾建中之方补之，才不至于格拒不纳。

（五）以泻为补以补为泻法

"虚劳"病人皆知其当补，但虚劳而有干血者，《金匮要略》用大黄䗪虫丸泻之，并称为"缓中补虚"。原文云："五劳虚极，羸瘦腹满，不能饮食，食伤、忧伤、饮伤、房室伤、饥伤、劳伤、经络营卫气伤，内有干血，肌肤甲错，两目黯黑，缓中补虚，大黄䗪虫丸主之。"张石顽解释说："举世皆以参、芪、归、地等为补虚，仲景独以大黄、䗪虫等补虚。……夫五劳七伤，多缘劳动不节，气血凝滞，郁积生热，致伤其阴，世俗所称干血劳是也。所以仲景乘其元气未漓，先用大黄、䗪虫、水蛭、虻虫、蛴螬等蠕动噉血之物，佐以干漆、生地、桃杏仁，行去其血，略兼甘草、芍药以缓中补虚，黄芩以开通热郁，酒服以行药势，待干血行尽，然后纯以缓中补虚收功。"（《张氏医通》）

　　另据楼英的《医学纲目》所载百劳丸（吴崑《医方考》谓"百劳丸，此齐大夫传张仲景之方也"，不知所据），治"一切劳瘵积滞，疾不经药坏症者"。方药为：当归、乳香、没药、人参、大黄、虻虫、水蛭；白蜜和丸，百劳水送下，取下恶物为度，服白粥十日。张石顽亦为之解释说："其授陈大夫百劳丸一方，亦以大黄、䗪虫、水蛭、虻虫为主。于中除去干漆、蛴螬、桃杏仁，而加当归、乳香、没药，以散血结，即用人参以缓中补虚，兼助药力，以攻干血……服用劳水者，取其行而不滞也。"（《张氏医通》）

　　以上两方，皆为"以泻为补"法之范例。

　　"肠澼滞下"人皆知为湿热病，热重于湿者则伤胃之血分而为"赤痢"，湿胜于热者则伤胃之气分而为"白痢"，赤白相半则气血两伤，故多以芍药汤、加味平胃散等方治之。独张飞畴谓当归四逆汤治痢极效，方由桂枝汤去生姜加当归、细辛、通草而成，本为治伤寒邪入厥阴，为"手足厥冷""脉微欲绝"的通阳救厥之方，今用以止"痢"，是"以补为泻"矣。

　　小便癃闭点滴难通，其因于"气闭"者，即气虚不能敷布津液以致水道难通，可用"补中益气汤"启其水之上源，则小便自利。陈修园解释说："如滴水之器，闭其上而倒悬之，点滴不能下也，去其上闭，而水自通。"（《医学三字经》）

　　以上两方，均是"以补为泻"法。他如在临床上，每有助其"土"而"水"自消，亦"以补为泻"法也，攻其"食"而脾自健者，亦"以泻为补"法也。

　　总之，补法适合用于虚证，泻法适合用于实证，这是不错的。但虚、实是相对的，因此很少有绝对的补法与泻法。叶天士提倡久病必治"络"，他的理由是病变既久气血推行不利，血络之中必有瘀凝，故致病缠延不去，必疏其络而病气可尽。叶氏的这一理论颇受到徐灵胎、陈修园的讥讽，但刘河间竭力发挥通畅"玄府"在治疗中的作用；朱丹溪治久病必参用解郁法；滑伯仁谓每用补剂参入活血通经之品其效更捷，故史载之方不离三棱、莪术等；王清任的处方更是常常用桃仁、红花等活血之药。这些方法可以说都与治"络"的见解分不开。《素问》中一再强调"升降出入"（《素问·六微旨大论》）、"守经隧"（《素问·调经论》）、"疏气令调"（《素问·至真要大论》）、"去菀陈莝"（《素问·汤液醪醴论》）、"气血以流"（《素问·生气通天论》），由此看来，叶天士的学术观点既有其理论根据，又通过了实践验证，这是他在前人经验的基础上，通过多年实践不断总结出来的真知灼见。

关于八纲辨证

（1976 年）

"八纲辨证"是中医辨证方法的基础，只有掌握了八纲辨证，才能较好地运用其他辨证的方法。在学习八纲辨证时，一般都以阴、阳来概括表、里、寒、热、虚、实六个方面，表、热、实为阳，里、寒、虚为阴，这是八纲辨证的基本概念。但在临床运用上并不是那样简单，病证是错综复杂的，有不少难以辨识的证候而又非辨识清楚不可，令人有如堕入雾中之感。试就"阴阳虚实"和"表里寒热"两方面举例言之。

一、阴阳虚实辨

"阴阳虚实"看似易晓，以阴阳之中各有虚实也。就"阴"而言，如《素问·调经论》中说："阴盛生内寒……阴虚生内热。"同是一个"阴"，因虚实不同，便发生寒、热两种截然不同的"证"的病变。不过这两种病证在临床上还是较易于辨别，亦不难以治疗。但亦有较难以识别而治疗亦不甚易的情况，如下所述。

（一）阴盛格阳证

由于阴寒邪气内踞，升降之机失其正常，阳气被羁留于外，欲入于内而不得，正是《素问·气交变大论》所谓"阴厥且格阳"的病变。"厥"，即阴寒太盛而上逆，阴寒邪气厥逆不止，阳气即被格拒而不得入矣。

《灵枢·脉度》中云："阳气太盛，则阴气弗能荣也，故曰格。"这里所谓"阳气太盛"，应该是指被阻格之阳气，也就是被阴寒格拒的结果，而不是病因之所在，"阴盛"才是格阳证的病因。正因为是阴寒内盛，所以格阳的脉象或见坚牢、或见细紧。盖"牢"为极沉而迟、挺长坚实之象，为阴冷固结的病变所造成。如《素问·示从容论》所云："沉而石者，肾气内著也。""沉而石"之脉即属于牢脉一类，而内著之气，亦即水寒之气。"细而紧"之脉是阳不在内之脉象，其阴寒之盛可知。

《伤寒论·辨少阴病脉证并治》中云："病人脉阴阳俱紧，反汗出者，亡阳也。"沈明宗在《伤寒六经辨证治法》中解释为"寒入少阴，逼阳上越……阴邪上逆，阳不归根"之证，这个认识是可取的。

总之，阴盛是里实证，宜用辛温之剂以消其阴寒，加用微苦、微酸之品以清肃浮阳，使之内合，方为合适。

（二）阴盛遏阳证

"阴盛遏阳"证，是阴寒固洇于外，阳热怫郁于内的病变。其病因，或由久受寒湿之邪，阳气渐次不得流通；或因本系内有微热，但过多地服用清凉之剂。两者都可以使阳气逐渐蓄积起来，而成外寒内热之证，或者成为上寒下热之证。其脉沉取之，多见"滑"或兼"大"，即为阳热在里之征；浮取之，则见"弦"或兼"细"，乃阴寒外盛之象。这些统属于"郁证"的范畴。

许叔微在《本事方》有治"阴中伏阳"一案云："乡人李信道得疾，六脉沉不见，深按至骨，则沉紧有力，头痛、身温、烦躁，指末皆冷，中满恶心。两更医矣，医皆不识，止供调气药。予因诊视曰：此阴中伏阳也。仲景法中无此法，世人患此者多。若用热药以助之，则为阴邪隔绝，不能导引真阳，反生客热；若用冷药，则所伏真火愈见消铄；须用破散阴气，导达真火之药，使火升水降，然后得汗而解。授破阴丹（硫黄、水银各一两，陈皮、青皮各半两，为末，用面糊丸，如梧子大，每服三十丸）二百粒，冷盐汤下，不半时，烦躁、狂热、手足躁扰，其家大惊。予曰：此俗所谓换阳也，无恐。须臾稍定，略睡已得汗，自昏达旦方止，身凉而病除。"这是个治疗郁热证案例，与《伤寒论》"热深厥深"之理颇同，因此不能说"仲景法中无此法"。我曾用四逆散加细辛、栀子治愈类似之证，并未用硫黄、水银等剧毒药物，亦寒热温凉合用，更为有效而安全。

（三）阳虚内热证

《素问·调经论》中说："阳虚则外寒……阳盛则外热。"此为病变之常，易于辨治，而比较烦难者，则有"阳虚内热"一证。阳虚者阴必不固，故凡阳气虚损之人不耐劳作，小有活动即汗出不止，一经宁息便觉得有些微恶寒、四肢困倦、筋骨酸楚。这便是虚弱之阳不能运行于表，而内缩于阴也。阳气既虚于表不能固护阴津，阳气复损于里不能化生阴津，是徒见其阴津的日益耗损而无以益其化源，以致气伤津涸、燥热日增，则"烦躁不安""口干舌燥""尿短而赤"诸症见矣，其病变的关键在于"阳气之虚"而不是"阳热之盛"。

因阳虚而生的内热者，在《素问·调经论》里叫作"阴虚生内热"。文曰："阴虚生内热奈何？……有所劳倦，形气衰少，谷气不盛，上焦不行，下脘不通，胃气热，热气熏胸中，故内热。"这里所谓的"阴"是"内里"的意思，即阳气虚于里而产生的内热，与阴津虚损之证截然不同。唯其是阳虚，故脉来常见细数无力，必用李东垣的"补中益气汤"之类，以健脾益气、充壮其阳，至于清热生津之品只可少用以为佐，庶几气复而阳不虚，津生而热以除。余每以玉竹、麦冬、知母入于补中益气汤中，治阳虚内热证颇有显效。

（四）阳虚发热证

"阳虚发热"主要是由于肾气虚损，不能吸纳元阳使其安潜于命门之中，却上逆于心肺，外浮于肌表，以致头、面、胸、腹燔灼，自觉心中如焚，烦躁欲坐卧泥水中。此证多见于劳损过汗、阳气内竭之人，以其"发热"较甚，临床应与外感、温病慎为区别，鉴别要点如下。

色诊鉴别：外感、温病之热盛，面色必赤；阳虚发热者，面色不赤，仅见两颧浮红，而额上常晦暗。

神志鉴别：外感、温病之热盛，必昏惑、谵妄、手足躁扰；阳虚发热者，则神识清楚，但嗜卧而身重难动，睡中呢喃一二句而声息甚微弱。

脉象鉴别：外感脉多弦紧，温病脉多洪大而上涌有力；阳虚发热者，脉见迟弱无力，或浮虚而促，或沉细而疾，或涩而参伍不调，或应指即回而无势。

发热鉴别：外感发热者四肢俱热，阳虚发热者四肢不热甚或反而厥冷；温病发热者，以手按皮肤上必久而愈热；阳虚发热者久按之不觉其热甚或有反觉其寒；温病之热，必全腹上下皆热，阳虚之热，只在心中，乃阳气离根而上结于心中之故。

气息鉴别：外感热盛者，必烦躁、气粗；阳虚发热者，则气平、身静、不能转侧。

舌苔鉴别：外感热盛者，舌苔先白而转黄；温病热盛者，舌苔先或白、或黄而转黑，舌质干燥生刺；阳虚发热者，或舌淡而苔薄，或舌淡红而无苔，或舌黑而润，或舌尖有红紫黑点而舌心自净。

口渴鉴别：温病热盛者，必渴而索饮无厌；阳虚发热者，仅见口干，索水不欲饮，饮亦不多。

以上的鉴别要点虽不是绝对的，但颇有参考的价值。阳虚发热，总属于劳伤之证，若出现舌微强短，而言谈反委婉详尽，异于平日者，往往是真气离根的征兆，预后多属不良。治之之法，先宜用微酸之品入温补剂中，使其敛阳归根；方用桂枝汤加龙骨、牡蛎、白薇，或桂附八味丸加五味子、玉竹、地骨皮之类，均可选用。

二、表里寒热辨

（一）脉之浮沉

一般认为，伤寒邪在阳经（表）其脉"浮"，邪在阴经（里）其脉"沉"，并认为这是辨识表证、里证的基本大义。但验之临床，寒邪初感在表，脉多"沉紧而数"，不一定见"浮"，对此张介宾早有议论。邪入于里，唯寒邪直中者，固然可以出现"沉紧"脉象；若是由阳经化热而传里者，反多见"洪盛"之脉，也不一定见到脉"沉"。因此，所谓"邪在阳经其脉浮"者，不要理解为表证一定会出现浮脉，而是说切脉时应在浮部审察其脉象的变化；所谓"邪在阴经其脉沉"者，不要理解为里证一定会出现沉脉，而是说切脉时应在沉部审察其脉象的变化。

一般来说，外邪初感，如属风热证可见脉浮，但风热之象只见于浮，若稍重按之便见不到了；如是外感风寒，则脉多见沉而不浮，但风寒之象只在指力初到脉管之上（即一般的沉脉），若再重按至脉管底部亦见不着了，且其脉势感觉到一种欲浮不得的机势，这是寒邪踞表、阳气不得外达的反映。这就是"邪在阳经其脉浮"的基本含义。

邪入于里，若无沉寒，或者是寒湿从下而受直入阴经时，重按沉部，可以见到沉而细紧的脉；如果是热邪入里，外有寒束，势必会出现浮紧而沉滑的脉象。至于伤寒由阳经化热传入阴经，这只是表邪内连于里，而不是邪气之内入而表邪全罢，这时的脉象比病在阳经时更觉洪实，说明邪气的变化不仅见于浮部，连沉部亦有所反映。"邪在阴经其脉沉"之说便应该如此体会。

（二）表里同病

若表邪入里，表分之邪全撤而只见里证，这是由于里虚以致邪气内陷或热结于胸，而症见神昏、谵语，脉多见沉细而数；或寒陷于中，而为下利、足冷，脉多见沉微欲绝或沉紧而迟。这种邪盛正虚的病变，较之邪气直中者更为复杂。因"内连"是邪气蔓延，而正气之力不敌；"内陷"，是里气全虚，而邪气踞其巢穴；"直中"，虽亦属于正气虚的范畴，但邪气直入尚未及蔓延四布，盘踞未牢故可急攻，当然，延误治疗之机也是很难办的；还有邪盛于表，正虚于里，如《伤寒论》所谓"尺中脉微……津液自和，便自汗出愈""尺中迟者，不可发汗"等，此犹虚处无邪正当急补其虚而助正驱邪，稍迟，邪即内陷，虚处有邪又难以措手了。至表里俱伤于邪而表里两病者，与表邪实、里正虚的情况还有所不同，试以寒、热为例略述如下。

表里俱寒证，治宜温里以散寒，只要里气得壮，表邪便可随之以驱。《伤寒论》有"身体疼痛，下利清谷，先温其里，后攻其表"之说，固然是治表里同病之大法。其实，表里两感于寒，温里和发表之法可以同时并用，不必再分先后。

表里俱热证，治宜甘寒，佐以辛凉解散，如叶香岩的治温热之法。如果是阳明腑实证，更可先用苦寒、咸寒以攻之，临床上固有服"承气"后，大便得通、汗亦自出之例。

以上俱寒、俱热，属于表里同气，治法可偏重在里，治其里表证亦可应手而愈。即或表尚有未尽余邪，再略清其表即可。假使先攻其表，不但可致里虚，而表邪亦未必能去净，即或表邪已净，正气亦将大受其伤，里邪又将何以驱除呢？

表热里寒证，多见于其人素有里寒而又新感风热者，只宜先解其风热之表邪。如其人既内伤生冷又外感风热，表里俱属新邪，便当于辛凉疏表之中，佐以芳香理气之品，以化其伤于生冷之里寒。

表寒里热证，如其热是由于表邪闭遏腠理所致，但解其表里热即消；如其热是由于温邪蕴结而表又新感风寒，轻者但用辛凉疏其里热而表邪自祛，重者将有外寒蔽其里热之虞，便当用辛香轻悍之剂急通其表，免致表邪久束里热愈深，溃入经络黏滞血分，便难以措手，但须于剂中佐以凉滋之品，不可过燥，一俟表解即清里热。

以上两证是表里异气，故应把重点放在治表，以先攻其易；如果不此之图，而先攻其里，不仅将使表邪内陷，恐里邪亦未必能去，而外邪更固踞于表矣。这是基本的论治大法，还应当随时斟酌病势的缓急而定施治的先后。

总之，病邪由外而陷内者，须开其表而撑其里，使病邪仍从原道而去，所以前人曾有"少阴之邪，仍以太阳为出路；太阴之邪，仍以阳明为出路"经验之谈。故凡外邪内陷日久者，服药后若能转见表证，即是邪气有外解之机。又如内伤饮食以致"恶寒"者，则攻滞之中必兼理气；内伤精血以致"发热"者，则养阴之中必寓潜阳。这些都是辩证地对待表里互虚互实的治疗原则。

三、治法例证

"少阴"之邪仍以"太阳"为出路者，麻黄细辛附子汤、麻黄附子甘草汤是其例。"太阴"之邪仍以"阳明"为出路者，如《伤寒论》第278条云："伤寒脉浮而缓，手足自温者，系在太阴，太阴当发身黄、若小便自利者，不能发黄。至七八日，虽暴烦下利日十余行，必自止，以脾家实，腐秽当去故也。"又如《伤寒论》第279条云："本太阳病，医反下之，因尔腹满时痛者，属太阴也，桂枝加芍药汤主之，大实痛者，桂枝加大黄汤主之。"

（一）阴盛格阳证案例

胡某，女，31岁，某某副食品商店职工，就诊日期1964年2月5日。持续低烧已20余日，近1周来体温逐渐升高，曾两次达到39℃；四肢疼痛，指（趾）端尤甚；皮肤先呈轻度浮肿，继即发硬，并呈蜡样光滑；伴有自汗、畏寒、吞咽困难、恶心、呕吐、腹痛、腹泻。医院诊断为结缔组织疾患（胶原性）的"硬皮病"，多次用肾上腺皮质激素和封闭疗法，均无显效。

诊其脉沉而紧、肠鸣、腹冷痛、口淡无味、舌质淡、苔白滑。察其所有症状，除发热而外全无热象，即认为乃内真寒而外假热之候。与《伤寒论》第304条"少阴病得之一二日，口中和，其背恶寒者，当灸之，附子汤主之"、第305条"少阴病，身体痛，手足寒，骨节痛，脉沉者，附子汤主之"等诸症相合，亦与《金匮要略·妇人妊娠病脉证并治》中"妇人怀娠六七月，脉弦发热，其胎愈胀，腹痛恶寒者，少腹如扇，所以然者，子脏开故也"诸症相合。本病虽无妊娠，而其阴寒内实的病机则一，唯其阴寒实于内，势必格拒阳气于外，阳气不能入则发热矣，营气不能荣于皮肤则变硬也，正属《灵枢·脉度》所云"阳气太盛，则阴气弗能营"的病变。

遂用附子汤加味：川附片四钱、白茯苓六钱、茅苍术三钱、上党参三钱、炒白芍四钱、干姜二钱。

连进两剂后，消化系统的阴寒症状完全消失，唯低热仍在，皮尚发硬。再诊其脉沉细已无紧象，苔退舌淡。再用附子汤，换茅苍术为炒白术，减川附片为三钱，加炒白芍为六钱，续服七剂。热退，皮肤渐变软，全愈出院。

此案先用苍术、附片、干姜以温散其内实之阴寒，续重用白芍，减轻川附片的分量以肃浮阳而使之合于内，以畅营气而使之营之于表，则阴寒消，阳气入，营气升，无有格拒，宜其热退皮软而全愈。

（二）阳虚发热证案例

何某，男，40 岁，湖南岳阳人，某某图书馆职员，就诊日期 1972 年 6月。连日剧烈劳动后即出现发热，体温常在 38℃左右，每天晨起最为明显，发热时均有自汗，全身疲乏无力，腰腿沉重，小腿更甚，肌肉酸痛、头痛、失眠、食欲减退、体重逐渐下降、烦躁不宁、足及踝部感觉刺痛、心悸怔忡、两足浮肿、尿量显著减少、少腹拘急不舒。医院诊断为由维生素 B 缺乏的"脚气病"，服硫胺片（每日服 3 次，每次服 5 毫克）治疗已 1 个月有余，无明显效果。

诊其脉浮细而数，舌淡苔少，乃肾气虚损不纳元阳，以致阳热外浮之候，盖脚气病之属于肾气虚者。《金匮要略·血痹虚劳病脉证并治》中说："虚劳腰痛，少腹拘急，小便不利者，八味肾气丸主之。"《金匮要略·中风历节病脉证并治》附方亦谓"崔氏八味丸，治脚气上入，少腹不仁"，与本证勘对，均为肾气不足之候，故有"少腹拘急不仁""小便不利"等症。

遂疏八味丸原方：干地黄八钱、山茱萸四钱、怀山药四钱、泽泻三钱、白茯苓三钱、牡丹皮三钱、桂枝三钱、川附片三钱；用米皮糠半斤，煎水去渣后，煮药服。连服 9 剂，热退痊愈。

对"脚气病"，中医学认识最早，远在唐代就有记载。例如《经史证类大观本草·卷二十六·稻米条》引陈藏器（唐开元人，著《本草拾遗》）云："久食之，令人身软，黍米及糯饲小猫、犬，令脚屈不能行，缓人筋故也。"而《千金翼方·卷十七·脚气门》有"治脚气常作，谷白皮粥防之法，即不发方：谷白皮五升，上一味，水一斗，煮取七升，去滓，煮米粥常食之"的预防方法。余之用米皮糠，即据于此，并嘱其常用米皮糠微炒，研细粉，拌糖调食，病愈后，迄未再发。

祖国医学的整体观

（1976 年）

"整体观"是祖国医学的特点之一，也就是无论对生理、病理、诊断、治疗各个方面，都是从全局、从整体来分析和认知的，尽管是比较朴素的理论，却一直指导着中医学的临床实践，并成为中医学理论的指导思想。

一、人与自然的整体观

古人用"天""地""人"来概括整个自然界，并认为人与天、地之间，既是对立的又是统一的。《素问·阴阳应象大论》中说："在天为玄，在人为道，在地为化。化生五味，道生智，玄生神。"意思是说，人与大自然是一个整体，任何复杂的变化，人们都是可以认识其变化规律的，"道"就是"规律"。

《素问·天元纪大论》中说："在天为风，在地为木；在天为热，在地为火；在天为湿，在地为土；在天为燥，在地为金；在天为寒，在地为水。故在天为气，在地成形，形气相感，而化生万物矣。"这就是说，天地这个整体，是由"风""热""湿""燥""寒""木""火""土""金""水"各个局部来构成的。

"天""地"作为一个整体，主要表现在它们不断的运动中相互联系、相互影响。《素问·六微旨大论》中说："成败倚伏生乎动，动而不已，则变作矣。"《素问·宝命全形论》中说："天覆地载，万物悉备，莫贵于人，人以天地之气生，四时之法成。"又说："人生于地，悬命于天，天地合气，命之曰人，人能应四时者，天地为之父母。"人与天、地构成了一个整体，而"人"是这个整体中最可贵的，是主要的。

自然界对人体的影响是很密切的。《素问·八正神明论》中说："天温日明，则人血淖液而卫气浮，故血易泻，气易行；天寒日阴，则人血凝泣而卫气沉；月始生，则血气始精，卫气始行；月郭满，则血气实，肌肉坚；月郭空，则肌肉减，经络虚，卫气去，形独居。"这是在讲，日、月、寒、温的变化对人体气血的影响。《素问·生气通天论》中说："阳气者，一日而主外，平旦人气生，日中而阳气隆，日西而阳气已虚，气门乃闭。"这是在讲，一天中的气温变化对人体的影响。《素问·四时刺逆从论》中说："春气在经脉，夏气在孙络，长夏气在肌肉，秋气在皮肤，冬气在骨髓中。"这是在讲，一年中季节的变化对人体的影响。

自然界无时无刻不在影响着人体，人也在努力地了解和掌握自然界变化的规律。《素问·上古天真论》中说："提挈天地，把握阴阳。"《景岳全书·先天后天论》中说："人生于地，悬命于天，此人之制命于天也。栽者培之，倾者覆之，此天之制命于人也。天本无二，而以此观之，则有天之天者，谓生我之天，生于无而由乎天也；有人之天者，谓成我之天，成于有而由乎我也。生者在前，成者在后，而先天后天之义，于斯见矣。故以人之禀赋言，则先天强厚者多寿，先天薄弱者多夭；后天培养者，寿者更寿，后天斫削者，夭者更夭。……若以人之作用言，则先天之强者不可恃，恃则并失其强矣；后天之弱者当知慎，慎则人能胜天矣。……但使表里无亏，则邪疾何由而犯？而两天之权，不在我乎？"这种"人能胜天"的思想是很可贵的。

二、脏腑生理的整体观

脏腑之间、脏腑与其他组织之间是一个整体，它们相互联系、相互影响而不是孤立存在的，这更有力地说明脏腑间互为影响的整体关系。下面以肝脏为例。

首先，肝具有藏血和主疏泄两大功能，这构成了肝脏的整体功能。王冰说："肝藏血，心行之，人动则血运于诸经，人静则血归于肝脏。"藏血和疏泄的关系，实质是气和血之间的关系。肝气抑郁，气不行血，势必血行不畅而影响其藏血的功能，由此可出现各种血证，就是由于藏血与疏泄的统一关系遭到破坏的结果。

其次，肝与其他脏腑的相互联系和影响也构成另一个整体。如肝与心的整体关系，表现在肝藏血、心主血，肝主疏泄、心主神志等各个方面。肝与脾胃的整体关系，表现在肝主疏泄，脾胃主运化方面。肝和肺的整体关系，表现在肝主升，肺主降，一升一降相反相成。肝与胆的整体关系，表现在一脏一腑、一阴一阳，对立统一成其生发之用方面。

再次，肝与其他组织所具备的整体关系。如肝与筋膜、肝与爪甲、肝与眼目等。

肝脏是这样，其他脏腑或其他组织也是这样。因此人体是一个整体，各个脏腑组织是一个整体，各个脏腑组织之间也是一整体。

三、病理变化的整体观

中医学认为，人体与外界环境的对立统一关系，是维持机体正常生理活动的基本条件。如果人体内部及与外部环境的协调统一关系遭到了破坏，那就是"疾病"。

例如"发病"。疾病的发生和发展，是"正气"与"邪气"斗争的过程，是"正"不胜"邪"的结果。在"正"与"邪"的斗争中，"正气"居于主要地位。《素问·刺法论》（遗篇）中说："五疫之至，皆相染易……不相染者，正气存内，邪不可干。"这是正气战胜了邪气的情况。《伤寒论》中说："血弱气尽，腠理开，邪气因入。"这是正虚邪盛的情况，是邪气战胜了正气。《灵枢·五变》中说："一时遇风，同时得病，其病各异，愿闻其故。少俞曰：善乎哉问！请论以比匠人，匠人磨斧斤砺刀，削斫材木，木之阴阳，尚有坚脆，坚者不入，脆者皮弛，至其交节，而缺斤斧焉。夫一木之中，坚脆不同，坚者则刚，脆者易伤，况其材木之不同，皮之厚薄，汁之多少，而各异耶！夫木之蚤花先生叶者，遇春霜烈风，则花落而叶萎；久曝大旱，则脆木薄皮者，枝条汁少而叶萎；久阴淫雨，则薄皮多汁者，皮溃而漉；卒风暴起，则刚脆之木，枝折杌伤；秋霜疾风，则刚脆之木，根摇而叶落。凡此五者，各有所伤，况于人乎！"这段文献说明了三个问题：一是，疾病的因子是多种多样的，轻、重、大、小、缓、急不等；二是，人的体质各不相同，抵抗力大小互异，因而所受病邪的深浅就不一样；三是，人体正气充沛，抵抗力强，不仅可以不受病邪的侵害，甚至可以消灭病邪。总之，人体的正气是发病的主要影响因素。

再如"病因"。《素问·调经论》中说："夫邪之生也，或生于阴，或生于阳。其生于阳者，得之风雨寒暑；其生于阴者，得之饮食居处，阴阳喜怒。"这是中医学认为病因分"内""外"最早的文献记载。《金匮要略》

中说："一者，经络受邪入脏腑，为内所因也；二者，四肢九窍，血脉相传，壅塞不通，为外皮肤所中也；三者，房室、金刃、虫兽所伤。"这种对病因的认识，颇具有整体观的概念。其实，中医学对病因的认识，主要是以各种病证的临床表现为依据的，所以才有"审证求因"之说。

他如"六淫"，六淫邪气既可以单独作用于人体而致病，也可以两种以上淫邪同时作用于机体而致病，如对六淫的认识不具有整体观念，在临床上便不能充分认识六淫的变化。"七情"实际是大脑对客观外界事物的反应，古人以心概括大脑的功能，因此才有"心之官则思""心主神明"之说。《灵枢·口问》篇说："心者，五脏六腑之大主也……故悲哀愁忧则心动，心动则五脏六腑皆摇。"心有变动便影响到五脏六腑，其为大脑的作用可知。又《灵枢·本神》篇中说："肝气虚则恐，实则怒；……心气虚则悲，实则笑不休。"虽是举例而言，却说明了情志变化与内脏的密切关系。饮食、劳倦、房室、痰湿、瘀血等病因之作用于人体，同样要用整体观来进行分析，如果孤立地看问题，必然不能认识到病变的本质。

四、临床辨证的整体观

中医学"辨证"的过程，是对疾病由浅入深，由表入里，从感性到理性，从现象到本质的认识过程。

"症状"与"证候"是截然不同的。症状只是整个疾病的个别表现，只是整个疾病中的一个局部，不能完全反映疾病整个病变的全部和本质，只有根据整个症状群，经过综合地分析、推理和判断，得出属于某种"证候"的结论时，才算掌握整个病变的本质，才算抓住了疾病的整体。

辨证的过程中，更要充分注意到患病的病人，因疾病和病人是一个不可分割的整体。张介宾说："当识因人因证之辨，盖人者本也，证者标也。证随人见，成败所由。故当以因人为先，因证次之。"李时珍还说："盖人心如面，各各不同，惟其心不同，脏腑亦异，欲以一药通治众人之病，其可得乎！"心指精神状态而言，由于病人对疾病认识和态度不一样，影响到体内各个器官、组织的抗病机能就有强弱之分，这就是所谓"心不同，脏腑亦异"的道理。

五、立法施治的整体观

"疾病"既是人体某一部分的整体关系受到了破坏而引发，因而对疾病的立法施治也要从整体观出发，而"治未病""明标本""辨逆从""识异同"在中医学的治疗中占有重要位置。

治未病。"病"与"未病"是一对矛盾，要"治未病"，就要使已病的部分不要再影响未病的部分。《金匮要略》中说："夫治未病者，见肝之病，知肝传脾，当先实脾。"《素问·阴阳应象大论》说："善治者，治皮毛，其次治肌肤，其次治筋脉，其次治六腑，其次治五脏。治五脏者，半死半生也。"能这样全面看问题，才能防患于未然，才能杜渐防微。又《素问·四气调神大论》中说："夫病已成而后药之，乱已成而后治之，譬犹渴而穿井，斗而铸锥，不亦晚乎！"对疾病的认识没有整体观，便没有预见性，在治疗时必然要犯片面性的错误。

明标本。从病因言，发生疾病的原因是"本"临床表现为"标"；以病位言，原发病位是本，继发病位为标；从症状言，原发症状是本，继发症状为标；从疾病新旧言，旧病是本，新病为标。明标本，即是要透过现象看本质，从而确定治疗方法。"治标治本"，原则上是随病势的缓急而各异，急则治标，缓则治本。《素问·病传论》中说："有其在标而求之于标，有其在本而求之于本，有其在本而求之于标，有其在标而求之于本。故治有取标而得者，有取本而得者。"标和本的整体观于此可见。

辨逆从。"逆治"是指针对患者的临床表现，采取与症状性质相逆的疗法，矫正其病因作用以后所发生的偏胜局面，以求恢复人体正常生理的一种治疗方法，如"寒者温之""热者凉之""虚者补之""实者泻之"等。"从治"则与此相反，即采取与患者症状性质完全相同的治疗方法，如"寒因寒用""热因热用""通因通用""塞因塞用"之类。《素问·至真要大论》中云："逆者正治，从者反治……必伏其所主，而先其所因，其始则同，其终则异，可使破积，可使溃坚，可使气和，可使必已。""逆治"和"从治"，其根据即在于对疾病病机的全面分析，才能达到"伏其所主，先其所因"的目的。

识同异。临床上往往有这样的情况，患者的病证相同而医者的治法各异，这是综合分析患者的不同情况而区别对待的一种治疗方法。《素问·异法方宜论》中说："杂合以治，各得其所宜，故治所以异而病皆愈者，得病之情，知治之大体也。"由于病变不是在人体中孤立地存在，所以必须结合病人的具体情况，全面的分辨其"同"与"异"而确定不同的治疗方案。

祖国医学的整体观，当然是比较朴素的，但确是祖国医学的一大特点，是值得发扬的，尤其值得用唯物辩证法的思想方法将其整理提高，使中医学更好地为世界人类的健康事业做出贡献。

五行生克浅谈

（写作时间不详）

木、火、土、金、水，本来是人类用以生活和生产的五种物质，故早在《左传》里就有"天生五材，民并用之"之说。古人在不断的生活和生产的实践中，逐渐观察到这五种物质都是在不停地运动着的，所以又称为"五行"。随着人们的生活、生产不断提高，便更进一步认识到木、火、土、金、水五种物质的存在是各有其不同特性的。

如《素问·五常政大论》中说："木曰敷和，火曰升明，土曰备化，金曰审平，水曰静顺。"意思是："木"善生发，是敷散着阳和之气，"火"则升上而能照明，"土"则备具万物变化之能事，"金"之体比较实在（审）而稳固（平），"水"之性则偏于沉静而顺流。认识了这五种物质不同的特性，渐次把这些概念抽象出来，以之认识更多的事物。例如：春天到来，气候温和，万物滋荣，故以之属"木"；夏季则炎天而暑热，故以之属"火"；六月长夏，湿热交蒸，凡百生物，繁殖最盛，故以之属"土"；秋气转凉，肃杀之极，草木凋落，故以之属"金"；到了冬季，则天寒地冻，故以之属"水"。一年中气候的变化推移，总是由"春木"而"夏火"，而"长夏土"，而"秋金"，而"冬水"，而又"春木"……这样永恒地运动的规律积之既久，人们便由之而产生"五行相生"的概念。所谓"相生"，也就是彼此资助之意。《素问·脉要精微论》中说："彼春之暖，为夏之暑，彼秋之忿，为冬之怒。"就是这个意思。

事物的发展，既有相互资生的一面，必有相互制约的一面，这种相互制约的关系，就叫作"相克"或"相胜"。《素问·六节藏象论》中说："春（木）胜长夏（土），长夏胜冬（水），冬胜夏（火），夏胜秋（金），秋胜春，所谓得四时之胜。"为什么要这样相胜呢？黄元御在《四圣心源》里做了较通俗的解释。他说："木性发散，敛之以金气，则木不过散；火性升炎，伏之以水气，则火不过炎；土性濡湿，疏之以木气，则土不过湿；金性收敛，温之以火气，则金不过收；水性降润，渗之以土气，则水不过润。皆气化自然之妙也。"于此知道五行间的相互制约，主要是防其太过，以维系正常的自然关系，如果是已经发生了太过的情形，也可以通过制约的作用，抑其太过，以回复正常。可见"相生"与"相克"，是维系事物正常发展不可分割的两个方面。所以张介宾在他著的《类经图翼》里说："造化之机，不可无生，亦不可无制，无生则发育无由，无制则亢而为害。必须生中有制，制中有生，才能运行不息，相反相成。"这就概括地说明了，事物之间无不有其相互的联系，这种联系的方式主要表现为"相生"与"相克"，即所谓"五行生制的理论"。

根据五行生制的理论，中医学理论认为：人体的肝脏，具有生发之机，以柔和为贵，故以比之于"木"；心脏在上焦，具有阳热的作用，故以比之于"火"；脾脏位中焦，善于变化水谷精气，故以比之于"土"；肺脏的部位最高，以清肃下降为能事，故以比之于"金"；肾脏在下焦，固藏精液以为滋养之用，故以比之于"水"。中医学理论还认为：肾水充则能滋养肝木（水生木），肝气壮则能扶助心火（木生火），心火足则能有助脾土（火生土），脾土强则能润养肺金（土生金），肺金固则能溉济肾水（金生水），是谓"相生"；藉肾水以制心火（水克火），藉心火以制肺金（火克金），藉肺金以制肝木（金克木），藉肝木以制脾土（木克土），藉脾土以制肾水（土克水），是谓"相克"；一生一克，以维系五脏间相对的平衡，偶有差失，即病变之所由起。

中医学这样来说明五脏间的相互联系，认为五脏是不可分割的整体。几千年来通过长时期的临床证明，这一理论是具有实践意义的。不过，不能把它看作是一成不变的公式。正如《素问·五运行大论》中所云："气有余，则制己所胜，而侮所不胜。其不及，则己所不胜而乘之，己所胜轻而侮之。"这就是说，五脏"相生""相克"的关系，还要因于脏气的强弱盛衰而发生变化，决不能胶柱以求。

从中医学的恒动论谈谈体育活动和导引

（1978 年 3 月 10 日）

在中医学的理论中，有一个较突出的"恒动论"的观念，认为物质世界是在永恒地运动着的。《素问·六微旨大论》中说："成败倚伏生乎动，动而不已，则变作矣。"由于事物是永恒运动着的，所以成败倚伏等种种变化便没有完结之时。而事物之所以能够不停地运动，则由于事物内部有矛盾存在的缘故。所以《素问·六节藏象论》中说："天地之运，阴阳之化。"所谓的"阴阳"，就是古人在远古时代对矛盾对立统一观念的表达，这也是中医学对整个宇宙的宏观的看法。至于"人"这种物质体，同样是处于永恒运动状态之中的。譬如《素问·举痛论》中云："经脉流行不止，环周不休。"这是言"血液"的永恒运动。《灵枢·营卫生会》中云："营在脉中，卫在脉外，营周不休，五十度而复大会，阴阳相贯，如环无端。"这是言"营气""卫气"的永恒运动。《素问·六节藏象论》中云："脾、胃、大肠、小肠、三焦、膀胱……转味而入出。"这是言"消化""泌尿"等器官的永恒运动。总之，人体无论大小器官或组织，无一不处于永恒运动的状态之中。这些运动能持续得正常，就是人体健康的表现；相反，如果某种运动一有失常，便是病变之所由生。所以元代著名医家朱丹溪得出一个结论"天主生物，故恒于动，人有此生，亦恒于动"（《格致余论·相火论》），这一结论基本是正确的。

由于中医学认识到，人体中的各个部分始终处在不同的运动形式相互配合以维系其正常生理功能的状态中，如果要保持人体的健康，便必须有意识地维护机体各个器官或组织的正常运动，甚或通过某种方式的锻炼以加强和协调其运动状态。汉代名医华佗主张："人体欲得劳动，但不当使极耳。动摇则谷气得清，血脉流通，病不得生，譬如户枢终不朽也。是以古之仙者，为导引之事，熊经鸱顾，引挽腰体，动诸关节，以求难老。吾有一术，名五禽之戏，一曰虎，二曰鹿，三曰熊，四曰猿，五曰鸟（即鹤），亦以除疾，兼利蹄足，以当导引。体中不快，起作一禽之戏，沾濡汗出，因上着粉，身体轻便腹中欲食。"（《后汉书·华佗传》）华佗这段话有三个论点：第一，人体各个组织是经常处于动态之中的，故必须随时辅以适当的运动，进行锻炼；第二，运动的作用，主要是能使"谷气得消，血脉流通，身体轻便，病不得生"；第三，运动的方法，采用"导引"，包括"五禽戏"，以"引輓腰体，动诸关节"。这和现在提倡的"体操"活动，颇有类似之处。

导引，如流行的太极拳、易筋经、八段锦之类均属之。五禽戏，亦应为导引之一种。它分作五部功：猿功、鹿功、虎功、熊功、鹤功。猿功，锻炼小腹部（丹田），为固肾纳气、温养命门、补益精液的基础功，共 5 个动作，15 口气；鹿功，锻炼上腹部，即胃下口以下处，有健脾益胃、促进运化、增生血液的作用，亦分 5 个动作，19 口气；虎功，锻炼胸背及肺部，通过四肢伸曲、活动腕臂，有促进肺活量，增强肺气的功用，亦有 5 个动作，左右各 20 口气；熊功，锻炼腰部，具有和肝益肾、藏血生精、缩腰收腹的作用，左右各 5 个动作，各 19 口气；鹤功，锻炼心脏，通过运动头、顶、背脊、尾闾、膻中、髑骭骨等部位，能强心安神，会通任督二脉，分为 6 个动作，共 25 口气。当然，这不一定是华佗的创造，因远比他早五六百年的"庄周"，便已提出"吹嘘呼吸，吐故纳新，熊经鸟申，为寿而已矣"的方法，这种把呼吸运动和肢体运动结合起来，分别对身体各个部位进行锻炼，促进各个器官的活动功能，颇具有科学价值。唐代名医孙思邈还解释说："凡吐者去故气，亦名死气；纳者取新气，亦名生气。"（《千金要方》）这些都充分说明中医学早已懂得深呼吸运动的益处和吸取新鲜空气的必要性。

古代的体育运动，并不只此"导引"一种方法，如打球、拔河等运动，均分别见于史册。《唐音癸签》中说："唐变古蹴鞠戏为蹴球，其法，植修竹，高数丈，络网于上，为门以度球。球工分左右朋，以角胜负。"《宋史》中也有类似的记载，可见我国的足球运动的发轫是很早的。拔河运动见于唐《封氏闻见记》，其中记载："拔河，古谓之牵钩，襄汉风习，常以正月望日为之。相传楚将伐吴，以为教练。古用篾缆，今民则以大麻绁，长四五十丈，两头分系小索数百条，分二朋，两钩齐挽，当大绁之中立大旗为界，震鼓叫噪，使相牵引，以卻者为胜，就者为输，名曰拔河。"他如清明踏青、端午竞渡、重九登高、新年腊鼓、放风筝、舞龙灯、跳狮子、舞秋千、踢毽子……等等，在我国都有着悠久的历史。这些运动都是有益于身体健康的运动，但就便利易行，不受任何条件的限制，又能较全面地锻炼身体，并可直接起到医疗或预防作用的，还是"导引"最为理想。

古老的"导引"运动，是以中医学的脏腑、经络、气血等学说为基础发展起来的。即以"五禽戏"为例，所创作的猿、鹿、虎、熊、鹤五部功法，分别锻炼的是肾、脾、肺、肝、心五脏及其所主功能和部位。通过呼吸的运行、姿势的变化，从而达到气血和畅、机体健壮的目的。现行体育活动中的体操，"导引"活动与之相比并不逊色。特别是"导引"能将体育活动与医疗作用结合起来，其健身的功效远远超过了一般的体操运动。隋代巢元方著《诸病源候论》，凡列1726种病症，不用针灸汤药，概用"导引"进行宣导治疗，名之"补养宣导法"，确是行之有效的，这是一般的"体操"所办不到的。

在"导引"运动锻炼的过程中，极为重视"运气"的问题。所指的"气"，除调整呼吸气而外，认为通过种种不同姿势的运动，可以使"气"在全身运行，上至巅顶，下至丹田、足心，甚至透过各个脏器或组织，可谓无远弗至。具有这样广泛意义的"气"，究应作何理解，迄无定论。我认为，这是对人体各种机能活动的概括，通过运动锻炼，机体各器官的活动得到改进，这是"气"；或者说提高了机体对各种外界有害刺激（包括各种感染）的抵抗力，这也是"气"；或者说改善了中枢神经系统和体温调节机能，提高了机体的免疫机能，都是这个"气"的作用。这个"气"是人体重要的"正气"，正气旺盛，体质增强，应该是"导引"运动锻炼的目标。据现在有关的研究资料看来，认为在机体锻炼上作用最大的是中枢神经系统，特别是脑皮质对外界影响因素的反应作用最为明显，这些从中医学的角度看来，仍属于"正气"的范畴，尤其是属于"卫气"的范畴。"卫气"充沛，遍布机体，外界风、寒、暑、湿、燥、火六淫邪气均不能入侵。"五禽戏"中的鹤功如练好了，就可以取得这样的效果。

"导引"运动的方法虽有多种，就其重视"气"的运行以及姿态的变换来说，不外是以"恒动论"为基础的，所以它通过呼吸运动和肢体活动有节律的配合，促进或增强整个机体的永恒运动，以维持其生理功能的正常发挥。有人说"导引"运动是动与静相结合的运动，其动中有静，静中有动，不是单纯是运动。如果把"动"与"静"理解为两种不同的运动形式，"动静结合"说是有道理的，但不能理解为"动"是动、"静"是不动。宇宙间的事物运动，"动"是绝对的，"静"是相对的，因此"动"是事物运动的根本。明代唯物论者颜习斋曾说："养身莫善于习动，夙兴夜寐，振起精神，寻事去做；行之有常，并不困疲，日益精壮。但学静息将养，便日就惰弱。"（《言行录》）这本是个普遍的真理，用以解释"导引"活动的道理，亦颇恰切。

当前，我国已经进入一个社会主义革命和社会主义建设新的发展时期，要在 20 世纪末实现四个现代化的宏伟目标，积极开展群众性的体育活动，使全国亿万人民都能精神饱满、斗志昂扬地抓革命，促生产，促工作，促战备，具有特殊的意义。"导引"活动，可说是我国传统的群众性体育活动之一，实具有强健身体、防病治病的显著功效。及时把"导引"普及化，使多数人都能掌握而进行锻炼，应该说要比一般的健身操要高明。

气血略论

（1978 年）

一、气血生理属性之概念

"气"和"血"是构成人体的两大基本物质，故《灵枢·本藏》中说："人之血气精神者，所以奉身而周于性命者也。""精"为"气"所化生，"神"藏于"血"中，因此精、神来源于气、血。《素问·上古天真论》中说："二八肾气盛，天癸至，精气溢泻。……七八，肝气衰，筋不能动，天癸竭，精少。"这段话说明"精溢"和"精少"都取决于"气"之盛衰。《灵枢·本神》中说："心藏脉，脉舍神。"气属阳、血属阴，气、血这两种物质具有对立统一的关系，血无气不行，气非血不载，所以气、血在生理方面统一起来了。《灵枢·营卫生会》中说："夫血之与气，异名同类，何谓也？岐伯答曰：营卫者精气也，血者神气也，故血之与气，异名而同类焉。"这即是说，"营血"和"卫气"都是由水谷精微之气化生的，这是相同的一面；但"营血"毕竟是神气之所舍，属阴而行于经脉之中，"卫气"属阳而行于经脉之外，故两者有所不同，这是相异的一面。相同，是统一性；相异，是对立性。《外台秘要》引《删繁论》云："夫血与气，异形而同类，卫是精气，营是神气，故血与气异形而同类。"这就是说，"气""血"同是构成机体的重要物质基础，这是共性的一面；而"气"和"血"的功能却大不一样，这是个性的一面。由此又可知，中医学对"气""血"的认识，不仅是物质的，而且是功能的。

（一）气的概念

《灵枢·决气》中说："熏肤充身泽毛，若雾露之溉，是谓气。"用"雾露"来描述气存在的状态，表述出"气"的物质特征；用熏肤、充身、泽毛来描述"气"的运动状态，则又体现出"气"的功能特征。"气"这一物质是极细微的，甚至细微到肉眼看不见，故有人把"气"说成是"无形而有机"的。

凡属机体生理方面的"气"，中医学称作"真气"。《灵枢·刺节真邪》中说："真气者，所受于天，与谷气并而充身者也。""真气"是概括人体所有之"气"而言。李东垣在这里做了解释，他在《脾胃论·卷下·脾胃虚则九窍不通论》中说："真气又名元气，乃先身生之精气也，非胃气不能滋之。胃气者，谷气也、荣气也、运气也、生气也、清气也、卫气也、阳气也。又天气、地气、人气，乃三焦之气。分而言之则异，其实一也，不当作异名异论而观之。"张景岳也在《类经》中亦做了类似的诠释。所以"真气"犹言人体的正气，可以概括整个人体的生理功能，"真气"运行于人体周身，无处不到，即《灵枢》所云之"充身"。

再从整体和局部两个方面来认识人体之"气"，从整体来认识有宗气、中气、元气三种，属于局部的则五脏各有其气，兹分述如下。

1. 宗气 《灵枢·邪客》中说："宗气积于胸中，出于喉咙，以贯心脉，而行呼吸。""宗气"在《灵枢·五味》中又被称为"大气"。《灵枢·五味》中云："大气之抟而不行者，积于胸中，命曰气海。""气海"即在"膻中"这个部位，为人体的"上气海"。

宗气的功能主要是推动作用。《难经·二十二难》中说："气主呴之。""呴"即"嘘吹"之意，是对宗气动态的描述。《素问·平人气象论》中说："……左乳下，其动应脉，宗气也。……其动应衣，宗气泄也。""应脉"是宗气正常的运动；"应衣"是宗气病变的运动。看来，宗气搏动于左乳下与心的搏动密切相关，所以《灵枢·邪客》说宗气是贯通心脉的。

宗气主"动"并不仅限于心脉，而是与整个机体的功能活动都有关。故周澂之在《读医随笔·气血精神论》中说："宗气者，动气也。凡呼吸、语言、声音，以及肢体运动、筋骨强弱者，宗气之功用也。虚则短促、少气，实则喘喝、胀满。"

2. 中气 "中气"，李东垣径称为"胃气"或"元气"。中气的来源，主要是从饮食物中不断摄取，经过胃的腐熟，脾的运化，使机体各个脏腑组织都得到中气的供给，以维持其各自的生理功能。《素问·太阴阳明论》中云："四肢皆禀气于胃，而不得至经，必因于脾，乃得禀也。……故太阴为之行气于三阴。……亦为之行气于三阳。脏腑各因其经而受气于阳明，故为胃行其津液。"李东垣在《脾胃论·卷上·脾胃胜衰论》中亦说："夫饮食入胃，阳气上行，津液与气入于心，贯于肺，充实皮毛，散于百脉。脾禀气于胃，而浇灌四旁，荣养气血者也。"最后他的结论是："人受水谷之气以生，故以胃气为本。"

总之，"中气"的主要功用是：熟腐饮食，以滋营卫，升清降浊，运化四方。所以中医学认为"中气"是后天之本。

3. 元气 "元气"即"元阳"，又叫"真阳之气"，禀受于先天，秘藏于肾精之中，习惯称作"水中之火"，是人体发育、繁衍的根源。《素问·生气通天论》中有"阴阳之要，阳秘乃固""阴平阳秘，精神乃治""阳强不能秘，阴气乃绝"的相关论述。

"元阳"只有秘藏才能发挥其生理作用；元阳作用于机体的各个部分，是通过三焦系统来完成的。所以《难经·三十八难》中说："三焦有原（元）气之别焉，主持诸气。"又《难经·六十六难》中说："三焦者，原气之别使也，主通行三气，经历于五脏六腑。"《灵枢·营卫生会》中说："营出于中焦，卫出于下焦。""营"产生于胃气，故云出中焦，而"卫"则为元气所化生，故云"出于下焦"。张景岳解释说："卫气者……其气自膀胱与肾，由下而出，故卫气出于下焦。……下者必升，故其气自下而上，亦犹地气上为云也。"（《类经·经络类·营卫三焦》）

以上所述三气，"宗气"出于上焦膻中，其运布在肺；"中气"出于中焦水谷之海，其转输在脾胃；"元气"出于下焦命门，其藏纳在肾。这是人体最主要的三种"气"，这是从整体方面来认识的。从局部方面来分析，五脏亦各有不同的气。如：肝有生发之气，主疏泄；心有火热之气，主长养；脾有水谷之气，主运化；肺有清肃之气，主治节；肾有至阴之气，主收藏。这些不同的"脏气"，从临床角度来讲，其表现于功能方面的意义特别重要，因为当这些脏气发生病变时，可就其不同的功能特点进行分析，从中寻找到病变的实质。

（二）血的概念

"血"是人体不可少的物质之一。《景岳全书·血证》中说："血即精之属也，但精藏于肾，所蕴不多，而血富于冲，所至皆是。"正因为"血"属于"精"一类的物质，所以"精血"皆为阴，五脏主藏精，而五脏亦各有血。血，生化于脾，统治于心，藏受于肝，宣布于肺，施泄于肾，灌溉周身，无所不及，以奉生身，莫贵于此。兹从五个方面略述血在生理方面的状况。

1.血的生化 《灵枢·决气》中说："中焦受气取汁，变化而赤，是谓血。""中焦"即言脾胃，脾胃接受水谷，经熟腐摄取其中的精微，成为"血"最根本的物质基础。中焦之所以能摄取精微以化血须借助于"营气"的作用，故《灵枢·邪客》中说："营气者，泌其津液，注之于脉，化而为血。""营气"为血中之气，具有阳火之性，阳气之化生阴血，固为临床之所验证。唐容川在《血证论》中说："火者，心之所主，化生血液，以濡周身。火为阳，而生血之阴，即赖阴血以养火，故火不上炎。而血液下注，内藏于肝，寄居血海，由冲、任、带三脉，行达周身，以温养肢体。"

2.血的贮存 《素问·脉要精微论》中说："夫脉者，血之府也。"古人训"府"为"聚"，言全身的血液都聚存于经脉和络脉之中。"经络"是人体的组织之一，呈网状遍布于周身，表、里、上、下无处不有。《灵枢·经脉》中说："经脉十二者，伏行分肉之间，深而不见……诸脉之浮而常见者，皆络脉也。"于是，血液随经脉、络脉而遍及全身。《灵枢·本藏》中说："经脉者，所以行血气而营阴阳，濡筋骨，利关节者也。"此"阴阳"是指三阴、三阳，即五脏、六腑之意，凡经脉、络脉所在之处，即血液所到之处，故经脉、络脉的作用就是贮存和运输血液。如《灵枢·决气》中说："壅遏营气，令无所避，是谓脉。"大小不同的经脉和络脉，为血液的运行提供了条件和环境，使其不能越于此范围之外。

"血"是怎样入于经脉之中的呢？中医学认为，"血"在化生之初就已存在于经脉之中了，即《灵枢·邪客》所云"注之于脉，化而为血"，《灵枢·营卫生会》所云"蒸津液，化其精微，上注于肺脉，乃化而为血"；其次，通过心脏运行于经脉之中，因为心脏与经脉是相连接的，如《素问·痿论》中说"心主身之血脉"，又如《素问·六节藏象论》中说"心者……其充在血脉"。在所有的经脉之中，中医学认为"冲脉"为人体的血海。《灵枢·海论》中说："冲脉者，为十二经之海。"冲脉起于胞中，行于身前者挟脐上行至胸，行于身后者上循背里。《类经》中解释说："血海者，言受纳诸经之灌注，精血于此而蓄藏也。"此外，中医学还认为"肝"亦为藏血的脏器之一，如《素问·五藏生成》中云："人卧，血归于肝。"故"冲脉"与"肝"于血的贮存方面则大有关系。

3. 血的循环 《素问·举痛论》中说："经脉流行不止，环周不休。"说明血液存于经脉之中不是静止的，而是流动的。中医学认为"血"的流动有两大特点：一是循环式的流动，即所谓"环周不休"；二是有节律的流动，如《素问·平人气象论》中说："人一呼，脉再动，一吸，脉亦再动，呼吸定息脉五动，闰以太息，命曰平人。"正因为血液的流动有节律，才可以用呼吸的节律来计算，多于此者或少于此者都属病变，经过两千多年的实践证明，这一认识基本是正确的。

"血"为什么会呈循环式的流动呢？《灵枢·邪气藏府病形》中说："经脉之相贯，如环无端。"经脉在人体内的分布是相互贯通的，血在人体内便很自然地形成一种环流。《灵枢·经水》中说："经脉者，受血而营之。""营"具有两种含义：一是运营，二是营养。正因为"血"能反复地营回运行，才能使机体各个组织得到充分的营养。

至于"肺循环"的问题，中医学文献虽未明确指出，但《素问·经脉别论》中有"脉气流经，经气归于肺，肺朝百脉"之说。所谓"朝"是"汇合"的意思，看来血液与肺的关系，中医学也是有所认识的。

从历史的角度来看，欧洲医学在公元 16 世纪才开始认识了小循环，到 17 世纪英人哈维在他的老师华布利发现静脉瓣的基础上，对血循环才有进一步的发现，比中医学晚了一千多年。

4. 血之清浊　《灵枢·逆顺肥瘦》中提出了"血之清浊"的问题，阐明人体各部位中的血是不一样的。如何不一样呢？《灵枢·血络论》中指出有三个不一样：有"血出而射者"；有"血少黑而浊者"；有"血出清而半为汁者"。其在解释第一种情况时说："血气俱盛，而阴气多者，其血滑，刺之则射。"这明显是指"动脉血"而言，所谓"阴气"是指血中对人体有用的物质，如血中的氧气等，因为古人的概念是"阴清阳浊"。如《灵枢·阴阳清浊》中说："受谷者浊，受气者清；清者注阴，浊者注阳。"动脉血氧气多，自然较静脉血为清。其解释第二种情况时说："阳气蓄积，久留而不泻者，其血黑以浊，故不能射。"依据"阴清阳浊"的认识，"阴气"可以理解为"氧气"，则"阳气"即相当于"二氧化碳"，故血色较黑浊，这应该是指静脉血了。至于"血出清而半为汁"，"清汁"即血中存在的透明液体，明显是指"血清"了。

5. 血的功用　"血"的功用也就是"营气"的功用，因"营气"是存在于血液之中的，甚至可以说"营"就是指"血"的功用而言，所以"血"与"营"是不能分割开来理解的。《素问·痹论》中说："营者，水谷之精气，和调于五脏，洒陈于六腑，乃能入于脉也，故循环上下，贯五脏，络六腑也。"这段话概括出了营血的作用。张景岳在这个认识的基础上，于《景岳全书·血证》中作了进一步的发挥。他说："故凡为七窍之灵，为四肢之用，为筋骨之和柔，为肌肉之丰盛，以至滋脏腑，安神魂，润颜色，充营卫，津液得以通行，二阴得以调畅，凡形质所在，无非血之用也。是以人有此形，唯赖此血。故血衰则形萎，血败则形坏，而百骸表里之属，凡血亏之处，则必随所在而各见其偏废之病。倘至血脱，则形何以立，气何所归，亡阴亡阳，其危一也。"这一议论，是从临床实践中体会出来的真知灼见。

二、气血病机和辨证示例

（一）气血病机

《素问·调经论》中说："人之所有者，血与气耳。"故机体的生理活动不能离开气、血，一旦发生病变，不是因之于"气"，便是出之于"血"。《素问·调经论》中又说："气血以并，阴阳相倾，气乱于卫，血逆于经，血气离居，一实一虚。血并于阴，气并于阳，故为惊狂；血并于阳，气并于阴，乃为炅中；血并于上，气并于下，心烦愡善怒；血并于下，气并于上，乱而喜忘。"有所偏胜即为"并"，有所倾陷即为"倾"。在人体中，正常情况下气血通常保持着相对平衡的状态，如果发生了"相并"或"相倾"的情况，便是失去了这种平衡，寒、热、虚、实种种病变即由之而生。具体说来，"血并于阴"，是阴邪盛而血实，如风痰之类可变而病"惊"；"气并于阳"，是阳邪盛而气分实，如火热之类可变而病"狂"；"血并于阳"是阳邪偏盛于血分，"气并于阴"是阴邪偏盛于气分，阳邪伤血固足为"热"，阴邪伤气亦变为"热"，即伤于寒而病为热之类，故曰"炅中"，炅，热也，中，伤也；"血并于上"，为血分之邪扰于心，故病"烦愡"，愡，闷也；"气并于下"，为气分之邪动于肝，故病"善怒"；"血并于下"是阴气不能升，"气并于上"是阳气不能降，这样阴阳散离，故神志乱而病"喜忘无常"。

以上这些都是举例而言，旨在说明，气血对立统一的平衡状态受到干扰或破坏时，就会发生种种病变。略述如下。

1. 气病病机 《素问·举痛论》中说："百病皆生于气也，怒则气上，喜则气缓，悲则气消，恐则气下，寒则气收，炅则气泄，惊则气乱，劳则气耗，思则气结。"说明"气"的病变虽多，而引起气病的不外六淫、七情、饮食劳倦等方面的原因。"寒"与"炅"，六淫病因也；怒、喜、悲、恐、惊、思，七情病因也；"劳"即劳倦。也就是说，内伤、外感都可以引起"气病"。这段论述归纳出九种气病的病机：寒则气收，如伤寒无汗之类；炅则气泄，如风热自汗之类；怒则气上，如肝阳亢逆之类；喜则气缓，如心神不定之类；悲则气消，如肺虚少气之类；恐则气下，如肾虚精却之类；惊则气乱，如肝风抽搐之类；思则气结，如脾伤不运之类；劳则气耗，如劳伤虚损之类。临床上所谓气病病机常见的有以下三种。

（1）气虚：《素问·通评虚实论》中说："气虚者，肺虚也。"这句话没有普遍意义，临床所谓的"气虚"，一般属于机能衰减的范畴，而以脾、肺两脏的表现最为多见而已。如呼吸少气、动则喘乏、面色㿠白、目无精彩、懒于言语、自汗、心烦、四肢困乏、食欲不振、便溏、尿频、脉来微弱等，总属于"补中益气汤"治疗的范畴。补中益气汤的作用，可以说是虚者补之、劳者温之、下者举之等几种治疗方法的综合体现，而所谓虚者、劳者、下者，概有机能衰减的含义。

（2）气郁：对"郁"病的认识在金元前后略有不同，《素问》有"五郁"（金郁泄之，水郁折之，火郁发之，木郁达之，土郁夺之）之说，朱丹溪略谓"气血冲和，万病不生，一有怫郁，诸病生焉，故人身诸病，多生于郁"（《丹溪心法·六郁》），并创气、湿、痰、热、血、食"六郁"之名。究竟什么是"郁"呢？戴元礼解释说："郁者，结聚而不得发越也。当升者不得升，当降者不得降，当变化者不得变化，此为传化失常，六郁之病见矣。"（《金匮钩玄》）这些都是泛指一般病邪所致之"郁"。

从明代以后，则多以"郁病"归属于情志致病。如徐春甫说："郁为七情不舒，遂成郁结，既郁之久，变病多端。"（《古今医统大全》）孙一奎说："又有素虚之人，一旦事不如意，头目眩晕，精神短少，筋痿气急，有似虚证，先当开郁顺气，其病自愈。"（《赤水玄珠·第十一卷·郁证门》）到了张介宾更是专从情志立论，而倡"怒郁""思郁""忧郁"之说。结合临床对情志之郁体会较深较细的莫如华岫云，他在《临证指南医案》中说："郁则气滞，其滞或在形躯，或在脏腑，必有不舒之现症。盖气本无形，郁在气聚，聚则似有形而实无质，如胸膈似阻，心下虚痞，胁胀背胀，脘闷不食，气瘕攻冲，筋脉不舒。……情志之郁，由于隐情曲意不伸，故气之升降开阖枢机不利。……盖郁证全在病者能移情易性，医者构思灵巧，不重在攻补，而在乎用苦泄热而不损胃，用辛理气而不破气，用滑润濡燥涩而不滋腻气机，用宣通而不揠苗助长，庶几或有幸成。"

现在临床上，一般以属于情志致病者为"郁"，多责之于肝气；非由情志致病者，如"痰""食""热""湿"之类致病，多名为"滞"。其分辨大略如此。

（3）气逆：气运行于人体中，升降出入是有规律的。如脾气主升，胃气主降；肝气主升发，肺气主肃降；营卫气的运行，昼出行三阳经，夜入行三阴经；营气的运行自上而下，从手太阴经开始；卫气运行自下而上，从足太阳经开始。如果这些升降出入的运行一反其常态时，即为"逆"。

《素问·四气调神大论》中说："逆春气则少阳不生，肝气内变；逆夏气则太阳不长，心气内洞；逆秋气则太阴不收，肺气焦满；逆冬气则少阴不藏，肾气独沉。"肝气主生发而不能生发，心气属太阳而不能温煦，肺气主收降而不能收降，肾气主秘藏而不能秘藏，均属于"气逆"的范畴。如果仅理解为"应下行而反上行者斯为逆"这就有片面性，所以周学海说："太过不及，皆为逆也。"（《读医随笔·升降出入论》）

但临床上，一般仍以应下行而反上者，或上而不顺者，为"气逆"。如胃脘痞闷、妨闷不食、气上攻冲，为胃气逆；胸膈噎塞、痰涎壅盛、咳嗽、喘息，是为上盛下虚的肺气逆；肾精不足虚阳上奔，可出现四肢厥冷、面赤、烦躁、动则气喘，这是肾气逆；手足烦热、咳唾带血，这是阴虚火动之肝气逆。

以上为常见的气逆症状，另有一种气逆叫作"大厥"。《素问·调经论》中说："血与气并走于上，则为大厥，厥者暴死，气复返则生，不返则死。"沈又彭解释说："厥证卒倒，是下气逆上之病，《经》言气复返则生，不返则死，言气复返于下，非散而复聚。"（《重订通俗伤寒论》）这是属于中风一类的昏厥。

2. 血病病机　李梴在《医学入门》中说："人知百病生于气，而不知血为百病之始也。凡寒热、蹉挛、痹痛、癥疹、瘙痒、好忘、如狂、惊惕、迷闷、痞块，疼痛、癃闭、遗溺等证，及妇人经闭、崩中、带下，皆血病也。"血遍存于人体的脏腑、经脉，宜其发为病变亦极广泛，至于造成血病之因虽极复杂，但概其要而言之则有"动""损"两端。如《景岳全书·血证》所说："血本阴精，不宜动也，而动则为病；血主营气，不宜损也，而损则为病。盖动者多由于火，火盛则逼血妄行；损者多由于气，气伤则血无以存。故有以七情而动火者，有以七情而伤气者，有以劳倦色欲而动火者，有以劳倦色欲而伤阴者。或外邪不解，而热郁于经；或纵饮不节，而火动于胃；或中气虚寒，则不能收摄而注陷于下；或阴盛格阳，则火不归原而泛溢于上。是皆动血之因也。"阴虚者多火，火动则血难安；阳虚者乏气，气亏则血不宁。因此，外感内伤、阴阳虚损，都是造成血病的重要因素。临床常见的有如下几种。

（1）**血虚**：营血之所以虚少，或由邪热伤津，津伤而不足以濡血；或由脾胃亏损，水谷精微不足以生血；或由肾气衰惫，精水不足以滋血；或由失血过多，血液的资生难以为继。有一于此，都可以见到"血虚"的病变。

其临床表现为：目眩头晕、朝凉暮热、皮肤甲错、面白色萎、脉细无力，甚则变为"干血痨"，脉多弦而微或涩而微。治宜于补血药中增以益气之品，如当归补血汤、三才汤之类。

（2）瘀郁：血液之在人体内是行而不居的，如果留而不行，轻则为"郁"，重则为"瘀"，又统名之为"蓄血"。血液行于经脉之中，无寒热、气滞、损伤诸变，则无瘀、郁之可言，有一于此，瘀郁以生。血之瘀郁在上焦者，多见胸膈肩膊间满痛、喉中有血腥气，或兼善忘、上肢麻木等；血之瘀郁在中焦者，则心下痛拒按而软、漱水不欲咽；血之瘀郁在下焦者，小腹满痛、小便自利、大便色黑，甚或发狂。血既瘀郁常因之导致营卫运行失常，以致发热，其热初亦类似外感，但不见头痛，也不恶寒，继则天明少闲至午复剧，有汗、汗多且齐颈而还，或自汗、无气以息、目光短、不思饮食、不得眠、二便自利。总之，血液瘀郁的临床表现亦较复杂，凡有出血史或仆跌坠伤者，较易辨识。

唐宗海在《血证论》中说："吐、衄、便、漏，其血无不离经，凡系离经之血，与营养周身之血已睽绝而不合……此血在身，不能加于好血，而反阻新血之化机，故凡血证，总以去瘀为要。"有"瘀"即当去，固不仅限于"血证"也。

（3）血热：唐宗海在《血证论》中说："火者，心之所主，化生血液，以濡周身。火为阳而生血之阴，即赖阴血以养火。故火不炎，而血液下注，内藏于肝，寄居血海。……如或血虚，则肝失所藏，木旺而愈动火；心失所养，火旺而益伤血，是血病即火病矣。治法宜大补其血，归、地是也。然血由火生，补血而不清火，则火终亢而不能生血，故滋血必用清火诸药。四物汤所以用白芍，天王补心汤所以用二冬，归脾汤所以用枣仁，仲景炙甘草汤所以用二冬、阿胶，皆是清火之法。至于六黄汤、四生丸，则又以大泻火热为主，是火化太过，反失其化，抑之即以培之，清火即是补血。"这段话阐述了在内伤病中造成"血热"病变的机理及治疗原则。

至于外感热性病，热邪由营入血是病变较严重的阶段，因血本为火所化生，故对于火热最有亲和力。当火热之邪入于营分时，以"舌质红绛"为特征，随即出现烦躁不安、夜甚无寐、斑疹隐现、舌干而不渴饮、或神昏、谵语、舌蹇、肢厥等。火热之邪至入于血分时，舌色变得深绛或紫晦，舌体干枯、斑疹外透色多紫黑、伴吐血、便血、或大便色黑易解、妇女月经增多、甚则神倦、瘿疭、神昏、谵语、痉厥。所谓营分、血分，实际是血热病机的前后两个阶段，清营汤（犀角、生地、元参、竹叶心、麦冬、丹参、黄连、银花、连翘）、犀角地黄汤（犀角、生地黄、芍药、牡丹皮）是这个时期必用之方。

总之，血中之火热不去，各种出血症均将由此而生。

（二）气血病变辨证示例

1. 眩晕　"眩"者，视物皆黑；"晕"者，视物皆转；二者兼有，即名"眩晕"。甚而良久始醒者，谓之"郁冒"，如物冒其首不知人事也。《素问》所谓"诸风掉眩，皆属于肝"，乃指肝胆之风阳上冒而言。《灵枢》中有"上气不……头为之苦倾，目为之眩""上虚则眩""髓海不足，则脑转耳鸣，胫酸眩冒，目无所见，懈怠安卧"等论述。刘宗厚曰："眩晕乃下虚上实；虚者，血与气也；实者，痰涎风火也。"（《张氏医通·诸风门·眩晕》）

眩晕属气虚者： 晨起即眩晕，喜按抚，须臾即定，日以为常，宜用升阳益气法，方用补中益气汤加川芎、菊花等。

眩晕属气郁者： 眉棱骨痛、眼不可开，气机郁滞，少阳生发之气不能循经至目系，在上之浊邪不能下降也，宜用开郁降浊法，方用逍遥散合玉液汤（半夏六钱、生姜三钱、沉香末少许）。

眩晕属血虚者： 日晡加重，得卧稍可，营血不足以充于脑所致，宜用养血定眩法，方用六味丸合芎归汤。

2. 头痛　"头"为清阳之府，外而六淫之气相侵，内而脏腑经脉之邪气上逆，皆能乱其清气，相搏击而致头痛，须分内外虚实。实者头痛，其人血气本不虚，为外邪所犯，或蔽覆其清明，或壅塞其经络，或内之实火上炎，而血瘀涩滞不得通行而痛，其痛必甚，此为实。虚者头痛，其人气血本虚，或以血涩，或以脉寒，蜷缩紧急引其小络而痛，得温则痛止，此为虚。

头痛属气虚者： 每遇天寒阴雨则发，痛不甚而悠戚难已，或畏寒，或倦卧，或饮食乏味，脉微细，宜用升清益气法，方用补中益气汤加川芎、细辛、蔓荆子等。

头痛属血虚者： 痛时自鱼尾（眉尖后近发际处）上攻头脑，时或有热气上冲感，用当归、川芎、连翘、熟地黄各二钱，水煎去渣，入龙脑、薄荷末共一钱，乘沸泡之，鼻吸其气，候温即服，服后即安卧，甚效。

3. 怔忡　心下惕惕然跳、筑筑然动、怔怔忡忡，本无所惊自心动而不宁，其动也无时，轻者为"悸"，久则变为"怔忡"。有阳气内虚者，有阴血内耗者，有水气凌心者，有忧戚伤神者，有心火内炽者，有气郁不宣者，皆宜临证详审。

怔忡属气虚者：心气不足，神不能安，内动为悸，常有忧戚感，及忽忽喜忘诸症，宜用益气安神法，方用六君子汤加石菖蒲、炙远志、柏子仁等，其茯苓易抱木茯神。

怔忡属血虚者：阴血内虚，悸动时作，睡则常因心悸而惊醒，梦中常有坠岩崖感，为血不养心所致，宜用养心安神法，方用归脾汤加干地黄、麦冬、丹参、玉竹等。

4. 喘息　"喘"为呼吸迫促，为气之上奔也，证分虚实。实喘有四：一曰风寒，二曰火热，三曰气逆，四曰水饮。虚喘有二：一者出于脾肺，一者出于肝肾。实喘多起于暴，气长而有余，呼出为快，脉滑数而有力；虚喘积渐所成，气短而息微，劳动则甚，脉微弱而无神，是其大较。

喘息属气虚者：多见自汗，呼吸短气，宜用益气敛肺法，方用六君子汤合生脉散。

喘息属气郁者：呼吸气促，胸膈不快，痞闷不舒，毫无痰声，宜用升降开疏法，方用四磨汤。

喘息属血瘀者：咳逆喘促、鼻起烟煤、口目黑色，此为瘀血乘肺壅塞气道所致，宜用保肺去瘀法，方用参苏饮（白人参五钱、苏木四钱）最妙。

5. 腹痛　腹痛，首当别其在脏在腑。责于脏者，以肝、脾、肾为主，大腹属脾，当脐属肾，小腹属肝；责于腑者，以肠、胃为先，胃主受纳，小肠主受盛，大肠主传化，其机一阻腹痛之症作矣。

腹痛属气滞者：症见痛引两胁，甚至引及肩背，不得俯仰，脉见沉结或代；宜用辛通开郁法，方用木香顺气散（木香、香附、槟榔、青皮、陈皮、厚朴、苍术、枳壳、砂仁、甘草）。

腹痛属血虚者：症见痛时隐隐，如细筋抽掣，如芒刺牵引，为血不养筋之故；宜用养血柔筋法，方用四物汤加陈皮、木香等。

腹痛属血瘀者： 症见腹胁胀满刺痛，牵引腰脐，身半以下有着滞感，甚或大便色黑；宜用疏气化瘀法，方用小柴胡汤加香附、姜黄、桃仁、大黄等。

6. 心痛 心痛，当在胸膺、髑骭骨处。心为阳中之太阳，阳不足以内煦则痛；心主一身之血脉，血不足以濡之，或有所瘀滞而不行则痛；心主神志，气血两伤，神无所倚则痛；其卒然大痛、口气冷、汗出不休、手足青过节冷如冰，旦发夕死，夕发旦死，为"真心痛"。

心痛属气虚者： 症见痛不剧烈，悠戚无已时，伴有胸闷、气短、乏力易倦、心悸、自汗、食欲不振等症，脉沉细，舌淡苔薄；心气虚损，血行缓弱，不足以濡养于心所致，宜用益气宣痹法，方用黄芪五物汤加党参、川芎、薤白、三七粉等。

心痛属气滞血瘀者： 症见针刺性疼痛，伴有胸满、气憋、烦躁不安等症，多为阵发性，舌质紫暗、苔略厚，脉弦。此气行不畅血因瘀郁之故，宜用行气化瘀法，方用金铃子散合丹参饮加香附、荜茇、五灵脂、三七粉、川郁金等。

7. 发热 "发热"为临床常见症，不外"内""外"两因。属外因者，即所谓热病者皆伤寒之类也；属内因者，即所谓阴虚发热也。

发热属气虚者： 症见不耐劳作，小有活动即汗出，一宁息即微恶寒、四肢困倦、筋骨酸；阳气既虚于表，不能卫外为固，复虚于里，以致津少燥热，故常见有心烦、咽干、尿短赤诸症，脉来细数无力，宜用益气生津法，方用补中益气汤加玉竹、麦冬、知母等。

发热属血虚者： 症见五心烦热入夜加剧，伴有咽燥、口渴、睡卧不安，脉来细数；此阴血虚不足以养阳之故，宜用益阴制阳法，方用四物二连汤去川芎加黄芪（当归、生地、白芍、黄连、胡连、黄芪）等。

以上固然是举例，旨在说明，即使明确了气血的生理概念和病变机制以后，仍需要通过具体疾病的治疗和观察，才可能取得气血研究的成果。

中医宝库有丰富理论

（原载《光明日报》1978 年 11 月 15 日）

几千年来中医担负起我国亿万人民的医疗和保健责任，保证了中华民族的不断繁洐昌盛，因而在广大人民中享有很高的威信。正由于中医的医疗实践特别丰富，所以它必然要从丰富的感性材料中不断上升为理性的知识。现在祖国医学还保存着数以万计的医学文献，其中既有经验总结，也有自成体系的各种理论。毛主席评价"中国医学是一个伟大的宝库"，这些文献便是宝库中最主要的部分。别的且不说，即以《黄帝内经》这部古典著作为例，它基本是战国时期的作品，距离现在已经有两千多年了。书上提到"八尺之士，皮肉在此，外可度量切循而得之，其死可解剖而视之，其脏之坚脆，府之大小，谷之多少，脉之长短，血之清浊，气之多少……皆有大数"。它们解剖的效果怎样呢？有人将《内经》所载消化道长度，与近代斯巴德何辞（SPALTEHOLZ）所著《人体解剖学图谱》作一比较，《内经》食道为1.6尺，《图谱》为25厘米，《内经》肠道为56.8尺，《图谱》为925厘米，食道和肠道的比例，《内经》为1.6尺：56.8尺＝1：36，《图谱》为25厘米：925厘米＝1：37，基本是很接近的。《内经》在生理上的阐明更为突出，它说："心主身之血脉""经脉流行不止，环周不休""经脉者，所以行血气而营阴阳""内溉五脏，外濡腠理"。这把心脏与经脉的联系，血液为循环式的运行，并为无休止的运行等血液环流的主要环节，都说得很明确。与希腊医学相比较，公元前4世纪他们还不知道血液是流动的。公元2世纪罗马医学只认为血液像潮水，并不知道循环。公元13世纪阿拉伯医学才开始认识小循环。直到公元17世纪，英国哈维才证明了血液的循环说，但比《内经》迟了两千年。以上说明中医在两千年以前关于认识人体形态学的理论，已经达到相当高度的科学水平。

在中医理论中，最为突出的是"统一整体观"。它认为各个脏器存在身体内部，既各自为独立体，而各个脏腑之间，又是相互依存，相互制约，不可分割的整体。每一脏或腑对于全身各个局部的组织与器官，也是互为联系，休戚相关的。假使某一器官发生了病变，它必然影响到其他器官。例如肝脏发生了气血失调的现象，它会影响到眼睛的视力，还会影响到消化系统的不正常，甚至影响到情绪的易于激动等，其他脏器亦往往如此。所以在临床治疗时，通过诊断辨证，如果知其所患视力、情志、消化不良等都是由肝而引起的，便都可以通过治肝而获得疗效。不仅人体本身是个整体，人和自然界亦具有息息相通的关系，所以人类必须认识自然，掌握自然，改造自然。这一理想，在《内经》里也是有所反映的，如《上古天真论》说"提挈天地，把握阴阳。"《玉版论要》说："人者天地之镇也。"都具有这样的含义。

中医对疾病和治疗的关系，尤具有辩证法的唯物观。它说："夫痈疽之生，脓血之成也，不从天下，不从地出，积微之所生也。"疾病的因子，往往微细到人所不易觉察的程度，但仍当肯定病因的客观存在。如"六淫""七情""饮食劳倦"等，都属于致病的因素。在治疗时，必须求因而治，不能"头痛医头，脚痛医脚"，不管病因如何细微，总是可以认识的，因而疾病总是可以治疗的。《内经》说："五脏之有疾也，譬犹刺也，犹污也，犹结也，犹闭也。刺虽久，犹可拔也；污虽久，犹可雪也；结虽久，犹可解也；闭虽久，犹可决也。或言久疾之不可取者，非其说也。夫善用针者，取其疾也，犹拔刺也，犹雪污也，犹解结也，犹决闭也。疾虽久，犹可毕也。言不可治者，未得其术也。"这是多么积极的唯物主义思想，也充分体现其对待疾病的辩证法，人们对于疾病总是可以逐渐认识和征服的，也就是说没有不可认识和征服的疾病。目前尽管有许多还没有认识的疾病和较好的治疗方法，这是"未得其术"的问题。通过实践、认识、再实践、再认识，终归有"得其术"的一天。

中医在临床上之所以能取得较好的疗效，都是在其各种理论指导之下而取得的。"判定认识或理论之是否是真理，不是依主观上觉得如何而定，而是依客观上社会实践的结果如何而定。"中医运用其理论于临床，往往能取得预期的效果，这就是科学的真理。难道能指导实践和经受实践检验的理论，还不足以成为理论吗？"许多自然科学理论之所以被称为真理，不但在于自然科学家们创立这些学说的时候，而且在于为尔后的科学实践所证实的时候。"中医理论之应该肯定的，也是指它能取得临床验证的部分，而不是兼收并蓄。

目前当务之急，是如何发掘中医宝库中的丰富理论，并加以整理提高。要做好这一工作，首先在于培养一支精通中医理论的、高水平的中医理论骨干。这可以从两个方面着手：一，尽先办好几所重点中医学院，加强基本功的锻炼，认真学透几部古典著作，同时也要把现代基础医学搞扎实，给学生创造好精通中医理论的条件。二，集中力量，办好几个重点西医学习中医班。选拔年富力强，精力充沛，高等医学校毕业，并有若干年临床经验的西医来学习。这两种人员，都具备发掘中医理论的能力，边发掘，边整理，再通过临床实践的验证，运用先进科学手段进行研究。这样经过科学实验得出来的新理论，比中医原有的水平和现代医学都有所提高。只有这样，崭新的医学科学理论，才能符合四个现代化的要求，才能为中西医结合创造新医学，才能超过国际医学水平。

朴素的唯物辩证法是《黄帝内经》的指导思想

（1979 年）

《内经》是祖国医学的一部巨著，是我国灿烂的古代文化的重要组成部分，是我国古代丰富的防治疾病的实践经验和理论总结，对我国医学的发展做出了巨大的贡献，直至今天依然对中医的医疗实践有重大的指导作用，像这样能够经受长期实践检验的一部医学巨著，必然有一种指导思想存在，这个思想就是朴素的唯物辩证法。现从以下几个方面来分析说明。

一、《内经》的自然观

辩证唯物论指出，承认世界的物质性是一切科学研究的前提。《素问·四气调神大论》内容不过 600 字，便 7 次提到"万物"，如"天地俱生，万物以荣""天地气交，万物华实""交通不表，万物命故不施""万物不失，生气不竭""四时阴阳，万物之根本""四时阴阳，万物之始终""与万物浮沉于生长之门"。所谓"万物"，即是说世界的一切无一不是物质，这里面包括人类本身。《素问·宝命全形论》又说："天覆地载，万物悉备，莫贵于人。"意思是说，人固为万物之一，但人在万物中是最可贵的生物。世界充满无数的物质，因而世界的变化就是物质的变化。故《素问·天元纪大论》中说："物生谓之化，物极谓之变。"《素问·六微旨大论》又进一步解释道："物之生，从于化，物之极，由乎变。变化之相薄，成败之所由。"

关于物质世界变化的复杂性，《内经》提出了两点认识。第一，《内经》认为物质的变化是可以认识的，故《灵枢·五音五味》既谓"孰能明万物之精"，《灵枢·逆顺肥瘦》又说"将审察于物而心生"。第二，《内经》认为物质的变化是有规律的，故《素问·至真要大论》说"物化之常"，"常"就是规律的意思。以"万物"概括自然界毕竟还是笼统，古代劳动人民通过长期对万物的认识后，提出万物是由"水""火""金""木""土"五类基本元素所构成。而这五类物质元素所以能够运动变化，是由于各自有其对立面，又有自己内部的矛盾（相治），因而万物变化就能无穷无尽（相继）。很明显这是一种朴素唯物论和辩证法的观念，这个观念在《内经》里比较突出地有所反映。如《素问·天元纪大论》说："木、火、土、金、水，地之阴阳也，生、长、化、收、藏下应之。"

《内经》认为，事物的运动和发展都和对立统一的运动有关，并提出事物对立统一的现象是普遍存在的。如《素问·阴阳离合论》中说："阴阳者，数之可十，推之可百；数之可千，推之可万；万之大不可胜数。"《内经》认为，事物对立的"阴"之与"阳"这两个方面，是相互斗争而不是平平静静的。如《素问·阴阳别论》中说："阴争于内，阳扰于外。"《素问·疟论》中说："阴阳上下交争，虚实更作，阴阳相移。"《内经》认为，阴阳双方，既是对立的，又是互为依存的。如《素问·阴阳应象大论》中云："阴在内，阳之守也；阳在外，阴之使也。"同时还指出阴阳双方不仅相互依存，在一定条件下，还可以各自向着相反的一方转化，如又云："重阴必阳，重阳必阴"。这些观念都是存在着辩证法的因素的。

历来的唯物论者，都把"天"解释为物质的自然界，人类应该认识自然界，掌握自然界，进而适应和改造自然界。《内经》对此亦有相当的认识，在《素问·阴阳应象大论》中，把客观存在的自然的"天"，描述得十分清楚，它说："积阳为天，积阴为地；……清阳为天，浊阴为地；地气上为云，天气下为雨；雨出地气，云出天气。……天有四时五行，以生、长、收、藏，以生寒、暑、燥、湿、风。"至于人与自然界的关系，《素问·欬论》则谓："人与天地相参。"即是说人生存于自然界，便要参与自然界，要作自然界的主人。故《灵枢·玉版》篇说："人者，天地之镇也。"《素问·上古天真论》说："提挈天地，把握阴阳。"也就是说掌握了自然界的运动规律，才可以进而改造它，所以人为"天地之镇"。

二、《内经》的生理观

"人"既是物质世界之一员，究竟是由什么物质构成的呢？《灵枢·经脉》中云："人始生，先成精。"《素问·金匮真言论》中说："夫精者，身之本也。"通过长期医疗实践，又把"精"分为先天和后天两种。先天之精，禀受于父母，是构成机体的原始物质，《灵枢·经脉》所说的"精"就是先天之精；后天之精，来源于饮食水谷的化生，经过血液的运行，以营养五脏六腑。先天之精、后天之精，相互依赖，相互为用。《素问·上古大真论》中说："肾者主水，受五脏六腑之精而藏之，故五脏盛乃能泻。"后天之精不断地转化为脏腑之精，而脏腑之精又不断地补充了先天之精，先天之精藏于肾，持续地得到后天之精的充养，从而成为机体生命活动的物质基础。

《内经》认为，"气"也是构成人体和维持其生命活动的基础物质之一，"气"于机体脏腑组织的存在，是通过脏腑组织的功能活动反映出来的，所以又可以把"气"概括为机体脏腑组织各种不同的功能活动。如《灵枢·决气》中说："上焦开发，宣五谷味，熏肤充身泽毛，若雾露之溉，是谓气。"在这一认识的基础上，复根据"气"在人体分布的部位，以及所反映出来的不同作用，而分别称作"元气""宗气""营气""卫气"等。

《内经》对血液的生化来源、生理循环、功能作用，都有比较精确的认识。如《灵枢·决气》中说："中焦受气取汁，变化而赤，是谓血。"《灵枢·本藏》中说："血和则经脉流行，营覆阴阳，筋骨劲强，关节清利。"《内经》既提出了血液是由中焦水谷精微经过生理变化而成的认识，同时认识到血液中所含有的丰富营养，通过"气"的推动，循着经脉运行至全身，以供给各器官组织所需的营养。这一认识，在世界医学史上是居于前列的。

尤其可贵的是，《内经》在人之"形体"与"精神"的关系方面，认为"形体"是第一性的、本原的，"精神"是第二性的、派生的。如《灵枢·平人绝谷》中说："神者，水谷之精气也。"《素问·六节藏象论》中说："气和而生，津液相成，神乃自生。"也就是说，"神"是由"精气"所产生的。关于精神活动的器官，我国民族的传统习惯称之为"心"，但在实践、认识、再实践、再认识的过程中，也逐渐考虑到精神活动与"脑"的关系。如《素问·脉要精微论》中说："头者，精明之府，头倾视深，精神将夺矣。"当然亦无可讳言，其认识还是较肤浅的。

《内经》还认识到，人体各个器官组织都不是各自孤立的，而是分工合作彼此相互关联的。如《素问·五藏生成》中说："心之合脉也，其荣色也，其主肾也；肺之合皮也，其荣毛也，其主心也；肝之合筋也，其荣爪也，其主肺也；脾之合肉也，其荣唇也，其主肝也；肾之合骨也，其荣发也，其主脾也。……故心欲苦，肺欲辛，肝欲酸，脾欲甘，肾欲咸，此五味之所合五脏之气也。"又《素问·阴阳应象大论》中说：肝生筋，在窍为目；心生血，在窍为舌；脾生肉，在窍为口；肺生皮毛，在窍为鼻；肾生骨髓，在窍为耳及二阴。又《灵枢·本输》中说："肺合大肠，大肠者传导之腑；心合小肠，小肠者受盛之腑；肝合胆，胆者中精之腑；脾合胃，胃者五谷之腑；肾合膀胱，膀胱者津液之腑；……三焦者，中渎之腑也，水道出焉，属膀胱，是孤之腑也。是六腑之所与合者。"这一以五脏为中心，把脏腑与脏腑之间，脏腑与形体各器官组织之间有机的联系在一起的整体观念，形成了中医学的藏象学说，一直是中医学辨证论治的基础理论，这一理论在几千年的医疗实践中都行之有效，成为中医学的基本特点之一。

中医学的生理观之所以具有辩证唯物因素，是和它在长期的医疗实践中不断总结提高分不开的。其中也包括对尸体的观察实践。《灵枢·经水》中说："八尺之士，皮肉在此，外可度量切循而得之，其死可解剖而视之，其脏之坚脆，腑之大小，谷之多少，脉之长短，血之清浊，气之多少，十二经之多血少气，与其少血多气，与其皆多血气，与其皆少血气，皆有大数。"可见当时对人体和尸体的观察，是相当详细的。这就足以说明，中医学理论中存在着唯物主义思想，是有科学实践依据的。

三、《内经》的疾病观

由于"鬼神致病，死生有命"的唯心论充斥于奴隶社会和封建社会，《内经》的疾病观，首先就是反对迷信鬼神的。如《灵枢·贼风》中说："其毋所遇邪气，又毋怵惕之所志，卒然而病者，其故何也？唯有因鬼神之事乎？岐伯曰：此亦有故邪留而未发，因而志有所恶，及有所慕，血气内乱，两气相搏，其所从来者微，视之不见，听而不闻，故似鬼神。"尽管致病的因素很微细，不容易被觉察到，但既然发生了病变就必定有发病的因子存在，不能用鬼神的胡说来骗人。故《素问·宝命全形论》中明确提出"道无鬼神"的主张，即是说在医学（道）中绝对没有什么鬼神的存在，宣扬鬼神的便不能称作医学（道）。如《素问·五藏别论》中亦谓："拘于鬼神者，不可以言至德。""至德"即指医学。鬼神邪说既被排除，便当明确地找到致病的原因来。《内经》认为，疾病不是从天上掉下来的，也不是从地上长出来的，而是由于致病因素的存在而逐渐形成的。如《灵枢·玉版》中说："夫痈疽之生、脓血之成也，不从天下，不从地出，积微之所生也。"

于疾病的成因，《内经》认为与环境、精神和生活习惯几方面密切有关。如《素问·调经论》中说："夫邪之生也，或生于阴，或生于阳。其生于阳者，得之风雨寒暑；其生于阴者，得之饮食居处，阴阳喜怒。"

"风雨寒暑"，即是对风、寒、暑、湿、燥、火的概括。《素问·至真要大论》中补充说："百病之生也，皆生于风、寒、暑、湿、燥、火，以之化之变也。"风、寒、暑、湿、燥、火，又简称作"六气"。人类在长期和自然界做斗争的过程中，逐渐摸索到四时六气的变化规律，并能适应它。但"六气"亦随时出现反常的变化，如当寒不寒、当热不热、不当寒而寒、不当热而热之类。这种不正常的六气，《内经》称作"虚邪"，最是致病的因素。故《灵枢·百病始生》中说："风雨寒热，不得虚邪，不能独伤人。"这种虚邪，后来又称作"六淫"。中医学的六淫为病说，从今天的临床实践来看，包括了生物（细菌、病毒、寄生虫之类）、物理、化学等多种因素作用于人体所引起的疾病。惟其限于社会历史条件和科学技术水平，虽没有完全看到致病的微生物等，但能用"六淫"概括病邪，既不排除致病因素的影响，更着重研究致病因素作用于人体后所引起的机体反应，这样将致病因素与机体反应结合在一起来研究疾病发生发展的方法，仍是很可贵的。

"阴阳喜怒"，即是对喜、怒、忧、思、悲、恐、惊几种情志变化的概括，简称"七情"。在一般情况下，七情本是大脑对外界事物的反映，属于正常的精神活动范围。但是，如果由于长期的精神刺激，或突然受到剧烈的精神创伤，超过了大脑生理所能调节的范围，就会引起机体内脏腑、气血等功能紊乱，从而导致疾病的发生。如《素问·玉机真藏论》中说："忧、恐、悲、喜、怒，令不得以其次，故令人有大病。"

"饮食居处"，现在一般叫作"饮食劳倦"。劳动和饮食，都是维持人体健康的基本条件，但饮食如果没有一定的节制，劳动没有一定的适度，就会降低机体抵抗能力而导致疾病的发生。正如《素问·痹论》所说："饮食自倍，肠胃乃伤。"又如《素问·上古天真论》中说："以酒为浆，以妄为常，醉以入房，以欲竭其精，以耗散其真，不知持满，不时御神，务快其心，逆于生乐，起居无节，故半百而衰。"这些描述都是有现实意义。

既明确了病因，还得明确致病因素究竟是怎样作用于人体而发病的。概括来说，总不外机体的阴阳的失调。阴阳失调的原因有二：一是机体本身的功能紊乱；一是外界致病因素对机体的影响。中医学把人体生理功能的活动及其对外界致病因素的预防作用，称作"正气"；凡进入人体而导致疾病的发生和变化的因素，叫作"邪气"。因而疾病的发生和发展过程是正气和邪气斗争的过程，发病是正气不能抵抗邪气的结果。

《内经》认为，在正气与邪气的矛盾斗争中，"正气"是主要的矛盾方面，只要人体的脏腑功能正常，气血和调，精力充沛，也就是正气强盛，邪气便无从侵入，疾病也就无从发生。如《素问·上古天真论》中说："精神内守，病安从来？"《素问·刺法论》（遗篇）中说："五疫之至，皆相染易，不相染者，正气存内，邪不可干。"这些都在说明这样一个道理。只有在正气虚弱、抵抗力不足时，病邪才有可能乘虚而入，导致疾病发生，《灵枢·五变》里更是反复地举例来说明这一点。

《灵枢·五变》中说："一时遇风，同时得病，其病各异，愿闻其故。少俞曰：善乎哉问！请论以比匠人，匠人磨斧斤砺刀，削斫材木。木之阴阳，尚有坚脆，坚者不入，脆者皮弛，至其交节，而缺斤斧焉。夫一木之中，坚脆不同，坚者则刚，脆者易伤，况其材木之不同，皮之厚薄，汁之多少，而各异耶。夫木之蚤花先生叶者，遇春霜烈风，则花落而叶萎；久曝大旱，则脆木薄皮者，枝条汁少而叶萎；久淫阴雨，则薄皮多汁者，皮溃而漉；卒风暴起，则刚脆之木，枝折杌伤；秋霜疾风，则刚脆之木，根摇而叶落。凡此五者，各有所伤，况于人乎！"这段对话提出了三个观点：一是疾病的因子是多种多样的，轻、重、大、小、缓、急不等；二是各人体质不同，抵抗力大小互异，因而所受病邪的浅深就不一样；三是人体正气充沛、抵抗力强，一般来说不仅可以不受病邪的侵害，甚至可以消灭病邪。

《内经》这些论点是符合辩证法思想的。体内的正气，既能决定着疾病的发生，亦关系着疾病的发展、转归和预后，因为疾病的发展、转归、预后如何，一定要取决于正邪双方力量的对比。正强邪弱，疾病就易于趋向好转或痊愈；反之，正衰邪盛，病情便将恶化，甚至死亡。这种强调人体正气的抗病作用，又不排除外界致病因素的学说，有力地批判了唯心论者"死生有命，鬼神致病"的迷信思想，也驳斥了片面强调外因的形而上学观点。只有运用唯物辩证法思想，才能更好地掌握正气与邪气的辩证关系以及外因和内因的辩证关系，才能正确地认识和有效地防治疾病。

四、《内经》的治疗观

在古代社会里，由于对疾病的认识不同，也就形成了两条根本对立的治疗路线，"信巫"还是"信医"。唯心论者用祈祷、祭祀、占卜、祝由等方式来求天意的宽恕，到头来只落得"获罪于天，无所祷也"的自我解嘲，而在疾病面前表现出那样的无能为力。

《内经》在病因学中既不承认有鬼神，在治疗学内就必然要反对巫祝。如《素问·移精变气论》中说："内至五脏骨髓，外伤空窍肌肤，所以小病必甚，大病必死，故祝由不能已也。"意思是说，祝由所治愈的，只是些不必要治的小病，如果真是大病，祝由是不可能治好的。在《灵枢·贼风》中还揭穿祝由治病的骗术："祝而已者，其故何也？岐伯曰：先巫者，因知百病之胜，先知其病之所从生者，可祝而已也。"这就一针见血地戳穿了祝由治病的骗术所在，不过是巫者预先掌握了病人的实际情况进行治疗，祝由只是一个幌子而已。所以战国时扁鹊批评那些"信巫不信医"的病人是不可治愈的。

《内经》反对巫祝，与疾病进行斗争，积极地进行治疗，战而胜之。如《灵枢·九针十二原》中说："今夫五脏之有疾也，譬犹刺也，犹污也，犹结也，犹闭也。刺虽久犹可拔也，污虽久犹可雪也，结虽久犹可解也，闭虽久犹可决也。或言久疾之不可取者，非其说也。夫善用针者，取其疾也，犹拔刺也，犹雪污也，犹解结也，犹决闭也。疾虽久，犹可毕也。言不可治者，未得其术也。"这是多么积极的唯物主义思想，亦充分体现出对待疾病的辩证态度。《内经》认为，疾病总是可以逐渐被认识和征服的，虽然目前确是有许多还没有被认识的疾病和没有掌握较好的治疗方法，这只是"未得其术"的问题，通过实践，认识，再实践，再认识，终归有"得其术"的一天。现在，当对某些病无所作为时，竟提出"不治之症"的谬论，这是违反唯物辩证法精神的。

人类究竟应该用什么方法来征服疾病呢？《内经》早在两千多年前便总结出治疗疾病的几个法则：治未病、明标本、辨逆从、识同异。

首先，是"治未病"。《素问·四气调神大论》中说："不治已病，治未病；不治已乱，治未乱。……病已成而后药之，乱已成而后治之，譬犹渴而穿井，斗而铸锥，不亦晚乎！"所谓"不治已病"，就是说不要等到"已病"了才开始治疗，这一思想是积极的，也就是无病先防的意思。"治未病"中还包括"既病防变"的观念，即已经病了，就要争取及时治疗，防止疾病的发展与传变。如《素问·阴阳应象大论》中说："故善治者，治皮毛，其次治肌肤，其次治筋脉，其次治六腑，其次治五脏。治五脏者，半死半生也。"这就是说，如果不从全局来看问题，不具杜渐防微的思想，不做出及时的处理，病变就会逐步深入，由表及里，由轻而重，由简单到变得复杂了。因此，在"治未病"过程中，必须掌握疾病发生、发展的规律及其传变途径，做到早期诊断，有效治疗。"病"与"未病"是一对矛盾，机体某一部分发生了病变将影响到没有病变的部分，因此在治疗时既要解决好已病部分的矛盾，也要解决已病和未病之间的矛盾，这才符合从全局看问题的方法。

其次，是"明标本"。"标"和"本"是相对的概念，随着具体疾病、具体病人的情况而所指有不同。以病因而论，引起疾病发生的原因是"本"，各种临床表现为"标"；以正邪关系而论，正气是"本"，邪气是"标"；以病位而论，原发病变部位是"本"，继发病变部位为"标"；以症状而论，原发症状是"本"，继发症状为"标"；以疾病的新旧而论，旧病是"本"，新病为"标"。于此可见，一切错综复杂的病变，都可以用标本理论来进行分析，"标"是次要的，"本"是主要的，明确了标本也就分清了主要和次要。疾病的发展和变化，特别是较复杂的疾病，往往存在着多种矛盾，其中必然有主要矛盾和次要矛盾，主要矛盾是"本"，次要矛盾是"标"。《素问·阴阳应象大论》中说："治病必求于本。"就是说，治病要抓主要矛盾。《素问·标本病传论》中说："先病而后逆者治其本，先逆而后病者治其本，先寒而后生病者治其本，先病而后生寒者治其本，先热而后生病者治其本，先热而后生中满者治其标，先病而后泄者治其本，先泄而后生他病者治其本，必且调之，乃治其他病。先病而后生中满者治其标，先中满而后烦心者治其本。人有客气有同气，小大不利治其标，小大利治其本。"这说明十之八九均当治本，惟中满、大小便不利二者可以治标，因两症为危急之候，虽属标病亦当先治，所谓"急则治其标"也，若病非危急，仍得治本，解决主要矛盾。《灵枢·病本》中都一再强调这一点。

第三，是"辨逆从"。"逆治"与"从治"也具有辩证的关系，一定要以病情的"真假"为依据。无论是寒证、热证、虚证、实证，若都是表里如一，体征明确，病情真确，而无任何模糊不清或模棱两可的情况时，则为"真证"，便当逆其病势而治之，这是"逆治法"。如《素问·至真要大论》中"散者收之，抑者散之，燥者润之，急者缓之，坚者软之，脆者坚之，衰者补之，强者泻之""高者抑之，下者举之""客者除之，劳者温之，结者散之，留者攻之"均属于逆治法。其中"散"与"收"相逆，"散"与"抑"相逆，"润"与"燥"相逆，通过这种种与病势相逆的治疗方法，矫正其由病因作用所发生的病理变化，而达到恢复机体正常生理的目的。但有些比较复杂的病变，内在的病理变化与反映出来的症状颇不一致。如："阴盛格阳"的真寒假热证；"阳盛格阴"的真热假寒证；脾虚不运而腹胀的真虚假实证；饮食积聚而腹泻的真实假虚证。这些证候表里极不一致，似虚而实实，似实而实虚，便应当透过现象认清本质，从其本质而治疗。如内真寒而外假热者，便置其假热之象不顾，用热药散其真寒；内真热而外假寒者，便置其假寒之象不顾，用寒药以清其真热。正如《素问·至真要大论》中说："热因热用，寒因寒用，塞因塞用，通因通用。"像这种症有热象而用热药，症有寒象而用寒药，症有实象而用补药，症有虚象而用泻药，这就是"从治法"，言其方药的功用与症状的表现是一致的，便名之曰"从"。《素问·至真要大论》又说："逆者正治，从者反治……必伏其所主，而先其所因……可使气和，可使必已。"这就是说，无论用逆治法还是从治法，要想达到"伏其所主"的目的，必须具有辨识"先其所因"的本领才行，逆治法或从治法都是针对着病因来治疗的。

第四，是"识同异"。同中有异，异中有同，这一辩证法思想在《内经》的治法中亦是较突出的。如《素问·五常政大论》中说："西北之气散而寒之，东南之气收而温之，所谓同病异治也。"同一疾病，由于病因、病理以及发展阶段的不同，便得采用不同的治法。例如同是"感冒"，由于有"风寒证"与"风热证"的不同病因和病理，治疗就有"辛温解表"与"辛凉解表"之异；甚至是同一"风寒证"，由于季节、地域、体质种种的不同，还需要具体分析，区别对待。如《素问·异法方宜论》中说："杂合以治，各得其宜，故治所以异，而病皆愈者，得病之情，知治之大体也。"

由于医学科学的不断发展，实践经验的不断累积，后来竟发现异病也可以同治，也就是在"不同"之中去求"同"。因为有些不同的疾病，由于病因、病理相同，或处于同一性质的病变阶段，便可以采用相同的治疗方法。如"慢性痢疾""慢性腹泻""脱肛""内脏下垂"等，往往都是由"气虚下陷"所致，便都可以用"益气升提"的方法来取得疗效。又如"失眠""心悸""妇女月经不调"等不同的病，病变过程中在都处于"心脾两虚"的同一性质阶段时，就可用"补益心脾"的方法来治疗，也同样能取得较满意的疗效。无论是"同病异治"还是"异病同治"，都是符合"透过现象看本质""具体问题具体分析"辩证法的精神的。

五、结　语

从以上几个方面看来，《内经》中所存在的朴素的唯物辩证法思想是十分明显的。《内经》在长期的封建社会中，能运用这一思想作为指导，是和经过长期的医疗实践分不开的。因此，蔚成我国医药学一个伟大的宝库，时至今日，仍然具有"应当努力发掘，加以提高"的巨大价值。

但无可讳言，在历史发展的长河中，《内经》亦受到唯心主义的天命论、先验论的影响，故《灵枢·邪客》有"人之肢节，以应天地""人之合于天道"等说。《灵枢·通天》把人分作五类，《灵枢·阴阳二十五人》又在五类分人的基础上，发展为"五五二十五人"，可说是与医学毫不相干的一些内容，对中医学的发展是起到一定的桎梏作用的，历代绝大多数医学家都认为是糟粕而予以扬弃，今天我们更应当给予认真地批判。

在继承中医学的过程中，必须区分其中的精华与糟粕，主流和非主流。其具有朴素的唯物辩证法部分，是中医学之精华，是中医学在不断发展的主流。至其中受到唯心论影响的一小部分是糟粕，但毕竟不是中医学的主流。如果像某些民族虚无主义者那样，对中医学一概否定，实际上就是否定了中医学的历史贡献。

毛主席教导我们："清理古代文化的发展过程，剔除其封建性的糟粕，吸收其民主性的精华，是发展民族新文化，提高民族自信心的必要条件，但是决不能无批判的兼收并蓄。"所以，我们在肯定《内经》中所存在的朴素的唯物辩证法思想的同时，必须用一分为二的方法，既要肯定中医学的伟大成就，也要发现并指出其历史的局限。

要分析中医学的理论，究竟是唯物的还是唯心的？只有通过实践的检验才能得出结论。我们说《内经》中的指导思想是朴素的唯物辩证法思想，是从生理、病理、治疗各方面都通过了医疗实践而得出的结论。今后我们还要不断地通过医疗实践来提高中医学的理论，努力本着"古为今用""推陈出新"的精神，使丰富多彩的中医学更充分地为社会主义建设服务，为人类健康服务。

中医学基础理论六讲

（为 1980 年赴日本讲学的讲稿）

中医学是中国古老的医学，远在公元前 22 世纪左右的原始社会，我国就有了丰富的医疗活动，经过不断地总结医疗经验上升而形成了医学理论，形成一门对人类具有保健和治疗作用的学科，这个历史亦在 3000 年以上。

中日两国传统医学的交流具有悠久的历史。最迟在公元 562 年，中国吴人知聪便携着隋唐以前的方书和《明堂图》来到日本，这大约是日本钦明天皇的时代。公元 608 年左右，这大概是在推古天皇的时代，日本药师惠日等到中国去留学，当时中国刚写成一部专门研究病因、病症以及导引疗法的书，即《诸病源候论》，亦流传到日本来了。自此以后，中日两国医药文化的交流更加频繁，世代不绝，我们这次来日本学习，正是这种医药文化交流的继续。

中医学是在中国长期的封建社会中逐渐形成的，从医学科学的发展来看，无可讳言，中医学的发展是受到历史条件的局限的，但从中医学一直在有效地指导临床的作用来看，中医学确是有着强大的生命力。此次讲演的内容，是中医学理论体系的基础部分，分作"阴阳五行""脏腑""病机""诊法""辨证""治则"等六讲，以这些中医学的基础理论为主体，结合我50年来在临床实践中的体会进行介绍。如果有不符合实际，甚至是错误的地方，这是我的学力不足，敬请指教。

一、阴阳五行学说

"阴阳"和"五行"是中国文化史上很古老的两个哲学范畴的命题。把"阴阳"作为哲学范畴来讨论是从《易经》开始的，所以《庄子·天下》中说："易以道阴阳。"阴阳在《易经》中是用"﹣﹣"和"—"两个符号来进行表达的，"﹣﹣"代表阴，"—"代表阳，阴阳既代表矛盾的两个方面，也代表自然界两种对立的物质属性。《易经》用阴阳的相互作用来阐述一切事物的变化和发展的原因，渐成为"阴阳学说"，以探索事物运动变化之根源。

"水""火""木""金""土"概括起来称为"五行"，这大致始于殷周之际。《尚书·洪范》中说："五行：一曰水，二曰火，三曰木，四曰金，五曰土。水曰润下，火曰炎上，木曰曲直，金曰从革，土爱稼穑。"这里不仅提出了"五行"的名称，并说明了五种物质的性能。"五行"是人们生活日用的五种材料，并不含神秘的意义，到西周以后，才逐渐发展成为"五行学说"，以探讨构成万物的五种元素的运动规律。

由于"阴阳学说"和"五行学说"都是在探讨物质世界一切事物运动变化的发展规律和其根源，所以它在历史上对中国各门学科的发展影响是很大的，甚至被各专门学科所直接吸收，借以作为研究本学科发展规律的认识论和方法论，中医学就是其中的一个。

（一）阴阳学说

"阴阳学说"是关于物质运动对立统一规律的学说。中医学的自然观认为，宇宙是物质的，而"气"是构成宇宙的元初物质。如《素问·六节藏象论》中说："气合而有形，因变以正名。天地之运，阴阳之化，其于万物，孰少孰多。"意思是说，宇宙间存在着复杂而多样性的物质，都是由"气"这一元初物质经过多、少、大、小等复杂多变的种种运动形式而构成的，其中最主要的运动形式就是"阴""阳"的相互作用，被称作"阴阳之化"，因而认为任何事物的发展和运动无不处于阴阳的对立之中。如《素问·阴阳离合论》中说："天为阳，地为阴；日为阳，月为阴。"又《素问·阴阳应象大论》中说："水为阴，火为阳；阳为气，阴为味。"

不仅无生命的物质具有"阴"和"阳"两个方面，有生命的物体也丝毫不能例外。《素问·生气通天论》中说："生之本，本于阴阳。天地之间，六合之内，其气九州、九窍、五脏、十二节，皆通乎天气。……失之则内闭九窍，外壅肌肉，卫气散解，此谓自伤，气之削也。"就是说一切有生命的现象包括人体在内都充满了阴、阳矛盾，所以《素问·宝命全形论》进一步明确提出"人身有形，不离阴阳"。具体地说，正如《素问·金匮真言论》所言："夫言人之阴阳，则外为阳，内为阴；言人身之阴阳，则背为阳，腹为阴；言人身之脏腑中阴阳，则脏者为阴，腑者为阳；肝、心、脾、肺、肾五脏皆为阴，胆、胃、大肠、小肠、膀胱、三焦六腑皆为阳。"总之，中医学认为人体本身就是一个阴阳对立统一体。

1. 事物之间的联系普遍存在 《灵枢·阴阳系日月》中说："阴阳者，有名而无形。"这里清楚地指出，"阴阳"是说明事物性态的抽象的概念，而不是某种具体的有形物体，这一概念特别指明了复杂多样的事物之间的联系是普遍存在的。"阴""阳"之间的区分不是绝对的而是相对的，然而在每一具体场合又是确定的。

"阴阳学说"还说明了事物内部包含着众多层次，因而在区分为"阴""阳"两个方面时，还可以分别对这两个方面进行不断地分析，继续找出它们各自包含的阴阳矛盾。例如，《素问·金匮真言论》中说："阴中有阴，阳中有阳。平旦至日中天之阳，阳中之阳也；日中至黄昏天之阳，阳中之阴也；合夜至鸡鸣天之阴，阴中之阴也；鸡鸣至平旦天之阴，阴中之阳也。"这是说，昼为阳，夜为阴；昼又可分日中之前和日中之后两部分，前半日阳光越来越强，故属阳中之阳，后半日阳光越来越弱，故属阳中之阴；同理夜也分阴阳两部分。对阴阳概念的这种灵活而缜密地分析，反映出中医学对客观事物的错综联系与变动不居等有了比较深刻的认识。

2. 平衡与不平衡的辩证关系　事物的运动，总是存在着"平衡"和"不平衡"的两种状态，这两种状态是事物存在和发展不可或缺的环节。没有平衡，事物就不可能有一定质的规定性；没有不平衡，矛盾统一体就不会破裂，一事物就不能转化为它事物。

恩格斯说："物体相对静止的可能性，暂时的平衡状态的可能性，是物质分化的根本条件，因而也是生命的根本条件。"（《马克思恩格斯选集》第3卷）"阴阳学说"的认识与此理论是一致的。如《素问·生气通天论》中说："阴平阳秘，精神乃治；阴阳离决，精气乃绝。"前者是说阴阳的平衡性，后者是说阴阳的不平衡性，乃至不平衡极度发展进而导致阴阳关系破裂。

《素问·调经论》中说："阴阳匀平，以充其形，九候若一，命曰平人。"这是阴阳的平衡性。《素问·阴阳应象大论》中说："阴胜则阳病，阳胜则阴病，阳胜则热，阴胜则寒。"这是阴阳的不平衡性。《素问·生气通天论》又说："阴者，藏精而起亟也；阳者，卫外而为固也。阴不胜其阳，则脉流薄疾，并乃狂；阳不胜其阴，则五脏气争，九窍不通。"这里说的"阴藏精""阳卫外"是阴阳的平衡性，"阴不胜阳""阳不胜阴"是阴阳的不平衡性。中医学认为医生治病的唯一目标，就是通过种种方法以纠正阴阳的不平衡性。故《素问·阴阳应象大论》中说："审其阴阳，以别柔刚；阳病治阴，阴病治阳；定其血气，各守其乡。"

3. 阴阳之间可以互为转化　"阴"与"阳"的对立统一，不仅表现为相互依存方面，而且还是可以相互转化的。《灵枢·论疾诊尺》中说："四时之变，寒暑之胜，重阴必阳，重阳必阴。故阴主寒，阳主热，故寒甚则热，热甚则寒。故曰：寒生热，热生寒，此阴阳之变也。"所谓"重阴必阳，重阳必阴。"就是说，阴阳所代表的事物发展到一定程度时，必然要向相反的方面转化，这种阴阳转化的关系，一年四季的更换是最明显的例子。

结合临床来看阴阳互为转化的关系，许多疾病的演变可以说明这一点。如《灵枢·论疾诊尺》中说："冬伤于寒，春生瘅热；春伤于风，夏生飧泄肠澼；夏伤于暑，秋生痎疟；秋伤于湿，冬生咳嗽。""寒"为阴邪，却变生为"瘅热"这样的阳性病；"风"为阳邪，却变生为"腹泻"或"慢性痢疾"这样的阴性病；"暑"为阳邪，却变生为寒多热少的"痎疟"这样的阴性病；"湿"为阴邪，却变生为"肺气上逆而咳嗽"这样的阳性病（以气为阳也）。

像这样事物的转化，并不是随时随地都可以发生，而是必须要具备一定的条件。"重阴""重阳"的"重"，"寒甚""热甚"的"甚"，又如《素问·阴阳应象大论》"寒极生热，热极生寒"的"极"，都应该是阴阳转化的条件。不论"阴""阳"任何一方面，没有达到"重""甚""极"的程度，便不可能向相反的一方面转化。说明阴阳矛盾的转化，必以一方发展到一定的程度为前提，这标志着中医学对矛盾转化的条件有了某种直观的觉察。

4. 说明阴阳矛盾中有主次的区分　阴阳是相互依存的，但在矛盾对立过程中所处的地位却不一样。毛泽东在《矛盾论》中指出："矛盾着的两方面中，必有一方面是主要的，他方面是次要的。其主要的方面，即所谓矛盾起主导作用的方面。事物的性质，主要地是由取得支配地位的矛盾的主要方面所规定的。"对矛盾的主要方面，中医学也有一定程度的认识。

《素问·生气通天论》中说："凡阴阳之要，阳密乃固，两者不和，若春无秋，若冬无夏，因而和之，是谓圣度。故阳强不能密，阴气乃绝。"这里说明，在人体内部的阴阳之中，是以"阳气"为主要矛盾方面的。在《素问·生气通天论》中更形象地强调说："阳气者，若天与日，失其所，则折寿而不彰，故天运当以日光明。"意思是说，要想正确处理好人体阴阳的关系，首先要保护阳气，使其能够卫外为固，起到护卫和调节机体机能的作用，这是使身体强健的关键。如果阳气不足，便会"若冬无夏""折寿而不彰"，不能维系生命的存在。《素问·生气通天论》中又云："阳强不能密，阴气乃绝。"是说"阳气"过于亢盛，则发泄太过而不能致密，便会导致"若春无秋""阴气乃绝"。这表明，在阴阳的关系中，"阳"是主要方面，"阴"处于次要从属的地位。正因如此，所以在《素问·生气通天论》中从生理方面强调，"阳气者，精则养神，柔则养筋""阳因而上，卫外者也""阳气者，一日而主外"，又从病理变化方面强调，"阳气者，烦劳则张，精绝，辟积于夏，使人煎厥""阳气者，大怒则形气绝，而血菀于上，使人薄厥""阳蓄积病死，而阳气当隔"。中医学认为"阳气"居于人体的主导地位，于此可见一斑。

历代医家多有重视"脾""肾"阳气者，特别是张介宾在他著的《类经图翼·大宝论》中强调："凡阳气不充，则生意不广。……故阳惟畏其衰，阴惟畏其盛，非阴能自盛也，阳衰则阴盛矣。凡万物之生由乎阳，万物之死亦由乎阳，非阳能死万物，阳来则生，阳去则死矣。……天之大宝，只此一丸红日；人之大宝，只此一息真阳。"张介宾这样强调"阳"在人体中的主导地位是有理论根据的。

尽管如此，"阴阳学说"在古代毕竟还是自发的、朴素的，不能与马克思主义科学的矛盾法则相提并论。它的朴素性，突出地表现在阴阳学说所体现出的矛盾范畴和唯物辩证法的矛盾范畴有着本质的区别。矛盾论认为，事物内部所包含的一切对立都是矛盾，矛盾范畴对于各对立面的性质除了指出它的对立统一外，不加任何其他限定。而阴阳学说在医学中却包含着一定的具体内容，对于对立双方的性质做了某种限定的概括。矛盾法则的范畴是对世界上一切具体矛盾现象的最抽象、最一般的概括，因此比阴阳学说所概括的内容要广阔得多，"阴阳"仅是"矛盾论"中的一类现象而已。中医学通过阴阳学说表现出对矛盾的相互依存、相互斗争和相互转化（例如《素问·疟论》说："阴阳上下交争，虚实更作，阴阳相移。"）有了一定的认识，但只限于天才的想象，直观的范围，不可能概括出矛盾统一性的相对性和斗争性的绝对性这一原理，不能彻底地阐明同一性和斗争性的辩证关系。所说的"阴阳转化"，只局限在周期性的循环方面，也就是囿于直观的狭小天地，不曾明确指出事物由低级向高级的发展的过程。

由于历史条件的限制，"阴阳学说"固然存在着上述的一些缺点，但中医学特别是《内经》作者们，以朴素直观的形式阐述了对立统一规律的一些重要原则，而且成功地在医学中应用，大大超过了当时一些哲学家和科学家的认识，取得了十分光辉的成就。中医学的许多医学理论之所以具有巨大的生命力，甚至今天仍在有效地指导临床实践，其重要原因之一，正在于中医学理论中贯串着朴素的对立统一观的辩证法思想，这是要我们要努力发掘、整理提高、继承发扬的。

（二）五行学说

"五行学说"可以说是朴素的系统论。什么是系统论？简单说来有以下几点。首先是整体观念，它强调研究事物要从整体着眼，而整体是由各组成部分以一定的联系方式构成的；其次，必须既认识各个组成部分内部的联系，又要观察它们相互之间的联系方式与结构关系，这样才能把握系统的整体；

第三，整体系统的存在不能脱离周围环境的影响；第四，要找出世界上任何系统普遍适用的共同规律，它是以肯定各种不同类型和不同等级的系统之间有着类似性或逻辑上的同调性为前提的，故又称作"普通系统论"。

由此看来，系统论固然是当前的新兴科学理论，但也并不是什么全新的东西。因为整体观念作为一种原则，不仅在中国古代早已存在，而且相当盛行，这也是人类认识发展的历史决定的。特别是中医学中的"五行学说"，是一种具有东方色彩的比较完整的普通系统论的原创理论。

1. 五行学说的整体观念　在中医学的理论中，很早就从唯物主义的立场明确地把"五行学说"作为物质运动的普遍规律提出来了。如《灵枢·阴阳二十五人》中说："天地之间，六合之内，不离于五，人亦应之。"《素问·天元纪大论》亦说："夫五运阴阳者，天地之道也，万物之纲纪，变化之父母，生杀之本始。""五运"即"五行"，中医学认为，世界上任何事物，不论天上的、地下的，都是在按照五行的法则运动变化着。

五行运动首先是具有"相生"的法则。如《素问·六微旨大论》中说："君火之右，退行一步，相火治之；复行一步，土气治之；复行一步，金气治之；复行一步，水气治之；复行一步，木气治之；复行一步，君火治之。"这里阐明"火生土""土生金""金生水""水生木""木生火"的五行相生规律，世界万物按此次序永恒运动，推动了事物的发展。又《素问·宝命全形论》中说："木得金而伐，火得水而灭，土得木而达，金得火而缺，水得土而绝，万物尽然，不可胜竭。"这里阐明"金胜木""水胜火""木胜土""火胜金""土胜水"的五行相互克制的规律。"胜"就是"克制"，或者叫作"制约"。这里说五行"相胜"的规律是"万物尽然，不可胜竭"，实际"相生"的规律也是如此。五行学说认为，任何事物的内部都具有属金、属木、属火、属土、属水的五个方面的性质，它们之间具有相生、相胜的固定关系，这是一种相对稳定的有规律的结构联系。

根据五行学说的理论，认识五行中的某一行，或仅仅认识某两行之间的关系是不够的，必须全面地研究事物所包含的这五个方面及其相互关系，才能把握事物的本质和运动规律。因此，用五行的观点分析事物，自发地体现了从事物内部的结构关系及其整体上把握事物的思想。

中医学还认为，凡是具有五行结构的不同事物之间，也会发生一定的联系，即具有同一"行"性质的不同类的事物，会发生相应、相通的联系。如《素问·至真要大论》中说："五味入胃，各归所喜，故酸先入肝，苦先入心，甘先入脾，辛先入肺，咸先入肾。"这是讲"五味"与"五脏"的联系，其原因即在于"酸与肝""苦与心""甘与脾""辛与肺""咸与肾"，具有属于相同的性质。

另外，既不同"行"又不同"类"的事物，也会发生相生或相胜的关系。如《素问·藏气法时》中说："病在肝，愈于夏，夏不愈，甚于秋，秋不死，持于冬，起于春。"这是什么道理呢？《素问·藏气法时》中解释说："夫邪气之客于身也，以胜相加，至其所生而愈，至其所不胜而甚，至于所生而持，自得其位而起。"所谓"以胜相加"说的是六淫邪气侵入人体，将按照五行相胜的法则戕害五脏，如"风淫伤脾""火淫伤肺"等等。五脏的病变又会受到季节的影响，这种影响也呈现出五行制约的规律。如"至其所生而愈"，即肝病可愈于夏，木生火也；"至其所不胜而甚"，即肝病可甚于秋，金克木也；"至于所生而持"，即肝病可以稳定于冬，水生木也；"自得其位而起"，即肝病可渐愈于春，木气自旺也。

所以在研究一个（或一类）客体内部的结构的同时，还必须研究该客体与其周围环境之间的相互作用和相互影响，这是五行学说整体观念的又一个重要方面。

2. 五行结构的动态平衡　自然界的运动在直观形式上大量地呈现出周期性的循环，这给古代的人们留下了深刻的印象。如《素问·阴阳应象大论》中说："清阳上天，浊阴归地，是故天地之动静，神明为之纲纪，故能以生长收藏，终而复始。"不仅天地上下、一年四季的自然界总是无休止的循环，人体内部的气血也处在不断地循环运动之中。如《灵枢·营卫生会》中说："营在脉中，卫在脉外，营周不休，五十度而复大会，阴阳相贯，如环无端。"并将这种循环当作自然界的普遍法则，如《灵枢·营气》中说："终而复始，是谓天地之纪。"因此，研究事物循环运动的根源和规律，就成为中医学十分重要的课题，而"五行学说"正是为了探索自然界循环式动态平衡的规律性而提出来的。所以《素问·六节藏象论》中说："五运之始，如环无端。"

中医学认为，事物内部结构的五个方面之间的相胜、相生关系，造成了事物正常情况下的循环性运动，正如下图所示。从图中可以看出，五行结构

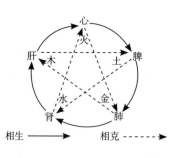

心
火
肝 木
脾 土
水 金
肾 肺
相生 ——→   相克 ----→

中每一行都与其他四行发生一定的联系。从相生看，有"生我"和"我生"两种关系；从相胜（相克）看，又有"我胜"和"胜我"两种关系。这表明，在五行系统中各个部分不是孤立的，而是密切相关的。每一部分的变化，必然影响着其他所有部分的状态，同时受五行整体的影响和制约。因而任何一部分状态都反映着其他部分和系统整体的情况。任何部分之间，由于总有相胜（相克）或相生的关系，所以总是不平衡的，从而处于永恒的运动之中。然而整体看，"生"和"胜"却在综合中表现出相对的平衡。五行中的每一行，由于既生它，又被生，既胜它，又被胜，在总体上呈现出动态的均势。可见五行所达到的平衡状态，不是绝对静止的，而是建立在运动的基础之上的，而且这种运动是周而复始的，这对于事物的正常生化是必不可少的条件。故张介宾在《类经图翼》里说："造化之机，不可无生，亦不可无制。无生则发育无由，无制则亢而为害。"意思是说，必须生中有制，制中有生，才能运行不息，相反相成。这段话很好地阐明了五行"生""胜"的意义。

从五行的整体看，任何一行与其他四行之间的关系并不是单向的，而是相互的，表现为与调节路线或反馈机制相似的形式。"反馈"是相互作用的一种特殊形式，试以"火"为例。在正常情况下，"火"受到"水"的制约，而"火"并没有直接反馈作用于"水"，但是"火"能生"土"，而"土"有胜"水"的作用，于是"火"通过生"土"而间接对"水"发生制约作用，以使"水"对"火"的克制不致过分造成"火"的偏衰；"火"还受到"木"的资助，同时"火"又通过生"土"，加强"土"对"水"的克制，削弱"水"对"木"的滋生，从而使"木"对"火"的促进不会过分，保证"火"不发生偏亢。其他四行，可依此类推。

因此，完全可以把五行关系看作是阴阳相互作用关系的展开和补充。受作用者，通过某些中间环节，反作用于作用者，产生调节的效果，使系统保持相对的平衡。这种反馈机制在有机界和人类社会中是普遍存在的。五行学说以朴素的逻辑形式反映了这种现象，是很了不起的，值得重视。

从研究对象来说，五行学说与阴阳学说的区别在于：阴阳是为了说明世

任启林 医学全集

界最一般最普遍的联系的，而五行则企图刻画事物的结构关系及其运动方式。所以与阴阳学说相较，五行学说研究的是一种特殊的联系和运动形式。

中医学还认为仅讲五行的相生相胜，尚不足以说明事物内部结构关系的复杂情况，也不能说明事物在异常变化中为什么能保持自身的相对稳定。为此，中医学又从唯物主义立场出发，系统地提出了"五行胜复"的理论。

什么是"五行胜复"呢？这是因为，五行生胜运动在外界因素的影响下，每每会出现"太过"与"不及"两种异常情况，以致其正常的相生、相胜关系遭到破坏，于是就要出现"相乘""相侮"的反常现象。如《素问·六节藏象论》中说："太过，则薄所不胜，而乘所胜也。……不及，则所胜妄行，而所生受病，所不胜薄之也。"又《素问·五运行大论》亦说："气有余，则制己所胜，而侮所不胜。其不及，则己所不胜侮而乘之，己所胜轻而侮之。"例如，火气太过而制金，便为"乘所胜"，并反过来侮其克之之水，便为"侮所不胜"；若火气不及，则水会来乘火，便为"所胜妄行"；金也要反过来侮火，便为"己所胜轻而侮之"；火所生之土也要发生病变，便为"所生受病"。可见当五行中某一行出现"太过"或"不及"时，不仅这一行与其他任何一行之间的不平衡关系加剧，而且该行与其他四行的关系在总体上也出现了不平衡。假如这种偏盛偏衰的情况得不到及时纠正，即有可能出现强者愈强、弱者愈弱、以强凌弱、乖乱日甚的局面，表现出来就是严重的病变。因此，人体不能没有自行调节使之恢复正常制化的能力。

凡由太过、不及所引起的对"乘所胜"的过度克制，中医学称之为"胜气"。《素问·至真要大论》指出："有胜之气，其必来复也。"就是说，这种"胜气"必然要招致一种相反的力量将其压抑下去，这股力量就称之作"复气"。如《素问·五常政大论》中说："不恒其德，则所胜来复；政恒其理，则所胜同化。""德"即指五行正常的功能属性。五行结构关系中如果出现太过而乘袭"己所胜"者，那么"胜己"者定要前来报复，削伐己之太过，使之平复；当太过之气恢复正常，所胜者与被胜者就会协调而同化。

同时五行学说还提出一个十分重要的论点，即《素问·气交变大论》所说："胜复盛衰，不能相多也；往来小大，不能相过也；用之升降，不能相无也。各从其动而复之耳。"又《素问·五常政大论》中说："微者复微，甚者复甚，气之常也。"意思是说，所有报复行为的轻重，都由太过、不及所引起的过度克伐的大小而定，即胜气重复气也重，胜气轻复气也轻，这是五行运动的一条规律，在其中包含着作用与反作用对等的天才发现。由此，五行的结构关系，才能在局部出现较大不平衡的情况下，通过调节机制的作用继续维持整体的相对平衡。

为什么"胜气"必定招致"复气"呢？二者在量上又为何相等呢？试举例来说明这个问题。如火气太过，则过分地克金，使金气偏衰，金衰不能制木，木便偏盛而加剧制土，土受制则不能胜水，水旺盛起来，于是把太过的火气克伐下去，使之恢复正常。同理，若火气不及，火衰不能制金，引起金的偏盛，金盛以抑木，木衰而无以制土，则势必引起土气盛以制水，水衰则无以制火，火气便得逐渐平复起来趋于正常。如《素问·天元纪大论》中说："形有盛衰，谓五行之治各有太过不及也。故其始也，有余而往，不足随之；不足而往，有余从之。"正是指的这一调节过程。

中医学认为，在这样一种调节的过程中，相胜关系的各行之间，有多少"太过"，便会引起多少"不及"，有多少"不及"，便会引起多少"太过"。由于五行是单数，所以对于任何一行，有"胜气"必有"复气"，且在"量"上相等。如《素问·气交变大论》中说："夫五运之政，犹权衡也，高者抑之，下者举之，化者应之，变者复之，此生长化成收藏之理，气之常也。"这里把五行结构比作权衡之器，通过"高者抑之，下者举之"的调节作用，而使之归于平衡，这就是"胜复调节"的意义所在。

综上可见，在五行结构中包含两套自行调节的机制，一套是正常情况下的相生、相胜，一套是反常情况下的胜之与复，它们形成了五行系统的循环运动，同时保障五行系统的动态平衡。

3. 五行学说的医学意义　中医学把"五行学说"应用于医学实践中，对研究和整理古人积累的大量临床经验，形成中医学特有的理论体系，起到了巨大的推动作用。五行学说促使人们从系统结构的视角来观察人体，有助于较为辩证地认识人体局部与局部、局部与整体之间的有机联系，以及人体与生活环境的统一关系等。整体观是中医学认识方法的一个基本特点，这是大家所公认的，五行学说的应用，增强了中医学关于人体是一个统一整体的论证。中医学所采用的整体系统方法，在五行学说的帮助下，得到了进一步的强化和系统化。

中医学认为健康的本质是机体内部及机体与外界环境的动态平衡，而平衡的破坏即为疾病之源。因而中医学把探察病人机体失去平衡的机制与原因，寻找使机体恢复动态平衡的治法与方药，看作是医学研究的根本方向和主要目标。换句话说，关于机体整体的动态平衡问题，是中医学理论研究的核心，而这正是以系统论为指导进行医学研究的一个特色。正如《灵枢·根结》篇所说："调阴与阳，精气乃光。"于是，调节阴阳，以求得机体整体的平衡，成为中医学治病的根本原则。而五行学说则把这一原则展开来，具体化为五行相生相胜的多路调节，使中医学在治疗方法上有了较宽的思路。如肝木有病，除直接治肝外，可根据病情用补泻肺金、肾水的方法，达到调控肝病的目的。

毋庸讳言，"五行学说"作为一种朴素的系统理论，其本身亦存在着一定的缺点和局限，甚至还有某些错误的认识，主要表现在如下几个方面。

第一，五行学说把整个宇宙看作是大大小小的系统集合，并且通过固定的、简单的数字排列，在特殊的物质属性（木火土金水）和特殊的关系（生胜乘侮）中，去寻找普遍适用的一般系统的整体结构模型，这只能在一个很狭小（或曰特定的）的范围内说明某些事物的关系，而不能科学地反映系统结构的一般关系和一般规律。作为普通的系统模型，显然是不适用的。

第二，五行学说把原本是特殊的功能属性和特殊的关系，当作最一般的规律加以使用，这就在认识过程中违反了特殊与一般的辩证法。因而，在指导人们系统、整体地观察问题的同时，势必发生局限和束缚人们思想的消极作用。它像一个框子，一方面妨碍人们根据新的资料概括出更具一般性、更科学的系统原则，另一方面则削弱了对各种具体事物内部结构的特殊规律的进一步探索的实践。

第三，五行学说过分地夸大了四时对事物的影响，错误地以为万物都以四时为死生之本，万物的运动变化都取决于四时的周期循环，从而把事物整体与外界环境的联系，统统归结为以四时为中心的五行之间的那些固定关系，带有很大的主观臆造性。

第四，五行学说重视系统整体的动态平衡，注意到事物运动的周期性，这在原则上是对的，但它同时把平衡绝对化，把事物运动的周期性看作没有任何特殊的封闭圆圈。忽略了每一次循环都比上一次有了变化，增添了新的内容，甚或进到高一级的程度，不懂得螺旋式上升的道理，明显地具有循环论的倾向。

上述这些局限和不足，甚或是错误，是自发辩证法、朴素系统论历史的局限，是在所难避免的，是人类思想发展早期阶段不成熟的表现。

二、藏象学说

（一）藏象学说的主要内容

藏象学说，是中医学理论最基本的部分，是古代医家通过长时期的医疗实践逐渐总结出来的，其中包括了对人体解剖的粗浅认识。如《灵枢·经水》中说："八尺之士，皮肉在此，外可度量切循而得之，其死可解剖而视之。其脏之坚脆，腑之大小，谷之多少，脉之长短，血之清浊，气之多少……皆有大数。"这是中国记载尸体解剖的最早文献。但是，由于历史条件的限制，解剖方法的粗疏，仅从观察尸体方面得来的东西远不足以说明问题，因而仍然着重通过医疗实践来加以论述，以弥补当时解剖知识的不足。如《素问·阴阳应象大论》所说："上古圣人，论理人形，列别脏腑，端络经脉，会通六合，各从其经，气穴所发，各有处名，溪谷属骨，皆有所起，分部逆从，各有条理，四时阴阳，尽有经纪，外内之应，皆有表里。"这反映了中医学是通过对人体进行整体观察，分析人体对不同的环境条件和不同的外界刺激所做出的反应，来认识人体的生理、病理规律的。《内经》把从整体观察得来的有关人体生理的知识，叫作"藏象"。"藏"即是指深藏于人体内的脏腑器官，"象"是内脏器官功能在机体外部的表现，是可以直接进行观察的。于是"藏象"的含义是：通过机体外部表征，推导出人体内部的运动规律。也就是《灵枢·本藏》中说的"视其外应，以知其内藏"的道理。藏象学说由脏、腑、奇恒之腑、经络、气、血、津、液、精、神等学说构成。

中医学所谓的"脏"，包括"肝""心"（心包络）"脾""肺""肾"等五个器官；所谓"腑"，包括"胆""胃""小肠""大肠""膀胱""三焦"等六个器官；此外还有"脑""髓""骨""脉""女子胞"等，称作"奇恒之腑"。内脏组织为什么会冠予这三种不同的名称呢？《素问·五藏别论》

中说："所谓五藏者，藏精气而不泻也，故满而不能实。"其中所指的"精气"又包括哪些内容呢？《灵枢·本藏》中解释说："五藏者，所以藏精、神、血、气、魂、魄者也。""精""血""气"三者是机体最基本的物质，"神""魂""魄"三者，则属于精神意识的范畴，它们储藏在五脏内，所以人们便把这些内脏组织称之为"脏"，脏含有"藏"的意义，古文献中直接写作"藏"。

中医学所谓的"六腑"又具有怎样的含义呢？《素问·五藏别论》中说："六腑者，传化物而不藏，故实而不能满也。"六腑中除"胆"为"奇恒之腑"外，凡饮食入胃，经过消化以后，精微部分经历三焦，分别入于经脉以至各个脏腑，从而发挥其濡养的作用。非精微部分及代谢产物，亦经过三焦分别行于小肠、大肠、膀胱等，排泄于体外。所谓"传化物而不藏"，就是这样的含义。"腑"又作"府"，"府"即"府库"，府库的作用是能聚能散，所以便把这几个"传化物"的器官叫作"府"。

"胆""脑""髓""骨""脉""女子胞"这几个组织器官又何以叫作"奇恒之府"呢？《素问·五藏别论》中说："脑、髓、骨、脉、胆、女子胞，此六者，地气之所生也。皆藏于阴而象于地，故藏而不泻，名曰奇恒之腑。""奇"即不同，"恒"即正常，犹言这几个组织器官与正常的六腑有所不同。从脏腑的阴阳关系言，脏为阴，腑为阳，"奇恒之腑"虽名曰腑，却不属阳而属阴，这是不同的第一点；脏和腑的基本区别是，五脏藏而不泻，六腑泻而不藏，但"奇恒之腑"虽名曰腑，其作用却同于五脏相同，也是藏而不泻，这是不同的第二点。有这两点不同便称之为"奇恒"。

五脏六腑在结构上还各有其所属的经脉：肺，手太阴经；大肠，手阳明经；胃，足阳明经；脾，足太阴经；心，手少阴经；小肠，手太阳经；膀胱，足太阳经；肾，足少阴经；心包，手厥阴经；三焦，手少阳经；胆，足少阳经；肝，足厥阴经。这些经脉既源于五脏六腑，又贯穿于脏腑和体表之间，内而通过经脉的络属（如：足厥阴肝经，属肝络胆，使肝胆互为表里），形成脏和腑之间的表里关系，外则与四肢百骸、五官九窍、筋肉皮毛等建立各有所属的联系。可见"经脉"在构成人体的整体结构上具有重要的作用，所以脏腑功能的变化，往往可以通过经脉反映到体表，同样经脉的变化，亦可以影响络属脏腑的功能活动。

至于"气""血""津""液""精""神"等，都产生于脏腑。例如"气""血"，是食物通过胃和脾的受纳、腐熟、运输等作用，以及相关脏腑一系列复杂的"气化"过程才能生成。就"血"而言，《灵枢·营卫生会》中说："中焦……此所受气者，泌糟粕，蒸津液，化其精微，上注于肺脉，乃化而为血。"而"心""脾""肝"三脏又分别担负着主血、统血、藏血的重要作用。人体之"气"，更有多种，如"营气""卫气""宗气""元气"及脏腑之气等。但从其生发的根源来说，则不外乎来自先天父母的"精气"，后天水谷的"精微"，以及吸入"天阳之气"等。这些"气"在功能上除具有维持生命活动的作用外，又能反映脏腑功能活动的状态。因此，"气""血"的异常变化，也就反映了脏腑机能的活动失调。"津"和"液"也是维持人体生理功能的要素，"津""液"来源于饮食，产生于中焦，具有滋养肌肤、滑利关节、濡润空窍、补益脑髓等作用。而其分布调节则又与"肺""脾""肾""三焦""膀胱"等脏腑有密切的联系。"精"则秉受于先天，又有赖于后天水谷精微的不断补充化生而成。"神"是精神和思维活动的概括。"精""气""血"的充足与否，关系着"神"的衰旺，即《素问·六节藏象论》所谓："气和而生，津液相成，神乃自生。"可见"神"亦是具有物质基础的。

（二）藏象学说的整体观念

中医学藏象学说的整体观，是中医学的重要特点，主要是从结构关系上（而不是从单一的物质实体上）来研究人体的。如《素问·金匮真言论》中说："背为阳，阳中之阳心也；背为阳，阳中之阴肺也。腹为阴，阴中之阴肾也；腹为阴，阴中之阳肝也；腹为阴，阴中之至阴脾也。"又《灵枢·寿夭刚柔》中说："内有阴阳，外亦有阴阳。在内者，五脏为阴，六腑为阳；在外者，筋骨为阴，皮肤为阳。"这些都是从阴阳角度，说明人体内、外、上、下、脏、腑等之间的结构关系，这一结构关系是个整体，是不可分割的。

中医学将上述的认识与"五行"结合起来，则认为"心"属火、"肺"属金、"肝"属木、"脾"属土、"肾"属水（见于《素问·金匮真言论》），以形成五行的结构关系，然后借用五行学说的理论，阐明人体脏腑是如何通过自身调节以达到动态平衡的。例如五脏之间（六腑同）从"相生"关系看，心（火）生脾（土），脾（土）生肺（金），肺（金）生肾（水），肾（水）生肝（木），肝（木）生心（火）；从"相胜"关系看，心（火）胜肺（金），肺（金）胜肝（木），肝（木）胜脾（土），脾（土）胜肾（水），肾（水）胜心（火）。"相生"是资生、助长，"相胜"是克制、约束。按照相生、相胜规律，五脏之中的每一脏在有"我生"和"生我"关系的同时，又有"我胜"和"胜我"的关系，在《素问》里称作"所胜"和"所不胜"的关系。除了正常生理的"生""胜"关系之外，还有属于病理的"乘""侮"关系。如《素问·五运行大论》中说："气有余，则制己所胜，而侮所不胜；其不及，则己所不胜侮而乘之，己所胜轻而侮之。"这是说每一脏在"太过"或"不及"的情况下，就会打乱正常的"生""胜"关系。如肝气有余，便会乘己所胜的脾，同时反过来侮己所不胜的肺；如肝气不足，就会受到己所不胜的肺的乘害，又会受到己所胜的脾的反侮。

以上是从横的方面来看的，若从纵的方面来看，依据五行的同行联系法，以五脏为中心，不仅将身体各器官组织分别纳入五行系统之中，而且将与人发生密切联系的环境因素也分别纳入五行系统中，建立起与五脏之间的纵的同行联系，略如下表。

属性	五行	木	火	土	金	水
人体	脏	肝	心	脾	肺	肾
	腑	胆	小肠	胃	大肠	膀胱
	五官	目	舌	口	鼻	耳
	形体	筋	脉	肉	皮毛	骨
	情志	怒	喜	忧	悲	恐
自然界	时令	春	夏	长夏	秋	冬
	变化	生	长	化	收	藏
	气候	风	暑	湿	燥	寒
	色	青	赤	黄	白	黑
	味	酸	苦	甘	辛	咸
	方位	东	南	中央	西	北

在五行系统中，"同行"之间有怎样的联系呢？试以"肝"为例来说明。肝与"胆"为表里，通过经络相互结属；肝开窍于"目"；肝主持全身之"筋"；

肝在情志变化中常表现为"怒"（所以"怒"往往伤肝）；"青"为春木肝之色；"酸"为肝木之味（适量之酸则有助于肝，酸味太过则有损于肝），肝所应方位为"东"。其他几脏的同行联系亦与此类推。

由此可见，中医学的藏象学说运用五行学说的理论，把人体的器官组织及与人体生命活动经常发生联系的环境因素等分成五大类，这五大类以相生、相胜的关系构成一个个系统。藏象学说的整体观正是从系统的结构关系出发，把各脏腑组织之间及其与之相应的环境因素联系起来，从整体上把握和认识"人"这一有机体。

"经络"在解剖学上虽然还没有找到相应的实体，但临床的实际效果表明它是客观存在的。那么，经络的实质究竟是什么呢？根据经络所表现出的生理现象来看，它的客观物质基础应该是来自活的人体的五脏、六腑、肌肉、皮毛、骨、髓、五官、九窍（包括西医的神经、体液）等，经络的功能是人体所有器官组织功能的一种综合表现，是人体整体的自行调节和控制的功能系统，"经络现象"是有生命的人体所特有的。

总之，中医学的藏象学说认为，人体是个复杂的系统，它的每一个部分与其他部分每时每刻都发生着相互制约、相互支持的紧密联系，所以人体每一部分的状态必然包含着其他各部分状态的信息，构成了一个整合的系统。这一系统关系（参见上表）是：五行，为木、火、土、金、水；人体脏，为肝、心、脾、肺、肾；人体腑，为胆、小肠、胃、大肠、膀胱，人体五官，为目、舌、口、鼻、耳；人之形体，为筋、脉、肉、皮毛、骨；人之情志，为怒、喜、忧、悲、恐；自然界时令，为春、夏、长夏、秋、冬，自然界变化，为生、长、化、收、藏；自然界气候，为风、暑、湿、燥、寒；自然界之色，为青、赤、黄、白、黑；自然界之味，为酸、苦、甘、辛、咸；自然界方位，为东、南、中、西、北等。藏象学说是运用了阴阳学说和五行学说的原理，创建了以系统论为基本原则来研究人体的方法。

（三）中医脏腑学说的特点

中医学的脏腑学说是藏象学说的重要组成部分，其以五脏为主体，而五脏之中每一脏器都具有多种功能，这是脏腑学说中的主要特点之一，现分述如下。

"肝"，位于腹，处在下焦，含有少阳春生之气，在五行属木，为阴中之阳脏。肝脏位处下焦，却富有生发之气；由冲脉、任脉构成的血海，统属于肝，所以肝有藏血的功能；血液藏于肝脏，即充分受到肝气的温煦，运行于全身，发挥其濡养、生发的作用；反映于精神活动方面，则为"魂"之存在，故肝阳亢则魂扰，肝阳衰则魂散；两目是肝的外窍，《灵枢·脉度》篇说"肝气通于目，肝和则目能辨五色"，五脏六腑的精气虽均灌注于目，独肝的血气居于首要；全身的筋，亦属于肝所主，筋只有得到肝经气血的濡养，才能弛张、收缩，发挥其束骨、利关节使其运动自如的功能，手足爪甲亦是与肝密切相关的在体表的组织，《素问·五藏生成》说"肝之合筋也，其荣爪也"，这就是指肝的血气能营养筋爪使之润泽。综上所述，肝的功能有五：生发疏泄；藏血；藏魂；开窍于目；濡养筋与爪甲。

"心"，位于胸，处在上焦，富含夏长阳气，在五行属火，称为阳中之阳脏。心的阳气，不断地下降于脾、胃和肾，《灵枢·决气》说"中焦受气取汁，变化而赤，是谓血"，在中焦由饮食变化的精微受到心阳的熏蒸，便因之化为血液，在肾中所藏的精液得到心阳的下交，便因之化为元真之气，这就是"阳化气"的功能活动之一；心阳既具有化生气血的功能，全身的经脉又统统与心联系着，故《素问·痿论》说"心主身之血脉"；血液充盈，神气即随之而产生，故心为主神明的脏器，"神明"即指大脑的意识思维活动；心脏的经脉从肺系萦回于舌根部，故舌为心的外窍，语言之所从出；心的外周有包络，可以保护心脏，《灵枢·邪客》说"诸邪之在于心者，皆在于心之包络，包络者，心主之脉也"，包络既能代心受邪，便具有保护心脏的意义。概括起来心脏的功能有四：具有旺盛的阳气；主持全身血脉；主神明；开窍于舌。

"脾"，位于上腹，处在中焦，善于运化水谷精微，在五行属土。脾脏是靠近胃腑的器官，凡由胃消化过的饮食物，经脾吸收以后，一部分受到心阳的熏蒸变为血液，一部分上输给肺，滋养肺气，前者即《灵枢·本神》之所谓"脾藏营"，后者即《素问·太阴阳明论》之所谓"脾与胃以膜相连耳，而能为之行其津液"；精气、营血通过脾脏的统摄和运输作用，全身组织因之得到营养，故《素问·经脉别论》说"脾气散精，上归于肺"；《素问·痿论》说"脾主身之肌肉"，而《素问·太阴阳明论》亦谓"四肢皆禀气于胃，而不得径至，必因于脾乃得禀也"，手足四肢因之而得以滋濡温煦；所以口唇为脾的外窍，这是因其为饮食所入之门户，脾的经气上通于唇的原故。综观脾的功用有四：运化水谷精微；化生和统摄营血；濡养周身肌肉；开窍于口唇。

"肺"，亦位于胸，在心之上，在五行属金，为阳中之阴脏，因位置最高当为阳，但肺气主肃降则又属阴。肺脏能主持全身之气，故《素问·五藏生成》说"诸气者，皆属于肺"，肺主气表现在两个方面，第一通过呼吸作用，使体内之气得与外界之气相互交换，正如《灵枢·邪客》说"宗气积于胸中，出于喉咙，以贯心脉，而行呼吸"，第二通过肃降的作用，使全身的营卫之气得以有秩序地顺利运行；《素问·六节藏象论》说"肺者，气之本，魄之处"，肺气不衰，其表现于精神意识的活动方面，则为有魄力；气为阳，主表，贯注于全身皮毛腠理，因而体表是和肺脏息息相通的；肺的外窍在鼻，呼吸作用之气体交换，必须经过鼻腔这个通路。综观肺的功能亦有四：主持全身之气；主藏魄；通腠理实表；开窍于鼻。

"肾"，位于下焦，素禀冬藏之气，在五行属水，为阴中之阴脏，因在下为阴，水寒之气亦属阴的原故。全身的精气都藏于肾而得以储备，所以《素问·上古天真论》说"肾者主水，受五脏六腑之精而藏之"，肾精之中存在着阳气，一般称为肾气，肾精之所以具有生殖的机能，全凭肾气的存在，故《素问·上古天真论》强调"肾气实""肾气盛""肾气平均"等因素，生殖能力之所以减退，则主要是由于"肾气衰"；肾精储藏充足，则骨节健强、智慧敏捷，由于肾精能够生髓主骨，骨得髓养，自能健壮，髓充于脑，故主聪慧；《灵枢·脉度》说"肾气通于耳，肾和则耳能闻五音"，故耳为肾之外窍。约而言之肾的功能有三：肾藏精气主生殖发育；肾生髓主骨；肾开窍于耳。

以上五脏的多种功能，在脏腑学说中是表现得极其突出的，所以它不能与现代医学的解剖、生理学中的脏器画等号。有人认为中医脏腑学说中的一个脏有多种功能，是中医的特点，但并不是优点。近年来随着生物医学的发展，人们已逐渐认识到一种器官仅有一种功能的观点是不全面的，相反一种器官具有多种功能的认识却是正确的，如肺、肾等器官就有多种功能被发现，这为中医学的脏腑学说提供了依据。

（四）藏象学说的临床意义

藏象系统的功能若有失调，便意味着发生病变。任何致病因子都必须通过藏象系统发生作用，所以可以理解为任何疾病都是由于藏象系统功能紊乱的结果。而临床症状和体征，同样可以认为是藏象系统生理功能失调的反应。由于藏象系统中，脏腑和其所属组织的功能不同，于是表现出不同的症状和体征，将之概括为不同的证候。因此中医辨证论治的治疗方法，是不可能离开藏象学说来谈的。

中医学临床的特点是辨证论治，辨证方法尽管有八纲辨证、气血津液辨证、脏腑辨证、六经辨证、卫气营血辨证、三焦辨证等一系列的不同方法，但都没有超出藏象系统的范畴，尤其是脏腑学说为辨证论治的基础。辨证论治是从各个病变的局部，联系到互为影响的有关方面，对整个病变进行实质意义上的分析，归结出辨证的结论（证）。这种辨证方法，在一定情况下反映了疾病的内在联系，所以，直到今天仍为中医学临床认识和揭示疾病本质的主要手段，并且对某些疑难病也取得了令人信服的疗效。

总之，疾病内在的本质与外在的症状和体征之间的必然联系，给辨证论治方法认识和治疗疾病提供了可能。同时，历代医家在长期与疾病的斗争中，以藏象学说为理论指导的一系列的辨证方法，又给我们留下了临证的准绳和典范。因而我们有充分的理由认为，在藏象学说的基础上，灵活运用各种辨证方法，将会进一步揭示疾病的本质，从而提高疗效，展现出中医学治疗更为广阔的前景。通过下面两种病的分析，可以比较清楚地看到，藏象学说在临床辨证论治上的地位和指导意义。

"肾炎"是一种常见的疾病，在中医学属于"水肿"病范畴。现代医学所谓肾炎的急、慢性两个不同阶段，中医学认为是不同脏腑在不同阶段的病理反应。从病因学上分析，认为饮食、劳倦则伤脾，形寒、饮冷则伤肺，久卧湿地则伤肾，这些病因所引起的肺、脾、肾三脏功能的失调，特别是三脏的气化不利，影响了体内水精布化、运输、排泄等功能的严重障碍，成为了肾炎发病的基本原因。凡五气所化之液，皆属于肾；五液所行之气，皆属于肺；转输肺肾二脏，借以发挥制水生金的作用，全属于脾；故有脾主运行、肺主气化、肾主五液之说。因此中医学对"水肿"的辨证，往往首先是要从这"脾""肺""肾"三脏来考虑。根据临床所见，凡是由于郁结太甚，则多见肺气实而气化不行的水肿；或者损伤过度，便会见到肺气虚而气化不及的水肿。这是病变在肺的虚实两证。膏粱厚味太过，造成脾气壅塞，则常见到湿热内盛的水肿；饥饱不节，营养不足，便会招致脾气虚弱而运行失职的水肿。这是病变在脾的虚实两证。至于肾脏的病变，尤应分辨阴阳，因肾这个脏器存在着水和火的关系。如果水邪太盛，便不能泌别清浊，而见湿热内蕴的水肿；假使命门火衰，不能制化阴水，必然会出现水邪泛溢的水肿。故总的说来，肺、脾、肾三脏的功能失调，是肾炎发病的根本原因。但在肾炎病程的不同阶段，往往是以某一脏的功能失调为主的。一般说来，急性期应分别从肺气郁结而气化不行、脾气壅塞而湿热内生、肾水不泌而湿热内留等几个方面来考虑。从治法来说，在肺，宜宣化以散水；在脾，宜燥湿以渗水；在肾，宜启闭以利水。若病情进入慢性阶段，便应分别从肺气虚损而气化不利、脾土衰弱而运化失职、命火衰微蒸化无力水邪泛溢等几个方面来考虑。从治法来说，在肺，则宜补肺气以行治节；在脾，则宜温中以助运化；在肾，则宜益火以消阴翳。当然，这是辨治水肿的一般原则，具体情况尚须根据具体病症所作出的详细诊断，按照辨证论治原理进行针对性更强的治疗，不仅能使症状消除，且对"肾功能"的恢复亦很理想。故对于"肾炎"，中医学在临床上所取得的成绩是可观的。

"功能性子宫出血"，在中医学属于"崩漏"病范畴。对这个病，现代医学治疗的办法也不多，患者可因长期失血影响健康及正常的工作，病情顽固的甚至需要考虑摘除子宫，在精神上给患者造成很大负担。对这个病，中医学在藏象学说的理论指导下，疗效却很好。本病发病的机制、原因不一，中医学认为主要是肝、脾、肾的机能失常，导致冲任二脉失调的原故。"冲"为血海，"任"主胎胞，这两支经脉可直接影响"月经"，而肝、脾、肾的生理功能发生变化，往往会影响到冲、任二脉。就脾而言，它既是营血生化之源，而全身血液的运行又受统摄于脾，如果脾虚，中气下陷，统摄经血的力量不足，便会导致冲、任脉气不固，血不归经而发生本病。就肾而言，肾气是经过任脉而通于胞宫（子宫）的，故肾气的盛衰，直接关系着月经生理的正常与否，如肾气旺盛，冲任和调，月经的来潮与停止都呈正常规律，反之，即可招致冲、任不调而发生本病。就肝而言，肝是藏血的器官，性柔和而喜疏泄，这是它的正常生理，如果这种生理有所改变，或者亢奋之极，冲动血海而不能藏，或者抑郁之极，失其疏泄不条达，均可以发生本病。临床上既可以见到某一脏或两脏的病变，亦可以见到它们之间彼此影响的病变。从治法来说，如知其为脾虚而不能统摄者，当用"补中益气"之法；知其为肾气不足难以调冲、任者，当用"温补肾气"之法；知其为阴虚肝亢而冲、任不宁者，当用"养阴平肝"之法；知其为肝气抑郁而失其条达者，当用"疏肝和营"之法；脾肾两虚者，即当两补脾肾；肾虚肝旺者，即当滋肾平肝；肝亢制脾者，即当泻肝益脾等等。在临床上，用这些理论来指导辨证论治，往往可收到很好的疗效。

综上所述，可见藏象学说确是指导辨证论治以及取得疗效的可靠的理论根据。

三、病机病因学说

探讨病理变化的机制，在《素问》里称作"病机"。《素问·至真要大论》中说："谨候气宜，无失病机。"又说："谨守病机，各司其属。"说明中医学对病理变化的研究是十分重视的。这里着重谈谈"病因""病机"两个问题。

（一）病　　因

中医学研究导致疾病发生的原因，远在汉代"张仲景"所著的《金匮要略方论》里便提出"千般疢难，不越三条"的观点，这可以说是"病原三因论"的雏型。南北朝的陶弘景又把病因概括为"内疾""外发""他犯"三种。到了宋代陈无择所著的《三因极一病证方论》中明确指出，"六淫"所感为外因，"七情"所伤为内因，"房室""金刃""虫兽""饮食""劳倦"所伤为不内外因，中医学今天普遍认为的"三因论"，可以说是从陈无择定下来的。

1.六淫致病　六淫，是指风、寒、暑、湿、燥、火等六种不正常的气候变化而言。"淫"即"邪"之意，即"不正常"，所以中医学概称这六种不正常的气候为风邪、寒邪、暑邪、湿邪，燥邪、火邪。这与正常递变的气候是有本质区别的。譬如夏季至而"暑"，冬季至而"寒"，这样的风、寒、暑、湿、燥、火，是正常的六气，不仅不是病邪，还是人们生存于自然界所必需的自然条件，所以《素问》中称这六气是存在于自然界的六种"元气"。

淫邪致病有几个特点，首先是有明显的季节性，这是容易理解的。其次，六种淫邪既可单独致病，亦能合并起来侵犯人体，如风寒、风热之类。又其次，六淫邪气为病，多侵犯肌表，或从口鼻而入，或两者同时受邪，故由此引起的疾病中医学称之为"外感"。

此外，临床上常见的某些非由体外侵入，而是由于脏腑功能失调所产生的，类似于风邪、寒邪、湿邪、燥邪、火邪的邪气，为了与外感六淫相区别，中医学则称之为内风、内寒、内湿，内燥、内火，即内生之邪。这些内生邪气与外感六淫之邪在发病过程中亦常相互影响。

（1）风邪致病

1）风邪的性质和特点：风性开泄，流动性大，善于向外、向上扩散；风邪侵犯时自外而入，首先着于肌表；自内而生的内风，常出现于头面。从这些表现来看，风邪具备"阳"的性质，故以风邪为"阳邪"。当风邪侵犯人体时，寒、暑、燥、湿诸邪，往往会随之侵入体内，故临床上更多见到风寒、风热、风湿、风燥等邪气致病，故《素问·风论》中有"风为百病之长"之说。

既病之后，在临床上常出现游走性或动摇性的病变表现。如风湿性关节炎，可出现游走不定的疼痛；风疹，则发无定处，随处瘙痒；还有眩晕、震颤、抽搐、痉挛、角弓反张等，亦为常见的动摇性病变表现。故《素问·风论》说："风者，善行而数变。"又《素问·阴阳应象大论》亦谓："风胜则动。"这些规律性特征都是通过临床观察总结出来的。

2）常见的风邪病证：常见的风邪病证大体上分为"外风""内风"两类证。

"外风证"常见的有：①伤风，表现为发热、恶风、自汗、脉浮缓，或见喉痒、咳嗽、鼻塞流清涕等；②风痹，表现为关节疼痛、游走不定、时发时止、天气变化即有反应；③风水，表现为头面或全身浮肿、小便不利、发热、恶风；④风疹，表现为皮疹发无定处，此起彼伏，发则瘙痒；他如风寒、风热、风湿等，则分别从寒、热、湿予以辨治。

"内风证"主要是肝气病变的一种病证，临床常见症有：头目眩晕、四肢抽搐、麻木、强直，乃至卒然昏倒、不省人事、口眼㖞斜、半身不遂等。多是由于阴虚血少，风阳上扰，筋脉失去濡养引起；亦有因阳热太盛，燔灼肝经，内风煽动所致。所谓"血虚生风""肝阳化风""热极生风"等，均是对这类内风证病机的概括。

（2）寒邪致病

1）寒邪的性质和特点："寒"为阴气盛的表现，即所谓"阴胜则寒"。阴的一方偏盛，阳的一方必然衰减，因而决定了寒邪的性质属于"阴"。寒邪侵袭人体以后，最多见的病变特征是"凝滞"和"收引"。

"凝滞"即阻塞难通的意思。人体中的气、血、津液之所以运行不息、通畅无阻，全凭一身阳和之气温煦其间，一旦阳气衰少而阴寒偏盛，则如《素问·举痛论》所云："寒气入经而稽迟，泣而不行，客于脉外则血少，客于脉中则气不通，故卒然而痛。"所说的"稽迟""泣而不行""不通"等，就是以凝滞为特征的病变，是气血受到阴寒的影响而造成的。要想改变这种情况，惟有"温阳散寒"一法。

"收引"即因收缩而发生牵引性的病变。故《素问·举痛论》中说："寒气客于脉外则脉寒，脉寒则缩蜷，缩蜷则脉绌急，绌急则外引小络，故卒然而痛。"热胀冷缩，这是物理的常态，寒冷过盛而引起收缩（缩蜷），因收缩而发生牵引拘急（绌急），表现于临床上常见到关节活动与肢体屈伸的强直不利。

于此可以看出，寒邪引起的病变表现之所以出现"凝滞"和"收引"这些特征，是由寒邪的性质所决定的。

2）常见的寒邪病证：常见的寒邪病证有"外寒"和"内寒"的区分。

"外寒证"常见有：①风寒，表现为恶寒、发热、无汗、头痛、身痛、骨节疼痛等；②寒痹（痛痹），表现为关节剧烈疼痛，得热则舒，遇冷加重，甚或拘急，屈伸不利；③寒伤脾胃，表现为脘腹疼痛、食少、呕吐、肠鸣、腹泻，或伴有恶寒、身痛等。

"内寒证"主要是由于阳气虚损、脏腑功能衰退引起，所以又叫作"虚寒证"。阳虚便不能充分发挥其温煦的作用，阳虚而阴盛，即所谓"寒从内生"的病变，其主要见症有畏寒喜暖、四肢不温，甚至手足逆冷、呕吐清水、下利清谷、小便清长、倦怠嗜卧等，病变的局部可发生冷痛，在临床上多见于脾肾阳虚的病人。

（3）暑邪致病

1）暑邪的性质和特点："暑邪"致病有明显的季节性，独见于夏令。如《素问·热论》中说："先夏至日者为病温，后夏至日者为病暑。"夏至约在五月中旬，夏至以后，便是小暑、大暑六月节令，正是暑热大行的时候。暑邪既是炎热气候的反映，故属于阳热邪气。

阳主宣发，易升易散，暑邪侵袭人体以后，便使肌腠开张而大量出汗，汗出过多而津液为之消耗，故可见口渴、心烦、尿赤短少诸症。津液耗损的同时，阳气亦往往随之而外泄，以致气短、乏力，突然昏倒之症亦时有所见。如《素问·举痛论》中说："炅则腠理开，营卫通，汗大泄，故气泄。"这就是暑邪伤耗阴津、阳气的病变。"炅"即指暑热邪气。

夏令常多雨而潮湿，暑热熏蒸，水湿升腾，空气中湿度大为增加，故暑邪为病，每兼带湿邪，在发热、烦渴的同时，常出现周身乏力、四肢倦怠、胸闷、呕恶、大便溏泻等症。

2）常见的暑邪病证：常见的暑邪病证有：①伤暑，表现为多汗、心烦、口渴喜饮、倦怠乏力、小便短赤；②中暑，轻者表现为头晕、恶心、胸闷、呕吐，重则表现为突然昏倒、不省人事、喘喝、大汗出、手足厥冷；③暑湿，表现为寒热阵发、心烦、口渴、胸闷、呕恶、食少、倦怠、大便稀溏、小便短少等。

（4）湿邪致病

1）湿邪的性质和特点："湿"是水分饱和的状态，大凡阴雨天的空气以及低洼的土地都富含水分而潮湿，这就是湿气。湿气侵入人体为病，便称之湿邪，这是指外在的湿邪而言。人身的气血、津液，其中亦有水分，在人体阳气温煦下运行不已的运动中发挥着正常的生理功能，故不能称其为湿。又如饮食入胃，其中亦有水液，经过消化、吸收、排泄等，清浊攸分，各行其事，亦不能谓之为湿。只有在生理功能失常的情况下，运化、吸收、排泄等功能发生了障碍，以致体内部分水液出现停蓄状态，运化不完全及吸收障碍而有余留，排泄而有不尽，有一于此，湿邪便可产生，这是内生之湿邪。无论外来、内生，湿邪总是由于水气有余，水为阴，故湿邪当为阴邪。

湿邪致病的主要特征是"重浊""黏滞"。惟其"重浊"，不论发生在人体任何部位，均使人有身体困乏、沉重如裹、四肢酸懒的感觉，还可能出现面垢、眵多、大便溏薄、小便浑浊、皮肤湿疹水疱、妇女白带多等秽浊的病变表现；惟其"黏滞"，是指一经得病则缠绵难愈，病程较长，其所以如此，主要是由于湿邪最易阻遏气机，损伤阳气，难于施化之故。

2）常见的湿邪病证：常见的湿邪病证有"外湿""内湿"之分。

"外湿证"常见的有两种：①风湿，症见午后发热、汗出而热不得解、恶风、头身困重、四肢酸楚等；②湿痹（着痹），表现为关节酸痛，固定不移，有沉重感，屈伸不利，或肌肤麻木不仁。

"内湿证"主要是脾病引起，脾本具有运化水湿的功能，若脾阳不足，健运的功能受到影响，不能运行津液，便聚而为湿，甚至积而为水。如《素问·至真要大论》中"诸湿肿满，皆属于脾"的说法，便指的是这种病变机制。其临床表现是：食欲不振、口腻不渴、胸闷、呕恶、头重身沉、便溏或泻、肤肿、面萎黄、小便浑浊、妇女带下等。

（5）燥邪致病

1）燥邪的性质和特点："燥"与"湿"正相反，湿为水分饱和，燥为津液不足。湿为阴邪，易于损伤阳气；燥为阳邪，最是损耗阴津。如《素问·阴阳应象大论》中说"燥胜则干"，"干"是津液耗散的结果。故临床上燥证的表现，常可见到口鼻干燥、咽干、口渴、皮肤皲裂、毛发枯萎、大便秘结、小便短少等津伤液涸的病变表现。

燥邪最易伤肺，肺为娇脏，惟喜清润，如果燥伤其津，则肺气不得清润，而失其宣肃的功能。又因之燥邪最易侵袭于肺，肺开窍于鼻而合皮毛，则燥邪无论从肌腠还是口鼻而入，肺都首当其冲，肺脏津气两伤的结果使宣肃功能受到影响，于是常出现干咳、少痰，或胶痰难咳，或痰中带血，及喘息、胸痛诸症势必因之而作。

2）常见的燥邪病证：常见的燥邪病证分"外燥""内燥"两类。

"外燥证"又分"温燥""凉燥"两类：①温燥，表现为发热、微恶风寒、头痛、少汗、口渴、心烦、鼻干咽燥、干咳、少痰或痰中带血、咳而不爽等；②凉燥，表现为恶寒、发热、头痛、无汗、咳逆不利、口鼻咽干等。

"内燥证"主要是由津伤液燥所致，其因或由热盛伤津，或由汗、吐、下后耗损津液太过，或由失血过多，或由久病精血丧失，有一于此均足以引起内燥证。其临床表现以口咽干燥、皮肤干涩粗糙、毛发干枯不荣、肌肉瘦削、小便短少、大便干结等津伤血少的病变表现最为多见。

（6）火邪致病

1）火邪的性质和特点："火邪"与暑邪相较，同样都具阳热性质，惟暑邪致病有季节性，而火邪致病则无此特征，这是区别两者之要点。火邪又或称"热邪"，火邪与热邪相较，从病因、病变来说，可谓没有什么区别。但从生理角度看来，"火"具有生理上的功能，如君火、相火之类，"热"则毫无这个意义，故"火"与"热"又略有所区分。病邪中凡具阳热之性的都最耗伤阴津，故火邪属阳邪。

"火"既具阳热之性，阳主躁动而向上，火邪致病的特征是"燔灼""炎上""躁动""伤津"。惟其"燔灼"，病则见高热、恶热、烦渴、脉洪等；惟其"炎上"，临床常见口舌生疮、齿龈肿痛、头疼目赤、瞀冒眩晕；惟其"躁动"，失眠、烦躁、狂妄不安、神昏谵语者亦属习见；惟其"伤津"，临床表现常见口渴喜饮、咽干舌燥、大便秘结、小便短赤种种津耗液涸之症。火热之极，尤每见其燔灼肝阴，筋脉失养，以致肝风内动，出现高热、神昏、谵语、四肢抽搐、目睛上视、颈项强直、角弓反张等热极生风的病变；或者火热迫血妄行，竟见吐血、衄血、便血、尿血、皮肤斑疹、月经过多及崩漏者，亦属不少。

2）常见的火邪病证：常见的火邪病证分"外感"和"内伤"两类。

"外感"性的多见于温热病：初起发热、微恶风寒、头痛、咽喉肿痛、口干而渴；继则但恶热、不恶寒、大渴引饮；待热入营血，则心烦、不寐，甚则动血生风。

"内伤"性的需分虚实：果为实火，多为心、肝、肺、胃等病变引起，症见口舌糜烂、口苦、目赤、咽喉干疼、咯吐黄痰或脓血、齿龈肿痛、口渴喜冷饮、心烦急躁、大便干结、小便短赤等；果为虚火，则多由肺、肾、心、肝等病变引起，症见五心烦热、失眠、盗汗、咽干、目涩、头晕、耳鸣等。

（7）疫疠致病

这是不属于六淫范围之内的另一种致病因子，疫疠邪气致病具有发病急骤、病情重笃、病变表现相同、传染性强等特征。如《素问·刺法论》（遗篇）中说："五疫之至，皆相染易，无问大小，病状相似。"《诸病源候论》亦说：

"人感乖戾之气而生病，则病气转相染易，乃至灭门。"古人在这里不仅指出了疫疠邪气致病的传染性，也指出了疫疠邪气致病对人类生命危害的严重性。明吴有性在《温疫论》中指出："温疫之为病，非风、非寒、非暑、非湿，乃天地间别有一种异气所感。"并称这"异气"为"戾气"，其传染途径是经空气或接触传播，自口鼻而入，无论老少强弱，触之皆能致病。疫疠致病，可以散在发生，也可以形成温疫流行。如"大头瘟""疫痢""白喉""烂喉丹痧""天花"等等，实际上包括了现代的许多传染病和烈性传染病。

2. 七情致病　喜、怒、忧、思、悲、恐、惊等七种情志表现，中医学简称为"七情"。七情致病属于精神致病。在一般情况下，情志变化是人体对客观外界事物的不同反应，属正常的精神活动范围，并不致病。只有突然强烈或长期持久的情志刺激，才能影响人体生理，使脏腑气血功能紊乱，导致疾病的发生。七情致病不同于"六淫"，六淫主要从口鼻或皮毛侵入人体，而七情致病则是直接影响有关内脏而发病，所以七情致病是造成内伤的主要因素之一。

七情致病说，是建立在脏腑学说的基础上的，因为情志活动必须有五脏精气作为物质基础，而外界的各种精神刺激，只有作用于相关内脏之后，才能表现出情志的病变。如《素问·阴阳应象大论》中说："人有五脏化五气，以生喜、怒、悲、忧、恐。……肝……在志为怒……心……在志为喜……脾……在志为思……肺……在志为忧……肾……在志为恐。"因而不同的情志因素，会对内脏发生不同的影响，故《素问·阴阳应象大论》又说："怒伤肝……喜伤心……思伤脾……忧伤肺……恐伤肾。"情志异常变化伤及内脏，主要是影响内脏的气机，使其升降的功能失常，气血发生紊乱。正如《素问·疏五过论》所说："暴乐暴苦，始乐后苦，皆伤精气，精气竭绝，形体毁沮，暴怒伤阴，暴喜伤阳，厥气上行，满脉去形……离绝菀结，忧恐喜怒，五脏空虚，血气离守。"脏腑气机失常的具体表现，亦因其不同情志之所伤而有不同的反应。如《素问·举痛论》所说："怒则气上，喜则气缓，悲则气消，恐则气下……惊则气乱……思则气结。"所谓"怒则气上"，是指过于愤怒可使肝气的疏泄功能失常，横逆而上冲，甚至血随气逆，并走于上，蒙蔽清窍，引起昏厥，如《素问·生气通天论》中说"大怒则形气绝，而血菀于上，使人薄厥"，这就是肝气上逆在临床上的具体表现之一；所谓"喜则气缓"，是指高兴过度，以致心气缓散，精神不能集中；过度的悲哀，以致意志消沉，肺气耗伤，是谓"悲则气消"；过于恐怖，以致肾气不固，气陷于下，二便失禁，是谓"恐则气下"；突然受惊，以致心无所依，神无所附，慌乱失措，是谓"惊则气乱"；思虑过度，以致气机阻滞不畅，脾胃运化无力，是谓"思则气结"。临床实践证明，精神刺激、情志所伤，是能够影响内脏功能的；相反，内脏功能失调，也常表现出不同的情志表现。例如，肝病可见烦躁、易怒，心病可见哭笑无常等，故《灵枢·本神》中说："肝气虚则恐，实则怒；……心气虚则悲，实则笑不休。"

由此看来，情志不仅可以致病，而且在许多疾病的发展过程中，病人如有激烈的情志波动，往往可使病情改变，甚至引起病情恶化，这一点已逐渐引起医学界的关注。如美国已经拨款对精神与疾病的关系进行研究，新的学科如"心理生物学"已相应产生。这些对于中医学情志致病说的进一步研究都会起到很好促进作用。

3.饮食劳倦致病　"饮食"和劳作，是人类赖以生存并保持健康的必要条件。但饮食要有一定的节制，劳逸要有合理的安排，包括体力劳动和脑力劳动，否则便会降低机体的抵抗力，或影响脏腑的生理功能，产生疾病。

（1）饮食致病：　"饮食"是摄取营养维持机体生命活动的必不可少的条件，但有所失宜，又将成为导致疾病发生的重要原因之一。

第一，饥饱失常。饥饱失常最容易使脾胃受损而引起其他疾病。首先是饥饿或摄食不足，以致气血生化之源缺乏，气血得不到足够的补充，久之则衰少而为病。气血衰少则正气虚弱，抵抗力降低，易于继发其他病症；亦有因其他疾病而致脾胃虚弱，饮食减少，竟致形成气血不足之病证者。其次是过饱，饮食过量超过了机体的消化能力，也会导致脾胃的损伤。脾胃损伤，食物不能及时腐熟运化，可出现脘腹胀痛拒按、恶闻食气、嗳腐吞酸、泻下臭秽粪便等。如《素问·痹论》所说"饮食自倍，肠胃乃伤"，这种病变特别是小儿最为习见。甚至有的食滞过久，郁而化热生痰，脾胃功能更加减弱，竟酿成"疳积"，而见手足心热、脘腹胀满、面黄肌瘦等症。还有因食伤脾胃，以致营卫不和，易于招致外邪而发病，在儿科中亦属常见。

第二，饮食不洁。在卫生条件差的环境中，或没养成良好卫生习惯，吃了不清洁的食物，可引起多种胃肠疾病和肠道寄生虫病。若误食毒物，可导致多种食物中毒。

第三，饮食偏嗜。饮食应适当调节，才能起到全面营养的作用，若任性偏嗜，则易引起部分营养物质缺乏，或机体阴阳的偏盛偏衰，从而发生疾病。如"佝偻病""夜盲症"等就是某些营养物质缺乏的表现。如过食生冷，则易损伤脾阳，寒湿内生，常可出现腹痛、腹泻等症。过食肥甘厚味，或嗜酒无度，以致湿热痰浊内生，气血壅滞，可常患"痔疮"下血以及"疮疡"等病症，如《素问·生气通天论》中说"膏粱之变，足生大疔"，这是有临床意义的。

（2）**劳倦致病：**适当的劳动，有助于疏通气血，增强体力，抵抗疾病的侵袭，反之便会成为致病因素。如《素问·举痛论》中说"劳则气耗"，就是指不恰当的劳伤而言。无论体力劳动还是脑力劳动，只要安排不适当就会成为致病因素。劳力过度则耗气，可出现气少、力衰、四肢困倦、懒于语言、精神疲惫、动则气喘等症；若思虑过度，即劳心太过，则常使阴血暗耗，心神失养，而见心悸、健忘、失眠、多梦等症；性生活无节制，所谓房劳过度，则易于耗伤肾精，而见腰膝酸软、眩晕、耳鸣、精神萎靡、男子遗精阳痿、女子月经不调或赤白带下。

（二）病　机

"病机"即言病变机理。疾病发生、发展及其变化的全过程，与患者的体质强弱和致病因素的性质是有直接关系的。病邪作用于人体，破坏了人体的阴阳平衡，或使脏腑气机升降失常，气血功能紊乱，从而产生了一系列的病理变化；正气奋起抵抗病邪，引起正邪斗争，所以疾病错综复杂，千变万化。中医学认为，单就其病理的本质来讲，总不外乎"邪正相争""阴阳失调""升降失常"等几个方面；而在病变过程中，这几个方面又常常是相互影响，密切联系着的。

1.邪正相争　"邪正相争"是指机体的抗病能力与致病因子的相互影响，邪正相争不仅关系着疾病的发生，还影响着疾病的发展与转归。所以，从一定的意义上讲，疾病的发展过程也就是邪正相争的过程。邪正相争在证候方面的反映，主要表现为虚、实的变化。

邪正双方在相争过程中是互为消长的，正气增长则邪气消退，而邪气增长则正气削弱。随着邪气和正气的消长，患病机体就要反映出两种不同的病机与证候，即如《素问·通评虚实法》所说："邪气盛则实，精气夺则虚"。"实"是以邪气盛为矛盾主要方面的一种病机，常见于外感六淫致病的初期或中期，以及由"痰""食""血""水"等滞留所引起的病证，如临床上见到的"痰涎涌盛""食积不化""瘀血内阻""水湿泛滥"等病机，以及壮热、狂躁、声高、气粗、腹痛拒按、二便不通、脉实有力等病变表现，都属于实证。"虚"是以正气虚损为矛盾主要方面的一种病机。多见于素体虚弱，或疾病的后期，以及多种慢性疾病。如大病、久病，消耗精气，或大汗、吐利、大出血等损伤了阳气、阴液，均会导致正气虚弱而生理功能衰退，表现为神疲、体倦、面容憔悴、心悸、气短、自汗、盗汗，或五心烦热、或畏寒肢冷、脉微无力等病变表现，这些都属虚证。邪正相争的消长，不仅产生或虚、或实的病理变化，而且在某些病程长、病情复杂的疾病中，由于病邪久留损伤正气；或正气本虚无力驱邪而致"痰""食""血""水"凝结阻滞，而成虚实错杂的病证；以及由于实邪结聚，阻滞经络，气血不能外达；或脏腑气血不足，运化无力而致真实假虚、真虚假实等病证，也是临床常见的。

在疾病过程中，正气与邪气不断地进行斗争。其结果或为正胜邪退，疾病趋于好转而痊愈；或为邪胜正衰，疾病趋于恶化而死亡。若邪正相争，势均力敌，任何一方都不能即刻取得胜利，便会在一定的时间内出现正邪相持不下的局面。所谓"正胜邪退"，是指在邪正斗争中，若正气充实抵抗力强，邪气难于发展，则疾病表现轻微，而病程短暂；若正气完全战胜了邪气，病邪对人体的作用消失或终止，脏腑气血的功能迅速地得到恢复，机体的阴阳两个方面在新的基础上获得了相对平衡，疾病即告痊愈。例如由六淫所致的外感病，邪气经皮毛或口鼻侵入人体，若正气不虚，抗邪有力，不仅使病变局限在肌表或经络，且可在正气抵御下，迅速驱之外出，一经发汗，则邪去表解，营卫和调，病即很快痊愈。所谓"邪胜正衰"，是指在邪正相争中，若邪气强盛正气虚衰，不仅不能将邪气战而胜之，甚至益发损伤脏腑（正气）的功能，而邪气的危害作用不断增加，则病势日趋恶化而加剧；若正气衰竭，邪气独盛，脏腑气血的功能一蹶不振，到了"阴阳离决"的程度，则人体的生命活动即告终止而死亡。

综上所述，中医学认为，邪正相争与消长不仅决定着病变的虚实，而且直接影响着疾病的发展变化与转归。概括地说：正虚邪实则病进，正胜邪衰则病退。也就是说，在疾病过程中，或由于正气之虚，或由于邪气之盛，均会促使病情发展趋向恶化，甚至死亡；而正气旺盛，或正气得以恢复，邪气退却，则病情多向好的方面转化，以至痊愈。

2. 阴阳失调　人体是一个阴阳统一的整体，但在疾病过程中，由于阴阳的偏盛偏衰，两者失去了相对平衡，便出现阴不制阳或阳不敌阴的病理变化。其中包括脏腑、经络、气血、营卫等的关系失调，以及表里出入、上下升降等气机运动的失常。六淫、七情、饮食、劳倦等各种致病因素作用于人体，必定会引起机体内部的阴阳失调而引发疾病。所以，"阴阳失调"是疾病发生、发展的内在根据。

体内的阴精、阳气，处于对立统一的相对平衡状态，维持着人体生理机能的动态平衡，这是人体进行正常生命活动的基本条件。而阴阳的平衡遭到破坏，阴阳的偏盛偏衰代替了正常的阴阳消长，就会发生病变。阴阳发生偏盛偏衰之后，可表现为或寒、或热、或虚、或实等各种不同的病机变化。如"阳胜则热"，是指感受阳邪，或虽为阴邪但已从阳化热，或情志内伤郁而化火等因素，所引起的阳邪偏盛、机能亢奋而产生的热性病变；"阴胜则寒"，即指感受阴邪（主要是寒邪），或阴邪偏盛、机能衰退而产生的寒性病变。

若阴阳偏盛，阳盛必耗阴，阴盛必伤阳；所以阳盛则阴病，常导致阴虚；阴盛则阳病，常出现阳虚。若阴阳偏衰，常见为阴虚和阳虚两种情况，多因久病体弱，伤阴伤阳所致；阳虚火衰，功能减退，阳不制阴，则阴寒内盛，水液不化；阴虚液少，阴不制阳，则火热内动，虚阳上扰；阴虚或阳虚，到了一定程度，又常相互影响，即阳气虚弱可以累及阴精的化生不足，而阴精亏损亦可以累及阳气的化生无多，由此阳损及阴、阴损及阳，从而产生阴阳两虚的病理变化。

此外，在疾病的发展过程中，由于阴寒过盛拒阳于外，或热极深伏阳热内结格阴于外，还会出现"真寒假热""真热假寒"的阴盛格阳、阳盛格阴的病变。到了疾病的严重阶段，由于阴竭阳脱，阴阳不能互相维系，则将导致亡阴、亡阳的发生，即《素问·生气通天论》所谓的"阴阳离决，精气乃绝"，人的生命活动就因之而停止。

3. 升降失常　　"升降出入"是人体气化功能的基本形式，是脏腑、经络、气血之阴阳运动的基本过程。换句话说，人体脏腑、经络、气血之阴阳的功能活动及其相互的联系，无不依赖于气机的升降出入。如肺的"宣发"与"肃降"，脾的"升清"与胃的"降浊"，心与肾的"阴阳相交""水火既济"等，都是气机升降出入运动的具体表现。正如周学海在《读医随笔·升降出入论》中所说："人身肌肉筋骨，各有横直腠理，为气所出入升降之道。升降者，里气与里气相回旋之道也；出入者，里气与外气相交接之道也。里气者，身气也；外气者，空气也。鼻息一呼，而周身……毛孔皆为之一张；一吸，而周身……毛孔皆为之一翕。出入如此，升降亦然，无一瞬或停者也。"

由于气机的升降出入关系到脏腑、经络、气血之阴阳各个方面的功能活动，所以升降失常可涉及五脏六腑、表里内外、四肢九窍等，而发生种种病理变化。如肺失宣降，则出现胸闷、咳、喘；胃失和降则出现嗳腐、呕恶；脾不升清、运化失职，则出现便溏、腹泻；阴阳气血逆乱，则会引起昏厥不省人事；以及肾不纳气则孤阳上越，清阳不升则气虚下陷，心肾不交则水气凌心，等等，不一而足。周氏在《读医随笔·升降出入论》又说："其在病机，则内伤之病，多病于升降，以升降主里也；外感之病，多病于出入，以出入主外也。伤寒分六经，以表里言；温病分三焦，以高下言，温病从里发故也。升降之病极，则亦累及出入矣；出入之病极，则亦累及升降矣。故饮食之伤，亦发寒热；风寒之感，亦形喘喝。此病机之大略也。"这以论述说明，升降出入失常这一病机是带普遍性的，不论疾病的新久轻重。

气机的升降出入，本是机体各脏腑组织综合作用的运动形式，但惟有脾胃的升降功能，对整体气机的升降出入至为重要。这是因为脾胃为后天之本，居于中焦，通连上下，是升降运动的枢纽。脾胃的升降正常、出入有序，便可以维持如《素问·阴阳应象大论》所说"清阳出上窍，浊阴出下窍；清阳发腠理，浊阴走五脏；清阳实四肢，浊阴归六腑"等种种正常的生理功能。而肝之升发，肺之肃降，心火之下交，肾水之上济，肺之主呼出，肾之主吸入等，也无不配合脾胃以完成其升降运动。若脾胃的升降出入失常，则清阳之气不能敷布，后天之精不能归藏，饮食精微无法吸收，腐秽污浊难以排出，诸种病变均可由此而生。唐大烈在《吴医汇讲·辨脾胃升降》中说："治脾胃之法，莫精于升降。……倘升降失宜，则脾胃伤，脾胃伤则出纳之机失其常度，而后天之生气已息，鲜不夭折生民者也。"这里指出了脾胃升降失常对于整个机体功能活动的影响，为此提出临证时应注意调整脾胃升降功能的重要性。

四、诊法学说

（一）诊法学说中的认识论

我国先秦的科学家很早就发现，许多事物的表里之间都存在着内在的联系。例如在地质学方面，《管子·地数篇》中说："上有赭者，下有铁。此山之见荣者也。"古人在实际勘探和采掘中，把握了地表和地下联系的规律，于是依据这种联系，由地层表面的状况判断地下有没有矿？有什么矿？中医学接受了这种认识事物方法，在《内经》中进一步发展出世界上没有不可认识的事物的光辉思想。《内经》认为"联系"是自然界普遍存在的规律，每一事物都与周围事物发生一定的联系，当我们不能直接认识某一事物时，可以通过研究与之关联的其他事物，间接地把握（推知）这一事物。这一见解是很了不起的，利用这种联系引导人们自觉地寻找可能的中介，探索那些由于条件限制而难于直接把握的奥秘。例如《素问·五运行大论》中说："天垂象，地成形，七曜纬虚，五行丽地。地者，所以载生成之形类也；虚者，所以列应天之精气也。形精之动，犹根本之与枝叶也，仰观其象，虽远可知也。"《内经》在讨论天文、气象时，认为大地上的有形物类和太空中的日月星辰以及与大气的变化是联系着的，这种联系"犹根本之与枝叶"，尽管天体的情况不能直接观察，但是可以借助地球上的信息，推知遥远的宇宙情况。这种推测不是主观随意的，而是依靠多少代人的积累经验、发现规律，再按照规律进行正确的推测。

对天文、气象的研究如此，中医学对人体的研究亦是这样。如《灵枢·刺节真邪》中说："下有渐洳，上生苇蒲，此所以知形气之多少也。"既然可以从"苇蒲"的繁茂情况，推断藏在苇蒲下面的湿地的大小和肥瘠，同理，人体外部的表征与体内的变化必然有着相应关系。通过体外的表征，一定可以把握人体内部的变化规律。如《灵枢·邪气藏府病形》中说："夫色、脉与尺之相应也，如桴鼓影响之相应也，不得相失也，此亦本末根叶之出候也，故根死则叶枯矣。色脉形肉，不得相失也。"意思是说，人身体表的气色、脉象以及自腕至肘皮肤的状态，能准确地反映出人体脏腑气血的健康情况，就像枝叶的枯荣反映本根的强弱一样，是不会有什么差谬的。因此《素问·阴阳应象大论》认为："以我知彼，以表知里，以观过与不及之理，见微得过，用之不殆。"这里明确提出了，运用"以表知里"的方法来认识人体内部"过"与"不及"的变化之所以然，做到在疾病初起之时，就能判断病邪之所在，及时采取适当的治疗措施。

中医学的诊断理论根据就这样逐渐地确立起来了，并在临证的实际运用中累积丰富的经验，同时通过反复地验证，把"经验"上升为"理论"。如《灵枢·外揣》中说："日与月焉，水与镜焉，鼓与响焉。夫日月之明，不失其影；水镜之察，不失其形；鼓响之应，不后其声，动摇则应和，尽得其情。……昭昭之明不可蔽，其不可蔽，不失阴阳也。合而察之，切而验之，见而得之，若清水明镜之不失其形。五音不彰，五色不明，五脏波荡，若是则内外相袭，若鼓之应桴，响之应声，影之似形。故远者司外揣内，近者司内揣外，是谓阴阳之极，天地之盖。"这就使由表知里的诊断方法从理论上确定下来了。

这一段结论式的叙述主要明确了两点：首先以形影、声响为例，说明事物之间存在着的因果联系，既可以从结果中探寻原因，也可以从原因中找寻结果，如同以影知形、以响知声那样，能够做到准确、及时而"尽得其情"的效果；其次认为，只要掌握了"阴阳"这个认识事物的方法，人体的奥妙就可能昭然明了。因为人体是一个内外统一的机体，内为阴、外为阳，内外阴阳之间彼此影响、互为因果，即阴中有阳、阳中有阴，可以从阴见阳、从阳见阴。所以中医学认为，根据"望""闻""问""切"得来的机体表征，必定能够推知体内的运动变化，就像清水明镜中的影子不会改变原来的模样。如果人的声音、气色出现了病象，就说明内在脏腑有了异常；反之，如果把握了脏腑的病变，也可以推知外部会有何种症状和体征。这就是中医学既可以由表知里、又可以由里知表的道理。要想认识人体内在本质，主要的方法就是"以表知里"，这篇文献的篇名之所以叫作"外揣"，也就是这个意思。这种认识方法，显然是属于整体系统方法的范畴。

于此，我们可以说，所谓"以表知里"的推导方法，与现代控制论的"黑箱方法"在原则上有着一致性。简单地说，黑箱方法就是对认识对象不采取分解手段，在保持其完整性的前提下，通过比较和分析，认识其接受的刺激与对刺激的反应，从中探寻其本质和规律。黑箱方法属于整体系统方法的范畴，建立在认识对象内部构件之间的相互联系的基础之上，以及认识对象与外界环境的相互联系的基础之上。

中医学"以表知里"的方法，主要用以观察人的生理功能和病理表现，同样也是以认识对象内部与认识对象外部的规律性联系为其基础。当认识对象内部的情形不能直接把握时，则可以通过认识对象与外界事物的联系，间接地把握认识对象。这是《内经》"以表知里"的诊法理论与控制论的"黑箱"方法的共同之处。

因此我们认为，"以表知里"是自发的原始的系统方法。所不同的是，中医学的这一方法，建立在直观的观察来进行推测的基础上，并在医疗实践中加以验证，没有也不可能有现代控制论所具备的一整套严密的数学逻辑方法和实验方法。

中医学的诊断方法，分为"望诊""闻诊""问诊""切诊"四个方面，其中尤以望"面色""五官"和切"寸口脉象"，更为鲜明地表现了局部反映整体的特点。中医学认为，五脏六腑在体表各有其相对应的位置，如颜面左右上下不同部位的色泽与脏腑相应，透过面部色泽的观察，可以了解内部脏腑的变化。面部区域和脏腑对应的划分，以突起于面部正中的"鼻柱"为基准，鼻梁一线为"五脏"的部位，鼻的两侧为"六腑"的部位。具体分布如：额中主头面，两眉之间略向上主咽喉，眉间主肺，两目之中主心，鼻柱正中主肝，鼻准主脾，鼻翼主胃，肝的左右方主胆，颧骨以下从鼻翼至颊部的中心主大肠，由此向颊部以外主肾，肾以下主脐，鼻准以上的两旁主小肠，鼻准以下主膀胱、子处。

中医学认为，脏腑深藏在人体之内，但其生理和病理的表现各在其面部所主的部位必有所反映。正如《灵枢·五色》中所说："五脏安于胸中，真色以致，病色不见，明堂润泽以清。"即是说，五脏六腑安泰无恙，那么在脸上就会现出健康的色泽，首先鼻部（明堂）就显得光润清明。如果发生了病变，亦如《灵枢·五色》中所谓："五色之见也，各出其色部，部骨陷者，必不免于病矣。其色部乘袭者，虽病甚，不死矣。……青黑为痛，黄赤为热，白为寒。"就是说，各个部位假使出现气色不正常，且有深陷入骨的表现，相应的脏腑必然是发生了某种病变。为什么面部能比较敏锐地反映全身健康状况呢？《灵枢·邪气藏府病形》中解释说："十二经脉，三百六十五络，其血气皆上于面而走空窍。"就是说，通达全身的最重要的经脉都汇聚于面部，机体内部的状况也就通过经络传达到面部，并在相应的部位显现出来。所以中医学认为，通过身体中某一局部是可以诊断全身状况的。局部可以反映全体，这正是一切整体系统的特性所在，《内经》在对人体的研究中，已经自发地利用了这一特性。

中医学发明"切脉"的方法也是很早的，特别是"独取寸口"很有特色。"寸口"又名"气口"或"脉口"，是指两手腕后桡骨动脉的部位。《素问·经脉别论》中说："脉气流经，经气归于肺，肺朝百脉，输精于皮毛，毛脉合精，行气于腑，腑精神明，留于四脏，气归于权衡，权衡以平，气口成寸，以决死生。"因为"肺"主一身之气，气口为手太阴肺经的经气所出之处，又兼周身百脉朝会于肺，且会聚于气口，所以"气口脉象"可以反映全身气血盛衰的状况。《素问·五藏别论》中还指出："气口何以独为五脏主？……曰：胃者，水谷之海，六腑之大源也。五味入口藏于胃，以养五脏气。气口亦太阴也，是以五脏六腑之气味，皆出于胃，变见于气口。"就是说，诊察气口脉象之所以可以推断脏腑情况的原因，是因为饮食入胃所化生的津液、精气，必输之于脾，再由脾上输于肺，在肺气的推动下，才行于五脏六腑以及全身，因此，"气口"虽属于手太阴肺经脉，亦是足太阴脾经所归。胃为后天之本，五脏六腑皆仰仗胃腐熟水谷后产生的营养，五脏的功能变化又反过来会影响肺经布散精气的状况。所以"气口"能够间接地显现五脏的健康水平。在这一思想指导下，《内经》里提出反映多种生理和病理变化的脉象，至今，仍为中医学主要的诊断方法之一。

（二）四诊撮要

中医学的"望""闻""问""切"四诊是综合应用不可分割的，如《灵枢·邪气藏府病形》中说："见其色，知其病，命曰明；按其脉，知其病，命曰神；问其病，知其处，命曰工。……见而知之，按而得之，问而极之……

能参合而行之者，可以为上工。"意思是说，与其仅能明于见色，或者是神于切脉，或者是工于问病，总不如把这四个方面都掌握好，并能参合应用，那才是高明之士。的确，望色、闻声、问症、切脉，是中医学诊法中四个最主要的环节，缺一不可。这四种诊法的适用范围相当广泛：举凡病人的精神、形态、五官、齿舌、肤色、毛发、唾液、二便等等，都属于望诊的范围；呼吸、气息、臭味等，均属闻诊的范围；居处、职业、生活状况以及人事、环境等，都必须向病人问清楚；脉象、尺肤以及某些部位，均须进行切诊。只有这样，才能全面了解疾病的变化。兹将四诊的基本内容，撮要地分述如下。

1. 望诊　望诊主要有 7 个方面内容。

（1）察神：中医学认为，"神"即人体内"精"和"气"在体表的反映。精充则神足，气壮则神旺。神足而旺主要表现在生机活泼、容光焕发的状态，所以外表神情的好坏，实际象征着体内精气的盛衰。《景岳全书·传忠录》中有一段关于察神的叙述颇为中肯，它说："以形证言之，则目光精采，言语清亮，神思不乱，肌肉不削，气息如常，大小便不脱。若此者，虽其脉有可疑，尚无足虑，以其形之神在也。若目暗睛迷，形羸色败，喘急异常，泄泻不已，或通身大肉已脱，或两手寻衣摸床，或无邪而语言失伦，或无病而虚空见鬼，或病胀而补泻皆不可施，或病寒热而温凉皆不可用，或忽然暴病，即沉迷、烦躁、昏不知人，或一时卒倒，即眼闭、口开、手撒遗尿。若此者，虽其脉无凶候，必死无疑，以其形之神去也。"可见"神"并不是玄虚的，而是有形态可验，有气色可征的。"有诸内必形诸外"，从人体外表神色的良否，可以测知内在精气的衰旺，所以"察神"在望诊中占有头等重要地位。

（2）观形态：中医学把人的整个躯体称作"形"，所以又称为形体。观察形体的内容是丰富的，包括形体的各个部位。中医学把人的行、走、坐、卧的各种状态，称作"态"，又称作"姿态"。形体的各个部位、部分和内脏有密切的关联，而"行""走""坐""卧"诸种姿态，亦常常受到脏腑变化的影响。以部位言，肝主两胁，心主胸中，脾主腹和四肢，肺主肩背，肾主腰脊，肺和大肠主皮毛，心和小肠主脉，肝和胆主筋，脾和胃主肌肉，肾和三焦、膀胱主骨与腠理。以姿态言，久视多能伤血，久卧多能伤气，久坐多能伤肉，久立多能伤骨，久行多能伤筋。因此，仔细观察病人的"形态"是可以从中获取和疾病有关的许多诊断信息的。

（3）辨色：无论是常人还是病人，都各有不同的气色，"色"见于外，"气"变于中，它们之间的关系是非常密切的。如《素问·脉要精微论》中说："夫精明五色者，气之华也。"这里指出，色之所以见于外，实由于内在五脏之气的变化；气荣于外则色佳，气败于内则色坏。临床时最习见的如：青色为肝病，多主剧痛，为沉寒痼疾；色白为肺病，多主营血不足，是虚寒证的表现；黄色为脾病，多主湿热内盛，黄如橘子色的尤偏于热，黄而暗淡则多为寒；色黑主肾病，多为元阳不足，水气内滞；赤色主心病，多为里热实证，如仅见于颧，扪之并不甚热，常为阴虚或"戴阳"证的表现。总之，凡属暴感客邪，多见浑浊壅滞；久病气虚，常为瘦削清癯；假使病邪方盛，可见清白少神，或为虚羸病久，反而妩媚鲜泽，都是不吉的气色。五色之中，凡是见到"青""黑"而黯淡者，无论病之新久，总是阳气不振的气象；惟有见到隐隐约约地略现"浅黄"，并且润泽而不枯索，这是疾病渐渐好转的征候。

（4）分部位：这里的"部位"是指五脏于面部有联系的部位，除前面已经谈到不再重复外，临床上普遍运用较简便的诊断方法：额部属心，鼻准属脾，下颐为肾，面的左颊属肝，面的右颊属肺。这一方法，无论男女老幼均适用。

（5）察目：五脏的精气都灌注于两目：瞳子属肾，黑睛属肝，白睛属肺，内外眼眦属心，上下眼睑属脾。察目首先应当观察其眼的神气：凡是眼清神足，病重无虑；相反，若是眼昏神暗，虽然病不甚重，亦应该注意，防有它变。其次应观察目睛的色彩：赤色是有热；色红而淡是虚热；黄而浑浊是湿热；黄兼青紫为有瘀血。其次要观目睛活动的情况：目睛了了为阳证；目睛迟钝为阴证；昏睡露睛往往见于脾虚病人；横目斜视多为肝风内动；目暗而微有发定（发直）多是痰热内闭。又其次要观察视物情况：目开而喜见人多为阳证；闭目而不欲见人多为阴证；目远视责其有火；目近视责其无水；日出则视力好，日入则视力暗，多是元阳亏损，水谷精微不能上升的原故。又其次还要观察目窠的变化：上下睑肿，不是脾虚，便是脾热；睑肿如卧蚕，并有水泽色的，常为水肿的先兆。

（6）察舌：察舌约分作"舌质"和"舌苔"两个部分来观察。舌质，指舌体的肌肉脉络组织；舌苔，是舌面所生长的一层苔状物。舌质和舌苔，本是不可分割的，但一般说来，在苔的病轻，在质的病重。只要舌质正常，舌苔虽坏，不过是胃气中浊秽的反映而已，应从黄热、白寒等色来辨识其病邪之所在。如果舌质发生了变化，便当仔细地观察其色气的死活，隐隐红润为"活色"，全变干晦枯萎为"死色"，"活色"说明脏气还存有活力，"死色"是脏气已经消亡的表征。

（7）**审视耳鼻唇**：审视耳部，总以"形态""色泽"为主。以形态言：耳廓肿起，多为邪实；耳肌瘦削，总属正虚；全耳萎缩，是肾气竭绝的外候。以色泽言：见耳廓色泽润泽的病浅，犹有可为；见耳廓色泽枯槁的病重，预后多凶；耳廓红而润者，生；耳廓见或黄、或白、或黑、或青而枯燥的，都不是好征象。

审视鼻部，多以鼻头色泽为主。鼻头色青，多为腹痛；鼻头色黄，为湿热；鼻头色白，为失血或者是虚寒证，鼻头色赤为脾肺两经有热，鼻头色微黑，常见于水饮病的患者。

审视唇部，多以唇之形态为主。唇肿大为邪气实；唇萎薄为形气虚；口开不闭为虚，口张而气但入不出为肺绝；口闭不开为实，撮口唇青而抽搐为肝气侮脾；唇翻而人中满，为脾阳绝；唇缩而人中短，为脾阴绝；此两者的预后都不良。

2. 闻诊　听病人的声音和嗅病人的气味，都属于"闻诊"的范围，因为声音和气味均出自脏腑。如果脏腑生理功能正常，便声彰气和；相反，脏腑发生了病理变化，势必影响发音变调，气味变异。

从听声音方面来讲，首先应辨别五脏声音各有所属的不同性质。肝属木，其音角，角音呼以长，音出于舌；心属火，其音徵，徵音雄以明，音出于齿；脾属土，其音宫，宫音慢以缓，音出于喉；肺属金，其音商，商音促以清，音出于腭；肾属水，其音羽，羽音沉以细，音出于唇。各脏发生了病变，而本音变调便是"病音"。

又五脏各有所主不同的情志，因而发声往往随之而不同：肝的情志发为怒，病声为呼；心的情志发为喜，病声为笑；脾的情志发为思，病声为歌；肺的情志发为忧，病声为哭；肾的情志发为恐，病声为呻。若是六腑病变表现于声音：声长的，大肠病；声短的，小肠病；声速的，属胃病；声清的，属胆病；声微的，属膀胱病；声时大时小，或长或短，属三焦病。脏腑所主的不同声音基本如此，但不能说必然如此。

听病人声音要分辨其寒热虚实之所在。如：气衰言微，必然是中气虚；气粗言厉，总是因邪气实；语无伦次，或前后不相呼应的，说明神志已乱；妄言呓语，或骂詈不避亲疏的，多为痰闭热蒸；呼吸气粗，多为热邪；鼻塞声重，准是外寒；咳逆而声却不扬，多见于肺气不宣之证；气短而音调微弱，必然是中气亏损所致；鼾睡声高，一定由于痰湿浊气的壅盛；喉中有如曳锯般的声响，如果出现于久病的患者，属于危象；暴病音瘖，属肺气窒塞；久病音瘖，中气消亡；暴病呃逆，多半是由于肺胃火炽；久病呃逆，常常是胃气的消亡信号。总之，虽然是久病，但其声音、语言不改常态，转归多良；尽管病不久，而其笑貌、音容迥异平日，预后多凶。

再就嗅气味而言，自然界存在着"臊""焦""香""腥""腐"五气。臊为木之气，与肝相应；焦为火之气，与心相应；香为土之气，与脾相应；腥为金之气，与肺相应；腐为水之气，与肾相应。患病之后，"五气"便各从其所病的脏器发出，所以嗅其不同气味，亦足为诊断之一助。

其次如耳、鼻、口腔、咽喉等器官，在病变的过程中，亦能发生不同的臭气。心热、胃热、龈疡等，常伴有口臭；耳聍、耳痈等，亦伴有耳臭；肺痿、肺痈、鼻渊等，时伴有鼻臭。他如汗臭、狐臭、月经臭等，亦是可以嗅到的。凡热邪盛的，其臭气亦比较大；热邪轻的，其臭气亦比较小；若是虚寒证，臭气虽不甚，却很缠绵，难于消失；至于时行瘟疫，因为戾气经口鼻进入脏腑而成，常呈尸臭气，甚是难闻。

3. 问诊　中医学很重视临证时对病人的询问，所以将其列为四诊之一。如《素问·徵四失论》中说："诊病不问其始……卒持寸口，何病能中。"问诊的内容涉及的范围很广，凡一般情况、生活习惯、既往病史，以及有关起居、情绪等，愈问得详细愈好。

其中，当然以详细问明现在症状最是辨证所必需。问现有症，首先要问清"寒热"情况，因为寒热的有无多寡，关系到证候阴阳表里的划分。其次问"出汗"情况，从汗之有无，可以辨别其为风寒虚实。其次问"头身各部"，头痛多为邪甚亦当辨虚实，一身重痛为邪甚，周身软弱为正虚。其次问"大小便"，凡小便的多少，大便的秘泻，寒热虚实均可由此而分辨。其次问"饮食"，一般胃气的强弱，都可以通过食欲的情况而测知。其次问"胸部"，包括胃上脘，如胸满痛为结胸，不痛而胀连心下为痞气。其次问"耳聋"，伤寒耳聋，多属少阳、厥阴病，杂病则耳聋为重、不聋为轻。其次问"口渴"，大抵寒热虚实都可见渴症：而以口中和，索水不欲饮者为寒；口中热，引饮而不休者为热；大渴而谵语、不大便者为实；时欲饮水，饮亦不多，二便通利者为虚。其次问有无"旧病宿疾"，以探究其发病历史。其次详问"发病诱因"，借以明确其病本之所在。又其次问明先后"就医服药"情况，以便探究其疗效之有无。于妇女尤须问"月经"情况，将经期迟迅以及闭、崩、漏、带等情况查问明白。于小儿还要将是否出过"麻疹"、是否"种痘"等经过问询清楚。这样才算是基本上尽到了问诊之能事。

4. **切诊**　"切诊"主要是指切按脉搏而言。切脉一般都是在两手的寸口进行，也就是腕后桡骨动脉的部位，这里是太阴肺气的总会。全身血脉都会合于肺，因此十二经脉的病变都可以通过肺气的变动反映出来。其次，五脏六腑的精气都来源于脾胃，脾主运输而统血脉，与肺同属于太阴经，手太阴经与足太阴经，两经上下交通，交会于此，具有反映五脏六腑病变的作用。

两手寸口又各分"寸""关""尺"三部。以桡骨突起点为"关"部，突起点的前方为"寸"部，突起点的后方为"尺"部。左手寸部属心，右手寸部属肺；左手关部属肝，右手关部属脾；左手尺部属肾，右手尺部属命门。六腑则各随其与五脏的表里关系而分别隶属左右手三部。如心与小肠相表里，则小肠便属于左寸；肺与大肠相表里，则大肠便属于右寸；肝与胆相表里，胆则属之左关；脾与胃相表里，胃则属之右关；肾与膀胱相表里，膀胱因之属于左尺；命门与三焦同司相火，三焦因之属于右尺。

"寸口"部位既定，便据此而进行切按。切按的方法是：先将中指端按在关部上，前后两指便自然地着于寸尺两部；三个指头以同等的力量，逐渐地轻轻向下压，或用三指齐按，或三指分别轻重独按，反复地交互进行，这是切按脉搏的基本手势。滑伯仁在《诊家枢要》中说："持脉之要有三：曰举、曰按、曰寻。轻手循之曰举，重手取之曰按，不轻不重委曲求之曰寻。""举""按""寻"三字，已将切脉的手法描述尽致了。常人的脉搏，一呼一吸，脉来四至便算正常，多于此或少于此数，基本都是病脉。

"脉象"是异常复杂的，中医学将其归纳为八大类，或者叫作八个脉系，即：浮脉、沉脉、迟脉、数脉、细脉、大脉、短脉、长脉。第一类"浮脉"：只需轻手摸皮肤，便可触到，多主表证的脉象；浮而有力为"洪脉"，主有火；浮而无力为"虚脉"，主气伤；浮而虚甚为"散脉"，主气血亏败；浮如葱管而中空为"芤脉"，主失血的虚象；浮而如按鼓皮，外强中虚为"革脉"，主阴阳不交；浮而柔细为"濡脉"，主伤湿；这是属于浮脉系列的7种脉象。第二类"沉脉"：须重手寻按到肌肉的深部，才能触到脉的搏动，多为里证的脉象；沉而着骨，即重按到骨上还不十分明显的为"伏脉"，主邪闭于里；沉而底硬，其强度略如革脉的为"牢脉"，主寒邪里实；沉而细软为"弱脉"，主血虚；这是属于沉脉系列的4种脉象。第三类"迟脉"：一呼一吸，脉仅来三至以下，多为寒证的脉象；迟而不少于四至为"缓脉"，主无病；迟而往来不流利为"涩脉"，主血少；迟而偶停无一定之数为"结脉"，主气郁痰滞；迟而中止有定数为"代脉"，主气绝；这是属于迟脉系列的5种脉象。第四类"数脉"：一呼一吸脉来五至以上，多为热证的脉象；数而往来流利为"滑脉"，主痰食为病；数而有如牵引绳索似的为"紧脉"，主寒、主痛；数而时或一止为"促脉"，主阳邪内陷；在关部数而厥厥然动摇为"动脉"，主崩中、脱血；这是属于数脉系列的5种脉象。第五类"细脉"：脉体细如蛛丝，多为虚证的脉象；细而至数不明显为"微脉"，主阴阳气绝；细而脉势的往来不大为"濡（软）脉"，主气虚；细而沉小为"弱脉"，主血虚失养；这是属于细脉系列的4种脉象。第六类"大脉"：脉体阔大非常，多主实证的脉象；脉大而如水沸涌跃为"洪脉"，主热实邪盛；脉大而坚硬为"实脉"，主胃中有实邪；这是属于大脉系列的3种（洪脉已见于浮脉，实际只为2种）脉象。第七类"短脉"：脉气之来，上不及于关，下不及于尺，总是主阴阳两虚的脉象。第八类"长脉"：脉气之来，上透鱼际，下透尺泽，长而带缓，是正气不衰之象；若长而沸涌，当属阳盛。凡此30种脉象，已可谓概括无遗了。

"按诊"也属于切诊内容之一，按摩体表各个部位，借以审察疾变之所在。进行按诊，首先要了解全身主要部位和脏腑的联系。例如头、项、胸、腹、背、腰、胁、四肢，是体表较大的部位，按诊总不外在这些部位上进行。"头"为精明之府，髓海所在，三阳经脉均上行于头，前属阳明，后属太阳，两侧属少阳，三阴只有厥阴经脉上于巅顶；阳明经脉遍布于面；耳、眼、口、鼻、舌各隶于肝、肾、脾、肺、心五脏；头面部位的所属大略如此。"项"属太阳，"颈"属阳明，"肩膺"属肺，"胠胁"属肝，"腹"和"四肢"

任启林 医学全集

属脾，"胸中"属心，"腰脊"属肾，"脐"以下属大小肠、膀胱。心肺为上焦，脾胃为中焦，肝肾为下焦。此外"按诊"还有八墟、八会之诊。"八墟"是五脏真气出入之所：两肘属肺心，两腋属肝，两髀属脾，两腘属肾。"八会"是全身之气所聚会的部位：中脘为府气之所会，章门为脏气之所会，阳陵泉为筋气之所会，膈俞为血气之所会，阳辅为髓气之所会，大杼为骨气之所会，膻中为三焦诸气之所会，太渊为脉气之所会。了解这些重要的体表部位，按诊时已足以运用无遗。在这些部位上进行按诊，主要是诊其肌肤的滑涩，以征验津液的多寡；腠理的疏密，以征验营卫的强弱；肌肉的坚软，以征验胃气的虚实；经筋的粗细，以征验肝血的充馁；骨骼的大小，以征验肾气的勇怯；爪甲的刚柔，以征验胆液的清浊；手足指的肥瘦，以征验经气的荣枯；手足掌的厚薄，以征验脏气的丰歉；尺肤的寒热，以征验表里的阴阳。这些是按诊最主要的方面。至于各个脏腑，各个经脉的病变，反映于各所属的部位，那更是显而易见的了。

五、辨证学说

（一）辨证学说的方法论

"辨证学说"是中医学对疾病的一种特殊的研究和认识方法。所谓"证"的原意，即表现于外的征象。辨证就是通过分析病人外表的征象，探察病变内在的本质。中医学所谓的"证候"，现在一般是指辨证的结果，即是对病因与病机的概括。"证候"有时亦简称为"证"，与"症状"不是一个概念，症状是疾病的客观表象，但在古文献及较早期的文献中，往往这两个概念都写作"证候"，是需要我们加以辨识的。

早在《内经》时代，辨证学说的理论基础已大致形成，后来又有许多发展，特别是在《伤寒论》成书以后，出现了较完整的辨证论治的理论体系，成为中医学理论的一个重要组成部分。中医学的辨证学说具有两个特点：第一，"辨证"的主要任务不是直接去寻找发病的物质实体及掌握人体的器质性病变，而是要了解人患病时出现的各种生理在功能上的改变，根据这些变化来分析疾病的本质；第二，"辨证"研究的对象是活着的整体的人，所以辨证所把握的是疾病对人体整体造成的影响，如寒、热、虚、实等辨证，反映的是人体的整体性病变。

中医学经过几千年的发展，逐步形成了"八纲辨证""气血津液辨证""脏腑辨证""六经辨证""卫气营血辨证""三焦辨证"等多种辨析证候的方法，用来说明每一组症状群的本质，即病变机理，作为确定采用某种治疗方法的基础。这些辨证方法，实际上在直观的基础上反映了人体病变的若干规律，能够从不同方面确定疾病的位置（病位）、病变的性质（病性）、变化趋势（病势），以及与其他方面的关系。辨证的目的是为了找出病人机体的整体调节系统中究竟是哪一环节出了问题，为需要采取何种治疗措施打下基础。为了要达到这一目的，古代医学家们在朴素的辩证思维的帮助下，创造性地总结出以下几种方法。

1. 阴阳的辩证认识　中医学认为，世界上一切事物的属性统归于阴、阳两大类，对人体的认识也不例外。在健康情况下，人体的五脏、六腑各司其职，气血、津液正常运行，阴阳处于相对平衡的状态；而在疾病发生后，机体阴、阳的平衡状态被破坏了，因此病证尽管有多种多样，千变万化，但总不外乎"阴的偏盛偏衰"和"阳的偏盛偏衰"两种情况。正如《类经·阴阳类一》注所说："人之疾病……必有所本，或本于阴，或本于阳，病变虽多，其本则一。"这就是说，所有疾病都可以归纳为"阴证"和"阳证"两种基本的类型。一般地说，身热、心烦、口渴喜冷饮、目赤、唇红、大便秘结、小便短赤、脉数有力、舌苔干黄等表现属于阳证；无热、恶寒、四肢厥冷、精神不振、二便清利、面白、舌淡、脉细无力等表现属于阴证。在《内经》里关于辨别阴证、阳证的理论，与其以阴阳为基础的自然观和人体观是统一的。

《素问·太阴阳明论》中说："阴阳异位，更虚更实，更逆更从，或从内，或从外，所从不同，故病异名也……阳者，天气也，主外；阴者，地气也，主内。故阳道实，阴道虚。故犯贼风虚邪者，阳受之；食饮不节、起居不时者，阴受之。阳受之，则入六腑；阴受之，则入五脏。入六腑，则身热，不时卧，上为喘呼；入五脏，则䐜满闭塞，下为飧泄，久为肠澼。故喉主天气，咽主地气。故阳受风气，阴受湿气。故阴气从足上行至头，而下行循臂至指端；阳气从手上行至头，而下行至足。故曰：阳病者，上行极而下；阴病者，下行极而上。故伤于风者，上先受之；伤于湿者，下先受之。"这段讲话的大意是：身体的各个部位有阴阳的分别，在四时气候变化影响下，病从内生或从外入，由于发病原因和侵犯的部位有不同，所以病证的种类也就不一样；人既然是自然界的产物，人体之阴阳与自然界之阴阳是一脉相应的；在自然界中，天气属阳而主于外，地气属阴而藏于内，故由四时气候产生的六淫邪气属阳，由大地生长出来的五味（饮食等）属阴；阳邪易侵害人体属阳的部位，如四肢、肌表等，阴邪则易侵害人体属阴的部位，如内脏等；阳气性刚多实，阴气性柔易虚；阳邪侵犯肌表，循经脉传入六腑（六腑属阳），阴邪进入人体内部，则侵害五脏（五脏属阴）；六腑受病，往往出现身热、不能安卧、气逆喘息等阳性实证，五脏受病，常有胀满、闭塞、泄泻日久更为痢疾等阴性虚证；所以说，喉主呼吸，与天气相通，咽司吞咽，与地气相通；在六淫邪气中，风善行数变属阳，湿重浊黏滞属阴；因此，六淫邪气侵犯体表也有分别，人体上部属阳，故易受风邪，下部属阴，故易受湿邪；手足三阳经脉之气从手上行至头，再下行至足，手足三阴经脉之气从足上行至头，再下行至手指端；所以手足三阳经受病，则随着经气上行至极点之后又向下走，手足三阴经受病，则下行至极点之后又向上传。

《素问》的这段论述，概括了病邪进犯人体后，形成阴、阳不同类型疾病的发病规律，是中医学有关病理机制的相关理论。即自然界的致病邪气和人体器官功能均有阴阳之分，疾病是邪气与人体正气相互争斗的结果，形成阴阳不同的疾病。疾病的阴阳与自然界、人体的阴阳，其归纳的原则和标准是一致的。

2. 一和多的辩证关系 "一和多"的辩证关系是中医学借以指导辨析证候又一对哲学范畴。《素问·阴阳离合论》中说："阴阳者，数之可十，推之可百，数之可千，推之可万，万之大不可胜数，然其要一也。"这里说明了阴阳与万事、万物的关系，正是"一"中有"多"，"多"中有"一"的关系，"一"是统率"多"的纲要，而"一"又体现在"多"之中。中国古代医学家认为，在众多的具体事物之间，有无数的层次和方面相联系着，应该分别进行概括，一段一段地推求出其中的"一"来，对疾病的知识也应该这样。正是在这种思想方法的指导下，辨证学说在区分"阴证""阳证"的基础上，又分出了表证、里证、寒证、热证、虚证、实证等六种证。这六种证型既是对形形色色临床表现的概括，又是阴证、阳证最直接的具体表现，表证、热证、实证属阳，里证、寒证、虚证属阴。

"表""里"是对病邪侵犯人体深浅轻重的辨析方法。六淫邪气袭于人体，一般首先犯表，症见恶寒、发热等病变表现，外感病的初起阶段即为"表证"；"里证"标志病邪已深入机体内部，或由表证传变而来，或因病邪发生于内，如七情过度、饮食劳倦所致之证，也有六淫直中脏腑造成里证的。

"寒""热"是对疾病性质的辨析方法。是在直观条件下所能观察到的最基本、最常见的病变表现。人体功能活动亢奋，或感受热邪均能出现"热证"；相反，功能活动衰退，或感受寒邪，则多现"寒证"。

"虚""实"是对人体正气与致病邪气相互对抗态势的辨析方法。《素问·通评虚实论》中说："邪气盛则实，精气夺则虚。"从临床实践上考虑，"实证"主要是指致病邪气亢盛，正气并不甚虚衰；"虚证"主要是指正气不足，而邪气并不十分炽盛。一般来说，疾病初起多见"实证"，病程较长的疾病后期和慢性病多见"虚证"。综合临床表现，亢奋有余的属"实"，衰微不足的属"虚"。

"阴阳""表里""寒热""虚实"形成四组辨证的概念，是从病型、病位、病性、病势等四个方面分辨和确定疾病类别的方法，由此构建了中医学辨证学说的基础，被称为"八纲辨证"。《素问·调经论》中说："阳虚则外寒，阴虚则内热，阳盛则外热，阴盛则内寒。"此话言简意赅，既说明了阴阳与寒热之间的内在联系，也在一定程度上说明了阴阳与虚实、表里之间的联系。即人体的阳气位于体表，脏腑的阴气藏于体内（里），阳气主动、主升、主热，阴气主静、主降、主寒。所以阳气虚衰，不能温养肌表以致"外寒"；阳气过盛，则热气郁闭不及外散，故"外热"。反之，阴气亏虚，就会出现阴不胜阳的情况，因而形成"内热"；阴气过盛，又会出现阳不胜阴的情况，因而形成"内寒"。临床上"阴证"多见于里证的虚寒证，"阳证"多见于里证的实热证。

总之，在八纲之中，阴阳是"一"，是一般；其他六纲是"多"，是特殊；六纲是阴阳在不同层面上的展开。阴、阳与表、里、寒、热、虚、实的关系，是"一"与"多"的统一，是一般与特殊的统一。

3.由抽象到具体的深入　"阴阳辨证"是由抽象到具体认识的第一层次。一旦辨清楚阴证和阳证，就应该进一步辨别表里、寒热、虚实，这六个概念比阴阳概念的内容更为丰富、充实，即更为具体，所以辨证在认识的这一阶段正是向具体的深入，这是辨证认识的第二层次。为了准确地把握疾病的本质，还必须作更深一层的辨析，如"气血津液辨证""脏腑辨证"等，在《内经》中还记录了若干关于"经络辨证"的资料，如《灵枢·经脉》《素问·脉解》等，这些是辨证思维具体深入的第三层次。

表里、寒热、虚实的辨证，如果不落实到气血、津液、脏腑、经络上，就还是抽象的，不能表达具体的病机。当依据气血、津液、脏腑、经络的生理功能被破坏的具体情况，进一步用表里、寒热、虚实的特殊性来说明时，我们对病证的认识就达到了多样性的统一。从临床来说，一般内科杂病做到"脏腑辨证"就可以了；但对于外感热病，做到脏腑辨证还不够，因外感病首先影响的是经脉，一般不涉及脏腑，具有由表及里地传变等一些更为复杂的特点，所以对外感病还要选用"六经辨证""卫气营血辨证""三焦辨证"等方法，才有可能充分反映出外感热病的特殊本质。

"六经辨证""三焦辨证""卫气营血辨证"，都是从"脏腑辨证"中发展出来的，这些辨证方法囊括了脏腑、经络、气血、津液辨证的基本内容，同时观察到外感病邪由浅入深侵害人体的层次，并由此来说明不同层次的特点及其传变关系。"六经辨证"主要用来辨析风寒外感热病，也包括部分温病内容；"卫气营血辨证"以初起即以邪热为主症的温热病为主要分析对象；"三焦辨证"多用于对湿热病的辨析。这三种辨证方法和脏腑辨证一样，都具有特殊性。

虽然如此，"八纲辨证"仍然是所有辨证方法的总纲，没有八纲辨证，任何一种辨证方法都无法有效地进行，所以掌握辨证方法，应以掌握八纲辨证为基础。总之，要了解和掌握中医学的辨证学说，必须明确地认识到辨证由"抽象"到"具体"的深入这一特点。

（二）八纲辨证的具体应用

1. 阴阳辨证　如上所述，"阴阳辨证"为提挈表里、寒热、虚实的总纲，虽概括性较强，似觉其抽象，但非常具有临床的指导意义。当具体运用于辨证的时候，必须从四诊的各个方面，认真体察，才可以辨识出阴阳的具体内容。

从望诊言，患者颜面苍白、色浊而暗、舌质淡嫩、舌苔润滑等都属阴证；相反，颜面潮红、色明而光、舌质红绛、舌苔老黄等便属阳证。从闻诊言，静而少言、语言低微、呼吸怯弱、喘息气短等属于阴证；相反，烦而多言、语声壮厉、呼吸气粗、喘息气热等则为阳证。从全身症状言，倦怠无力、身重蜷卧、精神萎靡、食欲不振、口中无味、不烦不渴、或者渴而喜热饮、腹痛喜按、身寒足冷、小便清长或者短少、大便腥秽或者滑泄等属阴证；相反，狂躁不安、起居难名、口唇燥裂、烦渴引饮、甚至喜得冷饮、腹痛拒按、壮热多汗、小便短赤、大便秘结、或者奇臭难闻等属阳证。从脉象言，沉微细涩、迟弱无力等总属阴证；浮大滑数、洪实有力等多为阳证。

上为分辨阴、阳的最初层次，细分之，阴、阳中还要分阴、阳。如同为"头痛"，因其久暂、表里之不同，而阴证、阳证各异。暂时头痛的，多为邪气盛，盛则为阳；久病的头痛，多为正气衰，衰则为阴。同样是暂病头痛：因风寒外袭者，则病在表，表为阳；因火邪内干者，则病在里，里为阴。以上虽然是表、里、阴、阳各有区分，但都属邪气有余之证。又如都为久病头痛：有微感即发的，属于表虚者，证属阴；有微热即发，属于阳盛者，证属阳；有水亏于下，虚火上乘而发的，证属阳；有阳衰于上，阴寒上犯而发的，证属阴。诸如此类阴证、阳证的分辨，各有其寒、热、虚、实不同的内容。正因其病变的性质有所不同，所以不能不细致地加以辨别。这里说明了阴阳并不是绝对的抽象，与具体的表里、寒热、虚实结合起来就有了确定的辨证方向。

不仅如此，临床上从病证的演变趋势来观察，阴证、阳证亦大有区分。阳证，早晨较安静；阴证，夜晚较安静。阳虚证，入夜常加重，因为阳气既虚，需要阳气来帮助，所以朝轻而暮重；阴虚证，清早常加重，阴气既虚，需要阴气来帮助，所以朝重而暮轻。凡是属于阴阳虚损的病变，往往都有这样的规律。如果是实邪的病变，便与上述情况适相反。阳邪盛的朝重暮轻，阴邪盛的朝轻暮重，这是阳逢阳旺、阴得阴强的道理。也有或昼或夜、时作时止变动不常，没有一定的规律，这是机体的正气不能主持，出现阴阳胜负交相错乱的现象。总之，凡属阴证，来既缓而去亦缓；凡属阳证，来既速而去亦速。临床验证，屡试不爽。

2. 表里辨证　"表""里"为躯体与脏腑相对之称，躯体为表，脏腑为里。正如《医学源流论·表里上下》所说："何谓表？皮肉筋骨是也。何谓里？

脏腑精神是也。"据此，"表""里"基本是指病位而言的。

其次，"表""里"还反映疾病发展浅深轻重的趋势。凡病变趋势向于外的都属表证，如发热、恶寒、自汗之类。表证固然标示着病邪浅在，亦象征正气抗病有从外解的趋势。表证之所以必须要发表、外散，就是顺其机势，导之从外解。如病理机转已影响内脏，邪已由表入里。入而未深，尚可察其机而透发出表；入而已深，便当随其轻重，或清里，或攻里，清则使之消散于无形，攻则使之从腑而出。这说明出表入里，既是观察病变的趋势，也是确定治疗原则的关键，所以临床辨证，不能不分清表、里。

"表证"的辨识，首当分经脉，次要辨邪气。手足十二经脉，六阳经属表，六阴经属里，六阳经中以足三阳经主表，特别是足太阳经是表中之表，故表多始于足太阳经。六淫邪气多是从表而入，但其性质各有不同，反映的病变表现亦各有其特点。如伤风邪，多见恶风、发热、自汗、脉浮缓；伤寒邪，多见恶寒、发热、无汗、脉浮紧；伤暑，多发热而烦渴；伤湿，多发热而身重；伤燥，多无汗而咽干、声哑；伤火，多但发热而不恶寒。总之，病必须是自表而入，方得谓之"表证"。若是由内及外，病机虽向于表，但这并不同于表证。

"里证"总是内在脏腑的病变，凡七情、饮食、劳倦等因素，都是招致"里证"的主要原因。七情伤五脏，当随其脏腑不同的性质而辨识，如肝多怒而目眦青、肺多忧而面色白之类。饮食、劳倦多伤其脾胃。房室过度，每伤损肾、肝，但亦有精、气、阴、阳、虚、实之分。

"表证""里证"的鉴别，讨论的是病变介于"内伤""外感"之间如何详加分辨的问题。例如表证多发热、汗出，若身虽微热，而濈濈汗出不止，又没有疼、酸、拘急等症状，脉不紧、不数，便说明这种"微热、汗出"，必非表证。又如证似外感，但不恶寒、反恶热、烦渴引饮，显然这是由于热盛于里的里证。如果外有表证，而小便清利，或者饮食正常，胸腹无碍，便说明表邪未曾入里；假使渐次出现呕恶、口苦、心胸满闷、不食，便是表邪传入胸中而至于里了；如果更见烦躁、不眠、干渴、谵语、腹痛、自利等，是邪已尽入于里；若腹胀、喘满、大便硬结、潮热、斑黄、脉滑而实，这已成阳明胃腑里实证是毫无疑义了。李东垣著《内外伤辨惑》一书，在鉴别表证、里证方面甚有经验，值得参考。

3. 寒热辨证　"寒证""热证"总由阴、阳偏胜而成，故曰阳胜则热、阴胜则寒。凡外来之寒热，皆由于风寒的外盛；内生的寒热，不外脏气的内伤。这说明寒证、热证的病因有所不同，而为表、为里便自各别。

阳胜固然多热证，阴胜固然多寒证，但有时热极反而出现寒象，寒极反而出现热象，这又里又有"真寒假热"和"真热假寒"的区别了。虽然说外入之邪多为"有余"，内伤之邪多为"不足"，但在病变过程中，却又往往可见阳盛生外热、阳虚生外寒、阴盛生内寒、阴虚生内热，可见这当中又有虚热、实热、虚寒、实寒的不同。惟皆有症可据，有形可察，脉可凭，有因可求，只需在临床时善自分辨就是了。

"真寒证"即寒邪存在于人体而发生的病变，有表、里、上、下的区分。寒邪在表，多见憎寒、耳冷、浮肿、容颜青惨、四肢寒厥等症，皆因营卫之气被寒邪所阻而成；寒邪在里，多见冷咽、肠鸣、恶心、呕吐、心腹疼痛、恶寒喜热等症，为寒邪滞于脾胃，中焦阳气受到阻碍的反映；寒邪在下，多见清浊不分、鹜溏痛泄、小便失禁、膝寒足冷等症，是寒邪弥漫于下焦，腑与脏的功能都受到损伤的结果；寒邪在上，多见吞酸、膈噎、食饮不化、嗳腐、胀哕等症，为寒邪滞于中脘以上，阳气不能宣化所致。

"真热证"即热邪存在于人体而发生的病变，也有表、里、上、下的区分。若热邪在表，多见发热、头痛、丹肿、斑黄、揭去衣被、诸痛疮疡等症，为热邪循经，热腐营血的原故；热邪在里，多见督闷、胀满、烦渴、喘急、躁扰狂越等症，为热邪结而不散，气被熏灼使然；热邪在上，多见头痛、目赤、喉痛、牙疡、气逆上冲、喜冷、舌黑等症，为热邪熏灼于三阳经的表现；热邪在下，多见腰足肿痛、二便秘涩热痛、遗精、溲浑尿赤等症，乃肝肾为热邪所伤的结果。

"假寒证"，为火极似水的病变，属于内真热外假寒的证候。多因伤寒热甚，没得到及时的"汗""下"等法的治疗，以致阳热亢极，郁伏于内，病邪从阳经渐次传入阴分，便出现身微热而四肢发厥，甚至神气昏沉，时或恶寒等症。但细察之，患者却声壮、气粗，形强有力，或者唇焦舌黑、口渴饮冷、小便赤涩、大便秘结、脉沉滑有力，这些都是热邪内伏的真象，都是由于热深厥深，热极反兼寒化之所致，其关键就在"郁伏"而不得宣。

"假热证"，为水极似火的病变，属于内真寒外假热的证候。其表现为面赤、躁烦、大便不通、小便赤涩、发热、气促、咽喉肿痛、脉来紧数。但细察之，口虽干渴，却不喜冷饮；大便虽秘，却先硬后溏；有时好像发狂，但禁之即止；有时虽见斑疹，却浅红细碎，略同蚊迹；脉虽紧数，往往无神无力。总是由于里寒格阳，或者为虚阳外浮不能内敛所致。

总之，真寒、真热证容易辨识，假寒、假热证难于辨识，而辨寒证、热证，又必须要辨真、假、虚、实。这固然是比较吃紧的工夫，但只要仔细地辨证审脉，亦还是可以掌握的。

4.虚实辨证　"虚证""实证"主要反映的是人体正气与病邪相互对抗的消长情况。"虚"为正气不足，"实"乃邪气有余。凡由外感而来的病，多为有余实证；由内伤而生的病，多为不足的虚证。但仍当分辨其为阴、为阳、在表、在里、属寒、属热、于脏、于腑、偏气、偏血等种种复杂变化。也就是说，有阴阳的虚实、表里的虚实、寒热的虚实、脏腑的虚实、气血的虚实等情况，必须分辨清楚。

（1）虚证：分辨"虚证"不外从阴、阳、气、血等方面进行。"阴虚证"多为精水的亏损，常见骨蒸劳热、面赤戴阳、恍惚不眠、咳喘多痰、肌肉瘦削、怔忡不宁、筋急酸疼、盗汗失血等症，总由阴精虚而孤阳无主，虚火炽盛所造成。"阳虚证"即元气虚，真火虚，元阳亏损，脏腑功能发生衰减的变化，常见怯寒、憔悴、气短、神疲、头晕、目眩、呕恶、食少、腹痛、飧泄、二便不禁、咳嗽、吐痰、遗精、盗汗、气喘、声瘖、梦交、经闭等症，统由于阳衰无火，气化衰急使然。

阴虚多热，阳虚多寒，这是辨识虚证的基本点。如同样是"盗汗"：因于阴虚的，汗出而皮肤燥热；因于阳虚的，汗出而肤冷如冰；以阴虚则火亢，阳虚则火熄也。辨识其他症状亦往往如此：由于阳虚，气无有不虚；由于阴虚，血无有不虚；以元阳化气，阴精生血也；气虚者，则见声音微弱，而气短似喘；血虚者，每现肌肤干涩，而筋脉拘急。

在阴、阳、气、血等方面总的虚损病变虽如上述，而于临证时，还须从表、里、脏、腑几个方面来分析。

表虚证：多见自汗、战栗、怯寒，阳不能卫于外也；或见目暗羞明、耳聋、眩晕，精气不充于诸窍也；或见肢体麻木、运动乏力，气血两虚经筋失其温煦也；或见肌肉瘦削、神气憔悴，气亏血少不能营运也。

里虚证：多见心怯心慌、怔忡不宁，精血之虚也；神魂不安、闻声辄惊，神志之虚也；饥不思食、目闭不张，阳气之虚也；虚于中，则饮食不化，而呕恶、痞满；虚于下，则泄泻、遗精，精枯血闭。

脏虚证：心虚，则神乱而悸动不安；肝虚，则目昏暗而阴缩、筋挛；脾虚，则食不化而中满；肺虚，则少气而息微；肾虚，则腰痛而遗泄。

腑虚证：胆虚，则气怯而太息；胃虚，则饮食难消，朝食暮吐；小肠虚，则肠鸣濯濯，脐腹冷痛；大肠虚，则滑泄矢气；膀胱虚，则小便频数，清利短涩；三焦虚，则胸窒腹满、肌肤胀。

（2）**实证**：实证为邪气有余，也要从阴、阳、气、血几个方面来分辨。

阴实证：多见膀胱蓄水，症见胕肿、身冷；又见湿滞中焦，症见胀满不堪；又见寒气郁结，症见肢节疼痛；又见痰饮流注，症见胸痹喘逆等；统为水饮寒湿诸邪留滞不消使然。

阳实证：常见蒸蒸发热、汗出不止、胸炽如焚、口渴饮冷、疮痛痈疡、目赤干涩、小便热赤、谵语发狂等症，统为火热邪气郁遏不散所致。

气实证：常见呼吸喘粗、声气壮厉，甚则张口抬肩、不能卧床，食不能进、呕吐呃逆、胸腹胀满、痞结疼痛、小腹胀满、小便淋涩、足胕水肿等，统为邪气滞结不行之故。

血实证：多见瘀血凝聚，症见坚而且痛；若瘀于上焦，则胸满刺疼、呼吸不利；若瘀于中焦，则饮食难进、腰腹窜痛；若瘀于下焦，则少腹满痛、大便色黑。

表实证：若为外邪客于肌表，症见发热、身痛、无汗；若为热邪客于经络，则见红肿痈疡、走注疼痛。

里实证：或为胀，或为痛，或为痞，或为坚，或为闭，或为结，或为喘，或为满，或懊恼不宁，或烦躁不眠，总不外是寒、热、燥、湿、气、血、饮食诸邪深留于脏腑之间所致，须根据其具体病变表现才能作出较确切的诊断。

脏实证：心实，多火热所致，症见烦满难安；肝实，症见两胁及少腹疼痛，时而多怒；脾实，为胀满气闭，症见周身沉重；肺实，多气逆咳喘，痰鸣饮滞；肾实，则下焦壅闭，症见肿胀满痛。

腑实证：胆实，症见胁痛呕苦，时时眩冒；胃实，症见吐酸、胸痛，或食入即吐；小肠实，症见腹热而胀，矢气不衰；大肠实，症见脐腹痞坚，大便秘结；膀胱实，症见尿赤而短，少腹胀满；三焦实，则为血气壅塞、上下不通所致。

虚实两证时常交错出现：不是虚中有实，便是实中有虚；不是虚多实少，就是实多虚少；不是真虚假实，便是真实假虚。这种种复杂情况，均必须要细致体察。

六、治则学说

（一）治病求本与分辨标本的辩证关系

自从《素问》提出"治病必求于本"以后，这一治疗原则对中医学的发展产生了深远影响，大家公认为这是中医治疗学的"极则"。

究竟什么是"病之本"呢？《景岳全书·传忠录·求本论》中说："万事皆有本，而治病之法，尤惟求本为首务。所谓本者，唯一而无两也。盖或因外感者，本于表也；或因内伤者，本于里也；或因热者，本于火也；或因冷者，本于寒也；邪有余者，本于实也；正不足者，本于虚也。但察其因何而起，起病之因，便是病本，万病之本，只此表里寒热虚实六者而已。知此六者，则表有表证，里有里证，寒热虚实，无不皆然。六者相为对待，则冰炭不同，辨之亦异。……故明者独知所因，而直取其本，则所生诸病，无不随本皆退矣。至若六者之中，多有兼见……惟虚实二字总贯乎前之四者，尤为紧要当辨也。"这段话是说，表、里、寒、热、虚、实即为诸病之本。既然这样，那么前面所强调的"辨证"，正是一个求"本"的问题。"证"辨准了，便求得"病之本"也，一拨其"本"，诸病悉除。由此看来，"治则"是在"辨证"的基础上确立起来的，没有通过辨证求本这一过程，就谈不到确定治则了。

张介宾在《类经·论治类》注中还引用王应震的治病求本诀云："见痰休治痰，见血休治血，无汗不发汗，有热莫攻热，喘生休耗气，精遗不涩泄，明得个中趣，方是医中杰。"因为"痰证""血证""无汗""发热""气喘""遗精"等病，都各有其不同的致病之本，必须首先查明了致病的根本，然后立法议治，才能从根本上治愈疾病。

试以"痰证"为例。中医学认为，脾为生痰之源，肺为贮痰之器，是说"痰"虽是自肺咳咯而出，而痰的产生还在于脾脏；其病机是因脾恶湿，湿胜伤脾，脾阳虚少不足以运化水湿，聚湿生痰，上贮于肺；故治疗应当温补脾阳，恢复其健运的功能，当以"健脾理湿"立法。如果其病机为阴虚火炽，灼液成痰，则治宜"养阴清火"为主。若是命门火衰，水泛为痰，又须以"温纳肾阳"为主。由此看出，病"痰"虽同，而病"本"各有不同。所以说见痰不要单纯地去化痰，应当探本求源，从根本上去解决问题。

孙思邈在《千金要方·大医精诚》里说："病有内同而外异，亦有内异而外同。"这里所谓的"内"就是病之"本"，是指体内病变的实质；所谓的"外"是现象，是指病理变化所表现出来的"脉""色""症"等。如果立法治病不针对着"本"，只着眼于那些表面现象，势必头痛医头、脚痛医脚，而不能取得根治的效果。反之，临证时往往有现象各异而本质大同，同治其"本"便各病皆愈的情况。

例如，如现代医学诊断的"高血压""糖尿病""神经衰弱""慢性肾炎"等病，其病变表现尽管不同，如果其病本同为"阴精虚耗"，则皆宜"壮水之主，以制阳光"（王冰对《素问·至真要大论》中"诸寒之而热者取之阴"的注语）"精不足者，补之以味"（《素问·阴阳应象大论》）。盖人体的"阴精"和"阳气"为一身之主要，如果阴精不足必呈现阳证、热证。察其为单纯阴虚，则养阴即可；若其为阴虚阳亢，则宜养阴抑阳；若其为阴虚阳亦渐亏，则宜阴阳两补，而以养阴为重。准此原则，以"滋肾养阴"为法，可同治"高血压病""糖尿病""神经衰弱""慢性肾炎"等各种不同的疾病，而均能获得良好效果。又如阳气衰微，必呈阴证、寒证，或四逆、泄利，或水泛为痰，或阳虚暴脱，证象万殊，其本则一，均须"益火之源，以消阴翳"（王冰对《素问·至真要大论》中"热之而寒者取之阳"的注语）"形不足者，温之以气"（《素问·阴阳应象大论》）。察其为脾阳不足，寒湿为患，则宜温中燥湿；脾虚而湿不甚者，培土理中即可；肾阳虚而肾阴亦亏者，又宜扶阳益阴并进。是病象虽殊，同助阳治本则一。

然而，病理变化绝不是如此简单，病变在机体内会蔓延、会传变，所以在求"本"的同时，还要了解病变"标"和"本"的关系。《素问·标本病传论》中说："病有标本……知标本者，万举万当，不知标本，是谓妄行。"什么是病的"标"与"本"呢？张介宾在《类经·标本类》中解释说："病之先受者为本，病之后变者为标。生于本者，言受病之原根；生于标者，言目前之多变也。"所谓"受病之原根"，即指发病的根源，所谓"目前之多变"，是指由发病的本源所产生出来的病变表现，以及在此基础上又衍生出的新病。于此看出，病之"标""本"反映了疾病的本质与现象、原因与结果、原生与派生等几方面的辩证关系。一般说来，疾病的本质、原因和原生的疾患为"本"，而疾病的现象、病因造成的结果，及其派生出来的病症等为"标"。

对疾病进行"标""本"分析的目的，是为了给治疗寻找正确的方向，以合理地安排治疗的程序。按照"治病必求于本"的精神，在一般的情况下，固然应该先着重治其本，即消除产生病患的主要根源，原生的"本病"一除，派生的"标病"也就容易痊愈了。正如《素问·标本病传论》所说："先病而后逆者治其本，先逆而后病者治其本，先寒而后生病者治其本，先病而后生寒者治其本，先热而后生病者治其本。"这段话是说，凡因病导致气血之逆的，因气血之逆而变生本病的，因于寒热而为病的，因于某病以致变生寒热的，一律应治其所因之本原，而后生之标病则可不治自愈。《灵枢·终始》中也说："治病者，先刺其病所从生者也。病先起阴者，先治其阴而后治其阳，病先起阳者，先治其阳而后治阴。"所谓"先刺其病所从生者。"就是说"治病求本"即先治病之根源。

但是古代医家们看到了病情变化的复杂性，并没有把"治病求本"当作僵死的教条。他们认识到，要想彻底治好病必须铲除病患的根源，这是不可移易的原则，然而"治病求本"并不等于无论病情怎样都必须先从"本"治疗。如《素问·标本病传论》中说："先热而后生中满者治其标，先病而后泄者治其本，先泄而后生他病者治其本，必且调之，乃治其他病。先病而后生中满者治其标，先中满而后烦心者治其本。"这里所列举的病例都先要治本，惟对"中满"一证强调治标，这是为什么？"中满"即是胃满，即病邪在胃中而为满，胃为后天水谷之本，不管"饮食"还是"药物"皆有赖于脾胃的消化和运输，邪满于"中"，便大大影响营养和药力作用的发挥，所以必须要先去胃中之邪。从本质上说，"本"是决定因素，"标"是次要因素，"本病"可以决定"标病"。但是，事物之间总是相互作用的，有时次要因素也会反过来作用于决定因素，所以要看到标病对本病的影响。当不排除标病就难于治好本病的时候，就应该先治标而后治本。故《素问·标本病传论》又提出："病发而有余，本而标之，先治其本，后治其标。病发而不足，标而本之，先治其标，后治其本。"就是说，发病的脏腑若为邪气有余，凭其有余之邪，势将侮及其他脏腑，此为由本传标，所以要先治其本，及早阻止病邪的燎原之势；相反，如果发病的脏腑为正气不足，其还有可能受到其他有关脏腑病邪的威胁，在这种情况下，标不治，本难除，所以需要先治标，治标即是为治本准备必要条件，此为由标以传本。可见每临一证究竟应该先治"标"还是先治"本"，须看具体情况而定。

治疗的目的是为了恢复人体的健康，人体的生命活动功能是治疗得以进行的基础。因此中医学认为，立法施治时既要注意到疾病之"标"与"本"的辩证关系，更要考虑"病"与"人"的辩证关系，要预见到疾病对人体的影响。因此在决定如何治疗时，必须把人体的损益安危放在第一位。正如《素问·标本病传论》所谓："小大不利治其标，小大利治其本。……先小大不利而后生病者治其本。"这是说，当"大小便"严重不利时，可直接危及人的生命，所以无论其为本、为标，都必须先设法使大小便保持通畅。中医学认为，不能离开人的生命孤立地看待疾病的标与本，当标病为危急之候时，就必须先治标而后治本，此所谓"急则治其标缓则治其本"的理论认识。

中医学在处理标本治疗顺序时，还要求考虑到生活环境对人体和疾病的影响。如《灵枢·师传》中说："春夏先治其标，后治其本；秋冬先治其本，后治其标。"这又是什么道理呢？张介宾在《类经·论治类》中解释说："春夏之气达于外，则病亦在外，外者内之标，故先治其标，后治其本。秋冬之气敛于内，则病亦在内，内者外之本，故先治其本，后治其标。"结合临床实践来看，春夏气候温热，外在的致病因素较多，风、湿、暑、热诸淫邪容易侵袭人体而使人易患外感病，所以补养培本诸品不宜在春夏季节服用，正所以防止"标病"之易于发生也；秋冬季节凉寒，阳气内敛，正是养收以奉藏、养藏以奉生的时候，起居不谨辄成内伤，故宜固精益气以培其本。

中医学还认为：当病情较轻的时候，标本兼治，可以双管齐下，惟应该根据实际情况有所侧重，或治本而兼治标，或治标而兼治本；如果病情严重，为了防止药物庞杂，效力分散，则仍应选择标、本先后分治的方法。正如《素问·标本病传论》所云："谨察间甚，以意调之，间者并行，甚者独行。"

根据以上分析可以看出，中医学在标本缓急的治疗理论中，已经触及到主要矛盾和次要矛盾的问题。所谓主要矛盾，即决定事物本质、贯彻事物始终的矛盾。复杂的事物，除了主要矛盾之外，还包含着许多被主要矛盾规定和影响的其他矛盾。在一定意义上，《内经》所说的"本"，是指疾病的主要矛盾，其"标"是指被主要矛盾规定和影响的其他矛盾。在疾病存在的整个过程中，其主要矛盾即"本"病的性质没有发生变化，但被主要矛盾规定或由主要矛盾派生出来的其他矛盾，即"标"病却有的产生了、有的激化了、有的发展了。《内经》关于"本"病较稳定，"标"病较多变的观点，正是反映了这种情况。要想把疾病彻底治好，就必须抓住疾病的主要矛盾，使其得到克服和终结。因此，"治病必求于本"，又可以理解为解决疾病的主要矛盾。

（二）求本思想指导下的四大治则

中医学的种种治疗方法，都是在"治则"指导下逐渐确立起来的。所谓"治则"，就是治疗疾病的原理、原则，是所有具体治疗方法的依据。"治则"包括哪些内容呢？除前面已作了重点介绍的"治病求本"与"分辨标本"外，还有几个最基本的治则问题，分别讲述如下。

1. 治未病　首先谈谈中医学"治未病"治疗原则。"治未病"是在《素问·四气调神大论》中提出来的，文曰："圣人不治已病治未病，不治已乱治未乱。……病已成而后药之，乱已成而后治之，譬犹渴而穿井，斗而铸锥，不亦晚乎。"所谓"不治已病"，意思就是不要等到已经病了才想起来治疗。"治未病"的思想是非常积极的，是在提倡无病先防。如华佗提倡"人体欲得劳动"来防病，并形象地说"流水不腐，户枢不蠹"，并主张从"改水""易火""杀虫"等几个方面来搞好环境卫生；《素问·刺法论》（遗篇）中载有用"小金丹"来防治疫病；我国宋代，便开始用人痘接种预防天花等。尽管受到当时科学技术水平的局限，但这些行为都是很积极的，也是行之有效的。

"治未病"还包括了"既病防变"的理念，即若已经病了，就要争取早期治疗，防止疾病的发展与传变。如《素问·阴阳应象大论》中说："善治者，治皮毛，其次治肌肤，其次治筋脉，其次治六腑，其次治五脏。治五脏者，半死半生也。"这就是说，如若不具有"杜渐防微"的思想，在疾病之初不做出及时处理，病变就会逐步深入，由表及里，由轻变重，由简单致复杂。因此，在防治疾病过程中，必须要掌握疾病发生、发展的规律及其传变途径，做到早期诊断有效地治疗。如《金匮要略·脏腑经络先后病脉证》中具体地举例说："见肝之病，知肝传脾，当先实脾。""肝"和"脾"，无论在生理还是在病理上，它们关系是很密切的，常常相互影响，"肝"病了有可能影响"脾"，因而在"脾"还未受到影响之前，便当考虑到如何使脾不受影响。当然这种影响并不是绝对的，故《金匮要略》下文接着说："脾旺不受邪，即勿补之。"

总之，中医学认为，"病"与"未病"是一对矛盾，某一部分发生了病变，将影响到没有病变的另一部分，因此在治疗时既要解决好已病部分的矛盾，也要解决已病和未病之间的矛盾，这才符合全面看问题的方法。

2. 三因制宜　中医治疗学认为，决不能把疾病孤立起来看待。首先疾病是发生在人体上的，人与生活环境、时间、空间都是要发生关系的。因此，无论治疗任何疾病，都要从"人"以及时间、空间等三个方面来做缜密的、整体的考虑，从而选择比较恰当的治疗方法。这就是中医学"三因制宜"的基本精神。

就人体而言，由于体质互异、性情各别、生活习惯不同，因而反映于同一疾病的表现也不完全是一致的，治疗措施也随之不能一律。如《灵枢·营卫生会》中说："壮者之气血盛，其肌肉滑，气道通，营卫之行，不失其常，故昼精而夜瞑。老者之气血衰，其肌肉枯，气道涩，五脏之气相搏，其营气衰少，而卫气内伐，故昼不精，夜不瞑。"此即说，由于年龄的差异、气血的盛衰，而影响了睡眠；又由于气血有盛衰，可直接影响到体质的强弱，其对于疾病的耐性便有不同。故《灵枢·论勇》中说："夫忍痛与不忍痛者，皮肤之薄厚，肌肉之坚脆缓急之分也，非勇怯之谓也。""痛"作"病"解，"忍痛"与否，犹言"耐病"与否。又体质的强弱，不仅关系于对疾病的耐受程度，而且对疗效的反应亦有不同。如《灵枢·论痛》中云："人之胜毒，何以知之？少俞曰：胃厚、色黑、大骨及肥者，皆胜毒；故其瘦而薄胃者，皆不胜毒也。"所以在治疗过程中，必须根据人的体质而分别对待。如《素问·五常政大论》所谓"能毒者，以厚药，不胜毒者，以薄药"。每个人的先天禀赋和后天调养都是有差别的，个体素质不但强弱不等，而且还有偏寒、偏热之分，或素有某种慢性疾病等不同情况，所以虽患同样疾病，治疗用药亦当有所区别。如"阳热之体"慎用温热，"阴寒之体"慎用寒凉等。其他如患者的职业、工作条件等，亦与某些疾病有关，在诊治时都是应该注意的。故《素问·徵四失论》说："不适贫富贵贱之居，坐之薄厚，形之寒温，不适饮食之宜，不别人之勇怯，不知此类，足以自乱，不足以自明，此治之三失也。"通过我多年的临床实践来体会，这番话是很有道理的。

就居住的地理环境而言，中国的东西南北高下悬殊，寒热温凉气候迥别。如《素问·六元正纪大论》所说："至高之地，冬气常在；至下之地，春气常在。"人居处于不同的地带，加之生活习惯的种种不同，影响到人的体质和病变往往各具有特殊性，不能一例看待。如中国西北地区，地势高而寒冷少雨，故其多病"燥寒"，则治宜"辛润"；东南地区，地势低而温热多雨，故其多病"湿热"，则治宜"清化"。总之地区不同，患病各异，而治法亦当有别。即使是患的相同疾病，治疗用药亦要考虑不同地区的特点。例如，用"辛温解表药"治疗外感风寒病，在西北严寒地区时药量可以稍重，而在东南温热地区时药量应予减轻，或竟改用轻淡宣泄之品。再如，某些地区的地方病，治疗尤有更大的不同。早在几千年前古人在这方面就累积有不少的经验。如《素问·异法方宜论》中说："东方之域……鱼盐之地，海滨傍水，其民食鱼而嗜咸……故其民皆黑色疎理，其病皆为痈疡，其治宜砭石。……西方者……沙石之处……其民陵居而多风，水土刚强……其民华食而脂肥……其病生于内，其治宜毒药。……北方者……其地高陵居，风寒冰冽，其民乐野处而乳食，脏寒生满病，其治宜灸焫。……南方者……其地下，水土弱，雾露之所聚也，其民嗜酸而食胕，故其民皆致理而赤色，其病挛痹，其治宜微针。……中央者，其地平以湿，天地所以生万物也众，其民食杂而不劳，故其病多痿、厥、寒热，其治宜导引按跷。"这虽然是中国几千年以前的情况，现在已经有很大的改变，但大体上还是符合的。重要的是，其中指出由于地方不同、气候不同、生活习惯不同，常发病和多发病也不同，因而治疗亦必有所不同，这一认识是合乎客观规律的。

就时令而言，气候的变化对疾病的发生和发展以及治疗效果是有密切关系的。一般地说，春夏季节，气候由温渐热，阳气升发，人体腠理疏松开泄，即使是外感风寒，发表时也不要过用辛温发散竣剂，以免开泄太过，耗伤阳气阴津；秋冬季节，气候由凉变寒，阴盛阳衰，人体腠理致密，阳气敛藏于内，此时若病非大热，应当慎用寒凉之品，以防苦寒太过，伤精伐阳。如《素问·六元正纪大论》中说："司气以热，用热无犯；司气以寒，用寒无犯；司气以凉，用凉无犯；司气以温，用温无犯。"气候的变化、疾病的性质、方药的使用，都不外乎寒、热、温、凉几个方面。气候热而病热，慎无轻犯热药；气候寒而病寒，慎无轻犯寒药；气候温而病温，慎无轻犯温药；气候凉而病凉，慎无轻犯凉药。所谓"时必顺之"，就是这个道理，当然，这也不是绝对的。《素问·六元正纪大论》又说："其犯者何如？……天时反时，则可依时……以平为期，而不可过。"即是说，有不得已而犯之的时候，亦必须考虑到天时反常之所在而慎重处理，不能太过。例如，天气很热，病却为寒，理当用热药来治疗，但不要用得太过，恐防由于气候的热引起热药的不良反应。按照《素问·六元正纪大论》的要求则是："无失天信，无逆气宜，无翼其胜，无赞其复，是谓至治。"人生活于自然界之中，气候的变化必然要影响人的生理的功能，特别是要影响病理的变化，因而在治疗的过程中，不能不注意到这方面的问题。

3. *逆治从治* 尽管病变万殊，十分复杂，但中医学在具体施用治法时基本上就是"从治"与"逆治"两种方法。对两法的运用一定要以病情的真、假为指标。

无论是寒证、热证、虚证、实证，只要病变表里如一，体征明确而无任何模糊不清或模棱两可的情况时，病情真确，其寒也则为真寒，其热也则为真热，虚是真虚，实是真实，便当逆其病势而进行治疗，这就是"逆治法"。如《素问·至真要大论》中说："散者收之，抑者散之，燥者润之，急者缓之，坚者软之，脆者坚之，衰者补之，强者泻之……高者抑之，下者举之……客者除之，劳者温之，结者散之，留者攻之……损者温之。"收与散相逆，散与抑相逆，润与燥相逆，缓与急相逆，软与坚相逆，坚与脆相逆，补与衰相逆，泻与强相逆，抑与高相逆，举与下相逆，除与客相逆，温与损相逆，散与结相逆，攻与留相逆等等，这种种方法都属于逆其病势而治疗的"逆治法"。通过这种种与病势相逆的治疗方法，矫正其由不同病因作用所发生的病理变化，而达到恢复机体正常生理的目的。这可以说是中医学在治疗中应用最广泛的方法，也可以说是中医学最基本的治疗方法。

有些比较复杂的病变，其内在的病理变化与反映出来的症状颇不一致。如阴盛格阳的真寒假热证、阳盛格阴的真热假寒证、脾虚不运而腹胀的真虚假实证、饮食积聚而腹泻的真实假虚证等，这些病证表里极其不一致，似虚而实实，似实而实虚。凡遇此，便应当透过现象认清本质，从其"本"而治疗。如内真寒而外假热者，便置其假热之象不顾，用热药以散其真寒；内真热而外假寒者，便置其假寒之象不顾，用寒药以清其真热；真虚假实证，便置其假实之象不顾，用补药以益其真虚；真实假虚证，便置其假虚之象不顾，用攻药以泻其真实。此即《素问·至真要大论》中所谓的"热因热用，寒因寒用，塞因塞用，通因通用"，即是外症有热象而用热药，外症有寒象而用寒药，外症有实象而用补药，外症有虚象而用泻药，这就是"从治法"。即是说方药的功用与外症的表象是相同的，便名之曰"从"。"从治法"仅用于较复杂的病变，必须辨证十分确切才能运用。如果辨证仅停止于表象，透不过现象抓不住本质，一定是用不好"从治法"的。

《素问·至真要大论》还说："逆者正治，从者反治……必伏其所主，而先其所因……可使气和，可使必已。"这是说，无论用"逆治法"还是"从治法"，要想达到"伏其所主"的目的，必须具有辨识"先其所因"的本领才行。因此说，无论用"逆治法"还是"从治法"，都是针对着病因、病机来治疗的，是"治病必求于本"这个学术思想的具体体现。

4. 同病异治异病同治 "同病异治""异病同治"悉以辨证为准。中医学认识疾病，主要是从整体上把握人体病变情况来进行分析的，具体到临床上有两种情况。一是从"辨病"的角度看属于不同的病（异病），但从"辨证"的角度看却属于同一性质的证候（同证）；二是，从"辨病"的角度看属于同一类的病（同病），但从"辨证"的角度看却属于不同性质的证候（异证）。由此有了所谓"异病同治""同病异治"的说法，其本质实际是"异病同证"，"同病异证"的问题。因而可以说，证候同则同治，证候异则异治，关键还是在"辨证"。

同一疾病，由于病因、病机以及发展阶段的不同，必然要出现不同的证候，便需采用不同的治法。例如，同患"感冒"，由于有"风寒证"与"风热证"

的不同病因和病机，治疗就有"辛温解表"与"辛凉解表"的不同；甚至是同患"风寒证"，由于患者体质的不同，有的表现为恶风、发热、自汗、脉浮缓的"表虚证"，有的表现为恶寒、发热、无汗、脉浮紧的"表实证"，"表虚证"只宜用"桂枝汤"的解肌法，"表实证"则宜用"麻黄汤"的发汗法。

不同的疾病，由于病因、病机相同，或处于同一发展阶段，必然要出现同一性质的证候，便可以采用相同的治疗方法。如《伤寒论》中的"桂枝加厚朴杏子汤"，既治喘家的"太阳中风证"，又治"太阳中风证"误下后的微喘。"喘家"多是指慢性喘息症，包括支气管炎等；因误下而喘是新病，不一定是支气管炎，但因两者都出现了"太阳中风证"，都有里气上逆的病机，便可以用同一个方剂来治疗。又如，"慢性痢疾""慢性腹泻""肛门脱出""内脏下垂"等病，往往都是由于中气下陷、不能升举的"气虚证"，便都可以用"益气升提"的方法来取得疗效。又如，失眠、心悸、月经不调等病，在病变过程中，都有出现"心脾两虚证"的情况，可同用"补益心脾"的方法，也能取得较满意的疗效。所以说，无论"同病异治"或"异病同治"，都必须以"辨证"准确为前提，否则是谈不到的疗效。无论是"异病同治"或"同病异治"，都是"治病求本"这一学术思想的具体体现。

结束语

从以上六讲的内容看来，中医学在理论上或是在方法论方面都具有一定的科学性，这是和中医学经过了长期医疗实践的验证分不开的。正由于不断实践，不断认识，不断提高，所以中医学才能随着社会的发展逐渐成熟起来，竟蔚成我国医药学的一个伟大的宝库。我国历代医学家所取得的丰硕成就，以及现实中广大中医学工作者在临床上之所以能取得较好的疗效，都是在上述中医学理论的指导之下而取得的。

评价一种认识或理论，不应是依主观上感觉如何而定，而是应依据客观的实践结果如何而定。以上介绍的中医学基础理论体系，运用于临床时往往能取得预期的效果，这足以说明中医学的科学性是存在的。中医学的理论既能指导实践，又经受了医疗实践的检验，应该承认中医学的合理性和其所具有的现实价值。尽管中医学的有些认识，一时还不能用现代科学的方法完全说清楚，那么逐步地用科学的方法不断地阐明就是了。许多自然科学理论之所以被称为真理，不仅仅在于自然科学家们创立这些学说的时候，而且在于为尔后的科学实践所证实的时候。我认为，中医学理论之所以应该被肯定，是指中医学能取得临床验证的部分，也就是上面六讲所介绍的这些内容。

任何科学成就都是在继承前人的成果上产生的，所以我们还是要在继承好前人留下的这份宝贵遗产的基础上，不断地吸取相关学科的营养，特别是要结合现代科学，使中医学从而得到发展和提高。没有继承，固然谈不到发展创造；反之，没有发展创造，也就谈不到继承。

朴素的唯物辩证法是中医学的指导思想

（原载《北京中医学院学报》1980 年第 1 期）

具有悠久历史的中国医药学，是我国灿烂的古代文化的重要组成部分，它包含着丰富的防治疾病的实践经验和理论知识，不仅对于我国中华民族的繁衍昌盛做出了巨大贡献，即对于世界医学的发展，也曾发挥其积极的作用。直至今天，中医中药依然是我国广大劳动人民用以战胜疾病，维护健康的一个重要力量。像这样能够经受长时期实践检验的一门科学，必然具有一种促其不断提高和发展的指导思想存在，这个思想就是朴素的唯物辩证法。

毛主席说："辩证法的宇宙观，不论在中国，在欧洲，在古代就产生了，但是古代的辩证法带着自发的朴素的性质。"尽管是朴素的，不完备的，但从中医学在长期的实践过程来看，它基本是属于唯物的范畴，并从以下几个问题来分析说明它。

一、中医学的自然观

辩证唯物论指出，承认世界的物质性是一切科学研究的前提，而人类对世界的物质性的认识，到春秋战国（公元前 770 —公元前 221）时期，随着生产力和自然知识的发展，逐渐普遍起来。墨家倡以"物为达名"之说，名家也主张"弱于德，强于物"，法家则以"物为大共名"，强调"官天地而役万物"。而中医学的《素问·四气调神大论》，内容不过六百字，便七次提到"万物"，它说："天地俱生，万物以荣。""天地气交，万物华实。""交通不表，万物命故不施。""万物不失，生气不竭。""四时阴阳，万物之根本。""四时阴阳，万物之终始。""与万物沉浮于生长之门。"

所谓"万物"，即是说世界的一切无一不是物质，这里面包括人类本身。所以《素问·宝命全形论》又说："天覆地载，万物悉备，莫贵于人。"意思是说人固为万物之一，但它在万物中是最可贵的。世界充满无数的物质，因而世界的变化，就是物质的变化。故《素问·天元纪大论》说："物生谓之化，物极谓之变。"《素问·六微旨大论》又进一步解释道："物之生，从于化；物之极，由乎变。变化之相搏，成败之所由。"

物质世界的变化是极其复杂的，但中医学提出了两点：第一，物质的变化是可以认识的，故《灵枢·五音五味》篇既谓"孰能明万物之精"，《灵枢·逆顺肥瘦》篇又说"将审察于物而心生"。第二，物质的变化是有规律的，故《素问·至真要大论》说："物化之常。"常，就是规律的意思。

以万物概括自然界，毕竟还是笼统，古代劳动人民通过长时期对于万物的认识，开始提出万物都由水、火、金、木、土五种基本元素所构成，所以《左传》又叫作"五材"，后来王安石在《洪范传》里为之解释说："五行之为物，其相生也，所以相继也；其相克也，所以相治也。"五种物质元素所以能够运动变化，是由于它们各自有其对立面，在对立面中又有自己内部的矛盾（相治），因而万物变化就无穷无尽（相继）。很明显这是一种朴素唯物论和辩证法的观点。这个观点在中医学里同样有反映。《素问·天元纪大论》说："木、火、土、金、水，地之阴阳也，生、长、化、收、藏下应之。"这便是王安石所谓的"相生相继"。《素问·宝命全形论》说："木得金而伐，火得水而灭，土得木而达，金得火而缺，水得土而绝，万物尽然，不可胜竭。"这便是王安石所谓的"相克相治"。像这样坚持从世界本身说明世界的朴素唯物主义自然观，可以说是我国最早的化学和物质结构理论的萌芽。

古代劳动人民在长期的生产斗争中还认识到事物的运动和发展，都有相互对立的两个方面，并创"阴阳说"来说明它。《管子·乘五》篇说："春秋冬夏，阴阳之推移也；时之长短，阴阳之利用；日夜之易，阴阳之化也。然则，阴阳正也。"正，即对立统一。四季的春夏与秋冬，一天的日与夜，时间的长与短，都是既对立而又统一的。中医学还提出事物对立的现象是普遍存在的，《素问·阴阳离合论》说："阴阳者，数之可十，推之可百；数之可千，推之可万；万之大不可胜数。"事物对立的阴之与阳两个方面，主要表现为相互斗争，而不是平平静静的。《素问·阴阳别论》说："阴争于内，阳扰于外。"《素问·疟论》说："阴阳上下交争，虚实更作，阴阳相移。"阴阳双方，既是对立的，又是互为依存的。故《素问·阴阳应象大论》则谓："阴在内，阳之守也；阳在外，阴之使也。"同时它还指出阴阳双方不仅相互依存，在一定条件下，还可以各自向着相反的一方转化，叫作"重阴必阳，重阳必阴。"这些观念都是存在着辩证法的因素的。

历来的唯物论者，都把天解释为物质的自然界，《孙子·计篇》说："天者，阴阳寒暑时制也。"《论衡·谈天》说："天地，含气之自然也。"正因为天是客观存在的自然界，人类生存于自然界中，便应该认识自然界，掌握自然界，进而改造自然界，使其能为人类服务，中医学对此亦有相当的认识，单在《素问·阴阳应象大论》一篇，就把客观存在自然的天描写得十分清楚，它说："积阳为天，积阴为地；清阳为天，浊阴为地；地气上为云，天气下为雨；雨出地气，云出天气。天有四时五行，以生、长、收、藏，以生寒、暑、燥、湿、风。"

至于人与自然的关系，《素问·欬论》则谓"人与天地相参"，即是说人生存于自然界，便要参与自然界，要作自然界的主人，故《灵枢·玉版》篇说："人者，天地之镇也。"《素问·上古天真论》说："提挈天地，把握阴阳。"也就是说掌握了自然界的运动规律，才可以进而改造它。所以人为"天地之镇"。

二、中医学的生理观

人既是物质世界之一，究竟是由什么物质构成呢？《管子》认为精、气、血是构成机体最基本的物质，而《灵枢·经脉》篇说："人始生，先成精。"《素问·金匮真言论》说："夫精者，身之本也。"通过长期医疗实践，又把精分为先天和后天两种，先天之精，禀受于父母，是构成机体的原始物质，《灵枢·经脉》篇所说的精就是先天性的。后天之精，来源于饮食水谷的化生，经过血液的运行，以营养五脏六腑。先天后天，相互依赖，相互为用。《素问·上古天真论》说："肾者主水，受五脏六腑之精而藏之，故五脏盛乃能泻。"是后天之精不断地转化为脏腑之精，而脏腑之精又不断地补充了先天之精。先天之精藏于肾，持续地得到后天之精的充养，从而成为机体生命活动的物质基础，上列《素问·金匮真言论》所述，就是这样的含义。

中医学认为，气也是构成机体和维持生命活动的基本物质之一，气在机体脏腑组织的存在，是通过脏腑组织的机能活动反映出来的，所以，又可以把气概括为机体脏腑组织各种不同的机能活动。故《灵枢·决气》篇说："上焦开发，宣五谷味，熏肤充身泽毛，若雾露之溉，是谓气。"在这一认识的基础上，根据气在人体分布的部位以及所反映出来的不同作用，而分别为元气、宗气、营气、卫气等。

中医学对血液的生化来源、生理循环、功能作用，都有比较精确的认识。如《灵枢·决气》篇说："中焦受气取汁，变化而赤，是谓血。"《灵枢·本藏》篇说："血和则经脉流行，营复阴阳，筋骨劲强，关节清利。"既提出了血液是由中焦水谷精微经过生理变化而成；也认识到血液所含丰富营养料，通过气的推动，循着经脉运行全身，供给各器官组织所需要的营养。这一认识在世界医学史上是居于最前列的。

尤其可贵的是，人的形体与精神的关系，认为形体是第一性的，本原的，精神是第二性的，派生的。所以《灵枢·平人绝谷》篇说："神者，水谷之精气也。"《素问·六节藏象论》说："气和而生，津液相成，神乃自生。"也就是说，神是由于精气所产生。关于精神活动的器官，我国民族的传统习惯称之为"心"，而《素问·调经论》亦谓"心藏神"，《素问·举痛论》说："思则心有所存。"但在实践，认识，再实践，再认识的过程中，也逐渐考虑到精神活动与头脑的关系。《素问·脉要精微论》说："头者，精明之府，头倾视深，精神将夺也。"当然亦无可讳言，其认识还是较肤浅的。但在汪昂《本草备要》卷三"辛夷"条云："吾乡金正希先生尝语余曰：人之记性，皆在脑中，小儿善忘者，脑未满也；老人健忘者，脑渐空也。凡人外见一物，必有一形影留于脑中。昂思今人每记忆往事，必闭目上瞪而思索之，此即凝神于脑之意也。"这比《素问》的认识要进步多了。

中医学还认识到机体各个器官组织都不是各自孤立的，而是分工合作，彼此有相互关联的关系。《素问·五藏生成》篇说："心之合脉也，其荣色也，其主肾也；肺之合皮也，其荣毛也，其主心也；肝之合筋也，其荣爪也，其主肺也；脾之合肉也，其荣唇也，其主肝也；肾之合骨也，其荣发也，其主脾也。故心欲苦，肺欲辛，肝欲酸，脾欲甘，肾欲咸，此五味之所合五脏之气也。"又《素问·阴阳应象大论》说："肝生筋，在窍为目；心生血，在窍为舌；脾生肉，在窍为口；肺生皮毛，在窍为鼻；肾生骨髓，在窍为耳。"又《灵枢·本输》篇说："肺合大肠，大肠者传导之腑；心合小肠，小肠者受盛之腑；肝合胆，胆者中精之腑；脾合胃，胃者五谷之腑；肾合膀胱，膀胱者津液之腑；三焦者，中渎之腑也，水道出焉，属膀胱，是孤之腑也。是六腑之所与合者。"

这一以五脏为中心，把脏腑与脏腑之间，脏腑与形体各器官组织之间，都有机的联系在一起的整体观念，一直是中医学辨证论治的基础理论，几千年在医疗实践中都行之有效，成为中医学的基本特点之一，是有其现实意义的。中医学的生理观之所以具有一些辩证唯物因素，是和它在长期的医疗实践中不断总结提高分不开的，其中也包括对尸体观察的实践。《灵枢·经水》篇说："八尺之士，皮肉在此，外可度量切循而得之，其死可解剖而视之，其脏之坚脆，腑之大小，谷之多少，脉之长短，血之清浊，气之多少，十二经之多血少气，与其少血多气，与其皆多血气，与其皆少血气，皆有大数。"《素问·阴阳应象大论》说："论理人形，列别脏腑，端络经脉，会通六合，各从其经，气穴所发，各有处名，溪谷属骨，皆有所起，分部逆从，各有条理。"从这些记载看来，他们对人体和尸体的观察，都是相当详细的。这就很足以说明中医学理论中存在着一些唯物主义思想，是有它一定的科学实践依据的。我们知道，"一切真知都是从直接经验发源。"离开了人们的社会实践，就不可能有任何科学认识的发生和发展。

三、中医学的疾病观

由于"鬼神致病，死生有命"的唯心论充斥于奴隶和封建社会，中医的疾病观，首先就是反对鬼神迷信。《灵枢·贼风》篇说："其无所遇邪气，又无怵惕之所志，卒然而病者，其故何也？唯有因鬼神之事乎？曰：此亦有故邪留而未发，因而志有所恶，及有所慕，血气内乱，两气相搏，其所从来者微，视之不见，听而不闻，故似鬼神。"

尽管致病的因素很微细，不容易觉察到，但既然发生了病变，就必定有发病的因子存在，不能用鬼神的胡说来骗人。故《素问·宝命全形论》干脆提出"道无鬼神"的主张，即是说在医学（道）中绝对没有什么鬼神的存在，宣扬鬼神的，便不能叫作医学（道）。《素问·五藏别论》亦谓："拘于鬼神者，不可以言至德。""至德"，即指医学，既拘于鬼神，还有什么医学可言呢？

鬼神邪说既被排除，便当明确地找到致病的原因来。《灵枢·玉版》篇说："夫痈疽之生，脓血之成也，不从天下，不从地出，积微之所生也。"疾病的因子既不是从天上掉下来的，也不是从地上长出来的，而是由于存在着致病的因子逐渐形成的。疾病的成因，正如《素问·调经论》所说："夫邪之生也，或生于阴，或生于阳，其生于阳者，得之风雨寒暑；其生于阴者，得之饮食居处，阴阳喜怒。"风雨寒暑，即风、寒、暑、湿、燥、火的概括，所以《素问·至真要大论》补充说："百病之生也，皆生于风、寒、暑、湿、燥、火以之化之变也。"又简称"六气"。人类在长期和自然界做斗争的过程中，逐渐摸索到四时六气的变化规律，并能适应它。但六气亦随时出现反常的变化，如当寒不寒，当热不热，不当寒而寒，不当热而热之类。这种不正常的六气，古人叫作"虚邪"，最是致病的因素。故《灵枢·百病始生》篇说："风雨寒热，不得虚邪，不能独伤人。"这种虚邪，后来又叫作"六淫"，六淫为病，从今天的临床实践来看，包括了生物（细菌、病毒、寄生虫之类）、物理、化学等多种因素作用于机体所引起的疾病。惟其限于社会历史条件和科学技术水平，虽没有完全看到致病的微生物等，但能用"六淫"概括病邪，既不排除致病因素的影响，更着重研究致病因素作用人体后所引起的机体反映。这样将致病因素与机体反映结合在一起，研究疾病发生发展的方法，仍是很可贵的。

"阴阳喜怒"，即喜、怒、忧、思、悲、恐、惊几种情志变化的概括，简称"七情"。在一般情况下，它本是大脑对外界事物的反映，属于正常的精神活动范围。但是，如果由于长期的精神刺激，或突然受到剧烈的精神创伤，超过了大脑生理所能调节的范围，就会引起机体内脏腑、气血等功能紊

任应秋 医学全集

乱，从而导致疾病的发生。《素问·玉机真藏论》说："忧、恐、悲、喜、怒，今不得以其次，故令人有大病。"

"饮食居处"，现在一般叫作"饮食劳倦"。劳动和饮食，都是维持健康的基本条件，但饮食如果没有一定的节制，劳动没有一定的适度，就会降低机体抵抗能力，而导致疾病的发生。正如《素问·痹论》所说："饮食自倍，肠胃乃伤。"《素问·上古天真论》说："以酒为浆，以妄为常，醉以入房，以欲竭其精，以耗散其真，不知持满，不时御神，务快其心，逆于生乐，起居无节，故半百而衰。"这些描写，都有一定的现实意义。

既明确了病因，还得明确致病因素究竟是怎样作用于人体而发病的？概括说来，总不外机体阴和阳两个方面对立统一的失调。阴阳失调的原因有二，一是机体本身的功能紊乱，一是外界致病因素对机体的影响。机体本身的功能活动及其对外界致病因素的防御作用，叫作"正气"；凡通过机体而导致疾病的发生和变化的因素，叫作"邪气"。因而疾病的发生和发展，就是正气和邪气斗争的过程，就是正气不能抵抗邪气的结果。正气与邪气的矛盾斗争，中医学一向是把正气摆在主要矛盾地位的。只要机体的脏腑功能正常，气血和调，精力充沛，也就是正气强盛，邪气便无从侵入，疾病也就无从发生。《素问·上古天真论》说："精神内守，病安从来？"《素问·遗篇·刺法论》说："五疫之至，皆相染易，不相染者，正气存内，邪不可干。"都在说明这样一个道理。只有在正气虚弱，抵抗力不足时，病邪才有可能乘虚而入，导致疾病。《伤寒论》说："血弱气尽，腠理开，邪气因入。"皆足以说明正气在发病过程中的重要作用，也就是居于主导地位的。这一论点，在《灵枢·五变》篇里更是反复地举例来说明。它说："一时遇风，同时得病，其病各异，愿闻其故。曰：请论以比匠人，匠人磨斧斤砺刀，削斫材木，木之阴阳，尚有坚脆，坚者不入，脆者皮弛，至其交节，而缺斤斧焉。夫一木之中，坚脆不同，皮之厚薄，汁之多少，而各异耶；夫木之蚤花先生叶者，遇春霜烈风，则花落而叶萎；久曝大旱，则脆木薄皮者，枝条汁少而叶萎；久淫阴雨，则薄皮多汁者，皮溃而漉；卒风暴起，则刚脆之木，枝折杌伤；秋霜急风，则刚脆之木，根摇而叶落。凡此五者，各有所伤，况于人乎！"这段对话，说明了三个问题：一是疾病的因子是多种多样的，轻、重、大、小、缓、急不等。二是人各体质不同，抵抗力大小互异，因而所受病邪的浅深就不一样。三是人体正气充沛，抵抗力强，不仅可以不受病邪的侵害，甚至可以消灭病邪。这个论点，是符合辩证法思想的。体内的正气，既能决定着疾病的发生，亦关系着疾病的发展、预后、转归。因为疾病的发展、预后、转归如何？一定要取决于正邪双方力量的对比。正强邪弱，疾病就易于趋向好转或痊愈；反之，正衰邪盛，病情便将恶化，甚至死亡。这种强调人体正气的抗病作用，又不排除外界致病因素的条件学说，有力地批判了唯心论者"死生有命""鬼神致病"的迷信思想；也驳斥了片面强调外因的形而上学观点。"事物发展的根本原因，不在事物的外部而在事物的内部，在于事物内部的矛盾性。""外因是变化的条件，内因是变化的根据，外因通过内因而起作用。"只有运用唯物辩证法思想，才能更好地掌握正气与邪气的辩证关系，外因和内因的辩证关系，正确地认识和有效地防治疾病。

四、中医学的治疗观

在古代社会里，由于对疾病的认识不同，也就形成了两条根本对立的治疗路线，信巫？还是信医？

唯心论者用祈祷、祭祀、占卜、祝由等方式来求天意的宽恕，到头来，只落得"获罪于天，无所祷也"的自我解嘲，也就是在疾病面前表现出那样的无能为力。

中医学在病因学中既不承认有鬼神，在治疗学内就必然要反对巫祝。《素问·移精变气论》说："邪不能深入也，故可移精祝由而已……内至五脏骨髓，外伤空窍肌肤，小病必甚，大病必死，故祝由不能已也。意思是说，祝由所治愈的，只是些不必要治的小病；如果真是大病，祝由是不可能治好的。《灵枢·贼风》篇还进一步揭穿所谓祝由能治病的骗术说："祝由已者，其故何也？曰：先巫者因知百病之胜，先知其病所从生者，可祝而已也。"这就一针见血地凿穿了祝由治病的骗术所在，不过是巫者预先掌握了病人的实际情况进行治疗，祝由，只是一个幌子而已。所以战国时扁鹊竟批评那些"信巫不信医"的病人，是无法可治的。

中医学既反对巫祝，就只能唯物地与疾病进行斗争，积极地进行治疗，战而胜之。《灵枢·九针十二原》篇说："五脏之有疾也，譬犹刺也，犹污也，犹结也，犹闭也。刺虽久，犹可拔也；污虽久，犹可雪也；结虽久，犹可解也；闭虽久，犹可决也。或言久病之不可取者，非其说也。夫善用针者，取其疾也，犹拔刺也，犹雪污也，犹解结也，犹决闭也，疾虽久，犹可毕也，言不可治者，未得其术也。"这是多么积极的唯物主义思想，亦充分体现出它们对待疾病的辩证法。人们对于疾病，总是可以逐渐认识和征服的，也就是说没有不可认识和征服的疾病。然而目前确是有许多还没有认识的疾病和较好的治疗方法，这是"未得其术"的问题。通过实践、认识，再实践、再认识，终归有得其术的一天。现在还有对某些病无所作为时，竟提出"不治之症"的谬论，是违反唯物辩证法精神的。

究竟用什么方法来征服疾病？中医学早在两千多年前，便总结出治疗疾病的几个法则。

首先是：治未病。《素问·四气调神大论》说："不治已病，治未病；不治已乱，治未乱。病已成而后药之，乱已成而后治之，譬犹渴而穿井，斗而铸锥，不亦晚乎！"所谓"不治已病"，就是不要等到已病才治，这一思想是积极的，也就是无病先防的意思。尽管它们受到当时科学水平的限制，但如华佗提倡"人体欲得劳动"来防病，并形象地说："流水不腐，户枢不蠹。"它们还从改水、易火、杀虫几个方面来搞好环境卫生。《素问遗篇·刺法论》中载有"入于疫室"以避染疫和用"小金丹"来防治疫病。宋代便开始用人痘接种法以防天花，都是很积极的，也是行之有效的。

治未病，还包括一种"既病防变"的观点。已经病了，就要争取早期治疗，防止疾病的发展与传变。《素问·阴阳应象大论》说："善治者，治皮毛，其次治肌肤，其次治筋脉，其次治六腑，其次治五脏。治五脏者，半死半生也。"这就说明了如果不从全面看问题，不具"杜渐防微"的思想，不做出及时处理，病变就会逐步深入，由表及里，由轻而重，由简单到复杂。因此，在防治疾病过程中，必须要掌握疾病发生、发展的规律及其传变途径，做到早期诊断，有效的治疗。所以《金匮要略·脏腑经络先后病脉证》篇具体地举例说："见肝之病，知肝传脾，当先实脾。"肝脏和脾脏无论在生理与病理上，它们相互影响的关系，都是很密切的。肝病了有可能影响脾病，因而在脾还未受到影响之前，便当首先考虑到如何使脾不受影响的问题。当然这并不是绝对的，故下文接着说："脾旺不受邪，即勿补之。"病与未病是一对矛盾，某一部分发生了病变，它将影响到没有病变的另一部分。因此在治疗时既要解决好已病部分的矛盾，也要解决已病和未病的矛盾，这才符合全面看问题的方法。

其次，明标本。标和本，是一个相对的概念，随着具体疾病，具体病人而各有不同。以病因而论，引起疾病发生的原因是本，各种临床表现为标；以正邪关系而论，正气是本，邪气为标；以病位而论，原发病变部位是本，继发病变部位为标；以症状本身而论，原发症状是本，继发症状为标；以疾病的新旧而论，旧病是本，新病为标。于此可见，一切错综复杂的病变，都可以分析其为标为体，标是次要的，本是主要的，明确了标本的问题，也就分清了主要和次要的问题。疾病的发展和变化，特别是较复杂的疾病，往往存在着多种矛盾，其中必然有主要矛盾和次要矛盾，主要矛盾是本，次要矛盾是标。《素问·阴阳应象大论》说"治病必求于本"，就是说治病要抓主要矛盾。所以《素问·标本病传论》《灵枢·病本》都一再说明这个道理。它说："先病而后逆者治其本，先逆而后病者治其本，先寒而后生病者治其本，先病而后生寒者治其本，先热而后生病者治其本，先热而后生中满者治其标，先病而后泄者治其本，先泄而后生他病者治其本，必且调之，乃治其病。先病而后生中满者治其标，先中满而后烦心者治其本，小大不利治其标，小大利治其本，先小大不利而后生病者治其本。"说明治病十之八九均当治本，惟中满、小大便不利二者可以治标，因两症为危急之候，虽属标病，亦当先治，所谓"急则治其标"也。若病非危急，仍得治本，解决主要矛盾，因此，明辨标本，在辨证论治中，是分清疾病的标本缓急，是抓主要矛盾，解决主要问题的一个重要法则，标本不明，便是主次不分，便不可能取得较好的疗效。

第三，辨逆从。逆治与从治，也是一种辩证的关系。一定要以病情的真假为标准。无论是寒证、热证、虚证、实证，它都是表里如一，体征明确，而无任何模糊不清，或模棱两可的情况时，病情真确，则为"真证"，便当逆其病势而治之，这是逆治法。如《素问·至真要大论》所说："散者收之，抑者散之，燥者润之，急者缓之，坚者软之，脆者坚之，衰者补之，强者泻之，高者抑之，下者举之，客者除之，劳者温之，结者散之，留者攻之，损者温之。"这种种方法，都属于逆病势而治的逆治法。收与散相逆，散与抑相逆，润与燥相逆，缓与急相逆，软与坚相逆，坚与脆相逆，补与衰相逆，

任启林 医学全集

泻与强相逆，抑与高相逆，举与下相逆，除与客相逆，温与劳相逆，散与结相逆，攻与留相逆，温与损相逆。通过这种种与病势相逆的治疗方法，矫正其由病因作用所发生的病理变化，而达到恢复机体生理正常的目的。但有些比较复杂的病变，内在的病理变化，与反映出来的症状颇不一致，如："阴盛格阳"的真寒假热证；"阳盛格阴"的真热假寒证；脾虚不运而腹胀的真虚假实证；饮食积聚而腹泻的真实假虚证，表里极不一致，似虚而实实，似实而实虚，便应当透过现象，认清本质，从其本质而治疗。如内真寒而外假热的，便置其假热之象不顾，用热药以散其真寒；内真热而外假寒，便置其假寒之象不顾，用寒药以清其真热；真虚假实证，便置其假实之象不顾，用补药以益其真虚；真实假虚证，便置其假虚之象不顾，用攻药以泻其真实。《素问·至真要大论》说："热因热用，寒因寒用，塞因塞用，通因通用。"即症有热象而用热药，症有寒象而用寒药，症有虚象而用泻药，症有实象而用补药，这就叫作"从治法"，言其方药的功用与症状的表现是相同的，便名之曰"从"。《素问·至真要大论》又说："逆者正治，从者反治，必伏其所主，而先其所因，可使气和，可使必已。"说明无论用逆治法或从治法，要想达到"伏其所主"的目的，必须具有辨识"先其所因"的本领才行。因此说，无论用逆治法或从治法，都是针对着病因来治疗的。

第四，识同异。同中有异，异中有同，这一辩证法思想，在中医学的治法中亦是较突出的。《素问·五常政大论》说："西北之气，散而寒之；东南之气，收而温之，所谓同病异治也。"同一疾病，由于病因病理以及发展阶段的不同，便得采用不同的治法，例如同一感冒病，由于有风寒证与风热证的不同病因和病理，治疗就有辛温解表与辛凉解表的各异。甚至同一风寒证，由于季节、地域、体质种种的不同，还需要具体分析，区别对待，不同情况，不同处理。《素问·异法方宜论》说："杂合以治，各得其宜，故治所以异，而病皆愈者，得病之情，知治之大体也。"由于医学科学的不断发展，实践经验的不断累积，后来竟发现异病亦可以同治，也就是在不同之中去求同。因为有些不同的疾病，由于病因病理相同，或处于同一性质的病变阶段，便可以采用相同的治疗方法。如《伤寒论》中的桂枝加厚朴杏子汤，既治喘家的太阳中风证，又治太阳病误下后的微喘症。喘家的喘是宿疾，下后之喘是新病，但都有太阳中风证，都有里气上逆的病变，便可以用一个方剂来治疗。又如慢性痢疾、慢性腹泻、肛门脱肛、内脏下垂等，往往都是由于气虚下陷所致的，便都可以用一个益气升提的方法来取得疗效。又如：失眠、心悸、妇女月经不调等不同的病，病变过程中都处于心脾两虚的同一性质阶段时，用一个补益心脾的方法，也同样能取得较满意的疗效。无论是同病异治，或异病同治，都是符合"透过现象看本质""具体问题，具体分析"辩证法的精神的。

结　　语

从以上几个方面看来，中医学中所存在的朴素的唯物辩证法思想是十分明显的。它在长时期的封建社会的成长中，之所以能运用这一思想作为指导，是和它经过长时期医疗实践是分不开的。正由它不断实践，不断认识，不断提高，所以它终于随着社会的发展，逐渐成长起来，竟蔚成我国医药学一个伟大的宝库，时至今日，仍具有"应当努力发掘，加以提高"的巨大价值。

但无可讳言，在历史发展的长河中，它亦受到一些唯心主义的天命论、先验论的影响，最典型的例子是，汉代董仲舒露骨地宣扬"人受命于天"，"命者，天之命也"的唯心论，而《素问·宝命全形论》中亦有"人生于地，悬命于天，知万物者谓之天子"这一类的谬说。董仲舒还大吹其反动的"天人合一"，胡说天有什么，人便有什么等。而《灵枢·邪客》篇亦有"人之肢节应天地""人之合于天道"等邪说。最恶毒的是董仲舒"性三品论"，把人分作由上天生的贵贱贤愚三等，为他的反动政治路线服务，而《灵枢·通天》篇也把人分作五等，《阴阳二十五人》篇又在五等分人的基础上，发展为"五五二十五人"，可说是与医学毫不相干的东西，这些内容，对中医学的发展，是起到一定的桎梏作用的，但历代绝大多数医家都认为是糟粕而予以扬弃，今天我们更应当给以严肃的批判。

但是，我们继承祖国的中医学，必须区分其中的精华与糟粕，主流和非主流。其具有朴素的唯物辩证法部分，是中医学的精华，是它在不断发展的主流。至其中受到唯心论影响的一小部分，当然是糟粕，但毕竟是非主流的。如果像某些民族虚无主义者那样，对中医学一概否定，实际上就是否定人民群众对中医学的贡献，割断历史。毛主席教导我们："清理古代文化的发展过程，剔除其封建性的糟粕，吸收其民主性的精华，是发展民族新文化，提高民族自信心的必要条件，但是决不能无批判的兼收并蓄。"

所以我们在肯定中医学中所存在的朴素的唯物辩证法的同时，必须要具有一分为二的观点，既要肯定其伟大的成就，也要指出其历史的局限性。我们分析中医学的理论，究竟是唯物的还是唯心的？只有通过实践的检验，才能有力的说明它。我们说中医学理论的指导思想主要是朴素的唯物辩证法，是从生理、病理、治疗各方面都通过医疗实践而得出的结论。今天我们还要不断地通过医疗实践来提高它，努力本着"古为今用""推陈出新"的精神，使这丰富多彩的中医学，充分为当前的社会主义建设服务，并逐渐与西医学结合起来，发展成为我国独具的新医药学。

道经千载更光辉

——从科学的发展看中医理论

（原载《浙江中医杂志》1980 年第 3 期）

中医学是一门科学，它不仅有数千年丰富的临床实践经验，而且有完整的理论。这些理论，不但当前仍有效地指导临床实践，而且随着自然科学的发展，更加显示出它的价值。

一、从世界传统医学来看中医理论

世界上一切民族都有着他们各自独特的医学。有的业已由千百年的实践总结上升为理论，有的则仍旧停留在民间医学或经验医学阶段。这些传统医学可大致分为亚洲系统、阿拉伯系统、欧美系统、非洲系统与南美系统，祖国医学是亚洲系统里面的一个分支。尽管某些民族的传统医学中也有一定的理论，但是由于存在着缺陷，多已濒于灭亡。只有祖国医学的理论，在漫长的历史发展过程中，一直起着指导临床的作用。这说明祖国医学理论存在着强大的生命力，与其他传统医学相比处于领先地位。

联合国世界卫生组织 1977 年 11 月在瑞士日内瓦召开的"促进与发展传统医学会议"上提出，传统医学"已证明是有效的，有实用价值的，应给予正式承认，并促进其发展"；最近，该组织又宣布肯定针灸疗法，并规定了针灸治疗十余种疾病。在这方面，中国医学对世界医学做出贡献，是责无旁贷的。

二、从"气"化学说来看中医理论

在祖国医学理论中，对"气血"极为重视，特别对"气"。涵义很广，既包括从自然界中吸入的大气，又包含人体内部的元气、阴气、阳气、营卫之气等。历来均对这个"气"提出疑问，究竟它是一种物质呢？还是一种虚无缥缈的想象呢？

中国古代的气化学说，认为世界万物均由"气"构成。如《类经》中提到"生化之道，以气为本。天地万物，莫不由之……人之有生，全赖此气"，《素问·天元纪大论》也说"在天为气，在地成形，形气相感而化生万物矣"。很清楚，古代医家把气看成是一切物质的基础，自然也就把气看成是物质。物质是否连续，是哲学史的一个有争论的问题。北宋时代的张载于《张子正蒙·太和》中写道"气之聚散于太虚，犹冰凝释于水，知太虚即气，则无'无'"。他把气看成是水那样的连续形态物质，并提出太虚无"无"，即没有一无所有的空间。《素问·阴阳应象大论》里提到的"阴阳者，天地之道也，万物之纲纪，变化之父母，生杀之本始……治病必求于本"，张景岳注为"人之疾病，皆不外阴阳二气"，把人的生死、疾病均归结于"气"。所以，中国古代的朴素唯物主义者把物质当成是连续的"气"与不连续的"形"的统一，并把祖国医学的基本理论建立在朴素唯物主义的基础上。

英国著名学者李约瑟于《中国科学技术史》中曾提到一个传教士丁韪良有过猜测，认为中国的气化学说曾传至欧洲，可能影响狄卡儿提出的以太学说的形成。尽管仅为猜测，但也说明中国在这方面的认识早于西方。

三、从阴阳学说来看中医理论

阴阳的概念产生于殷周时代，人们根据自然界的一些现象为成双、成对的，故用阴阳这一对立统一的观点来解释客观事物。周代伯阳父曾提出"阴伏而不能出，阳迫而不能烝，于是有地震"（《国语》），在当时鬼神占统治地位的时代，人们就用阴阳变化来解释地震，说明它的朴素唯物主义的内容。但是同一个伯阳父根据有地震推测"国必亡"，这就是说明阴阳学说可以为唯物论者，也可以为唯心论者所利用。唯物主义者把阴阳的对立统一看成客观存在，如荀子《礼论》："天地合而万物生，阴阳接而变化起。"《洪范传》"阴阳代谢……不召而自来"等，祖国医学接过这一观点，将阴阳学说作为中医的基本理论之一，运用于自然界和人体生理、病理等各方面，这是科学史上的必然现象。中医理论中的阴阳概念，并非单纯的说理工具，而已赋予具有医学特征的丰富含蕴。如明代张景岳在解释"阴阳者，天地之道也"时说"道者，阴阳之理也，阴阳者，一分为二也"，清楚地阐明了朴素的唯物观点与辩证观点。"阴平阳秘，精神乃治"说的是阴阳平衡是维持正常生理的根本。"阴胜则阳病，阳胜则阴病"，张景岳注"阴阳不和，则有胜有亏，故皆能为病"，说的是阴阳不平衡是产生疾病之原因。《至真要大论》中的"阳病治阴，阴病治阳"，张景岳注"阳胜者，阴必病；阴胜者，阳必病"，说的是在治疗疾病时要恢复阴阳之间的平衡，在祖国医学中，阴阳又是相互转化的。《阴阳应象大论》中说"重寒则热，重热则寒""重阴必阳，重阳必阴"，以及《金匮真言论》"阴阳之中复有阴阳"等等。这些"阴阳"，在中医实践中均有其特定的、具体的概念，且包涵合理的辩证法基础。一个自然科学的理论，如果没有正确的认识论和方法论作为依据，是很难存在下去的。中医阴阳理论是基于上述基础，因此，至今几千年而不衰；对比之下，古代西方医学是由唯心的"灵气论"为依据，结果，被后来的近代医学理论所代替。

随着科学的发展，证实阴阳学说的科学依据愈来愈多，人们已经能够从细胞水平与分子生物学水平来证实其科学性。

1. 细胞水平　中医认为阴阳平衡则健康，阴阳不平衡则得病。也许有人认为，千变万化的生理、病理变化，归结为两个对立体的矛盾与统一，似乎过分简单，但是，近代生理科学的发展，似乎越来越说明中医这一古老学说存在着科学的根据。20世纪40年代，塞里提出疾病的产生，系致病因子刺激垂体前叶，分泌促肾上腺皮质激素，使肾上腺皮质分泌相互对立的亲炎激素（醋酸去氧皮质酮）与抗炎激素（考的松），由于这两种激素的分泌量的不同而引起机体的变化，这一对矛盾对立物质的盛衰变化，正好与阴阳学说提出的四种情况（阴平阳秘、阳盛阴虚，阴盛阳虚、阴阳两虚）相符。但是不要忘记，中医的阴阳学说出现于公元前，而塞里学说是20世纪40年代的后期，相差几千年。

2. 分子水平 1973年古德伯采用阴阳学说来解释细胞内环磷酸腺苷（cAMP）与环磷酸鸟苷（cGMP）之间的作用与关系。因为环磷酸腺苷与环磷酸鸟苷在细胞内的浓度是相关的，其浓度变化则相反，两者在不同细胞内起不同作用，且作用相反，他认为这种矛盾的对立统一与阴阳学说有相似之处。

四、从脏腑学说来看中医理论

祖国医学根据脏象学说来说明一些生理现象与病理变化，这学说的中心内容为心、肺、脾、肝、肾五脏。这五个脏器从解剖来看，与西医所说的心、肺、胃、肠、肝、肾诸器官相近，但不能画等号，如心可能包括脑等。从功能来看，中医的任何一脏具有多种生理功能，而西医的一个器官多数仅有一种功能。过去有人认为中医的一个脏有多种功能是中医的特点而非中医的优点，因为不能被现代科学所支持。但是，近年的科学发展已使人们认识到一种器官仅有一种功能的观点是错误的；相反，一种器官具有多种功能却是正确的，如对肺、肾等研究的发展，为中医的脏腑学说提供了物质基础。国外的一些实验研究业已直接或间接证实了中医脏腑学说中的其他一些问题。如中医认为"肝开窍于目"（中医的肝，实际包括胰腺在内），即眼的病变可与肝有一定关系。1977年美国佛罗里达大学医学院道森等对23个胰腺炎患者进行视力测验，发现视网膜均异常，视觉对黑暗的适应力特别差，他们开始认为可能与维生素A缺乏有关，但发现有的病人的维生素A含量正常，值得注意的是，一些病人用胰腺酶治疗后，视网膜的功能改善。这有助于说明中医"肝开窍于目"的观点是有道理的。"肾开窍于耳"的问题，1976年美国明尼苏达大学的奎克提出肾病可有某种程度的听觉丧失，自 1968 年 7 月至 1975 年 12 月，他发现 602 个透析与肾移植病人中 107 人有听觉丧失。他还发现一些病可同时影响肾与耳，如奥尔伯特氏病就是遗传性肾炎，这种病人有着进行性耳聋。为什么肾与耳发生联系呢？奎克提出三个方面：①在电子显微镜下此二器官的组织相似，如耳蜗管外壁的血管纹与肾小球均为有血管的上皮膜，肾小管与血管纹的结构也近似；②在生理上，耳蜗管与肾均可在一定程度上调整淋巴与血的化学组成与电解质组成；③在免疫学方面，耳蜗管与肾在抗原方面有免疫学的联系，故听觉减退可能与免疫因素有关。对今后研究这方面问题可能有参考意义。

五、从病因学说来看中医理论

中医历来在发病方面，特别强调内因，认为"邪之所凑，其气必虚"。但是这个"虚"的物质基础究竟是什么？由于历史条件的限制一直未能作出确切的说明。过去西医在病因方面，对外因比较重视。现在也非常注意内因，以肿瘤为例，肿瘤的病因虽然尚未完全确定，但一般认为，80% ~ 90% 左右的恶性肿瘤是由化学物质或病毒引起的。目前在研究肿瘤病因方面，已注意到遗传因素（可看作为中医的内因）之间的关系，并已有着很多证据。再如，中医对于精神情绪与某些疾病发病的关系十分重视，国外现在也很注意，如美国已拨款对精神与疾病的关系进行研究，新的学科如心理生物学等已相继产生。

六、从系统论来看中医理论

在中医理论中很杰出的是统一整体观，它认为各脏器存在于体内，既各自独立成为整体，又相互依存，相互制约，每个脏和腑对于全身各个局部的组织或器官，又是互为联系而休戚相关的，假使某一器官发生了病变，它必然影响到其他器官。如肝脏发生了气血失调的现象，它会影响到眼睛的视力，还会影响到消化系统的不正常，甚至影响到情绪易于激动等。其他脏器亦往往如此。所以在临床治疗时，通过诊察辨证，如果知其所患视力、情志、消

卷十一　医论文集

医理讨论

6147

化不良各方面的病症，都是由肝所引起，便都可以通过治肝而获得疗效。不仅人体本身是个整体，人和自然界亦具有密切相关的联系，所以人类必须认识自然，掌握自然，进而改造自然。这一思想在《内经》有关篇章中亦是反映得比较突出的，如《上古天真论》说"提挈天地，把握阴阳"，《玉版》篇说"人者天地之镇也"，都具有这样的含义。

本世纪出现的普通系统论可用于阐明祖国医学中的整体性的理论。因为系统论中最基本的概念就是整体观念，它强调研究事物要从整体着眼。它把具有一定结构关系的整体叫作系统，而此系统本身又可成为它所从属的更大系统的组成部分。中医认为天人相应与人体本身是个小天地的整体观点在普通系统学方面获得了证明。

七、从控制论来看中医理论

现代医学对人体的研究已由人体各系统、器官、组织、细胞达到亚细胞或分子水平，对揭示人体生命活动的规律做出巨大贡献。但是，由于解剖学、生物化学、组织学等研究方法，均不同程度干扰人体正常的生命活动，割裂了人体局部与整体的紧密联系，不能精确反映生命活动的客观过程，造成了局限性与误差。控制论与过去的单纯采用分析方法的科学不同，比较重视从整体联系的角度来认识对象。如其中的黑箱理论突破了以往采用分析方法的局限性，用所谓"不打开黑箱"研究系统的方法，从综合的角度为人们提供一条认识事物的重要途径。与西医体系不同的祖国医学，是一种不打开黑箱来调节控制人体的医学理论体系。祖国医学的特点之一就是辨证论治，而辨证论治中的受控量或被调查量基本上只限于症状变量系统，此系统在被调查过程中可于不干扰人体正常生命活动的情况下进行。所以，祖国医学的辨证论治与控制论中的黑箱理论在方法论上是相似的，但由于历史条件的限制，不够完善精确。

八、从治疗效果来看中医理论

中医对疾病和治疗的认识，尤具有辩证法和唯物观。认为病因总是可以认识的，因而疾病总是可以治疗的，如《内经》说："五脏之有疾也，譬犹刺也，犹污也，犹结也，犹闭也。刺虽久，犹可拔也，污虽久犹可雪也，结虽久犹可解也，闭虽久犹可决也，或言久病之不可取者，非其说也。夫善用针者，取其疾也，犹拔刺也，犹雪污也，犹解结也，犹决闭也，疾虽久犹可毕也。言不可治者，未得其术也。"这是多么积极的唯物主义思想，也充分体现出它们对待疾病的辩证法。人们对于疾病总是可以逐渐认识和征服它，也就是说没有不可认识和征服的疾病，目前尽管有许多还没有认识的疾病和较好的治疗方法，这是"未得其术"的问题。通过实践、认识、再实践、再认识，终归有"得其术"的一天。中医在临床上之所以能取得较好的疗效，特别是对一些所谓疑难病、不治之症的取效，都是在这些理论的指导之下而取得的。中医运用其理论于临床，往往能取得预期的效果，这就是科学的真理，难道能指导实践和经受实践检验的理论，还不足以成为理论吗？毛泽东同志说过："许多自然科学理论之所以被称为真理，不但在于自然科学家们创立这些学说的时候，而且在于为而后的科学实践所证实的时候。"我们认为中医理论应该肯定的，也是指它能取得临床验证的部分，而不是盲目肯定一切中医理论。

据上所述，祖国医学这门科学，从理论上或是在方法论方面都有着一定的科学性。但是，时至今日，无论对中医理论或实践方面，还有着一些分歧的看法。众所周知，实践是科学争鸣的最后裁判。中西医学是在不同历史条件下发展起来的，分别受到当时当地的社会环境、哲学思想、经济生产、科学技术的影响形成不同的理论体系，从不同的侧面反映出人体生命活动的客观规律。但两者的研究对象均为人体，没有理由不能统一，中西医结合，是从理论到实践统一两种对人体的不同认识的大问题，有人提出这与物理学上延续数百年的光是波动说还是粒子说之争有些近似，粒子说企图将波动性完全归结为粒子，而波动说则企图以波动来说明粒子的形成。直到本世纪，才从方法论的角度，认识到光的波动与粒子是人们根据不同实验手段的实验对同一客观事实提出的两个模型，随着两者的统一，产生一门与经典物理完全不同的物理学——量子力学。因此，我们相信，根据前面所述的几点，在重视中医理论，阐明中医理论的基础上，结合现代科学，有可能产生质的飞跃，实现中西医结合与创立新医药学派。

（编者按：此文为任应秋与杨维益共同署名之作）

略谈辨证与辨病

（原载《湖南中医学院学报》1980 年第 7 期）

由于近年来搞中西医结合，有人提出中医的"辨证"应与西医的"辨病"结合起来，乍听之，好像很有道理，但仔细一想又没有太多的道理。这种提法的思想根源是认为中医"只辨证不辨病"。西医辨不辨证我不太了解，若说中医不辨病那是不对的。

中医学的辨证，主要就是在辨病的基础上提出来的。例如《伤寒论》的"辨太阳病脉证并治法""辨阳明病脉证并治法""辨少阳病脉证并治法"，《金匮要略方论》同样是"病脉证治"并提的。中医学的"辨证"就是要辨识某一疾病的证候，辨证的目的在于认识疾病、治疗疾病。所辨的"证"，就是某一具体疾病的证候，而不是别的什么证。这说明中医学并不是只辨证而不辨病的，又有什么结合之可言呢？从中西两个不同医学的角度来说，两个疾病的概念是不一样的。现代医学确诊的疾病，如果要用中药治疗，还要以传统的辨证方法为主导，一时尚难于做到结合。试举一病一症的例子来说明这个问题。

"痢疾"，无论中医或西医都认为是一个独立的疾病，其主要鉴别诊断症状主要有三方面：粪便、腹痛、体温。辨"粪便"，最初一日有数次软性腹泻便，逐渐次数增加，混有黏液、血液或脓，有时散发出强烈之恶臭，便数虽甚多，但一次之量并不多；辨"腹痛"，尤以排便前沿降结肠及横结肠发生疼痛，排便后有强烈之里急后重感，有时全腹部尤以脐部感觉疼痛，腹部陷没，于降结肠特别是乙状结肠部，可触知压痛性索状物；辨"体温"，多数不过仅有轻度之上升，间亦有高热者。由此，一般根据其频回之腹泻、黏血便、里急后重、降结肠尤其左髂凹之压痛性肿胀等，即可诊断为"痢疾"，其中的辨粪便最为主要的。现代医学是根据细菌学及血清学的检查来做确诊"痢疾"。中医学以西医之检查结果不能指导治疗，惟重视对"粪便"的观察来进行辨证，由此分为赤痢、白痢二类。中医学认为，"白痢"为气分受邪，初起即里急后重者，为湿热凝滞也；若粪便色如豆汁者，脾经湿盛也；若粪便质如鱼脑、鼻涕、冻胶者，脾虚冷痢也；若粪便带有白脓，并须努责而后出者，气与热结也；若粪便如屋漏水、尘腐色者，元气惫甚也。中医学认为，"赤痢"为血分受邪，若粪便带血，血色鲜浓紫厚者，热邪盛也；若纯下清血而脉弦者，风邪盛也；若粪便血色紫暗，服凉药而益甚者，寒湿证也；若粪便血色稀淡，或如玛瑙色者，阳虚不能制也。其他痢疾，若粪便为杂色，凡深黄而秽臭者，热证也；浅黄色淡，不甚臭或兼腥馊气味者，寒证也；若粪便色黑浓厚而大臭者，火证也；若粪便黑而深色者，瘀血也；若粪便青黑而腥薄者，肝肾败腐之色也。再分析其"腹痛"的情况：如腹痛拒按喜冷，必有热有积；腹痛喜按好温，多为寒为虚。又其次观其"体温"之有无：如发热者，非挟表邪，即为里证；又有虚实之分，阴伤而发热者，虚也；热毒熏蒸者，实也。再结合患者之"体质"，"脉搏"之盛衰，"舌苔"之厚薄等，综合分析之，其为寒、为热、属虚、属实的证候便不难分辨清楚了。这就是中医学在明确疾病的基础上所进行的辨证。

又如"头痛"，这是一个症状，而不是独立的疾病，头痛可以出现在外感、内伤等许多疾病中。临床上常见"头痛"的症状表现得非常突出，但究竟是什么病的头痛，现代医学还诊断不清楚，但中医学却可以用辨证的方法来进行治疗。一般从"头痛的部位""头痛的程度和特点""头痛伴有的脉症"三个方面分辨。头痛的部位：两额角或后项痛属太阳，两侧耳前发际痛属少阳，前额间痛甚连目齿属阳明，颠顶痛属厥阴，眉尖后近发际名鱼尾痛属血虚，偏左侧痛多属血分，偏右侧痛多属气分。头痛的程度和特点：卒痛而如破如裂无有休止者，为外感；来势缓而时作时止者，为内伤；痛而左右相移者，为风火激动痰湿之证；头痛起核块或响如雷鸣者，为风邪阻遏经气。头痛伴有的脉症：头痛而恶风寒，脉浮紧，邪伤太阳经也；头痛而往来寒热，脉弦细，邪伤少阳也；头痛而伴有自汗、发热、不恶寒，脉浮长实，邪在阳明也；头痛而伴有体重，脉沉缓，太阴寒湿也；头痛而足寒、气逆，脉沉细，寒伤少阴也；头痛而抽掣、恶风或兼自汗，风证也；头痛而伴有心烦、恶热、口干，脉数者，热证也；头痛而绌急，伴有恶寒、战栗，寒证也；头痛而昏重，伴有眩晕、欲吐，痰证也；头痛而伴有汗出、发热，脉虚者，暑证也；头痛而伴有肢沉，天阴转甚，湿证也；头痛遇劳尤甚，伴有耳鸣、倦怠，其痛多在清晨，气虚也；头痛连鱼尾，其痛不甚，多在日暮，血虚也；头、心换痛，伴有腹胀、呕吐，经滞气逆也；头痛而伴有胸中痞满、嗳腐、吞酸，伤食也；

头痛而目昏，伴有二便秘涩，脉紧小，风火郁滞也。以上系以"头痛"为主症的辨证。若头痛不是主症而另有其他主症者，便不必治头痛，只要主症去"头痛"自愈。例如：头痛、发热、汗出、恶风、脉浮缓的"中风表虚证"，这里的"头痛"便不是主症，只要表邪一解，头痛自愈，所以"桂枝汤"并无止头痛之专药，而风邪既去"头痛"便止了。

要之，"疾病"的概念，中西医截然不同。现代医学所称的"病"大多数取决于病原体，如"结核病""钩虫病"之类；或者是就某种特殊病变的病灶而命名，如"心肌炎""肺气肿"之类；或者是就生理上的某种病变而命名，如"糖尿病""脂肪肝"之类。总之，现代医学的病名，必取决于物理诊断和实验诊断等，是比较具体的，但局限性很大。中医学的病名，或从病因的性质而命名，如"伤风""伤暑"之类；或以突出的症状而命名，如"腹泻""吐血"之类；或以病机的所在而命名，如"肝气不舒""胃气不和"之类。虽然比较抽象，但却是从整体观出发的，局限性比较少。因此，中西医所诊断的疾病多数是对照不起来的，如中西医都有"伤寒"，都有"痢疾"，都有"疟疾"，病名虽相同，两者的概念是大不相同的，不能混为一谈。

中医学治疗经过现代医学诊断的一些疾病，如"肝炎""肾炎""支气管哮喘""再生障碍性贫血"等，并不是依据现代医学的诊断指标来进行的（只可作参考），还是按照中医学"辨证论治"的办法，抓住其最主要的脉症，经过分析，辨识其为某种性质的证候，针对"证"进行治疗，往往能取得较满意的疗效。相反，如果考虑现代医学的诊断，反而无从立法治疗了。例如再生障碍性贫血，其实验室的血象显示，红细胞、白细胞、血红素、血小板，皆显著减少，而无再生现象，甚至完全不见有核红细胞、多染性红细胞等，中医学用什么方药针对着这种血象来进行治疗呢？不能。只有针对着患者所表现出的四肢厥冷、盗汗、消瘦、面色白、唇干、舌淡嫩、消化不良、脉细弱无力、睡眠不好等一系列的精气两虚证候，用益气养精法，如"归脾汤""补中益气"合"六味丸"之类，反而可取得一些疗效。这就是中医学辨证论治的关键所在。

由此看来，中医学治病，不管是已知的疾病和未知的疾病，"辨证"始终是主要的，放弃了"辨证"，就谈不到"论治"了。"辨证"不够准确，

"论治"的疗效必然不会很好。"辨证"之所以能"论治"，就在于根据患者的体征及其所表现的种种症状，经过综合分析，辨知其为表、里、寒、热、虚、实中的某一种证候，这证候足以反映机体病变的实质，抓住了病变的实质，当然就有进行治疗的依据了。徐大椿说："凡一病必有数症，有病同症异者，有症同病异者，有症与病相因者，有症与病不相因者盖合之则曰病，分之则曰症。""同此一症，因不同，用药亦异，变化无穷。""当每症究其缘由，详其情状，辨其异同，审其真伪，然后遍考方书本草，详求治法，应手辄愈，不知者以为神奇，其实皆有成法也。"（《医学源流论·知病必先知症论》）徐大椿所说的症，即是症状表现，而不是证候。所谓"辨其异同、审其真伪"，这接近于证候了。中医学始终认为，症状虽然复杂，但是有规律可循，总不外六淫、七情、脏腑、经络、气血几个方面的表现，根据这些表现，从而分辨其为在表、在里、为寒、为热、属虚、属实、是假、是真，证候的真象必然就大白了。因此说，从复杂的症状辨识而为证候，这是中医辨证的方法，无论治疗已明确诊断的疾病或未明确诊断的疾病，都应如此，没有例外。

中医理论整理研究规划
（1981 — 1990 草案）

（1980 年 10 月 22 日）

中医学是我国民族文化科学宝库之重要组成部分，它具有独特的、完整的理论体系。数千年来，中医学理论始终有效地指导着我国历代医家的临床实践，并在实践中不断地发展和提高，显示出其强大的生命力。

中医学理论丰富多彩，其可贵的科学内容，广泛分散地存在于浩瀚的医学典籍和其他有关文献之中。建国三十年来，中医工作虽然取得一定的成绩，但对于中医学丰富的科学理论，一直没有受到足够的重视，很少有人进行系统的整理研究。

今年三月，全国中医和中西医结合工作会议上已经明确："中医、西医、中西医结合这三支力量，都要大力发展，并将长期并存。"这一正确方针，为中医工作其中也包括中医科学的发展，指出了明确的方向，提供了可靠的保证。

中医学同其他科学一样，有其固有的发展规律，它必须沿着自身发展的道路前进。目前，当务之急是必须动员全国中医的力量，组成一支坚强的科技队伍，大力开展以经典和名家著作为基础，以中医基础理论为中心，以促进中医学自身的理论发展，实现中医学现代化打好基础为目的的中医理论整理研究工作。现特制订十年整理研究规划如下。

一、整理、研究的任务

1. 文献整理研究　包括基础理论和临床各科两部分任务。基础理论部分包括：阴阳学说、五行学说、藏象学说、经络学说、病因学说、病机学说、辨证学说、本草学说、方剂学说等。

临床各科部分包括：内科、妇科、儿科、外科、伤科、肛肠科、眼科、咽喉科、口齿科、针灸科、按摩科等。

2. 专题研究　主要的研究项目有：整体观念，气血学说，气化学说，运气学说，气功学说，营卫学说，精、气、神理论，命门学说，三焦学说，养生学，老年病学，子午流注，灵龟八法等。

3. 医籍校勘编纂　以经典和名家著作（尤其是绝版、孤版书）为主，有计划地按照丛书编类方法，分医经、伤寒、金匮、温病、脉法、方剂、本草、内科、妇科、儿科、外科、眼科、喉科、伤科、针灸、推拿、气功、全书、类书、名著，其他等等一类，各选其有代表性的重要著作进行校勘或编纂，可定名为中医学丛书。

4. 临床诊疗学理论　从理论整理的角度，主要地对诸种辨证论治理论如：八纲辨证、脏腑辨证、六经辨证、卫气营血辨证、三焦辨证、气血津液辨证、病因辨证以及诊法理论、治则理论，进行具体的整理研究。

二、基本研究方法

通过搜集资料、文献整理、校勘图书为基本方法，对中医理论进行全面的、系统的综合分析，以期形成一个更加系统化的理论体系。整理和总结过程中，要注意发现规律。文献整理的方法，主要是按照各个系统或各个学科，分别搜集资料，经过选择，进行编辑，使其条理化、系统化，以期能较全面地反映出独特的，完整的中医理论体系。

专题研究的方法是，根据各专题已掌握的理论和临床资料，有目的地对某一理论进行综合分析，形成有论据、有逻辑、有发挥的专题论文或专题著作。医籍校勘、编纂的方法是，每一种书，先选择较好版本为蓝本，再根据有关版本或文献，将其所有错简传讹的文字，一一予以校正；对某些丛书、全书，亦可根据有关著述和文献进行编纂。书前要写全书的提要，书后应编制易于检查的索引。

临床诊疗理论的整理研究方法，主要是通过望、闻、问、切，进行辨证论治，每一个病证都总结出理法方药的一套规律来。现代医学的诊断和检验，可供作判断疗效的参考。

三、主要的措施

中华全国中医学会成立中医理论研究委员会。中医理论研究委员会下设文献整理、专题研究、医籍校勘、临床理论四个研究组，分别对各项任务进行组织和技术指导工作。各省、市、自治区，亦可成立相应的组织，设专人分管此项工作。

各组研究工作中所需要的图书资料，基本上由承担单位自行解决；必要的经费请有关主管部门统筹安排，研究委员会在必要时亦可以协助解决。

规划任务分配后，要逐年检查进展情况，适时总结经验，及时解决存在的问题。每年选择工作进展较好的地区举行一次现场工作经验交流会议，具体的时间、地点由中医理论研究委员会报请中医学会确定召开。

为促进本规划的开展，对各项研究成果，提交中医理论研究委员会审查鉴定，对其中优秀成果，推荐给科协、卫生部或有关省、市、自治区，并建议颁发科学技术奖；对成果的获得者作为技术考核，职务晋升的依据。对于达到出版要求的论著，可分期分批推荐由人民卫生出版社、上海科学技术出版社或地方出版部门出版。

四、几点要求

1. 中医理论的整理研究工作，是一次光荣而艰巨的任务。全国中医界及热心于中医事业的相关学科的科技人员，任何个人或单位，均可根据专业特长、工作条件的方便，扬长避短、各有侧重地从规划中任意选择一项题目，进行整理研究。每一项研究工作，必须落实到人头；对参加整理研究的人员，要保持相对的稳定。内容较多、任务较重的项目，可由几个人、几个单位或几个地区分工协作完成。承担每一项研究任务的个人或单位，均要提出课题整理研究计划，报中华全国中医学会中医理论研究委员会备案。

2. 规划中所列各项为中医理论整理研究的远景规划，其中各项自现在起全面铺开，规划所列中医基础理论整理研究工作，是近三年内工作的重点，这项任务十分艰巨，必须抓紧抓好。

3. 少数民族医学是我国医药科学的重要组成部分。其整理研究工作，可参照本规划的原则精神，由各少数民族所在地区有关部门自行拟订计划，并报中医理论研究委员会备考。

4. 整理研究中医理论，要有一个严谨的治学态度。在整理研究过程中，必须详细占有资料，充分进行科学分析。对一些目前尚未被认识的问题，注意不要草率否定。

5. 本规划报请国家主管部门，作为全国医药卫生科研规划的组成部分。各地中医学会分会，要将此规划报请所在地区科委、科协、卫生行政部门，列入本地区、本部门的科研工作，统筹安排，取得大力支持。

应当重视中医理论

（1981 年）

1978 年夏季在西德一个风景如画的莱茵河畔城市杜塞尔多夫召开了第十六届世界哲学会议。许多第一流的科学家如数学家、物理学家、天文学家、神经生理学家、遗传学家参加了大会，其中包括有诺贝尔奖金获得者。为什么这些自然科学家对于哲学讨论表现出浓厚的兴趣呢？一个学者做出了如下的回答："对于哲学的需要。"

现在，来自全国的各方面的有关同志，会集鲜花盛开的羊城，参加医学辩证法的讨论。为什么发展祖国医学，进行中西医结合，创立新医药学派需要辩证法的讲习呢？我认为也可做出如下的回答："对于哲学的需要"。

西方的自然科学家们参加哲学讨论，说明了哲学与自然科学的结合日益紧密。即使是资产阶级学者，也不再忽略现代科学与哲学的联系，不再孤立地看待哲学问题与科学发展；而是认为研究哲学可能推动科学发展，即哲学对自然科学可能起到指导作用。所以，现在的情况是：哲学理解生物学科的最新成果固然是重要的，哲学向生物学科提出新的任务与开辟新的天地也是极其重要的。

马克思主义哲学是科学的概括和总结，也是科学发展的指导思想。我们大家在今天的任务就是要完整地准确地领会与掌握马克思主义、毛泽东思想，逐步学会应用马克思主义哲学的基本观点、方法来研究医学（特别是祖国医学）发展的历史、现状与前景，总结经验教训，寻找发展中医，中西医结合，创立新医药学派的规律，使祖国医学宝库中的宝藏为加速实现四个现代化立下汗马功劳。

一些经验的自然科学由于自身的局限性，在近代相继被实验科学淘汰了。而在于无数感性材料上升为一定的医学理论指导下经过亿万人医疗实践检验过的祖国医学却延续了数千年，不仅在中国扎了根，而且还在外国开了花。

在纪念爱因斯坦诞辰一百周年之际，国内外学者对爱氏的相对论问世73 年此事倍加推崇，认为一个理论能维持这样长的时间而不动摇是罕见的，说明它在科学上具有极大的价值。那么，产生于数千年前的祖国医学理论在今日不仅指导着我国中医的临床实践，而且还获得一些国家的不同程度的肯定与应用，难道就不是科学史上的奇迹吗？这是值得每一个具有民族自尊感的中国人引以为自豪的。

一、重视中医学理论

（一）从世界传统医学来看中医理论

世界上一切民族都有着他们各自独特的医学。有的也已由千百年的实践总结上升为理论，有的则仍旧停留在民间医学或经验医学阶段。这些传统医学可大致分为亚洲系统、阿拉伯系统、欧美系统、非洲系统与南美系统。祖国医学是亚洲系统里面的一个分支。尽管某些民族的传统医学中也有一定的理论，但是由于存在着缺陷，多已濒于灭亡。只有祖国医学的理论，在漫长的历史发展过程中，一直起着指导临床的作用。这说明祖国医学理论存在着强大的生命力，与其他传统医学相比处于领先地位。

联合国世界卫生组织在 1977 年 11 月于日内瓦召开的促进与发展传统医学会议上提出传统医学可以对科学与世界医学做出贡献。在这方面，中国医学对世界医学做出贡献是责无旁贷的。

（二）从"气"化学说来看中医理论

在祖国医学理论中，对气血极为重视，特别是气，涉及范围很广，既包括从自然界中吸入的大气，又包含人体内部的元气、阴气、阳气、营卫之气等。历来均对这个"气"提出疑问，究竟它是一种物质呢？还是一种虚无缥缈的想象呢？

中国古代的气化学说，认为世界万物均由"气"构成，如《类经》中提到："生化之道，以气为本。天地万物，莫不由之……人之有生，全赖此气。"《内经·天元纪大论》也说"在天为气，在地成形，形气相感而化生万物矣"，很清楚，古代医家把气看成是一切物质的基础，自然也就把气看成是物质。

物质是否连续，是哲学史的一个有争论的问题。北宋时代的张载于《张子正蒙·太和》中写道"气之聚散于太虚，犹冰凝释于水，知太虚即气，则无'无'"。他把气看成是水那样的连续形态物质；并提出太虚无"无"，即没有一无所有的空间。《素问·阴阳应象大论》里提到的"阴阳者，天地之道也，万物之纲纪，变化之父母，生杀之本始……治病必求其本"，张景岳注为"人之疾病，皆不外阴阳二气"，把人的生死疾病均归结于"气"。

所以，中国古代的朴素唯物主义者把物质当成是连续的"气"与不连续的"形"的统一，并把祖国医学的基本理论建立在朴素唯物主义的基础上。

英国著名学者李约瑟于《中国科学技术史》中曾提到一个传教士丁韪良（Martin W.A.P.）有过猜测，认为中国的气化学说曾传至欧洲，可能影响狄卡儿提出的以太学说的形成。尽管仅为猜测，但也说明中国在这方面的认识早于西方。

（三）从阴阳学说来看中医理论

阴阳的概念产生于殷周时代，人们根据自然界的一些现象为成双、成对，故用阴阳这一对立统一的观点来解释客观事物，如周代伯阳父曾提出："阴伏而不能出，阳迫而不能蒸，于是有地震。"《国语》，在当时鬼神占统治地位的时代，人们就用阴阳变化来解释地震，说明它的朴素唯物主义的内容，但是同一个伯阳父根据地震推测"国必亡"，这就是说明阴阳学说可以为唯物论者，也可以为唯心论者所利用，战国时期百家争鸣，各家均讨论阴阳，而邹衍等形成了阴阳家，立说十万余言（见《史记》），建立了较完整的哲学体系。认为气分阴阳，为化生万物之根本，那时出现了唯物与唯心的两大派别。其中唯物主义者把阴阳的对立统一看成客观存在，如荀子《礼论》，"天地合而万物生，阴阳接而变化起"。《洪范传》"阴阳代谢……不召而自来"等都是明显的例子。

恩格斯曾提出"不管自然科学家采取什么样的态度，他们还得受哲学的支配"，因为科学家"离开了思维便不能前进一步，而且要思维，就必须有逻辑范畴"。所以我们认为阴阳学说为中国医学的基本理论之一，是科学史上的必然现象，它是中医基本理论的哲学基础，并非单纯的说理工具。

祖国医学将阴阳学说运用于自然界与人体生理、病理各个方面。明代张景岳解释《阴阳应象大论》中"阴阳者，天地之道也"时说"道者，阴阳之理也；阴阳者，一分为二也"，清楚地阐明了朴素的唯物观点与辩证观点。在祖国医学中，阴阳是对立统一的，这是阴阳学说的核心，指导着中医的理论与实践。"阴平阳秘，精神乃治"说的是阴阳平衡是维持正常生理的根本。"阴胜则阳病，阳胜则阴病"。据张景岳注"阴阳不和，则有胜有亏，故皆能为病"，说的是阴阳不平衡是产生疾病之原因。《至真要大论》中的"阳病治阴，阴病治阳"，据张景岳注"阳胜者，阴必病；阴胜者，阳必病"，说的是在治疗疾病时要恢复阴阳之间的平衡。古人所谓"一阴一阳谓之道，偏阴偏阳谓之疾"就是指的对立面的矛盾与统一。

因此，祖国医学形成自己独特的理论体系而延至今日，绝非偶然，说明它有着合理的辩证法基础。爱因斯坦曾经说过，如果一个自然科学的理论，没有认识论作为依据，是站不住脚的。这段话值得我们深思。例如，古代西方医学就是在唯心的"灵气论"支配下，被近代医学所取代。

在祖国医学中，阴阳又是相互转化的。《阴阳应象大论》中说"重寒则热，重热则寒""重阴必阳，重阳必阴"以及《金匮真言论》"阴阳之中复有阴阳"，都说明古人认为运动双方可以相互转化，这实际上近似于现代辩证法关于矛盾转化的观点。

随着科学的发展，证实阴阳学说的科学依据愈来愈多，人们已经能够从细胞水平与分子生物学水平来证实其科学性。

1. 细胞水平　中医认为阴阳平衡（阴平阳秘）则健康，阴阳不平衡则得病。这种不平衡的情况有阳盛阴虚、阴盛阳虚与阴阳两虚三种（中医不认为有阴阳两盛的情况）。也许有人认为，将千变万化的生理、病理变化归结为对立面的矛盾与统一，似乎过分简单，但是，近代科学的发展，似乎越来越说明中医这一古老学说存在着科学的根据。

20世纪40年代，塞里提出疾病的产生系由于致病因子刺激垂体前叶分泌促肾上腺皮质激素，使肾上腺皮质分泌相互对立的亲炎激素（醋酸去氧皮质酮）与抗炎激素（考的松）。由于这两种激素的分泌量的不同而引起机体的变化，他画了图来说明疾病的产生与否。这图上列出了4种情况，我认为这四种情况正好与阴阳学说提出的四种情况相符（阴平阳秘、阳盛阴虚、阴盛阳虚、阴阳两虚）。但是不要忘记，中医的阴阳学说出现于公元之前，而塞里的图却画于20世纪40年代的后期，即落后了几千年。见下图：

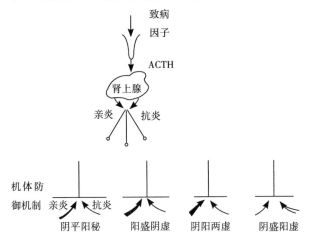

2. 分子水平　1973年古德伯采用阴阳学说来解释细胞内环－单磷酸腺苷与环－单磷酸鸟苷之间的作用与关系。因为环－单磷酸腺苷与环－单磷酸鸟苷在细胞内的浓度是相关的，其浓度变化则相反。两者在不同细胞起不同作用，且作用相反。他认为这种矛盾的对立统一与阴阳学说有相似之处。

（四）从脏腑学说来看中医理论

祖国医学根据脏腑学说来说明一些生理现象与病理变化，虽然有五脏六腑，但这学说的中心内容主要为心、肺、脾、肝、肾五脏。这五个脏器从解剖来看，与西医所说的心、肺、胃、肠、肝、肾、诸器官相近，但不能画等号，如心可能包括脑等，从功能来看，中医的任何一脏具有多种生理功能，而西医的一个器官往往仅有一种功能，过去有人认为中医的一个脏有多种功能是中医的特点而非中医的优点，因为不能被现代科学所支持。但是，近年的科学发展已使人们认识到一种器官仅有一种功能的观点是错误的。相反，一种器官具有多种功能却是正确的，如肺、肾等科学的发展为中医的脏腑学说提供了物质基础。

国外的一些实验研究也已直接或间接证实了中医脏腑学说中的其他一些问题。如中医认为"肝开窍于目"（中医的肝，实际包括胰腺在内）。即眼的病变可与肝有一定关系。1977年美国佛罗里达大学医学院道森等对23个胰腺炎患者进行视力测验，发现视网膜均异常，视觉对黑暗的适应力特别差，他们开始认为可能与维生素 A 缺乏有关，但发现有的病人的维生素 A 含量正常，血清中的锌含量低。值得注意的是，一些病人用胰腺酶治疗后，视网膜的功能改善。这有助于说明中医"肝开窍于目"的观点是有道理的。

"肾开窍于耳"的问题。1976 年美国医学会杂志报告明尼苏达大学的奎克提出肾病可有某种程度的听觉丧失。自 1968 年 7 月至 1975 年 12 月，他发现 602 个透析与肾移植病人中 107 人有听觉丧失。他认为肾功能衰竭是一种严重的系统性紊乱，不仅产生水电平衡紊乱，且直接或间接影响其他器官如耳。他还发现一些病可同时影响肾与耳，如奥尔伯特氏病就是遗传性肾炎，这种病人有着进行性耳聋。

为什么肾与耳发生联系呢？奎克提出三个方面：

（1）在电子显微镜下此二器官的组织相似，如耳蜗管外壁的血管纹与肾小球均为有血管的上皮膜，肾小管与血管纹的结构也近似。

（2）在生理上，耳蜗管与肾均可在一定程度上调整淋巴与血的化学组成与电解质组成。

（3）在免疫学方面，耳蜗管与肾在抗原方面有免疫学的联系，故听觉减退可能与免疫因素有关。

（五）从病因学说来看中医理论

中医历来在发病方面，特别强调内因，认为"邪之所凑，其气必虚"，但是这个"虚"的物质基础究竟是什么？由于历史条件的限制一直未能做出确切的说明。

过去西医在病因方面，对外因比较重视。现在也非常注意内因，这里可以举出肿瘤作为例子。

肿瘤的病因虽然尚未完全确定，但一般认为，80% ~ 90% 左右的恶性肿瘤是由化学物质或病毒引起的。

目前美国在研究肿瘤病因方面，注意到化学物质与遗传因素（可看作为中医的内因）之间的关系，并已有着很多证据。

中医对于精神情绪与某些疾病的发病的关系十分重视，把它列为三大致病原因之一——内因。国外现在也很注意，如美国已拨款对精神与疾病的关系进行研究。新的学科如心理生物学等已相应产生。

（六）从系统论来看中医理论

在中医理论中很杰出的是统一整体观，它认为各个脏器存在于体内，既是各自成为整体，而各个脏腑之间，又具相互依存，相互制约，不可分割的关系，而每个脏和腑对于全身各个局部的组织或器官，又是互为联系而休戚相关的。假使某一器官发生了病变，它必然影响到其他器官。如果肝脏发生了气血失调的现象，它会影响到眼睛的视力，还会影响到消化系统的不正常，甚至影响到情绪易于激动等。其他脏器亦往往如此。所以在临床治疗时，通过诊察辨证，如果知其所患视力、情志、消化不良各方面的病症，都是由肝所引起，便都可以通过治肝而获得疗效。不仅人体本身是个整体，人和自然界亦具有密切相关的联系，所以人类必须认识自然，掌握自然，进而改造自然。这一思想在《内经》有关篇章中亦是反映得比较突出的。如《上古天真论》说"提挈天地，把握阴阳"，《玉版》篇说"人者天地之镇也"，都具有这样的含义。

科学技术的发展，为阐明祖国医学科学的本质提供了可能性。列宁曾经指出，在 19 世纪末、20 世纪初的自然科学革命的影响下，"改变了唯物主义的形式"，改变了自然科学的世界图景（见《列宁选集》第 2 卷第 231 ~ 233 页）。

本世纪出现的普通系统论可用于阐明祖国医学中的整体性的理论。因为系统论中最基本的概念就是整体观念，它强调研究事物要从整体着眼。它把具有一定结构关系的整体叫作系统，而此系统本身又可成为它所从属的更大系统的组成部分。中医认为天人相应与人体本身是个小天地的整体观点在普通系统学方面获得了证明。

（七）从控制论来看中医理论

现代医学对人体的研究已由人体各系统、器官、组织、细胞达到亚细胞或分子水平，对揭示人体生命活动的规律做出巨大贡献。

但是，由于解剖学、生物化学、组织学等研究方法，均于不同程度干扰人体正常的生命活动，割裂了人体局部与整体的紧密联系，不能精确反映生命活动的客观过程，造成了局限性与误差。

控制论与过去的单纯采用分析方法的科学不同，比较重视从整体联系的角度来认识对象。如其中的黑箱理论突破了以往采用分析方法的局限性，用所谓"不打开黑箱"研究系统的方法，从综合的角度为人们提供一条认识事物的重要途径。

与西医体系不同的祖国医学，是一种不打开黑箱来调节控制人体的医学理论体系。祖国医学的特点之一就是辨证论治。而辨证论治中的受控量或被调查量基本上只限于症状变量系统。此系统在被调查过程中可于不干扰人体正常生命活动的情况下进行。所以，祖国医学的辨证论治与控制论中的黑箱理论在方法论上是相似的。但由于历史条件的限制，不够完善精确。

（八）从治疗效果来看中医理论

中医对疾病和治疗的关系，尤具有辩证法和唯物观。它说："夫痈疽之生，脓血之成也，不从天下，不从地生，积微之所生也。"疾病的因子，往往微细到人所不易觉察的程度，但仍当肯定病因的客观存在，如"六淫""七情""饮食劳倦"等，都属于致病的因素，在治疗时，便必须求因而治，不能"头痛治头，脚痛治脚"。

病因总是可以认识的，因而疾病总是可以治疗的，如《内经》说："五脏之有疾也，譬犹刺也，犹污也，犹结也，犹闭也。刺虽久，犹可拔也，污虽久犹可雪也，结虽久犹可解也，闭虽久犹可决也，或言久病之不可取者，非其说也。夫善用针者，取其疾也，犹拔刺也，犹雪污也，犹解结也，犹决闭也，疾虽久犹可毕也。言不可治者，未得其术也。"这是多么积极的唯物主义思想，也充分体现出它们对待疾病的辩证法。人们对于疾病总是可以逐渐认识和征服它，也就是说没有不可认识和征服的疾病，目前尽管有许多还没有认识的疾病和较好的治疗方法，这是"未得其术"的问题。通过实践、认识、再实践、再认识，终旧有"得其术"的一天。

中医在临床上之所以能取得较好的疗效，都是在这些理论的指导之下而取得的，"判定认识或理论之是否真理，不是依主观上觉得如何而定，而是依客观上社会实践的结果如何而定。"中医运用这些理论于临床，往往能取得预期的效果，这就是科学的真理，难道能指导实践和经受实践检验的理论，还不足以成为理论吗？"许多自然科学理论之所以被称为真理，不但在于自然科学家们创立这些学说的时候，而且在于为而后的科学实践所证实的时候。"我认为中医理论应该肯定的，也是指它能取得临床验证的部分，而不是兼收并蓄。

据上所述，祖国医学这门科学，从理论上或是在方法论方面都有着一定的科学性。但是，时至今日，无论对中医理论或实践方面，还有着一些分歧的看法。众所周知，实践是科学争鸣的最后裁判。爱因斯坦曾经说过"有谁想把自己自居为真理同知识的审判官，这个人将被上帝的笑声所毁灭"。这个上帝不是别的，就是历史，就是人民。

中西医学是在不同历史条件下发展起来的，分别受到当时当地的社会环境、哲学思想、经济生产、科学技术的影响形成不同的理论体系，从不同的侧面反映出人体生命活动的客观规律。但两者的研究对象均为人体，没有理由不能统一，故中西医结合是从理论到实践统一两种对人体的不同认识的大问题。有人提出这与物理学上延续数百年的光是波动还是粒子之争有些近似。粒子说企图将波动性完全归结为粒子，而波动说则企图以波动来说明粒子的形成，直到本世纪，才发现从方法论的角度，波动与粒子是人们根据不同实验手段的实验对同一客观事实提出的两个模型。随着两者的统一，产生一门与经典物理完全不同的物理学——量子力学。因此，我们相信，根据前面所述的几点在重视中医理论，阐明中医理论的基础上，结合现代科学，有可能产生质的飞跃，实现中西医结合与创立新医药学派。

二、几点建议

（一）建立跨学科的中医研究中心

跨学科研究之特点在于从不同角度同时考察一个现象，处处着眼于

"面"及"整体"，这与国外流行的"平面思考""系统论"有不少地方相符。

在20世纪之前，人们各自对专科进行研究。而于20世纪，一些科学技术如宇宙航行、能源解决等均非一个学科能解决，需多方面协作。另外，由于任何学科的理论前提，社会学与历史均具有超越本学科而与其他学科相通的因素。如医学的历史就与地理学、社会学、物理学、化学、生物学及其边缘科学的历史密切相关，在研究中会出现超越本学科的问题，为跨学科提供研究素材与线索。我认为只有从研究方法与思考形式来一个革命，在祖国医学方面才会有重大突破。因此建议在中医研究方面建立跨学科的研究中心。

（二）为彻底改革中医教育探索途径

23年以来，各地中医学院培养出大量中医人才，在全国各地发挥着重要的作用。但是，由于学习年限与同时掌握中西医两套本领存在着矛盾，学习质量已不能完全适合当前科学飞速发展，尽快实现四个现代化的需要，进行教育改革，设立两头小，中间大的学制。故建议除了按原有教育计划继续大量培养外，有计划地在少数有条件的中医院校培养以下两类人才：

1. 中医基本理论骨干　目前当务之急，不是辩论中医有无理论的问题，而是如何发掘中医宝库中的理论，并加以整理提高的问题。要做好这一工作，首先在于培养一支精通中医理论的，高水平的中医理论骨干，这就应当办好重点中医学院，加强基本功的训练，认真学好几部古典医著，并广泛浏览各家著作，掌握中医治学方法，具备发掘整理中医理论的能力。因为如果丢掉了中医的理论，就无中西医结合之可言，也谈不到创造新医学了。所以我们必须加快培养一支精通中医理论高水平的骨干，作为创造新医学长征途中的突击队。

2. 中医临床研究骨干　延长学制（八年）使学生完全掌握中西医两套本领，即培养既能发掘整理中医理论，又能通过临床实践验证，充分运用先进科学技术进行研究的人才，使发展祖国医学、中西医结合与创立新医药学派的工作加速进行。

（三）办好现代化的中西医结合医院

集中力量，抽调人才，办好一个具有中国特点的现代化医院，使它成为中医临床与研究的重点基地，既能有高标准的医疗质量，又能培养高级中医研究人才，还能创造大量科研成果。

（四）应当解决的几个问题

1. 继承与创造　任何科学都是在继承前人工作的成果上产生的，中医当然不例外，忽视中医基本理论与前人遗留给我们的宝贵遗产是错误的。另一方面，任何科学在成长发展过程中都不断地吸取周围的营养，从而使自己得到发展提高，中医自然也不例外，固步自封，闭关自守只能使自己萎缩、灭亡。没有发展的科学是死亡的科学，或者可以说不是科学。科学必须在继承的过程中发展。没有继承，就谈不到发展创造，反之，没有发展创造，也就谈不到继承，这就是辩证法。

2. 学习与独创　学习外国研究医学的方法，不仅是一般的学习人家的技巧方法，而且要弄清楚他为什么要研究这个问题，如何研究？以什么理论，观点为基础？经过分析，形成我们自己的一套看法，与我们的研究工作相结合。

周总理曾教导我们，对外国东西要"学、用、改、创"。所以学习外国是为了独创，要钻得进、出得来。钻进去是手段，出得来是目的。取他人之长，走自己的路。在这方面要提倡独创，搞自己有特色的东西，不要搞"科学复习"，更不应当走人家已放弃的弯路或盲目前进。

3. 民主与集中　在继承与发展祖国医学方面，应贯彻双百方针。在充分交流思想的基础上，确定近期重点方向，集中主要力量来攻重点。在另一方面，不要强求一致，也不需要一致。用行政命令强行推行，是不利于科学发展的，要提倡消除封建思想残余，发扬学术民主，开展百家争鸣。在科学面前，必须坚持人人平等的原则。事实表明，在缺乏科学民主空气的地方，科学家的独创性不会得到鼓励。哪里缺乏科学与民主，哪里就增多无知与专制。

4. 老年与青年　老科学家，老中医是我们国家的宝贵财富，是祖国医学的活宝库，要充分发挥他们的作用，让青年人很好地接下他们的班。老中医对青年不仅是要手把手地教，更重要的是启发诱导，传授入门要领，鼓励、引导他们前进。从中外科学史中均可发现，高徒往往出自名师。

另一方面，应当把培养中、青年新生力量提到议事日程上来，从四个现代化的长远着想，用战略眼光来看待中青年，他们精力旺盛，不怕辛苦，不怕出丑，不怕权威。虽然知识少，但受旧框框的束缚也少，敢于创新，要给他们创造"创"的条件，支持有创见的人，鼓励他们解放思想，不要怕失败。不允许失败与错误，新的、正确的东西就出不来，这也是辩证法。

继承发扬祖国医学遗产，搞中西医结合，创立新医药学派，我们已搞了若干年了。这是一件前人从未做过的工作。创业难，不过，历史要求我们必须"创"。天下兴亡，匹夫有责，如果我们创不了这个业，那就不仅是中医的耻辱，而且也是中华民族的耻辱。"有志者事竟成"，我相信我们一定会成功。

20世纪70年代在世界科学史上被称为不毛时期，但也是孕育着将有重大突破的时期，有人曾经预测，80年代将为生物科学突飞猛进的时代，我呼吁大家共同努力，让祖国医学宝库在80年代为人类的生物科学，为我国四个现代化做出重要的贡献。

中医诊法学说中的认识论

（1981 年）

我国先秦的科学家很早就发现，许多事物在表里之间存在着相应的确定性联系。例如在《管子·地数》中记载："上有丹砂者，下有黄金；上有慈石者，下有铜金；上有陵石者，下有铅、锡、赤铜；上有赭者，下有铁。此山之见荣者也。"这是地质学方面的表里联系，古人在实际勘探和采掘中，把握了地上与地下的这种有规律的联系，于是依据地层表面的状况来判断地下矿藏的情况。从这种认识事物的方法出发，中医学在《内经》中充分地体现出"万物可知"的朴素的唯物主义思想。《内经》认为"联系"是宇宙中普遍存在的现象，每一事物都与周围事物必定要发生联系，当我们不能直接认识某一事物时，可以通过研究与之有关的其他事物，间接地把握或推知这一事物。这一见解是很了不起的，它引导人们自觉地寻找可能的"中介"，去探索那些由于条件限制而难以直接把握的奥秘，中医学把这种认识事物的方法引进医学研究领域。

例如在谈到天文、气象时，《素问·五运行大论》中云："天垂象，地成形，七曜纬虚，五行丽地。地者，所以载生成之形类也；虚者，所以列应天之精气也。形精之动，犹根本之与枝叶也。仰观其象，虽远可知也。"此即认为，大地上的有形物类和太空中的日月星辰以及大气的变化，"犹根本之与枝叶"是有紧密联系的，尽管天体的情况不能被人类直接观察到，但是可以借助这种根、叶的关系，根据地球上的材料来推知遥远的太空情况，这种推测不是主观任意的，而是经过多少辈人的经验积累从中找出规律而进行推测的。

对天文、气象的研究如此，对人体的研究亦是这样。《灵枢·刺节真邪》中说："下有渐洳，上生苇蒲，此所以知形气之多少也。"既然可以从"苇蒲"的繁茂情况来推断藏在苇蒲下面的湿地的大小、肥瘠。同理，人体外部的表征与机体内部的运动必然有着相应关系，通过表现于外的表征，一定可以把握人体内部的变化规律。如《灵枢·邪气藏府病形》中说："夫色脉与尺之相应也，如桴鼓影响之相应也，不得相失也，此亦本末根叶之出候也。故根死则叶枯矣。色脉形肉，不得相失也。"意思是说，人体外表的气色、脉象、皮肤的状态，客观地反映着人体脏腑气血的状况，就像枝叶的枯荣反映本根的强弱一样，是不会有什么差谬的。

《素问·阴阳应象大论》中说："以我知彼，以表知里，以观过与不及之理，见微得过，用之不殆。"这里明确指出运用"以表知里"的方法可以认识人体内部的"太过"和"不及"变化的所以然，做到在疾病初起之时就能诊断出病邪所在，于是采取适当的治疗措施，实现早发现早治疗的治疗方针。中医诊断学的理论可以说是由此逐渐地确立起来的，又在临证的实际运用中累积了丰富的经验，通过反复地验证，把经验上升为理论。

《灵枢·外揣》是最早把这种"由表知里"的诊断方法从理论上确定了下来的文献。如《灵枢·外揣》中说："日与月焉，水与镜焉，鼓与响焉。夫日月之明，不失其影；水镜之察，不失其形；鼓响之应，不后其声。动摇则应和，尽得其情。……昭昭之明不可蔽，其不可蔽，不失阴阳也。合而察之，切而验之，见而得之，若清水明镜之不失其形也。五音不彰，五色不明，五脏波荡，若是则内外相袭，若鼓之应桴，响之应声，影之应形。故远者司外揣内，近者司内揣外，是谓阴阳之极，天地之盖。"这一段结论式的叙述明确了以下两个学术观点。

首先以形影、声响为例，说明事物之间存在着因果关系，既可以从"结果"中探寻"原因"，也可以从"原因"中推测"结果"，如同以影知形、以响知声那样，能够做到准确、及时而"尽得其情"的诊断。

其次认为，只要掌握了"阴阳"这个方法论，人体的奥妙就可能昭然明了不可遮蔽。因为人体是一个内外统一的有机整体，"内"为阴"外"为阳，这内外阴阳之间彼此影响着，互为因果，阴中有阳、阳中有阴，可以从阴见阳、从阳见阴。于是中医学根据望、闻、问、切得来的人体表征信息，来推知体内脏腑气血的状况，就像清水、明镜中的影子不会改变原来的影像一般。例如，若人的声音、气色出现了病象，说明体内的脏腑气血有了异常；反之，如果把握了脏腑气血的病变规律，也可以推知外部可能会出现的症状体征。这就是既可以由表知里，又可以由里知表的道理。而对于医生来说，为了维持人体的健康，就要不断地分析和认识人体脏腑气血变化的状况，这主要是"以表知里"的方法，这篇文献的篇名之所以叫"外揣"也就是这个意思。这种"以表知里"的认识方法显然属于系统论方法的范畴。

于此，可以说所谓"以表知里"的推导方法，与现代控制论的"暗箱"方法在原则上有着一致性。"暗箱"方法，简单地说，就是对认识对象不采取分解手段，在保持其完整性的前提下，通过比较和分析，观察其接受刺激及对刺激的反应，来认识事物的方法。"暗箱方法"是建立在事物内部构件之间是相互联系的，以及事物内部结构与外界环境相互联系的基础之上的。

中医学用"以表知里"的方法，主要用来观察人体的生理功能和病理表现，当人体内部的情形不能直接把握时，可以通过掌握人体的表象信息，及这些信息与外界事物的联系，间接地把握对象，这是《内经》"以表知里"诊法理论的哲学根据。因此我们可以认为，"以表知里"是自发的原始的"暗箱方法"，所不同的是它没有也不可能有现代控制论所具备的一整套严密的数学逻辑方法和实验方法，而只能靠直观的观察和实践运用的成败摸索着前进。

中医学的诊断方法，分为望诊、闻诊、问诊、切诊四个方面。其中尤以望面色、五官和切寸口脉象，更为鲜明地体现了局部反映整体的特点。中医学认为，五脏六腑在体内按次排列，各有各的位置，而颜面左右上下不同部位的色泽，也依相同的次序与脏腑相应，所以透过面部色泽的观察，可以了解内部脏腑的变化。

望诊，在面部划分出脏腑相应的区域时，以突起于面部正中的鼻柱为界，鼻梁一线为五脏的部位，鼻的两侧为六腑的部位，额中主头面，两眉之间略向上主咽喉。眉间主肺，两目之中主心，鼻柱正中主肝，鼻准主脾，鼻翼主胃，肝的左右方主胆，颧骨以下从鼻翼至颊部的中心主大肠，由此向颊部以外主肾，肾以下主脐，鼻准以上的两旁主小肠，鼻准以下主膀胱、子宫。略如图 1 明堂藩蔽图所示：

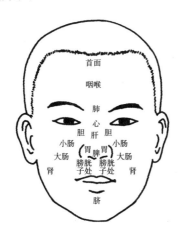

图 1　明堂藩蔽图

五脏六腑深藏在人体之内，其生理的或病理的变化各于其面所主的部位必有所反映。正如《灵枢·五色》所说："五脏安于胸中，真色以致，病色不见，明堂润泽以清。"即是说，五脏六腑安泰无恙，那么在脸上就会现出健康的正色，鼻子（明堂）首先就显得光润清明。如果五脏六腑发生了病变，亦如《灵枢·五色》篇所谓："五色之见也，各出其色部，部骨陷者，必不免于病矣。其色部乘袭者，虽病甚不死矣。……青黑为痛，黄赤为热，白为寒。"即各自相应的部位会出现异常的气色，甚或有深陷入骨的征候出现，那相应的脏腑必然是发生了病变。

为什么人的面部能如此敏锐地反映出全身的健康状况呢？《灵枢·邪气

藏府病形》中说:"十二经脉,三百六十五络,其血气皆上于面而走空窍。"这就是说,通达全身的最重要的经脉都汇聚于人的面部,全身的状况也就通过经络传达到脸上,并在相应的部位显现出来,可见中医学通过人体某一局部的变化可诊断全身状况并不是出于神秘主义。"局部"可以反映"整体"这是一切事物的系统特性,中医学特别是《内经》在对人体的研究中,已经自发地利用了这一特性。

中医学发明"切脉"的方法也是很早的,特别是"独取寸口"是极具特色的。"寸口"又名"气口"或"脉口",是指两手腕后桡骨动脉这个部位。《素问·经脉别论》中说:"脉气流经,经气归于肺,肺朝百脉,输精于皮毛。毛脉合精,行气于腑,腑精神明,留于四脏,气归于权衡,权衡以平,气口成寸,以决死生。""肺"主一身之气,气口为手太阴肺经之经气所出之处,又兼周身百脉朝会于肺,且会聚于气口,所以气口脉象可以反映全身气血盛衰的状况。《素问·五藏别论》指出:"气口何以独为五脏主?岐伯曰:胃者水谷之海,六腑之大源也。五味入口藏于胃,以养五脏气,气口亦太阴也。是以五脏六腑之气味,皆出于胃,变见于气口。"诊察"气口"可以推断脏腑情况的依据,在于饮食入胃所化生的津液精气必输之于脾,再由脾上输于肺,在肺气的推动下才行于五脏六腑及全身。因此,"气口"虽属于手太阴肺经脉,亦是足太阴脾经所归,胃为后天之本,五脏六腑皆仰仗胃腐熟水谷的营养,五脏的功能变化又反过来会影响肺经布散精气的状况,所以"气口"能够间接地显现出五脏的健康水平。在这一思想指导下,《内经》中提出反映多种生理、病理变化的脉象,至今仍为中医主要的诊断方法之一。

关于整理研究中医理论的几点意见

(1981 年)

最近一段时间,通过学习五届三次人代会议的精神和邓小平同志的重要讲话,深刻感到,通过人事制度、经济体制等方面的重大改革,将把我国社会主义制度逐渐完善起来,它必将激发起各族人民的巨大热情,积极投入社会主义建设,从而使我国开始进入一个历史的新阶段。这个客观实际,是我们思考中医问题，开好这次中医理论整理研究讨论会的出发点和依据。

这次会议的目的，是通过学术交流，充分讨论、制定一个切实可行的《中医理论研究十年规划》，以及执行这个规划的机构——中医理论研究委员会。会议领导小组要我来对规划草案进行说明，我想借此机会先讲一点关于整理研究中医理论的几点意见，再对规划草案进行介绍。

一、中医学是否有理论

中医是否有理论？或者说中医的理论是否值得怀疑？这个思潮当前是客观存在的，中医工作之所以有这样或那样的困难，从根本上来说是和这个思潮分不开的。中医是否有理论，还是只有通过实践的检验来说明它。中医学经受了长时期的实践检验，对中华民族的卫生保健做出了巨大的贡献，直到今天仍在为广大群众的医疗保健服务，能取得疗效，甚至推广到世界范围，为更多的人类服务，像这样一门现实的医学科学，还怀疑它有没有理论，是难以理解的。从科学发展的历史来看，一些纯经验的自然科学由于自身的局限性，在近代相继被实验科学淘汰了。而中医学却是由无数感性材料上升而形成了一套医学理论，并经过亿万人医疗实践检验过的一门科学，所以才能延续数千年而不衰，并且越来越为科学家所承认，还说它仅有经验，甚至给它扣上经验医学的帽子，这种人不是别有用心，便是对科学的无知。

中医学不仅有理论，而且有自成体系的理论，如脏腑学说、经络学说、病机学说、诊法学说、辨证学说、治则学说、方剂学说、针灸学说等等，无一种不具有自成体系的理论，这些理论，不仅有丰富的内容，还有它合乎唯物辩证法的指导思想，如阴阳五行学说中的物质观念、恒动观念、整体观念等，不仅是从历史上说是难能可贵的，即从当代科学的进展来看，仍具有值得大力加以发掘研究的价值。

在去年纪念爱因斯坦诞辰一百周年之际，国内外学者对爱氏的相对论问世73年此事倍加推崇，认为一个理论能维持这样长的时间而不动摇是罕见的，说明它在科学上具有极大的价值。那么，产生于数千年前的中医学理论，一直指导着我国中医的临床实践，而且还获得一些国家的不同程度的肯定与应用，难道就不是科学史上的奇迹吗？这是值得每一个具有民族自尊感的中国人引以为自豪的。

上个月我随北京中医学院的讲师团，按受日本医师东洋医学研究会的邀请，曾去东京讲学，他们都是西医，主动提出要系统学习中医基础理论，我们给他讲了阴阳五行、脏腑、病机、诊法、辨证、治则、方药基本知识等，时间虽短，反应相当强烈，认为中医学具有特殊价值的医学理论（胜田正泰语）。在讲学中他们举行民意测验，百分之百要求继续讲下去，并已派代表来我国提出第二次去讲学的邀请。另一个由花田传主持的针灸学校，也向我们提出要求派教师给他们讲中医基础理论，并说今后要办成以中医学为主的针灸学校。现在上海中医学院还有教师在大阪讲中医基础理论。日本从明治维新以后，汉医一直不被重视，现在大批的西医强烈要求学习中医基础理论，而我们自己还抱否定态度，难道还不值得我们的深思吗？

二、中医理论的科学性问题

中医学理论是否科学？这个问题可以说是抱怀疑态度的实质问题。换句话说，就是问中医理论是否科学，或者说是否具有科学基础的问题。我想提出三点看法。

（一）从脏腑学说来看

中医学的脏腑学说，是用来说明人体生理功能和病理变化的一门综合性的科学知识。它的每一脏器都具有多种功能，如肝主疏泄、主筋膜、开窍于目；心主阳气、主血脉、主神明、开窍于舌等。而现代医学过去基本上是一个脏器一种功能。有人认为中医学的一个脏器有多种功能是中医学的特点，而不是中医学的优点，因而不被现代医学所支持。但是，近年的科学发展已使人们认识到一种器官仅有一种功能的观点是错误的。相反，一种器官具有多种功能却是正确的，如肺脏、肾脏等，是现代科学的发展为中医学的脏腑学说提供了物质基础的说明。例如"肾开窍于耳"的学说，中医学认为肾中的阴精阳气，通过经脉能分布到耳里去发生濡养与温煦的作用，所以关于耳的许多病变，我们常要联系到肾来考虑。现代医学并不承认这个理论，但是

1976 年美国医学会杂志报导明尼苏达大学奎克教授提出，肾的疾病可能有某种程度的听觉障碍。他从 1965 年 7 月到 1975 年 12 月发现 602 个经过透析和肾移植的病人中，107 个病人有听觉丧失。他认为肾脏有了病变，可以直接或间接影响耳的听觉。他还发现一些病可同时影响肾与耳，如奥尔伯特氏病就是遗传性肾炎，这种病人有着进行性耳聋。

　　"肝开窍于目"的实验，在国外也有报导，这就证明中医学的脏腑学说是具有实践基础的，是有科学性的。当然，中医学脏腑学说的科学性，并不一定要取得这些证明来说明它，因为它早已经被中医的无数的临床实践所证明了。这里不过是建议那些对中医理论抱怀疑的人看看这些客观的事实报导而已。

（二）从系统论的观点来看

　　系统论是一门新兴的科学，它的核心问题是统一整体观。而中医学认为五脏六腑在人身之内是一个统一整体，各个脏腑的本身也是一个整体。如心的主阳气、主血脉、主神志，这三种不同的功能，也是统一的整体。正因为心主阳气，才能推动血脉，这就是心阳和血脉的整体统一关系。心所主的血脉，又是神明的物质基础。"心藏脉、脉舍神"，则血脉和神明又是统一的整体。阳气可以推动血脉，但阳气又必须存在于血脉之中，故"气为血帅，血为气母""气助血行，血载气行"，没有血脉，阳气便失去依据；没有阳气，血脉就失去动力。只有气血运载正常，才能维持神明的正常。反过来，亦只有神明正常，才能统摄阳气和血脉。这就是心脏的统一整体观念。心脏的阳气要下交于肾，肾脏的阴精要上交于心，心肾相交，水火既济，这就是心与肾之间的统一整体关系。其他脏腑和各个器官组织，都具有各自不同的统一整体关系。所以我认为本世纪出现的普通系统论，基本足以阐明中医学的整体观理论。因为它强调研究事物要从整体着眼，它把具有一定结构关系的整体叫作系统，而此系统本身又可成为它所从属的更大系统的组成部分。中医认为天人相应，人体本身是个小天地等整体观念，在普通系统论中都获得了证明。中医学具备了这样的统一整体观，能说它没有科学性吗？

（三）从控制论的观点来看

我们知道现代医学对人体的研究已经由人体的各个系统、各个器官、各个组织、各个细胞深入到了亚细胞和分子细胞的水平。这是科学的发展，对研究人的生命活动做出了巨大的贡献。但是我们也要承认，由于解剖学、生物化学、组织学的研究方法对人体正常生命活动都有不同程度的干扰，甚至于割裂了人体局部和整体的紧密关系，因此，单是凭解剖、单是凭生物化学、单是凭组织学，现在看来还是不能完全地、正确地反映人体生命活动的客观规律。所以控制论认为不能单纯用分析的方法，提倡从整体和系统的角度来认识事物，提出"不打开黑箱"研究系统的方法。从综合的角度为人们提供一条认识事物的重要途径。中医学的辨证论治方法，就是不打开黑箱来调节控制人体的医学理论体系。由于辨证论治中受控量和被调查量，基本上只限于望、闻、问、切所获得的变量系统，此系统在被调查过程中，可于不干扰人体正常生命活动的情况下进行。《素问·脉要精微论》说："诊法常以平旦、阴气未散、阳气未动、饮食未进、经脉未盛、络脉调匀、气血未乱，故乃可诊有过之脉。"也就是要在不干扰人体正常生命活动的情况下进行调查诊断，我看这和黑箱理论在方法上有很大程度是相似的。只是它由于受到历史条件的限制，还不够完善精确就是了。

有人说中医单凭三个指头，一个枕头看病，不合科学（当然我们并不满足于这种直观诊断方法），我看这个结论下的过早了。就从上面所说的几方面来看，中医学的理论体系，是有它的科学基础的，并已得到新兴科学的证明和当代科学家的承认。例如钱学森最近给吕炳奎同志的一封信便说："西医源起和发展于科学技术的'分析时代'，也就是为了深入研究事物，把事物分解为其组成部分，一个一个认识，这有好处，便于认识。但也有坏处，把本来整体的东西分割了，西医的毛病也就在于此。然而这一缺点早在一百年前恩格斯就提出了，到大约二十年前终于被广大科技界所认识到，要恢复'系统观'，有人称为'系统时代'，人体科学一定要有系统观，而这就是中医的观点。所以医学的方向是中医，不是西医。西医也要走到中医的道路上来。"钱学森同志的看法是客观的，也是深刻的，很值得我们的深思。

三、中医学有自成体系的理论

中医学所有的理论体系都曾经受长时期的实践检验，有它一定的科学基础，这些都是客观存在，都是肯定的，但是由于长时期的历史局限性，中医学各种学说的理论，没有得到很好的整理提高，特别是近几十年来先后受到西方机械唯物论以及民族虚无主义的冲击，使中医学一直停顿在封建王朝以及个别医学家力所能及所整理的阶段。如唐·王焘的《外台秘要》是对古经方的整理，宋王朝的整理成绩更是斐然可观，医经方面如对《素问》《伤寒论》《金匮要略》《脉经》等的校勘；本草方面有《大观》《政和》等几次的修订；医方方面有《圣济总录》《圣惠方》《和剂局方》的编辑，阐明理论方面有《圣济经》的专著。以后如元代的《济生拔粹》《难经本义》《读素问钞》，明代的《普济方》《医统正脉》；清代的《图书集成医部全录》等，这些对中医理论和文献的整理，在各个不同的历史时期，都曾发挥它一定的作用。回顾我们建国三十年来，中医工作虽取得一定成绩，但对于中医学理论的研究整理，除编写了几版中医教材，比较明确了中医学的基础理论和理论体系而外，其他方面不仅原封未动，某些同一性质的出版物的质量反而有所下降。不仅与新中国成立前比较（如《医学大辞典》《药物大辞典》《三三医学丛书》《中国医学大成》《珍本医书集成》《皇汉医学丛书》等）有所逊色，更不能与宋王朝的整理工作相比拟。为什么会产生这样落后的状况，是不是由于我们的人力、财力、物力等条件不如他们呢？我看不是，从对《内经》的校勘学来讲，我们现在所掌握的资料，特别是掌握了清代乾嘉以后各经学家、小学家的校勘资料，远远超过宋臣林亿、高保衡等，但是我们就没有出一部比"新校正"更高明的《素问》校勘本，过去所编辑较好的丛书如《古今医统正脉》《周氏医学丛书》，都是私人力量搞的，现在我们的力量比较集中了，印刷条件亦好多了，但并没有出版一部比它更高明的丛书。究竟是为什么？归根到底，关键还是在于不承认中医学有理论这一思潮的严重阻碍。现在中医学的存亡问题，已经严重的摆在我们中医界每个同志的面前，究竟是逆流而上，还是知难而退，我认为，为了发扬中医学"利天下来世"的传统精神，应该逆着这股思潮而上，争挑整理研究中医学理论的重担，一定要鼓足勇气把中医学的整理研究工作搞上去。现在我们最有利的条件是，中央已经批准今年三月卫生部召开的中医、中西医结合工作会议的决定，中医、西医、中西医结合三支力量长期并存，中医本身要独立发展。即是说现在进行中医学理论的整理研究工作，有了法律上的依据，取得了合法的地位。我们应该把全国的中医力量团结起来，苦干十年，一定会取得应有的成绩。特别是对我们五六十岁以上的同志来说，真是机不可失，时乎不再。我在日本讲学过程中，对我影响最深的就是他们多数人都有一种"励精图治"的精神面貌、刻苦学习、事业心强。回国以后写一副对联贴在我的办公桌边："一息尚存，此志不容稍懈；四化艰巨，决心勇往上前。"横额是"自强不息"。我所勇往上前、自强不息的奋斗目标，就是在整理研究中医理论，因为我力所能及的，就只此一点力量，所以我愿与全国的中医同志一道，为进行中医学理论的整理研究工作奋斗终生。

整理研究中医学理论的工作既已迫在眉睫，那么，究竟应该用什么方法来进行整理研究呢？钱学森在给吕炳奎的信中曾说："已有的中医理论又不能同现代科学技术联系起来，而科学技术一定要联成一体，不能东一块、西一块。解决这个问题就是你说的中医现代化，也实际上是医学的现代化。"从科学发展的趋势来看，现代化确是发展中医学的必由之路，但是我们又必须明确中医学的理论，不先行通过中医本身下一番整理研究的功夫，使它比较系统化、标准化、规范化是难于一下子便与现代科学技术联系起来的，也就是不可能一蹴而就的。因此我们提出研究规划草案的指导思想，就是首先要把分散存在于浩瀚的医学和其他典籍中（包括临床）的中医学各种学说的理论进行整理研究，使之更加系统划一，便于与现代科学技术发生联系，逐渐成为一体而达到现代化。不明白的人说我们保守，还在搞"钻木取火"，我认为这是他们绝大的误会。

（编者按：此文为任应秋在中华全国中医学会中医理论整理研究讨论会上的发言）

谈运气

（原载《浙江中医杂志》1981 年第 3 期）

运气学说，是探讨气象运动规律及其与人体生理、病变关系的科学。古代研究气象运动，涉及面较广，诸如历法、天文、气候、物候等。气象学是人类在生产斗争中最迫切、最需要、最基本的知识之一，人们若不能把握寒暑阴晴的变化规律，衣食住行都会发生问题。故远在三千年以前，殷墟甲骨文的许多卜辞中都记有阴晴雨雪的变化。到周朝前半期，已经搜集了许多气象学的经验，并播为诗歌，使妇孺可以传诵。如《诗经·小雅·颏弁》："如彼雨雪，先集维霰"，意思是冬天要下大雪之前，必先飞雪珠。又《国风·鄘·蝃蝀》："朝隮于西，崇朝其雨"，意思是早晨太阳东升时，在西方看见虹，不久就要下雨。到了春秋战国时期，铁器普遍应用，生产技术和交通工具大有改进，天文学和气象学知识也大大提高，给运气学说奠定了科学的基础。

　　1. 二十四节气的确定　　四季递嬗，二分二至，我国知道极早。《尚书·尧典》："日中星鸟，以殷仲春；日永星火，以正仲夏；宵中星虚，以殷仲秋；日短星昴，以正仲冬。"意思是：春分之日见朱雀七宿，时当二月中的仲春；夏至之日见苍龙七宿，时当五月中的仲夏；秋分之日见玄武七宿，时当八月中的仲秋；冬至之日见白虎七宿，时当十一月中的仲冬。尧属于原始公社时期，说明春、夏、秋、冬四季以及春分、秋分、夏至、冬至的认识，早在原始公社时期就已具备。降及战国、秦、汉之间，已有二十四节气之名，《大戴礼·夏小正》《管子》等虽已有记载，但不完备。立春、雨水、惊蛰、春分、清明、谷雨、立夏、小满、芒种、夏至、小暑、大暑、立秋、处暑、白露、秋分、寒露、霜降、立冬、小雪、大雪、冬至、小寒、大寒二十四节气记载最早者，当推《淮南子·天文篇》。规定从立春到立夏为春季，自立夏到立秋为夏季，从立秋到立冬为秋季，自立冬到立春为冬季。每季分三气三节，每月规定为一气一节。凡在月首者为"节气"，立春、惊蛰、清明、立夏、芒种、小暑、立秋、白露、寒露、立冬、大雪、小寒是也；凡在月中者为"中气"，雨水、春分、谷雨、小满、夏至、大暑、处暑、秋分、霜降、小雪、冬至、大寒是也。这样四季的安排，从历法上讲，是较好的。所以气象学泰斗英人纳伯肖（Napiershaw）曾建议欧美采用中国历法。

　　2. 阴阳两历调整的成功　　阳历和阴历调合的困难，在于月亮绕地球和地球绕太阳两个周期不能配合。月亮绕地球一周所需时间为 29 天 12 小时 44 分 3 秒；地球绕太阳一周所需时间为 365 天 5 小时 48 分 46 秒，两个周期不能除尽。而古代农历把阴阳两历调和得相当成功。阴历月大三十天，月小二十九天，一年十二个月仅 354 天，比阳历少十一天有余。每隔三年插入一个闰月，却多了几天。若十九个阴历年，加七个闰月，和十九个阳历年几乎相等。这是很巧妙的。我国在春秋中叶，已知道十九年七闰的方法。《尚书·尧典》说："期三百有六旬有六日，以闰月定四时成岁。"所谓"三百有六旬有六日"就是阳历年；"以闰月定四时成岁，"乃阴阳历并用。西洋在巴比伦时代及希腊罗马时代，也并用阴阳两历。但我国的历法比希腊、罗马进步得多。《孟子·离娄》："天之高也，星辰之远也，苟求其故，千岁之日至可坐而致也。"古人称冬至、夏至为日至，可见在孟子时代，我国测定阳历年的长短，已极有把握，而西方至西汉末年历法还非常纷乱。

3. 重要天象记录详实可靠　我国的天象记录，在世界各国之先，且详尽可靠。其中"日食"是最受人注意的一个课题。设想在几千年前，大白晴天，太阳忽然不见，出现漆黑夜幕、满天星斗，是多么不可思议。为了要明白这道理，我们的祖先于三千年前就不断地观测和记录。殷墟甲骨上有记载，《尚书》有记载，《诗经》有记载，因为年代不详，姑置勿论。仅《春秋》一书，前后 242 年中，记有三十六次日食，其中三十二次已证明是可靠的。最早一则是鲁隐公三年二月朔（公元前 720 年 2 月 22 日），比西方最早可靠记录，即希腊人泰耳所记的日食，要早 135 年。又如太阳黑斑，这是太阳上的一种风暴，因为风暴区的温度比太阳温度低，所以它的光芒也比较幽暗。关于这个现象我国从汉成帝河平元年（公元前 28）起即有记载，一直继续到明、清。而在西方，明末以前不知道日中有黑斑。著名天文学家刻卜勒在 1607 年 5 月间看到了日中黑斑，尚以为是水星凌日，不久以后伽利略用天文镜来看太阳，才知道太阳里有黑斑。

从上述例子看来，我国古代在气象学、天文学方面的成就是很不平凡的。特别是二十四节气和阴阳合历的确定，不仅有利于广大劳动人民的生活和生产，也给运气学说的建立创造了极其有利的科学条件。

我国古代之所以能取得这些成就，首先由于气象和天象观测的广泛群众基础，及详细的记录和总结。例如，春秋以前，没有二十四节气，人们的活动要看星宿的出没来做决定，所以人们普遍观测天象。明·顾炎武《日知录》说："三代以上人人皆知天文，七月流火，农夫之辞也；三星在户，妇人之语也；月离于毕，戍卒之作也；龙尾伏辰，儿童之谣也"。"七月流火""三星在户""月离于毕""龙尾伏辰",均为当时流传在民间的气象谚语,分别见于《诗经》《春秋左传》等典籍中,可见春秋战国以前,中国人民的天象知识已相当普遍。并且,对大旱、大水、大寒,以及霜、雪、冰、雹等特殊气候的记载,极为重视。例如南宋,从高宗绍兴五年(1131)到理宗景定五年(1264),凡一百三十三年间,有四十一次杭州晚春下雪的记载。气象学家根据这些记载和近年杭州降雪日期相比,推断在南宋时代的春天降雪期,要比现在延迟两个星期。说明在12、13世纪时,杭州的春天要比现在冷1℃左右。所以我国著名科学家竺可桢说:"在我们的史书上和各地方志上,古代气候记录的丰富,是世界各国所不能比拟的。"

此外,古人对气象的研究,不仅单凭直观观测,还制造仪器以辅助观测之不足。如后汉(或魏晋)人所著的《三辅黄图》记:"长安宫南有灵台,高十五仞,上有天仪,张衡所制。又有相风铜乌,过风乃动。"其制法虽不详,但据《观象玩占》说:"凡候风必于高平远畅之地,立五丈竿,于竿首作盘,上作三足乌,两足连上外立,一足系下内转,风来则转,回首向之,乌口衔花,花施则占之。"可知张衡的候风铜乌,和西方屋顶上的候风鸡相类。西方的候风鸡,12世纪时始见于记载,要比张衡候风铜乌迟一千年左右。雨量器也是中国最早应用的。宋·秦九韶著的《数书九章》中有一算题,就是计算雨量的容积。到明永乐末年(1424)令全国各州县报告雨量多少,当时各县统一颁发了雨量器,一直发到朝鲜。朝鲜的《文选备考》中有一节记述了明朝的雨量器,长一尺五寸,圆径七寸。清康熙、乾隆年间,继承了明朝这一优良制度,制造统一的雨量器,颁发至当时全国各地。日本人和田雄治先后在朝鲜大邱、仁川等地发现乾隆庚寅年(1770)所颁发给朝鲜的雨量器,高一尺,广八寸,并有标尺。均为黄铜制。这是我们所知道的世界现存最早雨量器。西方到17世纪才用雨量器。此外,张衡创"浑天学说"的同时,还制造"浑天仪",立黄赤二道,相交成二十四度,分全球为三百六十五度四分度之一。立南北二极,布置二十八宿及日月五星,以漏水转之。某星始出,某星今中,某星今没,和实际极为相符,其精巧之程度为中外前所未有。这些仪器的制成与应用,使人们对天象和气象的认识大大地提高了一步。

中医学很重视人与自然的关系,所以对气象运动规律的探索也非常重视。《素问·宝命全形论》说:"天覆地载,万物悉备,莫贵于人,人以天地之气生，四时之法成。"说明人体要良好地生存，必须掌握并适应四时气候变化的法则。这就迫使中医学不得不在这方面加以研究，经过长期的实践观察和理论积累，逐步形成了探讨气象变化规律的运气学说。关于其运用记载很多，兹录宋·沈括《梦溪笔谈》卷七一则："医家有五运六气之术，大则候天地之变，寒暑风雨，水旱螟蝗，率皆有法；小则人之众疾，亦随气运盛衰。今人不知所用，而胶于定法，故其术皆不验。假令厥阴用事，其气多风，民病湿泄，岂溥天之下皆多风，溥天之民皆病湿泄？至于一邑之间，而旸雨有不同者，此气运安在？欲无不谬，不可得也。大凡物理，有常有变，运气所主者，常也；异乎所主者，皆变也。常则如本气，变则无所不至，而各有所占，故其候有从、逆、淫、郁、胜、复、太过、不及之变，其发皆不同。若厥阴用事，多风而草木荣茂，是谓之从；天气明挈，燥而无风，此谓之逆；太虚埃昏，流水不冰，此之谓淫；大风折木，云物浊扰，此之谓郁；山泽焦枯，草木凋落，此之谓胜；大暑燔燎，螟蝗为灾，此之谓复；山崩地震，埃昏时作，此之谓太过；阴森无时，重云昼昏，此之谓不足。随其所变，疾厉应之，皆视当时当处之候。虽数里之间，但气候不同，而所应全异，岂可胶于一定。熙宁中，京师久旱，祈祷备至，连日重阴，人谓必雨；一日骤晴，炎日赫然。予时因事入对，上问雨期，予对曰：雨候已见，期在明日。众以谓频日晦溽，尚且不雨，如此旸燥，岂复有望？次日果大雨。是对湿土用事，连日阴者，从气已效，但为厥阴所胜，未能成雨。后日骤晴者，燥金入候，厥阴当折，则太阴得伸，明日运气皆顺，以是知其必雨。"这种对待运气学说的观点是比较正确的。

运气学说相当现代的医学气象学。《灵枢》第七十九篇《岁露论》是讨论气候变异问题的专篇。其他古籍中也有这方面的论述和记载，值得进一步研究。

附：语词解释

九月流火：见于《诗经·豳风·七月章》。原句为"七月流火，九月授衣"。火，是东方七宿心星的名称。意思是七月火星向西流逝，气候便逐渐转凉，最迟到九月份应当添加衣服。

三星在户：见于《诗经·唐风·绸缪章》。原句为"绸缪束楚，三星在户"。三星，即参星，为东方七宿之一；在户，即当户。指五、六月间。

月离于毕：见于《诗经·小雅·渐渐之石章》。原句为"月离于毕，俾滂沱矣"。毕星，乃西方七宿之一。原注云："以毕为月所离而雨。星有好雨者，即此毕是也。"滂沱，大雨也。

龙属伏辰：见于《春秋左氏传》，原文为"僖公五年，甲午晋侯围上阳，问于卜偃曰：吾其济乎？对曰：克之。公曰：何时？对曰：童谣云，丙之辰，龙尾伏辰，均服振振，取虢之旗。"意思是：晋国诸侯于甲午日围攻虢国之上阳，问卜偃什么时候可以攻城？卜偃道，童谣说：丙午日之清晨，尾星高挂，日光已明，晋军士气大振，可以夺取虢国之帅旗。

历代医家对运气学说的评价及近代研究动态

（写作时间不详）

中国天文、历法等知识的积累非常丰富，成为专门学术的时间亦较早，故对于"运气学说"的研究，至迟在后汉时代便已经开始了。人们首先认识到气候变化对于生活的影响，特别是对疾病的影响是十分密切的，于是就尽当时的科学知识水平，不断地实践，反复认识，终于总结出认识气候变化的一套规律来，此即"运气学说"，这是难能可贵的。

从运气学说的具体内容来看，历代医学家以其所生活的地带为中心，逐渐扩大到所能了解到的地方（基本是在黄河流域平原）。历代医学家们经过长期的"则天之明，因地之性"地进行观察，首先把中国一年的气候变化划分为五个季节，并总结出一般的运动规律，并称作"五运"。又从气候的区划和特征，总结出三阴三阳六种不同的气旋活动，即所谓的"六气"。虽然与今天的气候学、气象学比较起来，运气学说还相当朴素，甚至还有不尽符合现实的地方，但是它毕竟是在长期的生活和生产实践中总结出来的，亦曾反复经过长期的生活和生产的验证，因此可以说运气学说是具有一定科学基础的。

从农业生产方面来看，直到科学发达的今天，中国的 24 节气之说对农业生产的指导仍然发挥着重要的作用。从生活方面来说，许多流行性病的发生，是与气候的正常与否密切相关的。如 1959 年丙申，属"少阳相火司天"，这一年"乙型脑炎"猖獗，病儿多出现"高热""抽搐"，多数都用"白虎汤"

加减而治愈。

于此便不难理解，张仲景早在《伤寒论》中既有六经病的"欲解时"：太阳从巳至未，阳明从申至戌，少阳从寅至辰，太阴从亥至丑，少阴从子至寅，厥阴从丑至卯；而在《金匮要略方论》里又说："冬至之后，甲子夜半少阳起，少阳之时阳始生，天得温和。以未得甲子，天因温和，此为未至而至也。以得甲子，而天未温和，此为至而不至也。以得甲子，而天大寒不解，此为至而不去也。以得甲子，而天温如盛夏五六月时，此为至而太过也。"斗建子月中辰，即为冬至节，节阳至，一之气即至，所以古人"律管飞灰"均在冬至日候。可见仲景所叙述的"太过""不及"，明明是指的冬至"一阳"生以后的气候变化，这属于运气学说的范畴。而且仲景著书时，曾撰用《阴阳大论》，此书虽见不着了，但宋臣林亿校《素问》时却说，王冰所补入的"七篇大论"，即是《阴阳大论》的内容。而运气学说主要就是依据《素问》被称作"大论"的七篇文献，即《素问·天元纪大论》《素问·五运行大论》《素问·六微旨大论》《素问·气交变大论》《素问·五常政大论》《素问·六元正纪大论》《素问·至真要大论》。而大论中还提到有《太始天元册文》，这就说明，在两汉之际，存在着《阴阳大论》《太始天元册文》一类关于运气学说的文献，这些文献经过王冰次注《素问》得以流传下来，这是很可贵的研究运气学说的资料。

略后于唐朝王冰，而专门从事于运气学说的阐发者，首推宋代元符间（1093）刘温舒的《素问入式运气论奥》，他认为"气运最为补泻之要"，乃"括上古运气之秘文，撮斯书阴阳之精论，若网之在纲，珠之在贯，粲然明白。"刘温舒根据《素问》七篇大论，分作 31 个专题解说，从"五行生死顺逆"，至"五行胜复"，解说犹有未尽者并辅以图，确为阐述运气学说最成系统而晓畅的专著。后来言运气的，无不以之为蓝本。

赵宋时期对运气学是相当重视的，政和间（1111－1117）宋徽宗敕廷臣修《圣济总录》二百卷，首先就列入 60 年的运气图，包括"主运""客运""司天""在泉""客主加临"的变化规律。成无己的《注解伤寒论》卷首，亦详列《南北政三阴司天脉》《南北政三阴在泉脉》《南北政阴阳脉交死》《太阳、阳明、少阳、太阴、少阴、厥阴上下加临补泻病证之图》《五运六气生病加临转移之图》《运气加临汗差手经指掌之图》《运气加临汗差足经指掌之图》《运气加临棺墓手经指掌之图》《运气加临棺墓足经指掌之图》《运气加临脉候寸尺不应之图》等诸图。并强调说："五运六气主病，阴阳虚实，无越此图。"同时刘完素突起于北方，亦侈言气运之学，略谓："易教本乎五行八卦，儒教存乎三纲五常，医教要乎五运六气，其门三，其道一……则不知运气而求医无失者，鲜矣。……夫别医之得失者，但以类推运气造化之理，而明可知矣。……世俗或以谓运气无征，而为惑人之妄说者，或但言运气为大道玄机，若非生而知之，则莫能学之者，由是学者寡而知者鲜。……观夫医者，唯以别阴阳虚实，最为枢要，识病之法，以其病气归于五运六气之化，明可见矣。"于是他把《素问·至真要大论》的病机 19 条，分别纳入五运六气之中，如肝、心、脾、肺、肾所属诸条为五运主病，以肝属木，心属火，脾属土，肺属金，肾属水也。其余皆六气为病，并补"诸涩枯涸，干劲皴揭，皆属于燥"一条，使六气之病，臻于完整。经刘完素的提倡，无论"河间""易水"诸医家，言气运之学的，便日益众多，甚至可以说影响到当时整个医学界。

元泰定（1324）年间有程德斋者，托名张南阳作《伤寒钤法》一卷，以病日为司天，从生日求病原，计日传经，归号主治，亦风靡一时。明代熊宗立的《素问运气图括定局立成》亦基本与《伤寒钤法》类似，取病人之生年，及其得病日的干支，推其气运的生克盛衰，以定治法，以决生死，把运气学说引向封建迷信邪途。所以王履、万全、汪机、徐春圃等对之都有所批评，甚至引起一些医家的反对。如缪希雍著《本草经疏》，就有辟"五运六气之谬"的专篇。他说："今之医师，学无原本，不明所自，侈口而谈，莫不动云五运六气，将以施之治病，譬之指算法之精微，谓事物之实有，岂不误哉。殊不知五运六气者，虚位也，岁有是气至则算，无是气则不算，既无其气，焉得有其药乎？一言可竟已。……昔人谓不明五运六气，检遍方书何济者，正指后人愚蒙，不明五运六气之所以，而误于方册所载，依而用之，动辄成过，则虽检遍方书，亦何益哉！"

清初张飞畴著《伤寒兼证析义》对运气同样持反对态度。他认为："稍涉医理者，动以司运为务，曷知《天元纪》等篇，本非《素问》原文，王氏取《阴阳大论》补入经中，后世以为古圣格言，孰敢非之，其实无关于医道也。况论中明言'时有常位，而气无必'，然犹谆谆详论者，不过穷究其理而已。纵使胜复有常，而政分南北，四方有高下之殊，四序有非时之化，百步之内，晴雨不同，千里之外，寒暄各异，岂可以一定之法，而测非常之变耶。"

缪张二氏的持论，一则曰"不明五运六气之所以""有是气则算，无是气则不算"，一则曰"谆谆详论者，不过穷究其理而已"。意思还是认为运气学说是研究气候变化之所以然的，只是医者未能穷究其理，不明其所以，竟以一定之法，而测非常之变。换言之这是说，运气学说未曾深入研究，并不是运气学说规律的不存在。

惟近人陆渊雷则持根本的否定态度。他说："六气根本无理由，五运之根据，仍极薄弱，去六气一间耳。大考其书，则出于汉魏以后，好占者无取焉。寻其理则涉于渺茫之谈，核实者亦无取焉。如是而谓五运六气之不足信，当废除，则事之当然，绝非好作翻新之论矣。"（见陆著《生理补证》卷四）

尽管明清以来有的医家对五运六气持反对意见，但毕竟是少数，而大多数医家，特别是部分具有代表性的大医学家，都相当重视对运气学说的研究。如治伤寒学的巨擘张志聪说："仲祖采方治病，亦本神农经义，夫人与天地相参，与日月相应，故撰用《阴阳大论》，谓人之阳气，应天气之在外，五脏五行，应五运之在中，升降出入，环转无端，若为风寒所伤，始见外内浅深之病，故学者当于大论中之五运六气求之，伤寒大义，思过半矣。"（《伤寒论集注》）经过他的提倡，参考运气学说治《伤寒论》的极为广泛。特别是他对"标本中气"的发挥，即所谓"天之六气为本而在上，人身之三阴三阳为标而上奉之，所谓天有此六气，人亦有此六气"之说，盛行于伤寒学中。后来的陈修园、唐容川等均嗣其学说的主张。在同治、光绪年间，陆文和陆懋修亦为治伤寒学的大家，倡"六十年大司天"之说，即取六气主岁的次序而扩大之，以一气司一甲子，因推勘前代名家，偏温、偏凉、偏攻、偏补，而皆为良医者，都是适合当时"大司天"岁气之所致，其所推算，亦多有史实可据。

近人办中医函授教育较早，其影响亦较大的武进恽铁樵著《群经见智录》，谓五行六气无非在阐明一年四季气候的变化。他认为：《内经》认定人类生老病死，皆受四时寒暑之支配，故以四时为全书之总骨干；四时有风寒暑湿之变化，则立六气之说以属之于天，四时有生长收藏之变化，则立五行之说以属之于地；五行六气，皆所以说明四时者也。恽氏所说的"五行"即包括括五运，他认为《内经》最重要者为五行甲子，推测"五运"必言"甲子"，因此他在《群经见智录》中对"甲子"做了反复地研究阐明。

对于运气学说的争论，最关紧要的还在取决于究竟有无实践意义。宋人沈存中于《梦溪笔谈》曾记载：熙宁（1068—1077）中大旱，而有燥金入候，厥阴当折，太阴得伸而大雨的占验。唐大烈的《吴医汇讲》记载有，乾隆癸巳年，少徵火运，少阳相火在泉，而炎暑酷烈，中喝无算的应验；有嘉庆丙辰年，太羽水运，太阳寒水司天而奇寒的应验。近据天津市气象局整理的资料报道：1928 年戊辰，火运太过，夏季炎热，7 月 2 日，最高气温达41℃；1966 年丙午，太羽寒水当运，冬季严寒，2 月 22 日最低温度在零下22.9℃，为 60 年所罕见的奇冷。并复习天津市 1955～1975 年 20 年的气象资料：1959 年己亥，运气为"风乃大行"，该年大风日数 60 天（常年值 41天），为 21 年之最；1964 年甲辰，太羽土运，寒水司天，雨湿流行，该年降雨量为 862.1 毫米（常年值 552.5 毫米），平均绝对湿度为 12.7 毫巴（常年值 11.6 毫巴），均为 21 年之最高值；1957 年丁酉，阳明燥金司天，该年平均绝对湿度为 10.7 毫巴，为 21 年之最低值，全年降雨量偏少 457.3 毫米，气候干燥（《浙江中医杂志》1981 年 3 月号）。尽管这些资料还不是太多，亦足以说明运气学说具有一定的实践意义和科学价值。

同时，我们必须强调的是，运气学说是结合医学来探讨气象运动规律的一门科学，它是在当时历法、天文、气候、气象、物候等科学的基础上发展起来的。"五运"旨在探索一年五个季节变化的运动规律；"六气"是从我国的气候区划、气候特征来研究气旋活动规律的。尽管古代的气候区划是从五方观念来的，故有春温、夏热、长夏湿、秋燥、冬寒之说。而现代气象学家则谓中国为季风气候区域，冬季风偏北，夏季风偏南，春秋二季为风向转变之时期，这与《素问·至真要大论》"彼春之暖，为夏之暑，彼秋之忿，为冬之怒"的理论有些近似。因为同样具有以春秋二季为冬寒夏热之转换起点的意义。现代气象学把中国分为五带，即寒温带、温带、暖温带、积温带、热带，说明中国气候偏于温热。而运气学说的风木、君火、相火、湿土、燥金、寒水，除湿与寒外，其他四气亦以温热为主。说明古今探讨气象、气候的运动规律，尽管科学水平有高下，具体方法有不同，但对于气象、气候的基本认识还是一致的，这是由于同样是从实践中得来的结果。

无可讳言，运气学说是以阴阳五行说为构架的，并用以说明了气象、气候运动的一个基本规律——动态平衡。由于自然界客观地呈现着大量的周期性循环，正如《吕氏春秋·圜道》所说："日夜一周，圜道也。日躔二十八宿，轸与角属，圜道也。精行四时，一上一下，各与遇，圜道也。物动而萌，萌而生，生而长，长而大，大而成，成乃衰，衰乃杀，杀乃藏，圜道也。云气西行，云云然，冬夏不辍，水泉东流，日夜不休，上不竭，下不满，小为大，重为轻，圜道也。"这些天象、气候、气象、物候，无不是一个首尾相接的圆圈，因此古人便着重从循环运动方面来研究气象、气候运动的根源。循环运动是自然界整体运动平衡的一种重要表现形式，而阴阳消长、五行生胜的学说，是最能说明这一动态平衡的。如《素问·天元纪大论》中说："夫五运阴阳者，天地之道也，万物之纲纪，变化之父母，生杀之本始，神明之府也。"运气学说中的"十天干""十二地支"，都是从不同角度来说明气象、气候的循环运动的，故都有阴阳之分，都有五行的生胜关系。用阴阳以说明气象、气候平衡和不平衡的两个方面。如《素问·至真要大论》中说："夫阴阳之气，清静则生化治，动则苛疾起。"前者是阴阳的平衡性，后者是阴阳的不平衡性。事物的运动，总是存在着平衡和不平衡的两种状态。没有平衡，事物就不可能有一定的质的规定性；没有不平衡，矛盾统一体就不会破坏，一事物就不能转化为他事物。气象、气候的运动更是如此。春温、夏热、秋凉、冬寒，这一相对的平衡，就是阳生阴长、阳杀阴藏的具体体现。"太过"与"不及"，即相对的平衡受到破坏，阳主太过，阴主不及，也就是阴阳盛衰的表现。

尤其是五行生胜说，不仅说明了气象、气候运动内部结构关系的复杂性，同时还强调在气象、气候运动异常变化中要能保持自身的相对稳定性。五行中任何两行之间的关系并不是单向的，而是相互的，表现出与调节或反馈机制相似的形式。"反馈"是相互作用的一种特殊形式。例如："火"是受"水"制的，但"火"能生"土"，而"土"却能制"水"，即是"火"能通过生"土"的间接关系对"水"发生胜制的反作用，使水不能过分地胜制于"火"而使之偏衰。即被作用者通过某些中间环节，反作用于作用者，产生调节的效果，使系统得以保持相对平衡。这种反馈机制，在运气学说中是非常突出的。

气象、气候的运动，由于"太过""不及"所引起的变化，还能产生"胜气"和"复气"的调节关系。如《素问·至真要大论》中说："有胜之气，必其来复也。"就是说，既产生胜制之气，必然要招致一种相反的力量，将其压抑下去的"复气"。又如《素问·五常政大论》所说："微者复微，甚者复甚，气之常也。"意思是说，复气的大小轻重，往往是随着胜气的大小轻重而不同，这个意思中包含着反作用与作用在"量"上具有等同的意义。正因为如此，五行结构才能在局部出现较大不平衡的情况下，通过调节，继续维持其循环运动的相对平衡。

总之，运气中的五行说存在着两种类型的自行调节机制，一种是正常情况下相生、相胜的机制，另一类型是反常情况下的胜复机制。这样就形成并保持了气象、气候循环运动的动态平衡。要之，运气学说固然是古老，但它却具有系统论的思想，而且具有大系统理论的思想，是很值得研究的一门科学。

在现代科学领域里，对于运气学说的研究虽不是太多，但已经有人注意到这个问题。有从生物钟学说来探讨的，因气候变化与生物的生态，往往呈周期性的规律，有如上所述《吕氏春秋》所称的"圜道"。《素问·六节藏象论》所说的"天度""气数"，所谓"五运相袭，而皆治之，终期之日，周而复始，时立气布，如环无端"，都是讲宇宙间是呈节律性的周期变化，甚至每日每时都是如此。如《素问·至真要大论》中说："彼春之暖，为夏之暑，彼秋之忿，为冬之怒，谨按四时，斥候皆归，其终可见，其始可知。"这是年周期的节律。《素问·金匮真言论》中说："平旦至日中，天之阳，阳中之阳也；日中至黄昏，天之阳，阳中之阴也；合夜至鸡鸣，天之阴，阴中之阴也；鸡鸣至平旦，天之阴，阴中之阳也。"这是日周期的节律。在人身上亦明显的有这周期性的节律变化，如《灵枢·营卫生会》中说："营在脉中，卫在脉外，营周不休，五十而复大会，阴阳相贯，如环无端。卫气行于阴二十五度，行于阳二十五度，分为昼夜，故气至阳而起，至阴而止。故曰：日中而阳陇，为重阳；夜半而阴陇，为重阴。故太阴主内，太阳主外，各行二十五度，分为昼夜。夜半为阴陇，夜半后而为阴衰，平旦阴尽而阳受气矣。日中为阳陇，日西而阳衰，日入阳尽而阴受气矣。夜半而大会，万民皆卧，命曰合阴……如是无已，与天地同纪。"说明人身营卫气运行的日周期性节律与自然界的日周期性节律，是密切关联而有其一致性的。现代科学研究，大量测定表明，人类皮质激素在午夜至凌晨四点钟左右最低，而在上午八九点钟最高，这是否与"合夜至鸡鸣为阴中之阴，平旦至日中为阳中之阳"有关系，值得研究。

还有从物候学来研究的。所谓"物候学"是记录一年中植物的生长荣枯，动物的往来生息，从而了解气候变化及其对生物的影响，是介于生物学和气象学之间的边缘学科。运气学对于物候的征验特别关注，故《素问·阴阳应象大论》中说："天有四时五行，以生长收藏，以生寒暑燥湿风。""生""长""收""藏"，可以说是对物候的概括，其具体内容在《素问》七篇大论中屡有详尽的叙述。如《素问·气交变》中说："岁木太过……云物飞动，草木不宁，甚而摇落；……不及……草木晚荣。""岁火太过……火燔焫，水泉涸，物焦槁；……不及……物荣而下凝……乃折荣美。""岁土太过……泉涌河衍，涸泽生鱼，风雨大至，土崩溃，鳞见于陆；……不及……草木茂荣，飘扬而甚，秀而不实。""岁金太过……收气峻，生气下、草木敛，苍干凋陨；……不及……长气专胜，庶物以茂，燥烁以行。""岁水太过……大雨至，埃雾朦郁……雨冰雪霜不时降，湿气变物；……不及，湿乃大行……暑雨数至……蛰虫早藏，地积坚冰。"人生存于气交之中，亦随着运气的太过、不及而发生相应的生理、病理变化，诸篇"大论"中记叙尤详。这些研究气候及生物态一年一度的有规律的变化，是很有研究价值的。

还有从医学气象学来研究的。研究气候变化对人体生理、病理的影响，也是运气学说的主要内容之一，如《素问·宝命全形论》中说"人以天地之气生，四时之法成"。故人体对于适应四时气候变化，是养身防病的一个重要方面。正如《素问·四气调神大论》指出的：春气养生，夏气养长，秋气养收，冬气养藏。"逆春气则少阳不生，肝气内变；逆夏气则太阳不长，心气内洞；逆秋气则太阴不收，肺气焦满；逆冬气则少阴不藏，肾气独沉。……所以圣人春夏养阳，秋冬养阴，以从其根。"由于人与自然界是对立统一的一个整体，外在环境的一切自然变化，都会对人体产生一定的影响，而机体对这些外界的影响，必然要做出相应的反应。科学研究证明，太阳光照的强弱、地球的周期运转、宇宙线自身的变化、太阳黑子的活动、气象的变化，以及地磁、地热等外来刺激，都能在生物体内引起一定的反应。研究证明人体内在生理活动及物质代谢均要受到自然界周期节律的影响，诸如体温、脉搏、血压、血糖、基础代谢，以及激素的分泌、酶活性的增减、尿中各种成分的排泄、对致病因子的感受性、对药物的敏感性等。正如《素问·八正神明论》中说："天温日明，则人血淖液而卫气浮；……天寒日阴，则人血凝泣而卫气沉。月始生，则血气始精，卫气始行；月郭满，则血气实，肌肉坚；月郭空，则肌肉减，经络虚。"又《灵枢·五癃津液别》中说："天暑衣厚，则腠理开，故汗出；……天寒则腠理闭，气湿不行，水下留于膀胱，则为溺与气。"这些叙述，都涉及天象和天气变化对人体的影响，诸如血液、卫气、经络、腠理、肌肉、汗液、尿液等无不发生变化。因此，医学气象学在国际间已引起极大的重视，并制定全面科研规划，对"医学—生物学—太阳地球物理学—气象学"，进行详细的同步观察和综合研究，可见运气学说是具有强大生命力的，值得我们深入地去研究。

典籍研究

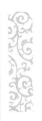

《四库全书·医家类》医籍鸟瞰

（原载《华西医药杂志》1947 年第 2 卷第 1 期）

《四库全书》是一部包涵 3471 种 79218 卷著作之巨大丛书，所谓"四库"者，即指包涵其内在之四部内容而言：曰经部，曰史部，曰子部，曰集部。"经部"概中国文化之根源，"史部"属于记载性，"子部"属于思想性，"集部"仅限于文学也。

"医籍"则属于子部之医家类，大都为病理及方剂配合之实例医籍，然"医家类"非古名也。《七略》列医家于"方技略"中，分"医经""经方"为二；《七录》医家则入"技术录"中，曰"医经部"，曰"经方部"；及《隋书·经籍志》，始属于"子部"也，混合"医经""经方"二目，而曰"医方"；《古今书录》与《旧唐志》所列医目与《隋志》同，仍属"子部"，曰"医方"；《新唐书·艺文志》变目为类，凡分"明堂经脉类""医术类"；《崇文总目》曰"医书类"；《郡斋读书志》曰"医书"；《遂初堂书目》曰"医书类"；《直斋书录解提》与《遂初堂》同；《文献通考经籍考》则曰"医家"；《宋史·艺文志》又曰"医书类"；《明史·艺文志》仅将医籍附入"艺术类"，而无独立之类目；《四库全书》始分为"医家类"。此即医籍于丛书中分类之源流大略也。

医籍在《四库全书》中之分量，凡计 191 部，著录书 97 部，存目书 94 部，共计 2529 卷，著录书 1815 卷，存目书 714 卷，又有附录存目书 6 部，25 卷。所谓"著录书"者，即合其编修之标准，而已入选采录之书；所谓"存目书"者，即不合其标准，虽经采进而未收入《四库全书》之书。至其著存之时代比例则：晋 2，南齐 1，隋 1，唐 6，宋辽金 46，元 18，明 71，清初 46。从册数、页数有著录书之确量比例计：1312 册，81963 页。如此宏伟之医学丛书，《四库》而外，莫与之京！兹将共著录书及存目书之总目表例如下，藉资鸟瞰之一般。

时代	书目	卷数	选本	著存	著者
晋	甲乙经	八卷	两淮盐政采进本	著录	皇甫谧
	肘后备急方	八卷	浙江范懋柱家天一阁藏本	著录	葛洪
南齐	褚氏遗书	一卷	浙江范懋柱家天一阁藏本	著录	褚澄
隋	巢氏诸病源候论	五十卷	浙江巡抚采进本	著录	巢元方
唐	黄帝素问	二十四卷	内府藏本	著录	王冰
	灵枢经	十二卷	大理寺卿陆锡熊家藏本	著录	王冰
	千金要方	九十三卷	两淮马裕家藏本	著录	孙思邈
	银海精微	二卷	内府藏本	著录	孙思邈
	外台秘要	四十卷	通行本	著录	王焘
	杜天师了证歌	一卷	浙江巡抚采进本	存目	杜光庭
宋	颅囟经	二卷	永乐大典本	著录	不著名氏
	铜人针灸经	七卷	浙江范懋柱家天一阁藏本	著录	不著名氏
	明堂灸经	八卷	浙江范懋柱家天一阁藏本	著录	西方子
	博济方	五卷	永乐大典本	著录	王衮
	苏沈良方	八卷	永乐大典本	著录	沈括
	寿亲养老新书	四卷	浙江汪启淑家藏本	著录	陈直
	脚气治法总要	一卷	永乐大典本	著录	董汲
	旅舍备要方	二卷	永乐大典本	著录	董汲
	素问入式运气论奥 附黄帝内经素问遗篇	三卷、附一卷	两江总督采进本	著录	刘温舒
	伤寒微旨	二卷	永乐大典本	著录	韩祗和
	伤寒总病论 附音训、修治、药法	六卷、附一卷	大学士于敏中家藏书本	著录	庞安时
	证类本草	三十卷	两淮江广达家藏本	著录	唐慎微
	全生指迷方	四卷	永乐大典本	著录	王贶
	小儿卫生总微论方	二十卷	大学士英廉家藏本	著录	不著名氏
	类证普济本事方	十卷	浙江巡抚采进本	著录	许叔微
	太平惠民和剂局方 指南总论	十卷、三卷	两淮盐政采进本	著录	陈师文
	卫生十全方 奇疾方	三卷、一卷	永乐大典本	著录	夏德
	传信适用方	二卷	两淮盐政采进本	著录	不著名氏
	卫济宝书	二卷	永乐大典本	著录	东轩居士
	医说	十卷	浙江巡抚采进本	著录	张杲

时代	书目	卷数	选本	著存	著者
宋	针灸资生经	七卷	两淮盐政采进本	著录	不著名氏
	妇人大全良方	二十四卷	大学士英廉家藏本	著录	陈自明
	太医局程文	九卷	永乐大典本	著录	不著名氏
	三因极一病证方论	十八卷	大学士英廉家藏本	著录	陈言
	产育宝庆方	二卷	永乐大典本	著录	不著名氏
	集验背疽方	一卷	永乐大典本	著录	李迅
	济生方	八卷	永乐大典本	著录	严用和
	产实诸方	一卷	永乐大典本	著录	不著名氏
	仁斋直指 附伤寒类书活人总括	二十六卷、附七卷	浙江巡抚采进本	著录	杨士瀛
	急救仙方	六卷	永乐大典本	著录	不著名氏
	疮疡经验全书	十三卷	浙江巡抚采进本	存目	窦汉卿
	大本琼瑶发明神书	二卷	浙江郑大节家藏书	存目	刘真人
	崔真人脉诀	一卷	江苏巡抚采进本	存目	紫虚真人
	东垣十书	二十卷	江苏巡抚采进本	存目	不著名氏
金	素问元机原病式	一卷	通行本	著录	刘完素
	宣明论方	十五卷	通行本	著录	刘完素
	伤寒直格 伤寒标本心法类萃	二卷、二卷	通行本	著录	刘完素
	素问病机气宜保命集	三卷	两淮盐政采进本	著录	张元素
	儒门事亲	十五卷	大学士英廉家藏本	著录	张从正
	内外伤辨惑论	三卷	江苏巡抚采进本	著录	李杲
	脾胃论	三卷	江苏巡抚采进本	著录	李杲
	伤寒论注 附伤寒明理论 论方	十卷、附三卷、一卷	内府藏本	著录	成无己
	兰室秘藏	三卷	江苏巡抚采进本	著录	李杲
	珍珠囊指掌补遗药性赋	四卷	侍郎金简购进本	存目	李杲
	伤寒心要	一卷	通行木	存目	镏洪
	伤寒心镜	一卷	通行本	存目	常德
元	医垒元戎	十三卷	兵部侍郎纪昀家藏本	著录	王好古
	此事难知	二卷	江苏巡抚采进本	著录	王好古
	汤液本草	三卷	江苏巡抚采进本	著录	王好古
	瑞竹堂经验方	五卷	永乐大典本	著录	沙图穆苏

时代	书目	卷数	选本	著存	著者
元	世医得效方	二十卷	两淮盐政采进本	著录	危亦林
	格致余论	一卷	江苏巡抚采进本	著录	朱震亨
	局方发挥	一卷	江苏巡抚采进本	著录	朱震亨
	金匮钩玄	三卷	江苏巡抚采进本	著录	朱震亨
	扁鹊神应针灸玉龙经	一卷	浙江范懋柱家天一阁藏本	著录	王国瑞
	外科精义	二卷	江苏巡抚采进本	著录	齐德之
	脉诀刊误附录	二卷、附录二卷	两淮盐政采进本	著录	戴启宗
	难经本义	二卷	两淮盐政采进本	著录	滑伯仁
	医经溯洄集	二卷	浙江汪启淑家藏本	著录	王履
	流注指微赋	一卷	永乐大典本	存目	何若愚
	如宜方	二卷	浙江巡抚采进本	存目	艾元英
	泰定养生主论	十六卷	两淮盐政采进本	存目	王中阳
	类编南北经验医方大成	十卷	两淮盐政采进本	存目	孙允贤
	伤寒医鉴	一卷	通行本	存目	马宗素
明	普济方	四百二十六卷	浙江范懋柱家天一阁藏本	著录	王棣
	推求师意	二卷	浙江巡抚采进本	著录	戴元礼
	玉机微义	五十卷	两淮盐政采进本	著录	徐用诚
	仁端录	十六卷	浙江巡抚采进本	著录	徐谦
	薛氏医案	七十八卷	通行本	著录	薛己
	针灸问对	三卷	两淮盐政采进本	著录	汪机
	外科理例 附方	七卷、一卷	两淮盐政采进本	著录	汪机
	石山医案 附案	三卷、一卷	两淮盐政采进本	著录	陈桷
	名医类案	十二卷	通行本	著录	江瓘
	赤水玄珠	三十卷	浙江巡抚采进本	著录	孙一奎
	医旨绪余	二卷	浙江巡抚采进本	著录	孙一奎
	证治准绳	一百二十卷	通行本	著录	王肯堂
	本草纲目	五十卷	大学士于敏中家藏本	著录	李时珍
	奇经八脉考	一卷	大学士于敏中家藏本	著录	李时珍
	濒湖脉学	一卷	大学士于敏中家藏本	著录	李时珍
	伤寒论条辨 附本草钞、或问、痉书	八卷、附一卷、一卷、一卷	内府藏本	著录	方有执
	先醒斋广笔记	四卷	户部尚书王际华家藏本	著录	缪希雍

时代	书目	卷数	选本	著存	著者
明	神农本草经疏	三十卷	浙江巡抚采进本	著录	缪希雍
	类经	三十二卷	内府藏本	著录	张介宾
	景岳全书	六十四卷	通行本	著录	张介宾
	温疫论 补遗	二卷、一卷	通行本	著录	吴有性
	疭疟论疏	一卷	浙江巡抚采进本	著录	卢之颐
	本草乘雅半偈	十卷	浙江巡抚采进本	著录	卢之颐
	杂病治例	一卷	浙江范懋柱家天一阁藏本	存目	刘纯
	伤寒治例	一卷	通行本	存目	刘纯
	医方选要	十卷	两淮盐政采进本	存目	周文采
	袖珍小儿方	十卷	浙江范懋柱家天一阁藏本	存目	徐用宣
	安老怀幼书	四卷	浙江朱彝尊家曝书亭藏本	存目	刘宇
	医学管见	一卷	通行本	存目	何瑭
	保婴撮要	八卷	浙江巡抚采进本	存目	薛铠
	神应经	一卷	浙江朱彝尊家曝书亭藏本	存目	陈会
	医开	七卷	浙江范懋柱家天一阁藏本	存目	王世相
	医史	十卷	浙江范懋柱家天一阁藏本	存目	李濂
	药镜	四卷	浙江巡抚采进本	存目	蒋仪
	医学正传	八卷	浙江范懋柱家天一阁藏本	存目	虞抟
	卫生集	四卷	两淮盐政采进本	存目	周宏
	万氏家抄济世良方	六卷	浙江巡抚采进本	存目	万表
	摄生众妙方	十一卷	两淮盐政采进本	存目	张时彻
	急救良方	二卷	两淮盐政采进本	存目	张时彻
	灵秘十八方加减	一卷	浙江巡抚采进本	存目	胡嗣廉
	心印绀珠经	二卷	两淮盐政采进本	存目	李汤卿
	运气易览	三卷	两淮盐政采进本	存目	汪机
	痘症理辨 附方	一卷、附一卷	两淮盐政采进本	存目	汪机
	养生类要	二卷	两淮盐政采进本	存目	吴正伦
	志斋医论	二卷	浙江范懋柱家天一阁藏本	存目	高士
	经验良方	十一卷	通行本	存目	陈士贤
	丹溪心法附余	二十四卷	内府藏本	存目	方广
	避水集验要方	四卷	浙江巡抚采进本	存目	董炳
	上池杂说	一卷	编修程晋芳家藏本	存目	冯时可

时代	书目	卷数	选本	著存	著者
明	伤寒指掌	十四卷	浙江巡抚采进本	存目	皇甫中
	针灸大全	十卷	内府藏本	存目	杨继洲
	医学六要	十九卷	浙江巡抚采进本	存目	张三锡
	删补颐生微论	四卷	浙江巡抚采进本	存目	李中梓
	雷公炮制药性解	六卷	通行本	存目	李中梓
	鲁府秘方	四卷	两淮盐政采进本	存目	刘应泰
	普门医品 附医品补遗	四十八卷 附四卷	浙江巡抚采进本	存目	王化贞
	孙氏医案	五卷	浙江巡抚采进本	存目	孙泰来
	河间六书	二十七卷	通行本	存目	吴勉学
	折肱漫录	六卷	两淮盐政采进本	存目	黄承昊
	运气定论	一卷	浙江巡抚采进本	存目	董说
	针灸聚英	四卷	两淮盐政采进本	存目	高武
	针灸节要	三卷	两淮盐政采进本	存目	高武
	简明医彀	八卷	内府藏本	存目	孙志宏
	金锾秘论	十二卷	两淮盐政采进本	存目	李药师
	扁鹊指归图	一卷	两淮盐政采进本	存目	不著名氏
	素问运气图括定局立成	一卷	两淮盐政采进本	存目	熊宗立
	素问钞补正	十二卷	浙江巡抚采进本	存目	丁瓒
	续素问钞	九卷	两淮盐政采进本	存目	汪机
	素问注证发微	九卷	浙江巡抚采进本	存目	马莳
	图注难经	八卷	浙江巡抚采进本	存目	张世贤
	图注脉诀、附方	四卷、附一卷	浙江巡抚采进本	存目	张世贤
清	御定医宗金鉴	九十卷		著录	乾隆敕撰
	尚论篇	八卷	通行本	著录	喻昌
	医门法律 附寓意草	十二卷、附四卷	江西巡抚采进本	著录	喻昌
	伤寒舌鉴	一卷	浙江巡抚采进本	著录	张登
	伤寒兼证析义	一卷	浙江巡抚采进本	著录	张倬
	金匮要略论注	二十四卷	通行本	著录	徐彬
	绛雪园古方选注 附得宜本草	三卷、附一卷	浙江巡抚采进本	著录	王子接
	续名医类案	六十卷	编修邵晋涵家藏本	著录	魏之琇
	神农本草经百种录	一卷	江苏巡抚采进本	著录	徐大椿

时代	书目	卷数	选本	著存	著者
清	兰台轨范	八卷	江苏巡抚采进本	著录	徐大椿
	伤寒类方	一卷	江苏巡抚采进本	著录	徐大椿
	医学源流论	二卷	江苏巡抚采进本	著录	徐大椿
	圣济总录纂要	二十六卷	浙江巡抚采进本	著录	程林
	证治大还	四十三卷	浙江巡抚采进本	存目	陈治
	马师律梁	八卷	浙江巡抚采进本	存目	马元仪
	张氏医通	十六卷	浙江巡抚采进本	存目	张璐
	伤寒缵论 绪论	二卷、三卷	浙江巡抚采进本	存目	张璐
	本经逢原	四卷	浙江巡抚采进本	存目	张璐
	诊宗三昧	一卷	浙江巡抚采进本	存目	张璐
	石室秘录	六卷	大学士英廉家藏本	存目	陈士铎
	李氏医鉴 续补	十卷、二卷	内府藏本	存目	李文来
	医学汇纂指南	八卷	安徽巡抚采进本	存目	端本缙
	济阴纲目	十四卷	大学士英廉家藏本	存目	武之望
	保生碎事	一卷	大学士英廉家藏本	存目	汪淇
	释骨	一卷	浙江巡抚采进本	存目	沈彤
	医学求真录总论	五卷	江西巡抚采进本	存目	黄宫绣
	成方切用	十四卷	浙江巡抚采进本	存目	吴仪洛
	伤寒分经	十卷	浙江巡抚采进本	存目	吴仪洛
	医贯砭	二卷	江苏巡抚采进本		徐大椿
	临证指南医案	十卷	浙江巡抚采进本		叶桂
	得心录	一卷	兵部侍郎纪昀家藏本		李文渊
	伤寒论条辨续注	十二卷	大学士英廉家藏本		郑重光
	医津筏	一卷	通行本		江之兰
	四圣心源	十卷	编修周永年家藏本		黄元御
	四圣悬枢	四卷	编修周永年家藏本		黄元御
	素灵微蕴	四卷	编修周永年家藏本		黄元御
	玉楸药解	四卷	编修周永年家藏本		黄元御
	脉因证治	八卷	浙江巡抚采进本		不著名氏
	素问悬解	十三卷	编修周永年家藏本	存目	黄元御
	灵枢悬解	九卷	编修周永年家藏本	存目	黄元御
	难经悬解	二卷	编修周永年家藏本	存目	黄元御

卷十一 医论文集

典籍研究

时代	书目	卷数	选本	著存	著者
清	伤寒悬解	十五卷	编修周永年家藏本	存目	黄元御
	金匮悬解	二十二卷	编修周永年家藏本	存目	黄元御
	伤寒说意	十一卷	编修周永年家藏本	存目	黄元御
	长沙悬解	四卷	编修周永年家藏本	存目	黄元御
	难经经释	二卷	江苏巡抚采进本	存目	徐大椿

附录：

时代	书目	卷数	选本	著存	著者
唐	水牛经	三卷	永乐大典本	存目	遒文
宋	安骥集	三卷	永乐大典本	存目	不著名氏
明	类方马经	六卷	两江总督采进本	存目	不著名氏
	司牧马经痊骥通元论	六卷	浙江范懋柱家天一阁藏本	存目	卞管沟
	疗马集　附录	四卷附一卷	内府藏本	存目	俞仁、俞杰
	痊骥集	二卷	永乐大典本	存目	不著名氏

　　《四库全书》文献之来源有六：①清政府于修《四库全书》前所编之书，及《四库全书》修书期间特编加入之书；②明代所遗之藏书及清政府续收之藏书，统名之曰"内府藏书"；③自《永乐大典》中抄出之书；④各省地方官采进之书；⑤藏书家呈献之书；⑥当时通行之书。

　　是其"医家类"医籍之来源当亦不外斯六者：惟属于第一项者颇难断定；属于第二项者（内府藏本）则有 10 部；属于第三项者（《永乐大典》本）20 部；属于第六项者（通行本）亦 20 部；属于第四项者，浙江巡抚凡采进 44 部，两淮盐政采进 30 部，江苏巡抚采进 17 部，江西巡抚采进 2 部，两江总督采进 2 部，安徽巡抚采进 1 部，侍郎金简购进 1 部；属于第五项者，浙江范懋柱家呈献天一阁藏本 13 部，编修周永年呈献家藏本 11 部，大学士于敏中呈献家藏本 4 部，大学士英廉呈献家藏本 8 部，兵部侍郎纪昀呈献家藏本 2 部，浙江朱彝尊呈献家藏曝书亭本 2 部，浙江汪启淑呈献家藏本 2 部，大理寺卿陆锡熊呈献家藏本 1 部，两淮马裕、江广达各呈献家藏本 1 部，浙江大节、户部尚书王际华、编修程晋芳、邵晋涵各呈献家藏本 1 部；惟御定《医宗金鉴》本未注明来历，盖《金鉴》属乾隆十四年敕撰，《四库全书》亦为乾隆所敕修，此或既属于第一项者，故未注明选本也。

至"存目"卷数，《四库全书总目提要》称682卷，与上表所例之714卷计，实相差32卷，盖计算有误也。杨家骆氏著《四库全书通论》，其统计表为190部，与实数相差1部，而谓有"无卷数"之著录书1部；据《总目提要》固皆有卷数者，其卷数之计算，尤为错误，本为2529卷，杨氏为2425卷。"著录书"为8815，杨氏为1743；"存目书"为714，杨氏为682。杨氏之"时代"比例，先秦7、汉2、晋2、南北朝2、唐5、宋辽金47、元17、明69、清初36；而其著录书及存目书总目中，上古列8部，周列9部，汉列2部，晋列2部，南齐列1部，隋列1部，唐列4部，宋列36部，金列10部，元列17部，明列65部，清列36部，共为191部，又适与今存数字相符，而与统计家有出入也。

究其实，汉以前之医籍，《四库全书》中并未搜及，如其与《素问》《灵枢经》二书列入"上古"中，实为唐王冰之注本，非原书也。《素问运气图括定局立成》《素问钞补正》《续素问钞》《素问注证发微》等，为明代作品。《素问悬解》《灵枢悬解》，清黄元御著，更不得入于上古时期。《难经本义》著者为元时滑伯仁，《图注难经》《图注脉诀》为明张世贤著，《难经经释》为清徐大椿著，《难经悬解》《伤寒悬解》《伤寒说意》《金匮悬解》《长沙药解》皆清黄元御所作，何得入于周？《伤寒论》《金匮玉函经》，应为汉时书也，而《金匮要略论注》为清徐彬之注本，《注解伤寒论》为金成无己之注本，何得入于"汉"季？《素问玄机原病式》，金刘完素所作，非宋书也。《圣济总录》本成于宋，而《圣济总录纂要》为清程林删定，仅存二十六卷，与政和中奉敕编之二百卷《圣济总录》截然不同，仍以为宋书，乌乎可？凡此皆杨氏之错误，而亟有待更正者。

至所列表中之有属于官修者，《巢氏诸病源候论》修于隋炀帝，《圣济总录》（非纂要本）《太平惠民和剂局方》修于宋徽宗，惟"纂要"则又非官修书也。《圣济总录》，《四库》中本无，《太医局程文》修于宋何帝则无从稽考，《医宗金鉴》修于清高宗（乾隆）。有属于佛教徒著作者，仅《金锒秘论》一部，取佛家"金锒刮眼"之义，而著之名李药师亦佛号也。属于道家者，有晋之《肘后备急方》，唐杜光庭之《杜天师了证歌》，宋刘真人之《琼瑶发明神书》，崔嘉彦之《崔真人脉诀》，元王中阳之《泰定养生主论》，即著《千金方》之孙思邈，亦应为道家之著作也。以别名发表其著作者，有《水牛经》之造文，《明堂灸经》之西方子，《难经本义》之秦越人，《卫济宝书》之东轩居士，《崔真人脉诀》之紫虚真人。不著撰人姓氏者，则有《颅囟经》《铜人针灸经》《小儿卫生总微论方》《传信适用方》《产育宝庆方》《产实诸方》《急救仙方》《东垣十书》《扁鹊指归图》《脉因证治》《安骥集》《类方马经》《痊骥集》《太医局程文》是也。其中撰人有疑问者，如《褚氏遗书》之褚澄，《卫济宝书》之东轩居士，《大本琼瑶发明神书》之刘真人，《崔真人脉诀》之紫虚真人，《珍珠囊指掌补遗药性赋》之李杲，《伤寒心镜》之常德，《伤寒心要》之镏洪，《泰定养生主论》之王中阳，《类编南北经验医方大成》之孙允贤，《灵秘十八方加减》之胡嗣廉，《雷公炮制药性解》之李中梓，《金镙秘论》之李药师，《水牛经》之造文，《司牧马经痊骥通元论》之卞管沟皆是也。

于此，则《四库全书·医家类》医籍出处之面貌已得其全，惟其所搜之著存各本，并未臻于至善，亦且犹有最基础之善本，均未搜入，致未能取得医籍中之精纯，诚可慨也。

（编者按：据考，此文完成于 1934 年 4 月 24 日）

《素问·一卷》译注

（原载《中医杂志》1958 年第 1、2、5、6、8 期）

前　言

现代人读古典著作，不是困于诘屈聱牙的本文，便是碍于浩如烟海的疏注，因此许多有价值的古书，便渐渐和现代人陌生起来。不仅是现代人读古书如此，就是古人读远古的著作，亦常常遇到困难。例如《说苑·善说篇》有首越人歌，是公元前 5 世纪中叶鄂君子晳泛舟时所得的。那原文是："滥兮抃草滥予昌枑，泽予昌州州鐉州焉。乎秦胥胥缦予乎昭，澶秦踰渗惿随河湘。"当时的楚人也不理解，子晳找了《越译》把它翻译出来，译文是："今夕何夕兮，搴舟中流？今日何日兮，得与王子同舟？蒙羞被好兮，不訾诟耻，心几顽而不绝兮，得知王子。山有木兮木有枝，心说君兮君不知。"经过迻译，这首古歌才能为广大群众所了解。又如司马迁之所以要迻译《尚书》，班固之所以要迻译《史记》，也何尝不是为要把古代文字和现代人见面呢！

祖国医学中的经典著作，如《灵枢》《素问》《难经》《伤寒》《金匮》《脉经》等，虽然还不是一些远古之作，但古奥费解之处也不少，许多人提到它仍都感到头痛，并不是他们对自己伟大祖先的创作不知重视，实在是存在许多不可克服的困难。因而有意识地把祖国医学中的古典著作从历史上重重的曲解中解放出来，是有它积极意义的。在中国古典文学部门，郭沫若先生等自五四运动以后做出了许多成绩，如他们把《诗经》《楚辞》等迻译成现代语体，便是很好的例子之一。一直到现在，迻译古典文学的工作仍在不断地发展着。相反，迻译中医的古典著作，近两年才开始呢！

当然，迻译古书，并不是一件容易的事，首先对于训诂、文学方面要有一定的修养，其次对于祖国医学的知识要有较全面的了解，才能下手做，才可能基本做到以作者之心为心，迻译出来的笔调才能有如原作那种透人的热力，否则便如虎贲之似中郎，貌则似而神则非了。

我对中医经典著作的迻译，也是从去年才开始的。曾译过《伤寒》《金匮》，现在又来迻译《素问》，由于学识浅薄，把译与注相辅而行，译有不足时，则辅之以注；注有冗赘时，便代之以译，所以叫作"译注"。《周礼·秋官象胥贾疏》云："译即易，谓换易语言使相解也。"这是我要采用"译"的方法的一方面。又《正字通》云："凡诂释经义亦曰译。"是译亦兼有释之义，我之所以不用"释"而用"译"之义在此。这"译注"可能是很失败，但还希望能起到"抛砖"的作用。

最后，我想谈谈"素问"两字应做怎样解释的问题。马玄台、张景岳、王九达等都以为"平素讲求问答之义"，我觉得这样解释未免乏味，还是以林亿等校正的意见高人一等，他说："按乾凿度（即乾坤凿度，为易纬八种之一）云：'夫有形者生于无形，故有太易、有太初、有太始、有太素。太易者，未见气也；太初者，气之始也；太始者，形之始也；太素者，质之始也，气形质具，而疴瘵由是萌生。'故黄帝问此太素质之始也，素问之名，义或由此。"太素，可算是古代最朴素的唯物观，素即物质，太即一切物质的始生。所以《史记·殷本记》司马贞的索隐亦说："素王者，太素上皇，其道质素，故称素王。"《汉书·艺文志》列阴阳二十一家，其中列有"黄帝太素二十篇"，刘向《别录》解释说："言阴阳五行，以为黄帝之道也，故曰泰素。"泰太同，这说明阴阳五行是古人用以说明太素的，即是朴素地说明唯物观念的，所以《素问》里基本是用阴阳五行来说明人体的生理、病理等等变化。金（后人作"全"是衍误）元起说："素，本也，问者，黄帝问岐伯也，方陈性情之原，五行之本，故曰素问。"是素问，本是问素，亦犹之屈原的"天问"本是问天一样，虽倒置其辞，却应顺会其义。杨上善直称"内经"为"太素"，当本于此。既先懂得了《素问》命名的意义，那么，《素问》这部书的内容和它的基本精神，便可算了解得一大半了。

《素问·上古天真论》译注

一、《上古天真论》解题

没有文字记事以前的时期，都叫"上古"，所以《易经·系辞》说："上古结绳而治。"又说："上古穴居而野处。"可见"上古"是人类生活在相当早的一个时期的总称。什么叫作"天真"呢？张志聪解释道："天乙所生之真元也。"天乙，即天一。《史记·封禅书》索隐说："天一太一，北极神之别名。"北极神为神，《易经·系辞》注云："天一生水。"在人体内肾为水脏，肾又是先天的根本，因此，"天一"便无异乎肾的代名。又什么叫作"真元"呢？《黄庭经》说："积精累气以为真。"那么，真就是精和气的总和，其公式为：精+气=真。《老子》亦云："其中有精，其精甚真。"是真即精气的精华。这精华是发生生命的最基本的物质。所以《易经·系辞》说："精气为物。"《正义》云："精气为物者，谓阴阳精灵之气，氤氲积聚而为万物也。"元，作始字解，即是说，这个真精，是一切生命的开始。于此可见"上古天真论"这个题目，一面在说明生命最早的开始就是由于真精的繁殖，一面又讨论人们应如何保养天一真精，来延长应有的寿命，本篇的主要精神尤在后者。

二、《上古天真论》第一段

（一）《上古天真论》第一段原文

昔在黄帝[1]，生而神灵[2]，弱[3]而能言，幼而徇（音旬）[4]齐，长而敦敏[5]，成而登天[6]，迺（同乃）问于天师曰[7]："余闻上古之人，春秋皆度[8]百岁，而动作不衰，今时之人，年半百而动作皆衰者，时世异邪（同耶）[9]？人将失之邪（同耶）？"

岐伯[10]对曰："上古之人，其知道[11]者，法于阴阳[12]，和于术数[13]，食饮有节，起居有常，不妄作劳，故能形与神俱[14]，而尽终其天年[15]，度百岁乃去。今时之人不然也，以酒为浆[16]，以妄[17]为常，醉以入房[18]；以欲[19]竭其精，以耗散其真[20]，不知持满[21]，不时御神[22]，务快其心，逆于生乐[23]，起居无节，故半百而衰也。"

（二）《上古天真论》第一段译文

从前轩辕黄帝，初生出世，便显现着神奇灵通的气象。在几个月中，就能讲简单的话句。幼小时尤其具有丰富的知识和德行。渐渐长大了，愈是显得敦厚而聪敏，所以到了成年，便登天子极位，做了皇帝，某天问着他的老师岐伯说："我听说上古时候的人，年龄大都超过百岁以上，行动起居还不衰颓；现在的人不到五十岁，动作起居便衰颓极了，这究竟是时代的不同呢？还是人们的卫生没有讲求得好呢？"

岐伯说："上古时的人，并不是都长寿的，惟有懂得讲求卫生的道理的人，他能够依据阴阳变化的准则，来讲求较好的卫生方法，饮食既有节制，起居也有规律，更不乱作妄为，所以一百保持着弥漫的精神和强健的体魄，活到人类应得的岁数——百多岁才死去。现在的人却不是这样，吃酒便像喝水似的，不应做的事，反当着正事干；醉酒后还贪恋色欲，过度地损伤了精水，因而真气亦随之耗散，这样自以为精神饱满，随时都在消耗精神，称心快意的人，饮食起居，又毫无节制，一反人生真正寻乐的常道，难怪他不到五十岁便衰颓极了。"

（三）《上古天真论》第一段汇注

（1）开始便用了"昔在"两个字来叙述，说明是后人的追记。则黄帝坐明堂，著《内经》的传说，便不可信了。《史记》说："黄帝姓公孙，生于轩辕之丘，所以名轩辕。"是有熊国君主少典的儿子。

（2）神灵，即神奇灵通，也就是很聪明灵活的意思。

（3）古代小孩在百天以内的，都称弱。

（4）《曲礼》云："十年曰幼。"徇，音旬，周徧的意思。齐，作德字解。知识周徧而又有德行，便叫徇齐。

（5）敦，厚也。敏，聪也。

（6）成，即成年，成人的意思。登天，即登天子位，做皇帝。

（7）迺，即乃字，天师，犹言天子的老师，指岐伯。是黄帝对岐伯的尊称。

（8）春秋，指年龄言，《国策》云："君之春秋高而封地未定。"与此同义。度，与渡通，过也。

（9）邪，与耶字同，疑问词。

（10）岐伯，传说是黄帝时的著名医生，《汉书·司马相如传》云："诏岐伯使尚方。"注云："张揖曰：岐伯者，黄帝太医，属使主方气也。"

（11）道，道理。即保养天真的卫生之道。

（12）法，则也。犹言依据。阴阳，泛指天地间一切事物演变的对立的统一现象，如天为阳，地为阴，昼为阳，夜为阴，外为阳，内为阴等。

（13）和，调和，也就是适当的意思。术，方术、技术。数，为推演、预料的意思。马玄台说："调人事之术数，术数所该甚广，如呼吸按跷、饮食起居之类。"

（14）形，指形体。神，指精神。俱，是两两相称的意思。

（15）天年，即天然的年寿。得尽其天然的年寿以善终，便叫尽天年。

（16）浆，是羹汤。把酒当着羹汤吃，也就是形容过度的饮酒。

（17）妄，乱也。

（18）入房，一般叫作"房事"。

（19）欲，与慾同，指过分的嗜好，如以酒为浆，醉以入房等都是。

（20）真，即真精；由于精竭，所以真散。

（21）《淮南子·氾论训》云："周公可谓能持满矣。"高诱注云："满，满而不溢也，故曰能持满。"满而不溢，这是善于持满的。满而常溢，或者不满亦溢，这就叫"不知持满"，也就是毫不虚心，满而自恃。

（22）不时，犹言不节，御，用也。耗用精神，没有节制，就是不时御神。

（23）逆，违也。生乐，即生命的乐趣。《吕览·知士篇》云："此剂貌辨之，所以外生乐，趋患难故也。"注云："外弃其生命之乐，解人之患。"与此义同。

（四）《上古天真论》第一段要义

这是本篇的第一段。"昔在黄帝"等六句是陪衬文章，意在说明人类生命之修短，完全决定于自己对卫生的讲求。"上古之人"也好，"黄帝"也好，总不会无条件而获得长寿的。所以全段着重于"其知道者"一句。从"生而神灵"的黄帝口吻中问道："时世异邪？人将失之邪？"无形中便是给开首六句以反驳。因此说只能把它当作陪衬文章看。

三、《上古天真论》第二段

（一）《上古天真论》第二段原文

夫上古圣人[1]之教下也，皆谓之虚邪贼风[2]，避之有时。恬（音甜）惔（音淡）虚无[3]，真气[4]从之；精神内守[5]，病安从来？是以志闲[6]而少欲，心安而不惧，形劳而不倦，气从以顺，各从其欲，皆得所愿。故美其食、任其服、乐其俗，高下不相慕[7]，其民故曰朴[8]。是以嗜欲不能劳其目[9]，淫邪不能惑其心，愚智贤不肖，不惧于物[10]，故合于道[11]，所以能年皆度百岁而动作不衰者，以其德全不危[12]也。

（二）《上古天真论》第二段译文

上古时那些有丰富的卫生知识的人，经常教育群众说："凡是从虚乡来的邪风，都能危害人体，务要懂得能躲避它的道理。首先要把心情放恬淡些，不要患得患失，使真精之气在体内自然地敷布着，精神亦因而饱满了，疾病哪里还能来侵袭呢？"所以当时的人们，一般都有这种警惕，少存欲念，心里总是安逸的，没有什么恐惧；身体有时劳动了，亦不感到疲倦。这样真气顺从，心意知足的人，在各方面的表现都是舒适的。无论是什么饮食，什么衣服，什么环境，觉得都很好，都很称，都很相宜。在上在下，各不相争，于此可以想见当时人们的生活，经常是朴素的。像这样朴素的风气，不仅任何色欲搅不乱他们的视觉，任何淫邪迷惑不了他们的心境，就是任你称他为愚、为智、为贤、为不肖，也不予较量。这就极端合乎卫生之道了。所以这时人们多半都能活到百岁，在行动工作时还不觉得衰颓，就是因其保养得很好，而不会遭到疾病危害的缘故。

（三）《上古天真论》第二段汇注

（1）圣人这个称号，在古代有两种意义：一称品德学问有很高的修养的人，如文王、周公、孔子等。一称皇帝为圣人，这是从唐代以后才开始的。《尚书·洪范·孔传》云："于事无不通之谓圣。"圣人的含义可以想见了。

（2）虚邪贼风，即指从"虚乡"来能贼害人的风邪。凡春天的东风，夏天的南风，秋天的西风，冬天的北风，春夏交的东南风，秋冬交的西北风等，都是从正方来的风，能长养万物，不会伤人。假使冬至风从南西二方而来，春分风从西北二方而来，这就是从"虚乡"来的不正邪风，主伤人而杀害万物，可详参《灵枢·九宫八风》篇。

（3）恬，音甜，憺，同淡。恬憺即安静的意思。虚无，即是没有患得患失的心情。《淮南子》云："静漠恬澹，所以养性也；和愉虚无，所以养德也。"澹、憺、淡三字通用。

（4）真气，即天真之气。

（5）即精神内在很充满，而不外散的意思。

（6）《广韵》云："志，意慕也。闲，防也。"《书经·毕命篇》云："虽收放心，闲之惟艰。"志闲，即心意里随时都有警惕的防范的意思。

（7）马玄台云："高者不陵下，下者不援上，而不出位以相慕。"也就是彼此知足，互不争夺。

（8）日朴，即经常都是朴素的。

（9）嗜欲，《甲乙经》作"色欲"，意义较明显。

（10）物，类也，不惧于物，犹言不管把我分到愚智贤不肖那一类。

（11）道，与第一段"其知道者"句的道字同义。

（12）善行为德，危，害也。

（四）《上古天真论》第二段要义

这第二段主要在说明上古时人们之所以"皆度百岁，而动作不衰"，是由于懂得卫生之道，才"德全不危"。同时还指出卫生之道，是可以通过教育，使人人都可以掌握的。所以首句言"圣人之教下也"。最末言，"年皆度百岁而动作不衰者，以其德全不危也"，这就说明了卫生教育对群众健康的重要意义。

四、《上古天真论》第三段

（一）《上古天真论》第三段原文

帝曰："人年老而无子者，材力尽邪[1]？将天数[2]然也？"

岐伯曰："女子七岁[3]，肾气[4]盛，齿更（音庚）发长（音掌）[5]；二七而天癸[6]至，任脉[7]通，太冲[8]脉盛，月事[9]以时下，故有子；三七，肾气平均[10]，故真（音颠）牙[11]生而长极[12]；四七，筋骨坚，发长极，身体盛壮；五七，阳明脉[13]衰，面始焦（同憔），发始堕[14]；六七，三阳脉[15]衰于上，面皆焦，发始白；七七，任脉虚，太冲脉衰少，天癸竭，地道不通[16]，故形坏[17]而无子也。丈夫[18]八岁[19]，肾气实，发长齿更；二八，肾气盛，天癸至，精气溢写[20]，阴阳和[21]，故能有子；三八，肾气平均，筋骨劲强，故真牙生而长极；四八，筋骨隆盛，肌肉满壮；五八，肾气衰，发堕齿槁；六八，阳气[22]衰竭于上，面焦，发鬓颁白[23]；七八，肝气衰，筋不能动，天癸竭，精少，肾气衰，形体皆极[24]；八八，则齿发去。肾者主水，受五藏六府之精而藏之，故五藏盛乃能写⁽²⁵⁾，今五藏皆衰，筋骨解（同懈）堕（同惰）⁽²⁶⁾，天癸尽矣。故发鬓白，身体重，行步不正，而无子耳。"

帝曰："有其年已老，而有子者，何也？"

岐伯曰："此其天寿⁽²⁷⁾过度，气脉常通，而肾气有余也。此虽有子，男不过尽八八，女不过尽七七，而天地⁽²⁸⁾之精气皆竭矣。"

帝曰："夫道⁽²⁹⁾者，年皆百数，能有子乎？"

岐伯曰："夫道者能却老⁽³⁰⁾而全形，身年虽寿，能生子也。"

（二）《上古天真论》第三段译文

黄帝问："人年龄衰老以后，便不会有生育了，这是由于精力的穷尽呢？还是由于天定的大数使然呢？"

岐伯答："女子满七岁时，肾水精气比较旺盛了，牙开始更换，头发逐渐生长。到了十四岁，天一癸水和任脉、太冲脉等，都通达而畅旺了，所以月经便能按时排泄并能生育。到了二十一岁，肾水精气，越发和调，龇牙长起来了，发育程度，到了极点。满二十八时，筋骨强，头发茂盛，身体便长得十分强壮。惟满三十五岁后，阳明经的筋脉开始衰退，面容便渐次憔悴，头发也渐次堕落了。如满了四十二岁，手足三阳经的经脉，都逐渐从上部衰溃，所以面容的全部都显得憔悴，头发也变了。如满了四十九岁，不仅任脉虚损，太冲脉亦衰弱而少，因而天一癸水枯竭，月经停止，形容衰老而不能生了。男子满八岁时，肾水精气，便已充实，所以头发渐长牙齿更换。满十六岁，肾水精气，愈是旺盛，天癸泰，精气盈满，这时阴阳和合，便能排精生育。二十四岁时，肾气越发和调，筋骨越是强健，所以龇牙生长，发育至了极点。三十二岁时，筋脉和骨髓，更是丰隆强盛，全部肌肉亦充满而壮实。惟到了四十岁时，由于肾水精气渐次衰退，头发开始掉了，牙齿也开始枯了。四十八岁时，三阳之气开始从上衰竭，不仅面容憔悴，头发须鬓现花白了。五十六岁时，因为肝经气弱，筋脉便不耐动；由于天癸的枯竭，肾精也虚空而形体衰惫。到了六十四岁，更是齿摇发脱，衰老不堪了。

男女之所以如此变化，总是关系于肾水的强弱。肾脏主宰精水，凡是五脏六腑的精水都由它来收藏，所以要五脏六腑的精水都旺盛，才有排泄给肾脏的；假使五脏六腑的精水都衰少了，那么，筋脉骨骼便因之懈惰，天一癸水亦因之穷尽，而头发须鬓变白，周身四肢沉重运动不自如，行走很艰难，当然更不会有生育了。"

黄帝问："有个别的人，年龄已经衰老，可是还有生育，这又是什么道理呢？"

岐伯答："虽然有个别的先天禀赋很强，超过一般常人，经脉气血，通畅无阻；肾水精气，绰有余裕，以致老了还能生育。但是，一般说来，男子多不能超过六十四岁，女子多不能超过四十九岁，双方的肾水精气便衰竭殆尽了。"

黄帝问："假使懂得卫生的道理的，是否便能活到百岁而有生育呢？"

岐伯答："懂得卫生道理的，确可以防老而使形体强壮，既获高寿，又能生育。"

（三）《上古天真论》第三段汇注

（1）材力，犹言能力，指精神气血等言。

（2）天数，犹言天道。《吕览·仲秋纪》云："凡举事无逆天数。"注云："天数，天道也。"数字，含有"一定"的意义，因而天数，也可以说是天定。

（3）褚澄云："女子为阴，阴中必有阳，阳之中数七，故一七而阴血升，二七而阴血溢。"是七岁，含有一阳生于阴的道理。

（4）张志聪云："人之初生，先从肾始。"肾气，是天一癸水初生的气，所以又称作先天之气，也就是天真所由生的所在。

（5）马玄台云："肾主骨，齿亦属骨，故齿龀（音衬上声，《说文》云：'龀，毁齿也。男八月生齿，八岁而龀；女七月生齿，七岁而龀。'）更生；发为血余，故发亦渐长。"《素问·五藏生成》云："肾之合骨也，其荣发也。"与此义正合，更字应读平声，即更换的意思。

（6）张景岳云："天癸者，天一之气也。夫癸者，天之水干也。故天癸者，言天一之阴气耳。气化为水，因名天癸，其在人身，是谓元阴，亦曰元气。人之未生，则此气蕴于父母，是为先天之元气。第气之初生，真阴甚微，及其既盛，精血乃旺。然则，精生于气，而天癸者，其即天一之气乎。"是天癸为精气的元始，天真乃精气的本态。

（7）任脉，为奇经八脉之一，在胸腹正中线，起于中极（穴名）之下会阴，直上颐循面入目，主任养阴血，所以叫作任。

（8）太冲，即伏冲脉，居于背之后，与浮冲脉的夹脐上行不同。所以《素问·阴阳离合论》云："前曰广明，后曰太冲；太冲之地，名曰少阴。"张志聪解释说："太冲乃阴血之原，位处下焦，上循背里，是以三阴以太冲为主，太冲所起之地，为足少阴之处。"什么要叫作太冲呢？王冰说："肾脉与冲脉合而盛大，故曰太冲。"

（9）月事，即月经。事，治也，言月经一月一次，调治而不乱的意义。

（10）平，和也。均，调也。

（11）真牙，即齻（音颠）牙，《字汇》云："牙末也。"一般称作"尽头牙"。《正字通》云："男子二十四岁，女子二十一岁齻牙生。"与此义正合。

（12）杨上善云："长极，身长也。"极，至也，尽也，犹言身体发育已经到了极点。

（13）张志聪云："气为阳，血脉为阴，故女子先衰于脉，男子先衰于气，足阳明之脉，并冲任侠脐上行(按：足阳明之脉，应该是下行，《灵枢·经脉》篇云：'胃足阳明之脉，其直者，从缺盆下乳内廉，下夹脐，入气街中。'足阳明之筋才是上行的，《灵枢·经筋篇》云：'足阳明之筋，其直者上循伏兔，上结于髀，聚于阴器，上腹，而布至缺盆，而结上颈。'是脉字应作筋字)。冲任脉虚，而阳明脉亦虚矣。"正因为女子以血脉为主，所以下文接连有"脉衰于上""任脉虚""太冲脉衰少"等句。

（14）《灵枢·经脉》云："胃足阳明之脉，起于鼻之交颏中，旁纳太阳之脉，下循鼻外，上入齿中，还出，挟口环唇，下交承浆，却循颐后下廉，出大迎，循颊车上耳前，过客主人，循发际，至额颅。"是足阳明的经脉，布满了头面，所以阳明脉衰，便会面焦发堕。焦与憔字通，班固答宾戏云："朝为荣华，夕而焦悴。"面焦，即面容憔悴。

（15）马玄台云："手之三阳，从手走头，足之三阳，从头走足者，皆衰于上。"犹言会于头部的手足太阳、手足阳明、手足少阳脉。

（16）张志聪云："地道，下部之脉道也。"《素问·三部九候论》云："下部地，足少阴也。"两个"地"字意义相同。不通，即血脉虚损，月经终止。

（17）形坏，即形体败坏，亦即衰老的形容词，古义，自败曰坏。

（18）《说文》："周制八寸为尺，十尺为丈，人长八尺，故曰丈夫。"

（19）褚澄云："男子为阳，阳中必有阴，阴之中数八，故一八而阳精升，二八而阳精溢。"是八岁含有一阴生于阳的道理。

（20）溢，满也。写，同泻，即排泄。

（21）阴阳和，指男女之配偶而言。

（22）阳气，即三阳之气，详上第15注。

（23）《说文》："鬓，颊发也。"即耳前所长的毛发。颁与斑字通。赵岐注《孟子》颁白者句云："颁，斑也，头半白斑斑者也。"

（24）皆极，都衰极了的意思。

（25）这"写"字，是指五脏六腑排泄精液给肾脏而言。

（26）解堕，同懈惰，见《甲乙经》，《礼记·月令》亦有"民气解惰"的语句。

（27）天寿，指先天的禀赋言，过度，犹言超过一般常度。

（28）天地，即男女之互词。

（29）详第一段第11注。

（30）却，即卻字的俗写，作不受的意思讲，却老，犹言不老。

（四）《上古天真论》第三段要义

第三段主要说明"天真"的盛衰，一般是有常数的。虽然有个别"天寿过度"的非常禀赋，但既极个别，亦不可恃。最可恃的，只有很好的修持卫生之道。所以两句"夫道者"，与第一段"其知道者"句遥遥相应，最是文中的眼目。全段文字反对"天数""天寿"的说法，着重修持卫生之道，以达到"却老全形"的健康标准，是具有极大的现实教育的意义的。

五、《上古天真论》第四段

（一）《上古天真论》第四段原文

黄帝曰："余闻上古有真人[1]者，提挈[2]天地，把握阴阳[3]，呼吸精气[4]，独立守神[5]，肌肉若一[6]，故能寿敝[7]天地，无有终时，此其道生[8]。

中古[9]之时，有至人[10]者，淳德[11]全道，和于阴阳，调于四时，去世离俗[12]，积精全神，游行天地之间，视听八达之外[13]，此盖益其寿命而强者也，亦归于真人[14]。

其次有圣人者，处天地之和[15]，从八风之理[16]，适嗜欲于世俗之间，无恚（音惠）嗔之心[17]，行不欲离于世，被服章[18]，举不欲观[19]于俗，外不劳形于事[20]，内无思想之患[21]，以恬愉为务，以自得[22]为功，形体不敝，精神不散，亦可以百数。

其次有贤人[23]者，法则天地，象似日月，辩列星辰，逆从阴阳，分别四时[24]，将从上古[25]合同于道[26]，亦可使益寿而有极[27]时。"

（二）《上古天真论》第四段译文

黄帝说："我曾听到上古时候有种保真全神的人，他能把握住天地阴阳的变化，就是一呼一吸，精气神都在体内保持着而不散失，所以他能独特地生活着，由少而老，肌肉神色，始终如一，毫不衰颓。因而他的寿命便可能相当于天地的永恒，而没有终了的时期。这就是由于他掌握了卫生之道而得来的长生。

中古时候有一种至能修持卫生之道的人，由于他的道德纯全，便能与阴阳的变化和同，四时的顺序适调，心远世纷，身离俗染，全副精神，充沛于天地之间，所以他的视听聪明，四通八达，毫无阻碍，甚至他的寿命康强，也和真人是一样的。

其次，有种圣人，不仅能与天地间淳和之气相处，还懂得避忌八方虚乡邪风的道理。虽有嗜欲，却能适当地掌握，与一般世俗的人绝对不同，更没有恚恨嗔怒的心情。尽管他并不离开社会，仍按照不同的岗位工作着，但一举一动，却不与世俗同游。工作时既不困于事务而劳顿，思想上也没有半点患得患失的顾虑，经常是恬淡愉快、心安理得的，所以他的形体仍不疲敝，精神也不散失，同样可以活到百岁以上。

再其次有等贤人，对人处事，像天地般的无私，日月般的光明，起居饮食如星辰般地有一定规律，了解阴阳变化，知道所去所从，分辨四时顺序，熟识适应方法，这和上古时的真人一般，同样掌握了卫生之道，因而他的寿命亦可以达到相当高的境地。"

（三）《上古天真论》第四段汇注

（1）《淮南子》云："真人者，性合于道，能登假于道，精神反于至真，是谓真人。"即懂得卫生之道，能保真全神的人。

（2）《淮南子》云："提挈天地，而委万物。"高诱注："一手曰提，挈，举也。"提，对地而言；挈，对天而言。犹言举天提地，而能掌握自然。

（3）把握阴阳的变化，而能适应它。

（4）呼吸，犹言吐纳，即一呼一吸，精气专一而不失宜的意思。

（5）独立，即自作主宰之义，既能提挈天地，把握阴阳，人便独立于天地间而主宰万物了。守神，即是能够独立的根据。神能守于体内而不散失，人便能独立不倚。什么叫作神呢？《易经·系辞》说："阴阳不测之谓神。"注云："神也者，变化之极妙万物而为言，不可以形诘者也。"可见神即精气阴阳等变化的作用。

（6）马玄台云："无少无老，肌肉若一。"可见若一即始终如一，而不衰老的意思。

（7）敝，与蔽同，作当字讲，寿与天地相当，便叫寿敝天地。

（8）张志聪云："此由道之所生，故无为而道自合。"道，仍指卫生之道言。犹言因有卫生之道，便能获得这长远的生命。

（9）中古，在史册上有二义：一指夏商周时代，一指汉唐宋时代，这里当以前义较妥。

（10）张志聪云："至人者，谓有为以入道，而能全所生之天真者也。"《庄子》云："不离于真，谓之至人。"是至人亦是至能修持卫生之道的人。

（11）淳，朴也。亦与纯字同。

（12）去，远隔也。王冰云："心远世纷，身离俗染也。"

（13）这两句是"积精全神"的形容词。也就是精神充沛于天地之间，视听聪明，四通八达，毫无阻塞的意思。

（14）归，合也，同也。

（15）王冰云："与天地合德，与日月合明，与四时合其序，与鬼神合其吉凶，故曰圣人所以处天地之淳和。"

（16）《灵枢·九宫八风》篇云："风从南方来，名曰大弱风；其伤人也，内舍于心，外在于脉，气主热。风从西南方来，名曰谋风；其伤人也，内舍于脾，外在于肌，其气主为弱。风从西方来，名曰刚风；其伤人也，内舍于肺，外在皮肤，其气主为燥。风从西北方来，名曰折风；其伤人也，内舍于小肠，外在于手太阳脉，脉绝则溢，脉闭则结不通，善暴死。风从北方来，名曰大刚风；其伤人也，内舍于肾，外在于骨与肩背之膂筋，其气主为寒也。风从东北方来，名曰凶风；其伤人也，内舍于大肠，外在于两胁腋骨，下及肢节。风从东方来，名曰婴儿风；其伤人也，内舍于肝，外在筋纽，其气主为身湿。风从东南方来，名曰弱风；其伤人也，内舍于胃，外在肌肉，其气主体重。此八风皆从虚之乡来，乃能病人。……故圣人避风，如避矢焉。"理，就是指避忌这八种虚乡邪风的道理。

（17）恚，音惠，恨也。嗔盛气也，怒也。

（18）服章，即五服五章。《书经·皋陶谟》云："天命有德，五服五章哉。"孔安国注云："五服，天子、诸侯、卿、大夫、士之服也。尊卑彩章各异。"被服章句，即补充说明上句不离于世的意思。也就是按着各自不同的岗位、等级来工作之义。

（19）观，游也。《孟子》云："吾何修而可以比于先王观也。"与此义同，不观于俗，即不与俗邪同游。

（20）即不因俗事而过分劳役形体。

（21）即是不患得患失。

（22）为无忤无争，悠然自得之意。

（23）有善行的人，叫作贤人。《玉篇》："贤，善行也。"

（24）天地、日月、星辰、阴阳、四时五句，均为譬词。天无私复，地无私载，法则天地，即法则其无私；日月光明，无幽不烛，象似日月，即如日月之光明；象，似也。星，即星座；辰，即日月所交会的地方。《书经·尧典》云："历象星辰。"注云："辰，日月所交会之地。"《左传·昭公七年》亦云："日月之会，是谓辰。"星座布列和日月交会都有一定的度数，辩列星辰，犹言行止如星辰交会之有准绳，辩，同辨，判也，别也。阳生阴长，阳杀阴藏，阳升阴降，都与人类的生活息息相关，所以应当知道关于阴阳的逆从，逆从，即取去的意思，逆为去，从为取。春生夏长，秋收冬藏，四时之气，应分别对待它，便叫作分别四时，这些都是贤人所讲的卫生之道。

（25）将，随也。《汉书·郊祀歌》云："九夷宾将。"上古，指上古的真人而言。

（26）道，即卫生之道。与前面"此其道生"句，遥相呼应，即合于真人养生之道以生的意思。

（27）极，张志聪云："寿敝天地之极"也。

（四）《上古天真论》第四段要义

这第四段，四个小节，分别提出真人、至人、圣人、贤人几等不同的人来，说明无论哪种人，要想身强寿极，一定要保真全神。要想保真全神，一定要讲求卫生之道。如第一等真人之所以"寿敝天地"，仍是由于"道生"，即是因修持卫生之道而获得长生，并不是由天赐的。最末的一等贤人，只要他"合同于道"，仍能"益寿而极。"因而综合全篇的主要宗旨是：宣扬卫生之道，借以保全天真，使人人都可以身心健康，获得高寿。

《素问·四气调神大论》译注

一、《四气调神大论》解题

司马谈云："春生夏长，秋收冬藏，此天地之大经也。弗顺则无以为纪纲，故四时之大顺不可失。"说明所谓"四气"，即一年四季里的节气。调，即指明人们的生活必须与一年四个节气的变化协调不紊的意思。第一篇第四段说："和于阴阳，调于四时。"也就是说这个意义。张志聪云："以天地之阴阳四时，顺养吾身中之阴阳五藏，盖五藏以应五行四时之气者也。"至于"神"字的含义，与第一篇第四段"独立守神"句的"神"字相等，主要仍是指人体的精气作用而言。所以吴鹤皋解释这篇的主要意义说："言顺于四时之气，调摄精神，亦上医治未病也。"吴氏的解释是正确的。宋朝姜锐著《养生月录》一卷，把这篇的第一段文字全部采录，并逐月附以服饵药方。可见古人养生是一向注重内在精神和外在气候环境的相互关联的。张志聪云："神藏于五脏，故宜四时调之。脾不主时，旺于四季月。"因此，全文中没有"长夏养脾"的记载。全篇着重在"养"和"逆"两个字，养为调的正面，逆为调的反面，究竟如何调呢？读篇中养逆两字，已包举无遗了。

《素问》81篇，其中称"大论"的有九篇，除本篇内容不多外，其余八篇内容均极丰富。因而高世栻便删去本篇"大论"两字，并说："君臣问答，互相发明，则曰论；无君臣之问答，则曰篇。"我认为这个见解失之太凿，无问答而称"论"的，比比皆是，不宜固执。内容不太多，亦称大者，乃取其含义，非计其字数，况本篇内容与"天元纪大论"相较，实亦少不了许多哩！

二、《四气调神大论》第一段

（一）《四气调神大论》第一段原文

春三月(1)此谓发陈(2)。天地俱生(3)，万物以荣(4)；夜卧早起，广(5)步于庭(6)；被发缓形，以使志生(7)；生而勿杀，予而勿夺，赏而勿罚(8)，此春气之应养生之道也。逆(9)之则伤肝(10)，夏为寒变(11)，奉长者少(12)。

夏三月(13)此谓蕃秀(14)。天地气交(15)，万物华（读同花音，下同）实(16)；夜卧早起，无厌于日(17)；使志无怒，使华英成（音常）秀(18)，使气得泄(19)，若所爱（音蔽）在外(20)，此夏气之应养长（音涨，下同）之道也。逆之则伤心(21)，秋为痎疟(22)，奉收者少(23)；冬至重病(24)。

秋三月(25)此谓容平(26)。天气以急(27)，地气以明(28)；早卧早起，与鸡俱兴(29)；使志安宁，以缓秋刑(30)；收敛神气，使秋气平(31)；无外其志，使肺气清；此秋气之应养收之道也。逆之则伤肺⁽³²⁾，冬为飧泄⁽³³⁾；奉藏者少⁽³⁴⁾。

冬三月⁽³⁵⁾此谓闭藏⁽³⁶⁾。水冰地坼（音折）⁽³⁷⁾，无扰乎阳⁽³⁸⁾；早卧晚起，必待日光。使志若伏若匿，若有私意，若已有得⁽³⁹⁾；去寒就温，无泄皮肤⁽⁴⁰⁾，使气亟夺⁽⁴¹⁾；此冬气之应养藏之道也。逆之则伤肾⁽⁴²⁾，春为痿厥⁽⁴³⁾，奉生者少⁽⁴⁴⁾。

（二）《四气调神大论》第一段译文

在春季的三个月里，所有万物陈宿的生机，这时都快发生了。天上地下呈现着一种新生的景象，一切生物渐次地繁荣起来。这时人们的生活起居，应该入夜即睡，清早即起。起来便在庭阶上散散步，头发暂时披着，不要忙于梳理它；形体也暂时保持舒缓的状态，不要忙于整饬。务使意志与生发的春气相互适应，毫不受到拘束。要知道春气于人是饶有生意的，不要随便杀灭它；是有惠予的，不要随便劫夺它；是有恩赏的，不要随便克伐它。能做到这点，便算是善于适应富有生意的春季的养生之道。相反，与它忤逆了，春气属木，便会损伤人体肝木之气，到了夏季，木不能生火，甚至会发生寒病。这就是由于木气先伤，供给夏季长养的力量太少了的缘故。

在夏季的三个月里，所有生物都蕃茂而秀实了。由于在天之阳气和在地之阴气不断地上下交换着，所以许多生物都会开花结实。这时人们的生活起居，也应该入夜即睡，清早即起。切莫在太阳都升起很高了，好像还没睡够似的。意志经常保持着和平，不要随便动怒。要这样精神才能逐渐地充沛起来，也和外界生物由华而英、由成而秀一般地生长着。同时卫外的阳气，也要使它得到一定的排泄，才能快意地与外界相适应。这便是善于调节富有"养长"生机的夏季的卫生之道。相反，与它忤逆了，夏气属火，便会损伤人体的心火之气，到了秋季，金火相争，可能发生疟疾。这是由于火气先伤，供给秋季收敛的力量太少的缘故。如火气损伤太甚，到了冬季还会发生更重笃的疾病哩！

在秋季的三个月里，看到一片容盛平成的景象。天高气爽，无远弗届；地气凝敛，农事备收。这时人们的生活起居，固然也应该早睡早起，但由于秋气的萧瑟，应该像鸡那样，尽管起得早，出门却要迟一些，才能使意志安宁，不会遭到肃杀之气的侵胁；神气内敛，才能和"容平"的秋气一致。更不要有多的外务来扰乱意志，保持肺气经常的清爽。这就是善于适应富有收敛气象的秋季的养生之道。相反，如与它忤逆了，秋气属金，便会损伤人体肺金之气。到了冬季，金不生水，便可能发生腹泻，因为金气先伤，供给冬季闭藏的力量太少了。

在冬季的三个月里，但见到一片的闭塞封藏景象。尽管冻得冰封土裂的，总要使阳气深藏着，不使受到扰乱。人们宜早卧晚起，最好是等到太阳高升了才起来。意志务须要深深伏匿，好像私自得着什么宝贵的东西似的，不能随便外露。就是取暖避寒，也不要过于暖了，免得皮肤经常泄汗，甚至阳气因而遭到劫夺，这才是善于适应富有闭藏气象的冬季的养生之道。相反，如与它忤逆了，冬气属水，便会损伤人体肾水之气。到了来年春季，水不生木，木筋失养，便可能发生痿弱厥冷等病，因为水气先伤，供给春季生发的力量太少了哩！

（三）《四气调神大论》第一段汇注

（1）马莳云："正二三月，春之三月也。"

（2）张志聪云："春阳上升，发育万物，启故从新，故曰发陈。"是陈为陈故、陈久之义。《史记·平准书》云："太仓之粟，陈陈相因。"义正同。因为春阳之所以生发，是由冬三月养藏以奉生的作用而来的，"陈"字即指养藏奉生之气而言。

（3）生，生发也。

（4）《尔雅》："禾谓之华，草谓之荣。"

（5）张志聪云："广，宽缓也。"广步，即缓缓散步。

（6）《玉篇》："庭，堂阶前也。"

（7）马莳云："被发而无所束，缓形而无所拘，使志意于此而发生。"被发，即不梳发，使它披着；缓形，即不整顿衣冠，使它缓散着。神形均无所拘束，而意志闲适，便叫作"志生"。

（8）生、予、赏三字，为春阳生发的形容词。张志聪云："勿杀、勿夺、勿罚，皆所以养生发之德也。"意思即是说：春气于人有所生，人便要适应其生机，而不容杀灭；春气于人有所予，人便要接受其惠予，而不容劫夺；春气于人有所赏，人便要承受其赏赐，而不容克罚。这三句，总的在说明不要与春气相违逆。

（9）与春气相违，便叫作逆。所以张志聪云："谓逆其生发之气也。"

（10）马莳云："春属木，肝亦属木，故逆春气则伤肝木。"

（11）张志聪云："木伤而不能生火，故于夏月火令之时，反变而为寒病。"

（12）王冰云："四时之气，春生夏长，逆春伤肝，故少气以奉于夏长之令也。"长，上声，读如涨。

（13）马莳云："四五六月，夏之三月也。"

（14）吴鹤皋云："物生以长，故蕃茂而华秀。"

（15）张志聪云："夏至阴气微上，阳气微下，故为天地气交。"

（16）华，同花。华实，犹言开花结实。王冰云："阳气施化，阴气结成，成化相合，故万物华实也。"

（17）厌，足也，满也。无厌，与"贪得无厌"之义同。无厌于日，犹言日已东升，而睡犹未足之义。

（18）《尔雅》云："禾谓之华，草谓之荣；不荣而实者谓之秀，荣而不实者谓之英。"华英与成秀，是对比词，成，应读如常字音，《史记·龟筴传》："天数枯旱，国多妖祥；螟螽岁生，五谷不成。"《释名》："成，盛也。"即使华者英、盛者秀之义。也就是上句"万物华实"之义。这句是借长夏之气，华者英而成者秀的气象，来形容人的神气亦很充实的意思。

（19）泄，宣通也。

（20）若，乃也。在外，指外界的夏季气象而言。爱，乞协切，音箧。《说文》："快也。"内无所阻，而能快意地与外界相适应，便叫作"所爱在外。"

（21）马莳云："夏属火，心亦属火，逆夏气则伤心火。"

（22）张景岳云："心伤则暑气乘之，至秋而金气收敛，暑邪内郁，于是阴欲入而阳拒之，故为寒；火欲出而阴束之，故为热，金火相争，故寒热往来，而为痎疟。"《说文》："痎，二日一发疟也。"马莳云："痎疟者，疟之总称也。"

（23）王冰云："四时之气，秋收冬藏，逆夏伤心，故少气以奉于秋收之令也。"

（24）张志聪云："阳气发原于下焦阴脏，春生于上，夏长于外，秋收于内，冬藏于下。今夏逆于上，秋无以收，收机有碍，则冬无所藏，阳不归原，是根气已损，至冬时寒水当令，无阳热温配，故冬时为病，甚危险也。"重，重笃之义。

（25）马莳云："七八九月，秋之三月也。"

（26）《说文》："容，盛也。从宀（音棉，交复深屋之义）从谷。"徐铉解曰："屋与谷皆所以盛受也。"《圣济经》注云："容而不迫，平而不偏，是谓容平。"《说苑》曰："秋者天之平。"《乐雅·释诂》："平，成也。"秋气以容盛收成为正常，所以叫"容平"。

（27）《释名》："急，及也，言操切之使相逮及也。"指收成普遍远及之义。

（28）《诗经·小雅》："祀事孔明。"笺曰："明犹备也。"是明字应作备字解。备，尽也。《礼记·月令》："季秋之月，命冢宰农事备收。"万物得地气而备收，叫作地气以明。

（29）张志聪云："鸡鸣早而出埘晏，与鸡俱兴，与春夏之早起稍迟。"

（30）秋刑，指秋令肃杀之气而言。

（31）《素问·五常政大论》以秋之平气为审平。是秋气平，即指上面"容平"之气而言。

（32）马莳云："秋主金，肺亦属金，逆秋气则伤肺金。"

（33）张景岳云："肺伤则肾水失其所生，故当冬令，而为肾虚飧泄。"《玉篇》："飧，水和饭也。"泄泻而水谷杂下，如水和饭的样子，所以叫作飧泄。

（34）王冰云："逆秋伤肺，故少气以奉于冬藏之令也。"

（35）马莳云："十月、十一月、十二月，冬之三月也。"

（36）王冰云："草木凋，蛰虫去，地户闭塞，阳气伏藏。"正因阳气伏藏，阴寒之气便盛于外了。

（37）马莳云："水以寒而冰，地以寒而坼。"坼音折，裂也。

（38）王冰云："扰，谓烦也，劳也。"阳，指肾水内藏之真阳。

（39）张志聪云："若伏若匿，使志无外也；若有私意，若已有得，神气内藏也。"这三句都是"无扰乎阳"一句的形容词。即是说，把阳气埋伏起来，隐匿起来，不要露在外面。这阳气是很可宝贵的，应该把它看作是自己的私意和自己所有的东西一般，不能随便乱动它。

（40）王冰云："无泄皮肤，谓勿汗也，汗则阳气发泄。"就是说温暖不宜太过，而致皮肤出汗。

（41）气，指阳气，亟，与极通。

（42）马莳云："冬主水，肾亦主水，逆冬气则伤肾水。"

（43）吴鹤皋云："肾气既伤，春木为水之子，无以受气，故为痿厥。痿者，肝木主筋，筋失其养，而手足痿弱也。厥，无阳逆冷也。"

（44）王冰云："逆冬伤肾，故少气以奉于春生之令也。"

（四）《四气调神大论》第一段要义

这第一段主要在阐明人的精神意志，务须随着春、夏、秋、冬四个季节不同气候的变化，而予以适当的调养。调养的方法，着重在生活起居，必须与各个不同季节相适应。也就是文中所提出的养生、养长、养收、养藏。反之，便叫作逆。与之相忤逆，就是疾病所由作的根源。这对于个人卫生是有相当的现实教育意义的。

三、《四气调神大论》第二段

（一）《四气调神大论》第二段原文

天气清净光明者也。藏⁽¹⁾德不止，故不下⁽²⁾也。天明（音萌）⁽³⁾则日月不明，邪害空窍。阳气者闭塞⁽⁴⁾，地气者冒明⁽⁵⁾。云雾不精（音晴）⁽⁶⁾，则上应白露不下⁽⁷⁾；交通不表，万物命故不施，不施则名木多死⁽⁸⁾。恶气不发⁽⁹⁾，风雨不节，白露不下，则菀（同郁）藁（音教）不荣⁽¹⁰⁾，贼⁽¹¹⁾风数（音朔）至，暴雨数（音朔）⁽¹²⁾起，天地四时不相保⁽¹³⁾，与道相失⁽¹⁴⁾，则未央⁽¹⁵⁾绝灭。唯圣人从之⁽¹⁶⁾，故身无奇病⁽¹⁷⁾，万物不失⁽¹⁸⁾，生气⁽¹⁹⁾不竭。

逆春气则少阳⁽²⁰⁾不生，肝气内变；逆夏气则太阳⁽²¹⁾不长，心气内洞；逆秋气则太阴⁽²²⁾不收，肺气焦满；逆冬气则少阴⁽²³⁾不藏，肾气独（同浊）沉。

任启林 医学全集

夫四时阴阳者，万物之根本也。所以圣人春夏[24]养阳，秋冬养阴，以从其根。故与万物沉浮[25]于生长之门，逆其根，则伐其本，坏其真[26]矣。

（二）《四气调神大论》第二段译文

天空中清净光明的气象，是无穷止地蕴藏着的，亦是永恒而不消逝的。假使天气静止而不运化了，那么，日月也不会发出光耀来，空间只是充满着邪气。天阳清气既闭塞了，整个大地上也被邪气蒙冒着，经常是云雾弥漫，不见晴朗，连露水珠都看不到一滴。像这样阴阳之气显然失去了上下交通的作用，所有生物界的生机便无从施受，既无从施受，即或是巨大的树木也会死掉。如果这秽恶邪气久不消散，一直风雨失调，露水不生，固然凡百草木都枯槁腐朽，无从生长了，而人们在这邪风暴雨不断地发作、天地阴阳不分、春夏秋冬四季也不能保持正常的剧烈变化中，如不能讲求卫生之道来适应它，往往便会不到中年而死去。只有圣人能坚持卫生之道，随着气候的剧变而变换生活方式来适应着，所以他不仅不害稀奇古怪的疾病，甚而任做什么事体都很好，当然他的寿命仍旧获得相当长的时期的延续了。

忤逆了春季的节气，首先影响足少阳胆经的生发机制，因而肝气在内便发生寒变，无以奉长；忤逆了夏季的节气，首先影响手太阳小肠经的成长机制，因而心气在内使感觉空乏，无以奉收；忤逆了秋季的节气，首先影响手太阴肺经的收敛机制，因而肺气焦枯胀满，无以奉藏；忤逆了冬季的节气，首先影响足少阴肾经的闭藏机制，因而肾气不能清升，反而浊降，无以奉生。要知道四季的阴阳变化，是万事万物最根本的凭据。所以懂得卫生之道的圣人，在春夏季一定要很好地调养少阳、太阳生长之气，在秋冬季一定要很好地调养太阴、少阴收藏之气，这样从根本上培养起来。假使你与草木万类一般，不能把握阴阳，到了气候剧变的关键时，便毫无把握地听其自生自灭，这就是由于先损伤了根本，从而败坏了天真的缘故。

（三）《四气调神大论》第二段汇注

（1）藏，蓄也。《易经·系辞》："君子藏德于身，待时而动。"即此义。

6226

不止，即无穷尽的意思。

（2）下，去也。《周礼·夏官司士》："岁登，下其损益之数。"不下，即永恒之义。

（3）明，古通萌，不动也。《庄子·应帝王》："萌乎不震不正。"天萌，即言天德静而不运化了。

（4）王冰云："阳谓天气。"天气闭塞不通，即天之萌也。

（5）张志聪云："地气上乘，而昏冒其光明矣。"

（6）精，古通晴。《史记·天官书》："天精而景星见。"注云："精即晴。"

（7）《诗》疏云："有云则无露，无云乃有露。"因为云雾不精，所以白露不下。

（8）吴鹤皋云："阴阳二气，贵乎交通，若交通之气不能表扬于外，则万物之命无所施受，无所施受，则名木先应而多死。"名，大也，见春秋说题。《尚书·成武》："告于皇天后土，所过名山大川。"《疏》云："山川大乃有名，名大互言之耳。"是名木即巨大树木之义。名木用以代表万物，大木犹死，其他万类更不能生存了。

（9）发，去也。《诗·齐风》："履我发兮。"《疏》云："行必发足而去，故以发为去也。"这里可释为恶气郁而不散发之义。

（10）菀，同郁。《礼记·内则》："鸟皫色而沙鸣郁。"注云："郁，腐臭也。"藁，同槀。此应读同教字的音，《集韵》："枯禾也。"菀藁，即枯萎腐败之意。

（11）贼，害也。

（12）两个数字，均应读同朔字音。《尔雅·释诂》："数，疾也。"《疏》云："皆谓急疾也。"

（13）保，安也。张志聪云："不相保其阴阳和平。"

（14）马莳云："失前四时调神之道。"

（15）央，中半也。《诗经·小雅》："夜未央。"注云："夜未半也。"张景岳云："不得其半而绝灭也。"

（16）王冰云："从，犹顺也。"张志聪云："惟圣人能顺天地四时之不和，而修养其神气。"

（17）吴鹤皋云：“奇病，特异于常之病也。”

（18）物，事也。《礼记·哀公问》：“敢问何谓成身？孔子对曰：不过乎物。”注云：“物犹事也。”

（19）吴鹤皋云：“凡人有生，受气于天，故曰生气。”与第三篇“生气通天论”的生气同。

（20）马莳云：“少阳者，足少阳胆经也。胆为甲木，肝为乙木，肝与胆为表里。今少阳不生，则肝气内变，其肝尚不能自负于病矣，复有何气以迎心经欲长之气，而无寒变之病耶？”这两句与第一段“逆之则伤肝，夏为寒变”两句，相互发明。

（21）马莳云：“太阳者，手太阳小肠经也。小肠属丙火，心属丁火，心与小肠为表里。今太阳不长，则心气内洞，内洞者，空而无气也。其心尚不能自免于病矣，复有何气以迎秋金欲收之气，而无痎疟之病耶？”这两句与第一段“逆之则伤心，秋为痎疟”两句，相互发明。惟内洞二字，《外台秘要》引删繁论文，作“内消”，可资参考。

（22）马莳云：“肺属手太阴经者也。太阴不能收，而肺气枯焦胀满，尚不能自免于病矣，复有何气以迎肾经欲藏之气，而无飧泄之病耶？”这两句与第一段“逆之则伤肺，冬为飧泄”两句，相互发明。

（23）马莳云：“肾属足少阴经者也。少阴不能藏，而肾气已独沉尚不能自免于病矣，复有何气以迎肝经欲生之气，而无痿厥之病耶？”这两句与第一段“逆之则伤肾，春为痿厥”两句相互发明。惟“独沉”，《甲乙经》作浊沉。“新校正”云：“太素作沉浊。”独字难训，浊字易解，应从《甲乙经》。吴鹤皋云：“肾气独沉，令人膝胫重是也。”

（24）高世栻云：“春夏养阳，使少阳之气生，太阳之气长；秋冬养阴，使太阴之气收，少阴之气藏。”

（25）沉浮，上下无定之意，喻随俗也。《史记》云：“岂若辈论侪俗，与世沉浮，而取荣利哉！”是其例。这句应与末三句连读。即圣人把握阴阳，不观于俗，而不与万物共沉浮的。假使共沉浮，则逆根、伐本、坏真了。门，为关键处所以之义，《易经·系辞》：“道义之门。”义同。

（26）逆其根，指逆四时之气，伐其本，指伤肝、伤心、伤肺、伤肾诸变，坏其真，即真气的绝灭，真，与天真义同。

（四）《四气调神大论》第二段要义

第二段说明天地剧变，四季气候反常，草木万物是不能适应的，也就是说不能在这剧变中求得生存的。人在气交之中以生，如不能讲求卫生，自己的生命只是毫无把握地"与万物沉浮于生长之门"而已。惟有懂得卫生之道，虽在剧变中，也能"身无奇病，万物不失，生气不竭。"换言之，本段总的精神在说明四时阴阳总是有常有变，懂得卫生之道，不仅能处常，也能应变。通过这段文字来说明卫生对于人们生活的重要性。

四、《四气调神大论》第三段

（一）《四气调神大论》第三段原文

故阴阳四时者，万物之终始也，死生之本也。逆之则灾害生，从之则苛疾⁽¹⁾不起，是谓得道⁽²⁾。道者，圣人行之，愚者佩⁽³⁾之，从阴阳则生，逆之则死；从之则治⁽⁴⁾，逆之则乱；反顺为逆，是谓内格⁽⁵⁾。是故圣人不治已病治未病；不治已乱治未乱，此之谓也。夫病已成而后药之，乱已成而后治之，譬犹渴而穿井，斗而铸锥⁽⁶⁾，不亦晚乎！

（二）《四气调神大论》第三段译文

要知道天地阴阳和四季变化，是万事万物终而复始的由来，也是万事万物或生或死的根本凭据。假使人们的生活起居与阴阳四时的变化相忤逆了，便会发生病灾祸害；相反，能随其变化而适应它，就是细小的疾病也不会发作。只要这样善于调养适应，便算是基本保持了卫生之道。卫生之道，在圣人实行起来，固然容易，而于卫生知识较薄弱的人，能加倍努力，也可以做到。同时还要理解个人讲求卫生和治理社会具有同样的意义。就个人言，能顺从阴阳变化，便生活得很好；忤逆了，便会走向死亡。就社会言，能顺从阴阳变化，便理治得很好；忤逆了，便会发生紊乱。无论讲求个人卫生也好，管理社会也好，不顺行而逆施所遭到的失败，总是由于自己先存有格拒的内在因素所造成的，而不能把一切都推卸在客观上。所以凡是有预见性的人，不注重治疗于既病之后，却注重预防于未病之先；不注重治理于紊乱发生之后，而注重预防于紊乱未发生之前。如果不注重预防，只在病了以后才考虑用药物治疗；紊乱已经造成了，才来考虑处理方法。这样就好比已经口渴了，才慢慢来凿井取水；双方已经搏斗起来了，才慢慢削铁来制造利器，这岂不是来不及了吗！

（三）《四气调神大论》第三段汇注

（1）苛，细小也。《前汉书·高帝纪》："父老苦秦苛法久矣。"师古注云："苛，细也。"

（2）王冰云："调得养生之道。"

（3）佹，《释名》："倍也，言非一物者，有陪贰也。"言愚者虽不如圣人，但须加倍努力，仍能修持卫生之道，以调养阴阳四时，即"人一能之己十之，人十能之己百之，人百能之己千之"之义。

（4）治，理也，顺也。

（5）滑伯仁云："格，扞格也。调身内所为，与阴阳相扞格也。"

（6）铸，《说文》："销金成器也。"锥，《说文》："锐器也。"坊本作兵字。

（四）《四气调神大论》第三段要义

最后一段主要说明两点：首先指出卫生之道是人人都可以做到的，充其量有"圣人行之，愚者倍（佹）之"的不同就是了，然而其达到卫生的目的则一。同时还指出了"反顺为逆，是谓内格。"即是说，许多人不能很好的生活，主要还是由于主观的讲求卫生不够好（内格），不能一切都推在外界的环境不好方面。其次指出讲求卫生之所以要"四气调神"，最终目的仍是为了搞好预防工作，杜绝疾病。

《素问·生气通天论》译注

一、《素问·生气通天论》解题

生气，即人生的气，人生的气，是和天气息息相通的，所以叫作"生气通天"。王冰在《素问·六节藏象论》的解释说："形假地生，命惟天赋，故奉生之气，通系于天，禀于阴阳而为根本也。《宝命全形论》曰：人生于地，悬命于天，天地合气，命之曰人。《四气调神大论》曰：'阴阳四时者，万物之终始也，生死之本也。又曰：逆其根，则伐其本，坏其真矣。此其义也。"意思即是说，人们的生命，是由于阴阳二气在维持。为什么阴阳二气能维持人们的生命呢？因为人身里的阴阳二气，是和天空中的阴阳二气畅通无阻的。人气与天气相通的这种关系，就是人们命根子的所在。所以全篇都在讨论阴阳二气，阴阳二气，于人为生气。所以本篇开始就提出了"生之本，本于阴阳"的话来。这两句话，也正是全篇的主题。

二、《素问·生气通天论》第一段

（一）《素问·生气通天论》第一段原文

黄帝曰：夫自古通天者[1]，生之本，本于阴阳[2]、天地之间，六合[3]之内，其气九州[4]九窍，五藏十二节[5]，皆通乎天气。其生五，其气三[6]，数（音朔）犯此者，则邪气伤人，此寿命之本也。

苍天之气，清净[7]则志意治[8]，顺之[9]则阳气固，虽有贼邪，弗能害也，此因时之序。故圣人传精神，服天气[10]、而通神明[11]。失之[12]，则内闭九窍，外壅肌肉，卫气散解[13]，此谓自伤，气之削[14]也。

（二）《素问·生气通天论》第一段译文

黄帝说：古来有通晓"天人合一"道理的人，他知道人们生命的根本，总是根源于阴阳两气的变化。阴阳两气是充沛着天上地下，六合九州，无处不有的。人既生存在天地间，举凡外在的四肢，内在的五脏，以及通乎内外的九窍，无一不是与天空中阴阳两气息息相通的。阴阳两气，化生不已，具体表现在"五运行"方面，人和阴阳两气配合，即汇成了天地人三元。如果不懂得这"天人合一"的道理，屡与阴阳干犯不调，便免不掉受到邪气的伤害，而发生疾病。所以说阴阳两气的适应与否，是人们寿命修短的根本问题。

天空里所含蓄的清阳之气，本是洁净无邪的，人们的生气既与天气相通，那么，人们的意志，亦应当是和怡而不乱。果能经常保持着这种常态，卫外的阳气自然坚固，虽偶遭贼邪，也不会有多大的妨害，关键就是要能够顺着四时节令的变化来适应它。所以懂得卫生之道的圣人，他能专一精神，顺应天气，甚至神而明之，与天气合成一个整体了，相反，如果不能适应，便会引起内而九窍不通，外而肌肉壅塞，卫外的阳气亦散漫而不营运了。这就是由于自己戕伤和削夺了生气与天气相通的关系而造成的。

（三）《素问·生气通天论》第一段汇注

（1）通天者，"通天者"三字，除王冰在《素问·六节藏象论》里解释说"通天，谓元气，即天真也"后，各注家多不做解释。其实这"通天者"三字，应与题名的"通天"分别开，题名的通天，是指人的生气与天气息息相通，即本段"皆通乎天气"句的意思。这"通天者"，是指通晓天人合一道理的人而言，不能与篇名的通天相混了。

（2）本于阴阳，张志聪云："天以阴阳五行，化生万物，故生之本，本乎阴阳也。"

（3）六合，王冰解释为上下四方，但《淮南子·时则训》云："六合，孟春与孟秋为合，仲春与仲秋为合，季春与季秋为合，孟夏与孟冬为合，仲夏与仲冬为合，季夏与季冬为合。孟春始赢，孟秋始缩；仲春始出，仲秋始内；季春大出，季秋大内；孟夏始缓，孟冬始急；仲夏至修，仲冬至短；季夏德毕，季冬刑毕。"在阴阳生化里，尤有深意。

（4）九州，王冰云："九州，谓冀、兖、青、徐、杨、荆、豫、梁、雍也。"《楚辞·九辩》叙云："地有九州，以成万邦，人有九窍，以通精明。"这里九州九窍并举，亦即此意。

（5）十二节，《春秋繁露》云："天数之微，莫若于人，人之身有四肢，每肢有三节，三四十二，十二节相待，而形体立也矣。天有四时，每一时有三月，三四十二，十二月受，而岁数终矣。"所以张志聪说："十二节者，骨节也，两手两足，各三大节。"

（6）其生五，其气三，《难经·六十六难》虞庶注云："在天则三元五运，相因而成；在人则三焦五藏，相因而成也。"是"五"为木火土金水五运行之气。《素问·六节藏象论》云："三而成天，三而成地，三而成人。"《太平经》云："元气有三名，太阳、太阴、中和。"杨上善云："太素分为万物，以为造化，故在天为阳，在人为和，在地为阴。"可见"三"即天地人三元之气。

（7）苍天之气清净，《诗经》："彼苍者天。"张景岳云："天色深玄，故曰苍天。"太素"净"作静，杨上善云："气谓四气，和气者也。天之和气，清而不浊，静而不乱，能令人志意皆清静也。"

（8）志意治，《灵枢·本神》篇云："意之所存谓之志。"又《灵枢·本藏》篇云："志意者，所以御精神，收魂魄，适寒温、和喜怒者也。……志意和，则精神专直，魂魄不散，悔怒不起，五藏不受邪矣。"可见志意亦犹言意志，指意识的能动而言。治，理也，即不紊乱的意思。志意治，与《灵枢·本藏》篇的"志意和"同一意义。

（9）顺之，之，即指苍天清净之气。

（10）传精神，服天气，尤怡《医学读书记》："按传当作专，言精神专一，则清静弗扰，犹苍天之气也。老子所谓专气致柔，太史公所谓精神专一，动合无形，赡足万世。班氏所谓专精神以辅天年者是也。"传，或为抟字之讹，以其形极相似所致。抟与专，古通用。《史记·始皇本纪》云："抟心揖志。"索隐云："抟，古专字。"便是例证。果尔，传精神，与《灵枢·本藏》篇的"精神专直"句，殊无二致。与《素问·徵四失论》的"精神不专，志意不理"两句，恰为相反的互词。服，从也，顺也。服天气，即顺从天气的意思。

（11）神明，《素问·阴阳应象大论》云："阴阳者，天地之道也，万物之纲纪，变化之父母，生杀之本始，神明之府也。"是神明即指阴阳的变化不测而言。《淮南子·泰族训》云："其生物也，莫见其所养而物长；其杀物也，莫见其所丧而物亡，此之谓神明。"仍为变化不测之义。

（12）失之，之，指苍天之气，与前面顺之句，是对待的互词。

（13）卫气散解，王冰云："《灵枢》曰：卫气者，所以温分肉而充皮肤，肥腠理而司开阖（按：出'本藏篇'，无两'而'字，'开'作'关'），故失其度，则内闭九窍，外壅肌肉，以卫不营运，故言散解也。"

（14）削，夺除也。《礼记·王制》云："君削以地。"即此义。

（四）《素问·生气通天论》第一段要义

这是本篇的第一段。概括地叙述生气与天气的关系，即是说人的生气，是不能脱离在天的阴阳之气而生存的。而天空的阴阳之气，是无处不有的，因而人的生气与天气息息相通，乃极自然的事。正由于生气与天气是相通的，人们便得"传精神，服天气"相与适应，而达到"通神明"的地步，以维护"寿命之本"，所以在这段里主要提出"顺之"与"失之"两方面的道理来，使人们知所取去。

三、《素问·生气通天论》第二段

（一）《素问·生气通天论》第二段原文

阳气⁽¹⁾者，若天与日，失其所⁽²⁾，则折寿而不彰⁽³⁾，故天运当以日光明。是故阳因而上，卫外⁽⁴⁾者也。

因⁽⁵⁾于寒，欲如运枢⁽⁶⁾，起居如惊，神气乃浮。因于暑汗⁽⁷⁾，烦则喘喝⁽⁸⁾（音爱），静则多言⁽⁹⁾，体若燔炭，汗出而散⁽¹⁰⁾，因于湿⁽¹¹⁾，首如裹，湿热不攘，大筋緛（音软）短，小筋弛（音矢）长，緛短不拘，弛长为痿。因于气⁽¹²⁾，为肿，四维相代⁽¹³⁾，阳气乃竭。

阳气者⁽¹⁴⁾，烦劳则张，精绝，辟积于夏，使人煎厥。目盲不可以视，耳闭不可以听，溃溃⁽¹⁵⁾乎若坏都，汩汩（音谷）乎不可止。阳气者，大怒则形气绝⁽¹⁶⁾，而血菀（音宛）⁽¹⁷⁾于上，使人薄厥⁽¹⁸⁾。有伤于筋，纵⁽¹⁹⁾其若不容；汗出偏沮（音居），使人偏枯⁽²⁰⁾；汗出见湿，乃生痤（音磋）痱（音费）⁽²¹⁾；

杀物也，莫见其所丧而物亡，此之谓神明。"仍为变化不测之义。

（12）失之，之，指苍天之气，与前面顺之句，是对待的互词。

（13）卫气散解，王冰云："《灵枢》曰：卫气者，所以温分肉而充皮肤，肥腠理而司开阖（按：出'本藏篇'，无两'而'字，'开'作'关'），故失其度，则内闭九窍，外壅肌肉，以卫不营运，故言散解也。"

（14）削，夺除也。《礼记·王制》云："君削以地。"即此义。

（四）《素问·生气通天论》第一段要义

这是本篇的第一段。概括地叙述生气与天气的关系，即是说人的生气，是不能脱离在天的阴阳之气而生存的。而天空的阴阳之气，是无处不有的，因而人的生气与天气息息相通，乃极自然的事。正由于生气与天气是相通的，人们便得"传精神，服天气"相与适应，而达到"通神明"的地步，以维护"寿命之本"，所以在这段里主要提出"顺之"与"失之"两方面的道理来，使人们知所取去。

三、《素问·生气通天论》第二段

（一）《素问·生气通天论》第二段原文

阳气[1]者，若天与日，失其所[2]，则折寿而不彰[3]，故天运当以日光明。是故阳因而上，卫外[4]者也。

因[5]于寒，欲如运枢[6]，起居如惊，神气乃浮。因于暑汗[7]，烦则喘喝[8]（音爱），静则多言[9]，体若燔炭，汗出而散[10]，因于湿[11]，首如裹，湿热不攘，大筋緛（音软）短，小筋弛（音矢）长，緛短不拘，弛长为痿。因于气[12]，为肿，四维相代[13]，阳气乃竭。

阳气者[14]，烦劳则张，精绝，辟积于夏，使人煎厥。目盲不可以视，耳闭不可以听，溃溃[15]乎若坏都，汩汩（音谷）乎不可止。阳气者，大怒则形气绝[16]，而血菀（音宛）[17]于上，使人薄厥[18]。有伤于筋，纵[19]其若不容；汗出偏沮（音居），使人偏枯[20]；汗出见湿，乃生痤（音磋）痱（音费）[21]；

高粱（22）之变足生大丁（23），受如持虚（24）；劳汗当风，寒薄为皶（渣）（25），郁乃痤。

阳气者，精则养神，柔则养筋（26），开阖不得（27）寒气从之，乃生大偻（28）；陷脉为瘘（29），留连肉腠（30）；俞（同输）气化薄（31），传为善畏，乃为惊骇；营气不从（32），逆于肉理，乃生痈肿；魄汗（33）未尽，形弱而气烁（34），穴俞以闭，发为风疟。故风者，百病之始也（35），清净（36）则腠理闭拒，虽有大风苛毒（37），弗之能害，此因时之序也。故病久则传化，上下不并（38），良医弗为。故阳蓄积、病死，而阳气当隔（音融，下同）（39），隔者当泻，不亟（40）正治，粗乃败之。

故阳气者，一日而主外（41），平旦人气生（42），日中而阳气隆，日西而阳气已虚，气门（43）乃闭。是故暮而收拒，无扰筋骨，无见雾露（44），反此三时，形乃困薄（45）。

（二）《素问·生气通天论》第二段译文

人身的阳气，亦好比天体之于日光一般，如果失掉它运行全身，保卫体表的作用，人们便会夭折寿命而不能生存。所以天体以健行不息，日光以光明照耀为正常。而人体尤当以阳气的上下运行，宏中卫外为健康。

当阳气健壮的时候，如果遭到寒邪侵胁，它便马上惊觉起来，从里枢转，使神气充沛于外，以抵御寒邪。如阳气不固，经常出汗，一旦遭到暑邪的侵胁，阳热迫盛，便心烦气喘，时有烦喘稍安静一些，却又谵语妄言，全身烧得火热，直到出了一通汗，这些症状，才慢慢地消散了。如湿邪上干阳气，头很沉重，好像蒙裹着似的，湿久不除，酝酿成热，伤于血分，大筋失养而软短拘挛；伤于筋脉，骨无所束而弛纵痿废，假使阳气受到严重的阻塞，更会发生肿胀，四肢不能相互合作，阳气亦因之而衰竭了。

人身的阳气，贵在安静，如过于烦劳，便会亢极弛张于外，阴精从而衰绝于里，这种情况，积累到了阳盛阴衰的夏天，将会发生目盲耳聋的煎厥证。阳愈亢而阴愈亏的结果，阳气愈是像决堤般的溃散，阴精亦愈被煎迫而厥逆到了不可收拾的地步了。又如在盛怒之下，阳气被激动而阻绝，于是阴血独盛于上，而不能下，便会发生血气并逆的薄厥证。或者因而筋脉失养，四肢还会弛纵而不受用。或者阳气偏伤，身的半边出汗，那没汗的半边，久久便会枯萎。或者阳气受伤，周身都不断地出汗，湿热交蒸，而发生痤疖痱疮。如果经常享受膏粱厚味的人，阳气先伤了，厚味再伤形，更容易患疔毒病。如果阳气已因烦劳受伤，不断出汗，又遭风寒邪气的侵胁，风寒郁结在皮肤里，也有发生皶疱和痤疖的。

阳气在人身里，内而变化精微，以养五脏神气；外而柔和四体，濡养筋脉。所以一定要经常地保持它的正常。如果肌腠的开闭失常，阳气不能卫外，寒邪便随之侵入体内，致筋脉拘急，变为伛偻。再深陷入经脉，或者蔓延在肌腠里，还会发生疮瘘，或者经腧的气化薄弱了，便因之进入五脏，心阳虚而见畏怯，肝阳虚而呈惊骇等症状都出现了。如营气亦受伤，寒邪浸淫在皮肤里，竟会发生痈毒肿痛。假使汗出未了，因形体薄弱，阳气消烁的关系，全身腧穴遽尔收闭了，风寒邪气不得外散，也有因而变成风疟证的。要知道许多疾病都是由于风寒邪气的侵胁而开始的，只要人体的阳气清净，能在肉腠里起到卫外的作用，有抵抗的力量，无论大风小毒，也不会危害于人，问题在是否能随着时序的变化来适应它。同时还要知道病久不解，便会发生种种变化的。如演变到上下阴阳都不交并的时候，纵有高明的医生，亦没有多大办法。一般疾病在最初仍不过是蓄积在阳分的，结果竟病死了，就是由于演变坏了的缘故。所以最好是病未深入，尚在阳分的时候，即须设法融散它。融散的方法，主要是排泄病邪。如果不这样抓紧时期，积极地采用正当的治疗方法，粗枝大叶的，只能取得失败的教训。

应该理解人身内的阳气，在一天中总是无休止地循环保卫着体表的。当天始明时，阳气即开始发生，中午的阳气便隆盛极了，日落西山，阳气便渐次趋于衰减，肌腠中的"气门"亦渐次封闭起来。所以到了黑夜，便得休息，既不要烦扰筋骨，尤不宜冒雾沾露。如仍照白天三个时候那样工作下去，形体定会受到困顿而逐渐衰弱的。

（三）《素问·生气通天论》第二段汇注

（1）阳气，马莳云："所谓阳气者，卫气也。"所以后面有"阳因而上，卫外者也"两句。阳气本是指人的卫气，卫，就其作用言；阳，就其性质言，是人体的生气之一。

（2）若天与日失其所，周学海《读医随笔》云："与当于，故二字通用。"高世栻云："若失其所，则运行者，不通于周体，旋转者，不循于经脉。"所，即处所之义。因上、卫外，都为阳气的处所。

（3）不彰，高世栻云："短折其寿，而不彰于人世矣。"《史记·五帝本纪》："帝挚立，不善崩。"索隐云："古本作不著，音张虑反，犹不著明。"是不彰，确为不著于人世之义。

（4）阳因而上，卫外者也，马莳云："阳气者、卫气也，由下焦之气。阴中有阳者，从中焦之气，以升于上焦，而生此阳气。故营卫生会篇有谓卫气出于下焦，又谓浊者为卫是也。目张，则气上行于头，出于足太阳膀胱经睛明穴，而昼行于手足六阳经，夜行于足手六阴经。故营卫生会篇又谓之卫行脉外者是也。"因而上，是指卫气由下焦而上焦，以至上于头。卫外，指卫气行于皮肤分肉之间，保卫外体而言。

（5）因，由也，缘也。以下几个因字义均同。

（6）"欲如运枢，起居如惊，神气乃浮"，张志聪云："阳气生于至阴，由输转而外出，风寒之邪，皆始伤皮毛气分，是故因于寒，而吾身之阳气，当如运枢以外应，阳气司表邪，客在门，故起居如惊，而神气乃浮出以应之。神气，神藏之阳气也。"惊，王冰云："谓暴卒也。"即骤然而动之意。神气，即指阳气。《灵枢·九针十二原》篇云："所言节者，神气之所游行出入也。"正与这神气义同。浮即浮出于外，以抗寒邪。

（7）暑汗，因多汗而伤暑之义，非伤暑后而复自汗也。因此暑汗才连成一句读，因此下面才有"汗出而散"一句。

（8）喘喝，"喝"即喘的声响，《灵枢·经脉》篇云："喝喝而喘"是也。

（9）静则多言，静、对上句"烦则喘喝"而言，犹言不烦喘的时候，便多发谵言妄语。

（10）体若燔炭，汗出而散，张志聪云："天之阳邪，伤人阳气，两阳相搏，故体如燔炭。阳热之邪，得吾身之阴液而解，故汗出而散也。"《玉篇》："燔，烧也。"燔炭，为身发高热的譬词。

（11）"因于湿，首如裹，湿热不攘，大筋缘短，小筋弛长，缘短为拘，弛长为痿。"朱震亨《格致余论》云："湿者，土浊之气，首为诸阳之会，其位高而气清，其体虚，浊气熏蒸，清道不通，沉重而不爽利，似乎有物以蒙冒之。失而不治，湿郁为热，热留不去。大筋绠短者，热伤血不能养筋，故为拘挛；小筋弛长者，湿伤筋不能束骨，故为痿弱。"裹，即蒙冒之意。攘，除也。不攘，即不除去。弛，《说文》云："弓解也。"《尔雅》云："放也。"即放纵之意。

（12）"因于气，为肿"。张景岳云："卫气、营气、藏府之气，皆气也。一有不调，皆能致病。因气为肿，气道不行也。"《素问·阴阳别论》云："结阳者，肿四肢。"可见此仍阳气受伤之证，而后面"阳气乃竭"句，更明白地指出是阳气了。

（13）四维相代。高世栻云："四维相代者，四肢行动，不能彼此借力而相代也。"《素问·痹论》云："尻以代踵，脊以代头。"亦是相代之意。

（14）"阳气者，烦劳则张，精绝，辟积于夏，使人煎厥"。王安道《溯洄集》云："夫阳气者，人身和平之气也。烦劳者，凡过于动作皆是也。张，谓亢极也。精，阴气也。辟积，犹积迭，谓怫郁也。……阳盛则阴衰，故精绝，水不制火，故亢火郁积之甚，又当夏月火旺之时，故使人烦热之极，若煎迫然，气逆上也。"

（15）"溃溃乎若坏都，汩汩乎不可止"。王安道《溯洄集》云："积水之奔散曰溃。"《水经注》云："水泽所聚谓之都。"是"都"字有堤防之义。《尚书·洪范》"汩陈其五行"注云："汩，乱也。"《正韵》云："涌波也。"汩汩，即闷乱不止之意。

（16）形气绝。马蒔云："形气经络，阻绝不通。"《奇病论》云："胞之络脉绝。"同样是阻绝之义。

（17）血菀。张志聪云："菀，茂貌。血随气行而茂于上也。"亦即血盛于上的意义。

（18）薄厥。张志聪云："薄，迫也。气血并逆，而使人迫厥也。"

（19）纵其若不容。张志聪云："筋伤而弛纵，则四体自有若不容我所用也。"容，受也。

（20）偏沮。《广雅》云："沮，润渐濡湿也。"王冰云："夫人之身，常偏汗出而湿润者，久久偏枯，半身不随。"

（21）痤疿。痤，《说文》云："小肿也。"《玉篇》云："疖也。"疿，《玉篇》云："热生小疮也。"《巢氏病源》有"夏月沸疮"的记载，沸与痹，古字通。

（22）高梁。王冰云："高，膏也。梁，粱也。"

（23）足生大丁。"新校正"云："饶生大丁，非偏著足也。"即"足以"之义。《中庸》："邦有道，其言足以兴；邦无道，其默足以容。"是其例。

（24）受如持虚。张景岳云："热侵阳分，感发最易，如持空虚之器以受物。"为容易受病的形容词。

（25）皶。《字书》：皻、皶、痤、瘄、齇、䵟，并是皻字。《巢氏病源》云："皻疱、隐脉赤起，如今皻树子形，亦是风邪客于皮肤、血气之所变生也。"

（26）精则养神、柔则养筋。吴鹤皋云："此又明阳气之运养也。言阳气内化精微，养于神气；外为津液，以柔于筋。"

（27）开阖。吴鹤皋云："开谓皮腠开泄，阖谓玄府封闭。"《素问·水热穴论》云："所谓玄府者，汗空也。"以其细微幽玄不可见而名。

（28）大偻。吴鹤皋云："开阖失宜，为寒所袭，则不能柔养乎筋，而筋拘急，形容偻俯矣，此阳气被伤，不能柔筋之验。"《素问·脉要精微论》云："膝者，筋之府，屈伸不能，行则偻附，筋将惫矣。"正足以说明大偻的病变。偻，屈也。大，甚也。

（29）陷脉为瘘。马莳云："邪气入陷脉中，则为鼠瘘之类。"瘘，《说文》云："颈肿也。"李梴《医学入门》云："瘘，即漏也。经年成漏者，与痔瘘之漏相同。但在颈则曰瘰漏，在痔则曰痔漏。"又云："凡痈疽久则脓流出，如缸瓮之有漏。"

（30）腠。《金匮》云："腠者，是三焦通会元真之处，为血气所注，与奏通。"《仪礼·公食大夫礼》注云："奏，谓皮肤之理也。"

（31）俞气化薄，传为善畏，及为惊骇。张志聪云："如经俞之气化虚薄，则传入于内，而干及藏矣。心主脉，神伤则恐惧自失。肝主血，故其病为惊骇也。"俞与输，音义俱同，有转输之义，全身各经都有俞穴，气之输出输入由此。薄即薄弱之薄。

（32）营气不从。马莳云："营气者，阴气也。营气不能与卫气相顺，而卫气逆于各经分肉之间，亦生痈疽之疾也。"

（33）魄汗未尽。魄白二字，古通用。《礼记·内则》，白膜作魄膜，即其例。《淮南子·修务训》云："奉一爵酒，不知于色；挈一石之尊，则白汗交流。"是魄汗，即白汗。怎样叫作白汗呢？《战国策·楚策》鲍彪注云："白汗，不缘暑而汗也。"犹言有所迫而作汗、汗且多者。

（34）形弱而气烁，穴俞以闭，发为风疟。马莳云："魄汗未尽，穴俞未闭，形体弱而气消烁，乃外感风寒，致穴俞已闭，当发为风疟。"《素问·刺疟》篇云："风疟发，则汗出恶风。"是风疟之风，与太阳中风之名略同，以其汗出恶风也。

（35）故风者，百病之始。张景岳云："凡邪伤卫气，如上文寒暑湿气风者，莫不缘风气以入，故风为百病之始。"

（36）清净。指人身的卫气言。言卫气也如天气而不浊，静而不乱。

（37）苛毒。见《素问·四气调神大论》第三段 1 注。

（38）上下不并。王冰云："并，谓气交通也。然病之深久，变化相传，上下不通，阴阳否隔，虽医良法妙，亦何以为之？"马莳云："上不升，下不降，而不能相并以为和。"其说尤切近。

（39）阳气当隔。隔，古通融。《史记·始皇本纪》云："昭隔内外，靡不清净。"注："隔一作融。"《说文》云："融，坎气上出也。"徐锴曰："融也，气上融散也。"阳气蓄积，便当融散，如何融散？即是用泻法，否则，便当病死。

（40）亟，急也。

（41）阳气者，一日而主外。《灵枢·卫气》云篇："故卫气之行，一日一夜，五十周于身，昼日行于阳二十五周，夜行于阴二十五周。"

（42）平旦人气生。卫气又叫作人气，见《灵枢·卫气行》篇。篇云："平旦阴尽，阳气出于目，目张，则气上行于头。"

（43）气门。马莳云："气门者，玄府也。"玄府见本段 27 注。

（44）无扰筋骨，无见雾露。张志聪云："无扰筋骨，无烦劳也；无见雾露，宜清净也。"

（45）反此三时，形乃困薄。马莳云："反，复也。《中庸》云，反古之道。若不能如暮时之收敛，而复如平旦、日中、日西之所为，则阳气之不得清净，而形无所卫，未免困窘而衰薄矣。"

（四）《素问·生气通天论》第二段要义

这第二段，明白地指出生气则是阳气。阳气在人体的主要作用是："因而上，卫外者也。"如果阳气不发生"因上卫外"的作用，无论外感与内伤疾病，都将因此而发生。如何才能保持阳气因上卫外的作用呢？就是要和外在的天气一般，经常保持它的"清净"。所以本段一则说"清净则腠理闭拒"，再则说"暮而收拒"。相反，便"烦劳则张"，便"开阖不得，寒气从之"了。全段又当分作五个小节来读。自"阳气者"至"卫外者也"句，是第一节，提出本段重点是在讨论阳气的理由。自"因于寒"至"阳气乃竭"句，是第二节，阐述外感邪气伤害阳气的病变。自"阳气者"至"郁乃痤"句，是第三节，叙述阳气伤于内的病变。自"阳气者"至"粗乃败之"句，是第四节，畅发阳气受伤，邪陷经脉的病变。自"故阳气者"至"形乃困薄"句，是第五节，指出保护和调养阳气的方法。

四、《素问·生气通天论》第三段

（一）《素问·生气通天论》第三段原文

岐伯曰：阴者藏精而起亟[1]也，阳者卫外而为固也。阴不胜其阳，则脉流薄疾[2]，并乃狂[3]；阳不胜其阴，则五藏气争[4]，九窍不通[5]。是以圣人陈阴阳[6]，筋脉和同，骨髓坚固，气血皆纵[7]。如是，则内外调和，邪不能害，耳目聪明，气立如故[8]。

风客淫气[9]，精乃亡，邪伤肝也[10]。因而[11]饱食，筋脉横解，肠澼（音辟）为痔[12]。因而大饮，则气逆[13]。因而强（读上声）力，肾气乃伤，高骨乃坏[14]。凡阴阳之要，阳密乃固[15]，两者不和，若春无秋，若冬无夏，因而和之，是谓圣度[16]。故阳强不能密[17]，阴气乃绝；阴平阳秘[18]，精神乃治；阴阳离决，精气乃绝。因于露风，乃生寒热[19]。

是以春伤于风，邪气留连，乃为洞泄[20]；夏伤于暑，秋为痎疟[21]；秋伤于湿，上逆而欬，发为痿厥[22]；冬伤于寒，春必温病[23]。四时之气，更（读平声）伤五脏[24]。

阴之所生，本在五味⁽²⁵⁾，阴之五宫，伤在五味⁽²⁶⁾。是故味过于酸，肝气以津，脾气乃绝⁽²⁷⁾。味过于咸，大骨气劳，短肌，心气抑⁽²⁸⁾。味过于甘，心气喘满（同懑，音闷），色黑，肾气不衡⁽²⁹⁾。味过于苦，脾气不濡，胃气乃厚⁽³⁰⁾。味过于辛，筋脉沮（音举）弛，精神乃央⁽³¹⁾。是故谨和五味，骨正筋柔，气血以流，凑（同腠）理以密⁽³²⁾，如是，则骨气以津⁽³³⁾，谨道如法，长有天命。

（二）《素问·生气通天论》第三段译义

岐伯说：阴精虽在里，它和外表阳气的相互呼应，是非常敏捷的；阳气固在外，但它对于在里的阴精的保护，是非常牢固的。假使阴精敌不过阳气，阳气太盛了，便使经脉的环流迫急，甚至发生狂躁。相反，阳气敌不过阴精，不仅五脏之气将会失调，阴邪太盛，还会把九窍堵塞住。所以懂得卫生道理的圣人，总是重在协调阴阳。因而他的筋脉、骨髓、气血等，都能经常保持着和调、坚固、顺畅的正常状态。只要内阴外阳经常是协调的，那么，人体就不会遭受邪气的侵害，而耳聪目明，真气健壮了。

当阳气不能卫外时，风寒客邪侵淫着人体，由于精血的散乱，便会逐渐损伤到肝气。更因而饱食无度，邪气和谷气充满了筋脉，筋脉力懈，无从疏散，使澼积在肠道里而发生痔疮。或者无限制地大量喝水，水气敷化不了，反会使水气上逆。或者不知保养，勉强行房，损伤了肾气；甚至膏髓骨脉等，也因而遭到败坏。所以调和阴阳的关键，主要在阳能外密，阴才内固。如阴阳双方不调和，就好比一年之中，仅有春天，没有秋天；仅有冬天，没有夏天似的。惟有随时留意阴阳的偏胜而调和它，才符合圣人养身的法度。假使亢阳不能固密于外，阴气便会衰绝于里。而人体一定要阴气和平，阳气固密，精神才能充沛；万一阳气离散，阴气孤绝，精神便会随之而绝灭。或者由于体力疲惫，偶遭风凉，更会经年累月地寒热留连而无休止了。

阳气不固密，在四季里感受了不同的邪气，留连不已，还要发生不同的病变。如在春季感伤风邪，到了长夏，木气克土，就会发生泄泻。在夏季感伤暑邪，到了秋季，火气克金，就会发生疟疾。在秋季感伤淫邪，湿热郁甚，上逆肺金，就会发生咳嗽；湿热下浸，甚至还要发生筋痿肢厥等证。在冬季里感伤寒邪，到了春令，寒毒化热，就会发生温病。总之，凡是阳气不能外固的人，由于四时气候的更变无常，往往会伤及五脏的真阴的。

阴精本是由于水谷的五味化生的。但是，饮食不慎，贮藏阴精的五脏，亦往往会遭到五味的伤害，例如酸味过甚，滋长了肝气，四处津溢，便能绝灭脾气。咸味过甚，肾水淫溢，不仅将使骨气劳乏，更能凌侮脾土而伤肌肉；熄灭心火而抑制阳气。甘味过甚，壮实了土气，心阳不能传化，便喘逆而烦闷；肾水受伤，便失去它的均衡作用，而发黑色。苦味过甚，致火旺而土燥，脾津不能濡润，胃气因而枯烁。辛味过甚，耗散了血气，筋脉失所养而败坏，精神便将受到祸殃了。所以要保养阴精，首重调和五味，五味得调，便肾壮而骨强，肝壮而筋柔，肺壮而气和，心壮而血畅，脾壮而肌腠致密。这样便使全身的骨气都异常精密了。

每个人讲求卫生的道理，真能全面地掌握原则，遵守法度，毫无疑问是能获得较长的寿命的。

（三）《素问·生气通天论》第三段汇注

（1）起亟。亟，音极，敏也，疾也，急也。《说文》云："从人、从口、从又、从二，二，天地也。"徐锴释云："承天之时，因地之利，口谋之，手执之，时不可失，疾之意也。"可见亟字本有"相应"之义，亦有阴阳相承之道。汪机云："起者，起而应也，外有召，则内数（亟读成"气"字音，便有频数之义）起以应也。如外以顺召，则心以喜起而应之；外以逆召，则肝以怒起而应之之类也。"阴精从里急起与表阳相应，便叫作阴藏精而起亟。

（2）薄疾。薄，迫也。薄疾即迫急。

（3）并乃狂。张景岳云："并者，阳邪入于阳分，谓重阳也。"张志聪云："阳盛则狂，阳盛而自亦为病，故曰并乃狂。"

（4）气争。高世栻云："争，彼此不和也。"

（5）九窍不通。吴鹤皋云："阴主凝塞，故九窍不通。九窍，谓上五官下二阴也。"

（6）陈阴阳。张景岳云："犹言铺设得所，不使偏胜也。"

（7）筋脉和同，骨髓坚固，气血皆从。张志聪云："阳气者养筋，阴气者注脉，少阳主骨，少阴主髓，气为阳，血为阴。圣人能敷陈其阴阳和平，而筋脉、骨髓、气血，皆和顺坚固矣。"王冰云："从，顺也。"

（8）气立如故。王冰云："真气独立而如常。"

（9）风客淫气。《说文》："淫，浸淫随理也。"徐锴释云："随其脉理而浸渍也。"风气客于人体，而浸淫不已，便叫作风客淫气。

（10）精乃亡，邪伤肝。精，指精血而言，亡，散乱也。张志聪云："风木之邪，因动肝气，肝主藏血，肝气受邪，则伤其血也。"《素问·阴阳应象大论》云："风气通于肝。"可以想见风气伤肝的意义。

（11）因而。以下三个因而，都是承接上文的辞语。张景岳云："此下三节，皆兼上文风客淫气而言也。"

（12）因而饱食，筋脉横解，肠澼为痔。张志聪云："夫肝主血而主筋，食气入胃，散精于肝，淫气于筋。邪伤肝而复饱食，不能淫散其食气，而筋脉横解于下矣。食气留滞，则淫热之气，澼积于阳明大肠而为痔。盖肠胃相通，入胃之食，不能不淫，而反下洩矣。"解，古通懈，筋脉既横扩而力懈，亦即弛纵之意，便不能吸精以自养，只是澼积于肠，郁结而成痔核。澼与癖同。所以《外台秘要》的癖饮，又作澼饮，但决不同于肠澼下利的肠澼证。

（13）因而大饮，则气逆。张志聪云："夫饮入于胃，脾为转输，肺气通调，肺主周身之气，气为邪伤，而复大饮，则水津不能四布，而气反逆矣。"

（14）因而强力，肾气乃伤，高骨乃坏。王冰云："谓强力入房也。"强，应读上声，勉强之意。高，古通膏，本篇"高粱之变"句，是其证，指膏髓而言。

（15）阳密乃固。张志聪云："阳密则邪不外淫，而精不内亡矣。无烦劳，则阳不外张，而精不内绝矣。"即阳气密固于外，阴气才能内守之意。

（16）圣度。张志聪云："是谓圣人调养之法度。"

（17）阳强不能密。张景岳云："强，亢也。孤阳独用，不能固密。"

（18）阴平阳秘。《广韵》："平，和也。"广雅："秘，密也。"阳秘与阳密义同。

（19）因于露风，乃生寒热。露，疲惫也。《左传·昭公元年》："以露其体。"杜预注云："露，羸也。"王念孙云："露为疲惫之义。"风，凉也。《论语·先进》："风乎舞雩。"皇侃《疏》云："风，凉也。"寒热，

6244

即虚劳之乍寒晡热也。《素问·脉要精微论》云："沉细数散者，寒热也。"《素问·平人气象论》云："寸口脉沉而弱，曰寒热。"是寒热均为内伤病，而非外感病的恶寒发热。因于露风，乃生寒热，犹言羸弱的人，阴阳不能平秘，偶感风凉，即寒热留连不解。又云："病成而变何谓？岐伯曰：风成为寒热。"这就是病成后而变的寒热，正与此同。

（20）邪气留连，乃为洞泄。马莳云："春伤于风，风气通于肝，肝邪有余，来侮脾土，故邪气留连，而为洞泄之证。"《正韵》："筒，音洞，箫无底也，通作洞。"《灵枢·邪气藏府病形》篇云："洞者食不化。"《巢氏病源》云："洞泄者，利无度也。"可见洞泄，即水谷不化的泄泻，水谷既不能消化，又泄泻无度，肠胃好像空洞无底似的，所以叫作洞泄。

（21）痎疟。见《素问·四气调神大论》第一段22注。

（22）秋伤于湿，上逆而欬，发为痿厥。张景岳云："湿土用事于长夏之末，故秋伤于湿也。秋气通于肺，湿郁成热，则上乘肺金，故气逆而为欬嗽。《素问·太阴阳明论》曰：伤于湿者，下先受之。上文言因于湿者，大筋缑短，小筋弛长，缑短为拘，弛长为痿。所以湿气在下，则为痿为厥。痿多属热，厥则因寒也。"

（23）冬伤于寒，春必温病。王安道《溯洄集》云："寒者冬之令也，冬感之，偶不即发，而至春其身中之阳，虽始为寒邪所郁，不得顺其渐升之性，然亦必欲应时而出，故发为温病也。……春为温病者，盖因寒毒中人肌肤，阳受所郁，至春天地之阳气外发，其人身受郁之阳，亦不能出，故病作也。"

（24）四时之气，更伤五脏。吴鹤皋云："寒暑温凉，递相胜负，故四时之气更，伤五脏之和也。"更，读平声，变更也。

（25）阴之所生，本在五味。《素问·六节藏象论》云："五味入口，藏于肠胃，味有所藏，以养五气，气和而生，津液相成，神乃自生。"如酸生肝、苦生心、甘生脾、辛生肺、咸生肾等，这就是五味的所生。

（26）阴之五宫，伤在五味。张志聪云："五宫，五藏神之所舍也。"《灵枢·本神》篇云："五藏主藏精者也，不可伤，伤则失守而阴虚，阴虚则无气，无气则死矣。"五味所伤，亦如《素问·阴阳应象大论》所云："酸伤筋，苦伤气，甘伤肉，辛伤皮毛，咸伤血之类。"

（27）肝气以津，脾气乃绝。张景岳云："津，溢也。"马莳云："味过于酸，则肝气津淫，而木盛土亏，脾气从兹而绝矣。"

（28）大骨气劳，短肌，心气抑。《素问·玉机真藏论》云："大骨枯槁，大肉陷下。"张景岳注云："大骨大肉，皆以通身而言。如肩脊腰膝，皆大骨也；尺肤臀肉，皆大肉也。肩垂项倾，腰重膝败者，大骨之枯槁也；尺肤既削，臀肉必枯，大肉之陷下也。"张志聪云："过食咸，则伤肾，故骨气劳伤；水邪盛则侮土，故肌肉短缩；水上凌心，故心气抑郁也。"

（29）心气喘满，色黑，肾气不衡。张志聪云："味过于甘，则土气实矣。土实则心气不能传之于子，故喘满也。肾主水，其色黑，土亢则伤肾，故色黑而肾气不平。"《汉书·石显传》："忧满不食。"注："满懑同。"甘为土味，火能生土，故火为母，土为子，土能克水，张志聪的解说，本乎此理。

（30）脾气不濡，胃气乃厚。马莳云："苦所以生心也。味过于苦，则苦反伤心，母邪乘子（即火邪乘土），火气燥土，脾气不能濡泽，胃气乃反加厚矣。"王冰云："脾气不濡，胃气强厚。"胃气强厚，即脾约证。《伤寒》云："跌阳脉浮而涩，浮则胃气强，涩则小便数，浮涩相搏，大便则坚，其脾为约，麻子仁丸主之。"是其例。

（31）筋脉沮弛，精神乃央。尤怡《医学读书记》云："沮，消也。弛，懈弛也。由于辛散太过，而血气消沮，筋脉懈弛，精气衰及其半也。"《诗经·小雅·小旻篇》云："何日斯沮。"《毛传》："沮，坏也。"《汉书·文帝纪》："辄弛以利民。"颜注云："弛，废弛。""新校正"云："央，乃殃也，古文通用。"

（32）骨正筋柔，气血以流，凑理以密。高世栻云："五味和，则肾主之骨以正，肝主之筋以柔，肺主之气，心主之血以流，脾主之凑理以密。"正，不曲也。《易·乾卦》："刚健中正"是也。流，通也。凑与腠通。《文心雕龙·养气篇》云："腠理无滞。"足以证明。

（33）骨气以精。高世栻云："有形之骨，无形之气，皆以精粹。"《公羊传·庄公十年》注云："精，犹精密也。"骨为阴，气为阳，骨气以精，即阴精阳气精密之义。

（四）《素问·生气通天论》第三段要义

这第三段，也就是本篇的末段。全面地阐述了阴精和阳气的关系，尤着重在病阳必及阴这方面的叙述。全段可分作五个小节看："岐伯曰"至"气立如故"句，是第一节，列叙阴阳不能偏胜的道理。"阴者藏精而起亟也，阳者卫外而为固也"两句，尤其突出地描写了阴精阳气各自不同的特性，和它们之间所具有微妙的关系。"风客淫气"至"乃生寒热"句，为第二节，由本节开首三句提出了阳气不外固，遭受客邪——风邪，可能发生一系列损伤阴精的病变，其间又重复强调了密阳护阴的道理。"是以春伤于风"至"便伤五藏"句，为第三节，说明阳不外固，无论在什么季节，都会感受邪气，并留连体内，损伤阴精，而变化多端，发生种种疾病。"阴之所生"至"骨气以精"句，为第四节，畅述阴精内伤，影响于各脏的病变，以及保护阴精的方法。"谨道如法，长有天命"是最末的两句，独立为一节，也是全段最后的一节，这两句，具有总结性地提出全篇讨论"生气通天"的主要目的。

《素问·金匮真言论》译注

一、《素问·金匮真言论》解题

《前汉书·高帝纪》云："又与功臣剖符作誓，丹书铁契，金匮石室，藏之宗庙。"颜师古注云："以金为匮，以石为室，重缄封之，保慎之义。"可见"金匮"是古代储藏富有价值的珍贵典册的柜子。《正韵》云："柜，箧也，亦作匮。"匮与柜是互通字。所以《灵枢·阴阳二十五人》篇云："金柜藏之，不敢扬之。"尤足以证明这一点。真言，马莳云："至真之言也。"与佛家称密语、密言为真言，颇具有同一的意义。金匮真言，犹言本篇的内容，皆为至真之言，论道之语，它的价值，是值得用金匮石室来宝藏的。但全篇究竟是谈的什么内容呢？张志聪说："此篇论经脉之道，经脉内连藏府，外络形身，阴阳出入，外内循环，是以四时之生长收藏，以应平人脉法；人之形身藏府，以应天之阴阳。"是的，本篇旨在说明内在脏腑和外在四时的相互关系，所以"五藏应四时，各有收受"两句，是全篇的眼目，而四时之所以能与五脏相通，又是由于经腧的内外出入关系而发生，全篇旨意，略尽乎此。

二、《素问·金匮真言论》第一段

（一）《素问·金匮真言论》第一段原文

黄帝问曰："天有八风[1]，经有五风[2]，何谓？"

岐伯对曰："八风发邪，以为经风[3]，触五藏，邪气发病，所谓得四时之胜者[4]。

春胜长夏，长夏胜冬，冬胜夏，夏胜秋，秋胜春，所谓四时之胜也[5]。"

（二）《素问·金匮真言论》第一段译文

黄帝问："天空的八方邪风，与人体里的五脏经脉邪风，有什么区分呢？"

岐伯答："八方邪风的不时发生，就是造成五脏经脉风病的来源。因为邪风伤害了五脏，风邪在五脏经脉里，就会演变为各经不同的风病。至于八方邪风的侵害五脏，还是基于四时五气的相胜而来的。

例如：长夏属脾土，春风的木气胜过它，脾便受病，冬属肾水，长夏风的土气胜过它，肾便受病；夏属心火，冬风的水气胜过它，心便受病；秋属肺金，夏风的火气胜过它，肺便受病；春属肝木，秋风的金气胜过它，肝便受病。这就是四时五气相胜，而发生为五脏经风的基本原理。

（三）《素问·金匮真言论》第一段汇注

（1）天有八风。八风见《素问·上古天真论》第四段第16注。

（2）经有五风。指五脏经脉的风病而言。《素问·风论》云："帝曰：五脏风之形状不同者何？愿闻其诊，及其病能。岐伯曰：肺风之状，多汗恶风，色皏然白，时欬，短气，昼日则差，暮则甚，诊在眉上，其色白。心风之状，多汗恶风，焦绝，善怒吓，赤色，病甚，则言不可快，诊在口，其色赤。肝风之状，多汗恶风，善悲，色微苍，嗌干，善怒，时憎女子，诊在目下，其色青。脾风之状，多汗恶风，身体怠堕，四支不欲动，色薄微黄，不嗜食，诊在鼻上，其色黄。肾风之状，多汗恶风，面庞然浮肿，脊骨不能正立，其色炲（音台），隐曲不利，诊在肌上，其色黑。"

（3）八风发邪以为经。马莳云："八风发其邪气，以入于五藏之经。"犹言八方邪风，伤人五藏，各藏的经脉受损，便会发生不同的风证。

（4）所谓得四时之胜者。吴鹤皋云："此所谓得四时之胜而变病也。"这"者"字，作代名词用，指上"风触五藏，邪气发病"两句而言。

（5）春胜长夏……所谓四时之胜也。王冰云："春木、夏火、长夏土、秋金、冬水，皆以所克杀而为胜也。"春胜长夏土，即木能克土；长夏胜冬，即土能克水；冬胜夏，即水能克火；夏胜秋，即火能克金；秋胜春，即金能克木。如当长夏土令，而东（春）风胜，脾经便会受病；如当冬季水令，而西南（长夏）风胜，肾经便会受病；如当夏季火令，而北（冬）风胜，心经便会受病；如当秋季金令，而南（夏）风胜，肺经便会受病；如当春季木令，而西（秋）风胜，肝经便会受病。这就是四时八风之胜，能使五经受邪的道理。胜、克制也。

（四）《素问·金匮真言论》第一段要义

这是本篇的第一段，从"经有五风"一句引起，说明本段是在讨论经脉因风而病的病变。全段分作三个小节，第一节为题旨，也就是提出经脉因风而病的问题来。第二节解说五经的风病，仍是由于八方邪风的干扰而成，并不是说八风之外，另有五风。并指出八风之所以能干扰五经，是因于"四时之胜"。第三节是解释风邪因时之胜而中伤五脏的所以然。

三、《素问·金匮真言论》第二段

（一）《素问·金匮真言论》第二段原文

"东风生于春，病在肝，俞在颈项(1)；南风生于夏，病在心，俞在胸胁(2)；

西风生于秋，病在肺，俞在肩背⁽³⁾；北风生于冬，病在肾，俞在腰股⁽⁴⁾；中央为土，病在脾，俞在脊⁽⁵⁾。

故春气者，病在头⁽⁶⁾；夏气者，病在藏⁽⁷⁾；秋气者，病在肩背⁽⁸⁾，冬气者，病在四支⁽⁹⁾。

故⁽¹⁰⁾春善病鼽（音求）衄（音欲）⁽¹¹⁾，仲夏善病胸胁⁽¹²⁾，长夏善病洞泄寒中⁽¹³⁾，秋善病风疟⁽¹⁴⁾，冬善病痹厥⁽¹⁵⁾。

故冬不按跻（音桥）⁽¹⁶⁾，春不鼽衄，春不病颈项⁽¹⁷⁾，仲夏不病胸胁，长夏不病洞泄寒中，秋不病风疟，冬不病痹厥，飧（音生）泄而汗出⁽¹⁸⁾也。

夫精者，身之本也。故藏于精者，春不病温⁽¹⁹⁾；夏暑汗不出者，秋成风疟⁽²⁰⁾，此平人脉法也。"

（二）《素问·金匮真言论》第二段译文

春季到了，东风发生，这时如脏气虚，肝便受病；脏气实，在颈项部的经腧受病。夏季到了，南风发生，这时如脏气虚，心便受病；脏气实，在胸胁部的经腧受病。秋季到了，西风发生，这时如脏气虚，肺便受病；脏气实，在肩背部的经腧受病。冬季到了，北风发生，这时如脏气虚，肾便受病；脏气实，在腰股部的经腧受病。

四时节序的变化，与脏气虚实的关系如此密切，所以春气主升生，肝气亦主上升，伤了春气的，病变便常在头上。夏气主外泄，如脏气内虚，外无以固内，因而病变便常在里。秋气主降收，肺脏系于肩背，伤了肺气的，病变便常在肩背部。冬气主内藏，阳气主四肢，如阳气外虚的，病变便常见于四肢了。

正因为四时节气的变化，与人身经络是有密切关系的，所以经络受了损伤，在春季里常病鼻塞和鼽衄，在夏季里胸胁部常常发病，在长夏里往往会害寒湿腹泻，在秋季里常害疟疾，在冬季里常害风厥。

但是，主要关键还在于人身阴阳的是否固密，例如冬季主藏，在冬天里并没有随便按摩跻引，扰动阴阳，那么，到了来春经脉既强健而不害鼻塞鼽衄，脏气亦很好而不害头项上的病；到仲夏既不害胸胁病，到了长夏也不害寒湿腹泻；到秋来既不病疟，到冬来也不害风痹寒厥。这就是由于阴阳调和，既没有如飧泄般地而内损，也没有如汗出般地而外伤的缘故。

要知道阴精是人身元气的根本，所以在冬季能固藏阴精的，元气不损，春季来便不致害温病。相反，如元气损伤了，在夏季暑令里无力排汗，到秋来反而会害疟疾。这些道理，可说是观察经脉常变的基本法则。

（三）《素问·金匮真言论》第二段汇注

（1）东风生于春，病在肝，俞在颈项。马莳云："春主甲乙木，其位东，故东风生于春。《阴阳应象大论》谓在天为风，在藏为肝，故人之受病，当在于肝，凡外而颈项之所，乃甲乙木气之所主也。"张志聪云："东风生于春，病在肝，俞在颈项者，言藏气实，则病气；藏气虚，则病藏。"吴鹤皋云："俞输同，五藏之气至此而转输传送也。"俞、输、腧，经文通用。《玉篇》："腧，五藏腧也。"这里几个俞字，都指经腧而言，犹言经脉。

（2）南风生于夏，病在心，俞在胸胁。马莳云："夏主丙丁火，其位南，故南风生于夏。《阴阳应象大论》谓在天为热，在藏为心，故人之受病，当在于心。凡外胸胁之所，乃丙丁火气之所主也。"即是说夏属火，南方为火位，心为火藏，胸胁部为属火的经腧所在。

（3）西风生于秋，病在肺，俞在肩背。马莳云："秋主庚辛金，其位西，故西风生于秋。《阴阳应象大论》在天为燥，在藏为肺故人之受病，当在于肺。凡外而肩背之所，乃肺之所系也。"即是说肺气系于肩背。

（4）北风生于冬，病在肾，俞在腰股。马莳云："冬主壬癸水，其位北，故北风生于冬。《阴阳应象大论》谓在天为寒，在藏为肾，故人之受病，当在于肾，凡外而腰股之所，乃肾之分部也。"即是说腰部和股部都是肾所属在范围。

（5）中央为土，病在脾，俞在脊。马莳云："中央属戊己土，故脾为土，当病在脾，脊者，体之中也，则俞穴之在脊者，其病从之而外应矣。"俞，仍应作经腧解。

（6）故春气者，病在头。张志聪云："所谓气者，言四时五藏之气而为病也。肝俞在颈项，而春病在头者，春气生升，阳气在上也。故病在气者，病在头；病在经者，别下项也。"

（7）夏气者，病在藏。张志聪云："夏时阳气发越在外，藏气内虚，故风气乘虚而内薄。"是藏，包括五脏而言，因五脏为人身最内一层，不是单独指某一脏器，所以后面有"南方……病在五藏"的解说。杨上善《太素》亦云："藏谓心腹。"心腹亦是概括多种脏器的统称，并不是专指心与腹而言，下文又明白地解释说："藏者为阴，府者为阳。"是病在脏，犹言病在里、病在阴之意。薄，迫也。

（8）秋气者，病在肩背。张志聪云："秋气降收，不能主持于皮肤肌腠之间，故风气入于俞也。"吴鹤皋云："肺系肩背也。"肺属秋，肺气系于肩背，因而伤于秋气，便病于肺，肺气病，肩背便随之而病了。

（9）冬气者，病在四肢。张志聪云："四支为诸阳之本，冬气内藏，阳虚于外，故病在四支也。"支与肢同。马莳云："上文言腰股，而此言四支者，以四支为末，如木之枝，得寒而凋，故不但腰股为病，而四肢亦受病也。"

（10）故。张志聪云："以下三故字，皆顶上文东风生于春节而言。"

（11）春善病鼽衄。张志聪云："所谓善病者，言五藏之经俞在外，风伤肌腠，则易入于经也。鼽衄、头面之经证也。夏病在头，故善鼽衄。"善，作多字解。《毛诗·墉风》："女子善怀。"《笺》云："善犹多也。"鼽，《说文》云："病寒鼻窒也。"《释名》云："鼻塞曰鼽。鼽，久也，涕久不通，遂至窒塞也。"衄，《说文》云："鼻出血也。"《灵枢·经脉篇》云："实则鼽窒，虚则鼽衄。"可参考。

（12）仲夏善病胸胁。王冰云："心之脉循胸胁故也。"仲夏，指整个夏季言，不仅单指五月，《释名》云："仲，中也，位在中也。"举其中者，亦包括孟季两月。

（13）长夏善病洞泄寒中。张志聪云："夏时阳气在外，里气虚寒，长夏湿土主气，风入于经俞，即内薄藏而为洞泄，风木乘虚而胜土也。脾为阴中之至阴，不能化热，而为寒中也。"中，指脾胃属中央土而言。洞泄，参看《素问·生气通天论》三段20注。

（14）秋善病风疟。见《素问·生气通天论》二段34注。《素问·疟论》云："风气留其处，故常在。疟气随经络，沉以内薄，故卫气应，乃作。"是风疟仍属在经脉的病。

（15）冬善病痹厥。张志聪云："四支为诸阳之本，冬时阳气下藏，经气外虚，风入于经，故手足痹厥也。《金匮》曰，但臂不遂者，名曰痹，厥者，手足逆冷也。"

（16）冬不按跷。《史记·扁鹊仓公列传》云："镵石跷引。"《索隐》云："跷、谓按摩之法。"跷与桥，古通用，又与乔、矫通。《灵枢·病传》篇云："跷摩灸熨。"正与按跷义同。《易·说卦》："坎为矫輮。"《疏》云："使曲者直为矫，使直者曲为輮。"可见跷字颇具有按摩矫輮的含义。《说苑》亦云："子越扶形，子游矫摩。"吴鹤皋云："冬主闭藏，按跷则扰动阳精，而失闭藏之令，天一生水，真元之气归于肾。冬不按跷，则不扰动阳精，肾得闭藏，根本立而水生矣。"冬不按跷，亦是举例而言，意在以不扰动阳精为主，非言冬令绝对不能按跷。

（17）"春不鼽衄"至"不病痹厥"。吴鹤皋云："水生则木生，故春不病鼽衄、颈项。木生则火生，故夏不病胸胁。火生则土生，故长夏不病洞泄寒中。土生则金生，故秋不病风疟。金生则水生，故冬不病痹厥。"

（18）飧泄而汗出也。张志聪云："言人能藏养元真之气，必不使邪伤经脉，病在内而为飧泄也。亦不使邪伤阳气，病在外而汗出也。此复甚言其阳气之不可伤也。"吴鹤皋云："飧泄汗出，亦失肾主闭藏之令也。"这两句，亦是举例而言，与冬不按跷句首尾相呼应。其意义即是说：假使不应按跷而按跷了，伤于内便会飧泄；伤于外便将汗出。即飧泄代表内损，汗出代表外伤之义。

（19）夫精者，身之本也。故藏于精者，春不病温。张景岳云："人身之精，真阴也，为元气之本。精耗则阴虚，阴虚则阳邪易犯，故善病温。此正谓冬不按跷，则精气伏藏，阳不妄升，则春无温病，又何虑乎鼽衄颈项等病？"程应旄注《伤寒》温病条云："太阳初得之一日，即发热而渴，不恶寒者，因邪气早已内蓄，其外感于太阳，特其发端耳。其内蓄之热，固非一朝一夕矣。盖自冬不藏精而伤于寒，时肾阴已亏，一交春阳发动，即病未发，而周身经络，已莫非阳盛阴虚之气所布护。所云至春为温病者，盖自其胚胎受之也。"

（20）夏暑汗不出者，秋成风疟。吴鹤皋云："夏宜疏泄，逆之而汗不出，则暑邪内伏，遇秋风凄切，金寒火热，相战为疟。"

（21）平人之脉法。张景岳云："脉法者，言经脉受邪之由然也。"平，治也。《诗·大雅》："修之平之。"《疏》云："修理之，平治之。"平人之脉法，犹言以上是平治人们经脉为病的法则。

（四）《素问·金匮真言论》第二段要义

这第二段，总的在叙述五脏的脏气，与平经脉的病变，往往是随着四季气候的变更而互为因果的。如要使脏气经脉能适应四时的变化而不病，便得保持阳气阴精的外固内藏，使其根本巩固，才不致动摇。全段分做五节，第一节总述四时五气与五脏脏气和经腧的病变关系，为全段总说。第二节叙述四季里五脏脏气的病变。第三节叙述四季里五脏经腧的病变。第四节提出冬不按跷的例子，来说明保持阴精阳气的重要性。第五节申叙保持阴阳，首重保持阴精，才是从根本做起的办法。

四、《素问·金匮真言论》第三段

（一）《素问·金匮真言论》第三段原文

"故曰阴中有阴，阳中有阳[1]。平旦至日中，天之阳，阳中之阳也[2]。日中至黄昏，天之阳，阳中之阴也[3]。合夜至鸡鸣，天之阴，阴中之阴也[4]。鸡鸣至平旦，天之阴，阴中之阳也[5]。故人亦应之[6]。

夫言人之阴阳[7]则外为阳，内为阴；言人身[8]之阴阳，则背为阳，腹为阴；言人身之藏府中阴阳，则藏（读平声）者为阴，府者为阳[9]；肝心脾肺肾，五藏皆为阴，胆、胃、大肠、小肠、膀胱、三焦[10]六府皆为阳。

所以欲知阴中之阴，阳中之阳者，何也？为冬病在阴，夏病在阳[11]；春病在阴，秋病在阳[12]，皆视其所在，为施针石也[13]。

故背为阳，阳中之阳，心也[14]；背为阳，阳中之阴，肺也[15]；腹为阴，阴中之阴，肾也[16]；腹为阴，阴中之阳，肝也[17]；腹为阴，阴中之至阴，脾也[18]。此皆阴阳、表里、内外、雌雄相输应也[19]，故以应天之阴阳也。"

（二）《素问·金匮真言论》第三段译文

要知道，阴阳不仅是相互对待而不可分割的，同时阴阳也是相互错综复杂的。在阴之中还有阴，在阳之中更有阳。试以一昼夜为例，从平明到日午这段时间固然属阳，尤其是属于阳中之阳；从日午到黄昏这段时间，也是属阳，但是却属于阳中之阴了。从傍晚到鸡叫这段时间固然属阴，尤其是属于阴中之阴；从鸡叫到天明这段时间，也是属阴，但是却属于阴中之阳了。而人们在这气变中生存着，经脉循环，阴阳盛衰，与这气变是有相当的影响的。

就整个人体言，也有属阴属阳不同的两个方面。凡是外在的都为阳，内在的都为阴。若仅就人的身体而言，也有属阴属阳的两面，如身背为阳，身腹为阴。人身中的脏腑，也有属阴属阳的不同，凡是蕴藏精和神的脏器都属阴，聚集和传化水谷的都为阳。如肝、心、脾、肺、肾是蕴藏精和神的五脏，所以都属阴；胆、胃、大肠、小肠、膀胱、三焦是传化水谷的六腑，所以都属阳。

那么，所谓"阴中还有阴，阳中更有阳"。在临床时究竟怎样辨别呢？例如：寒冬病变，常在肾阴；暑夏病变，常在心阳；暖春病变，常在肝阴；凉秋病变，常在肺阳。临床时务要清楚地观察到病变究竟在何种经腧，才可以施用针灸药石来治疗哩！

同时也要了解，身背固属阳分，但心脏和身背相较，以阳脏而居阳位，便属于阳中之阳了；身背属阳，而肺脏与身背相较，则是以阴脏而居阳位，便又属于阳中之阴了；身腹固属阴分，但肾脏和身腹相较，以阴脏而居阴位，便属于阴中之阴了；身腹为阴，而肝脏与身腹相较，则是以阳脏而居阴位，便属于阴中之阳了；身腹为阴，脾脏与身腹相较，脾是以土气的来复主事的，便属于阴中之至阴。凡此属阴属阳，在表在里，为内为外，化雌化雄等错综复杂的关系，它们之间，都是相互输通而呼应着的，所以人们总是能够和天地阴阳变化的气交相适应的。

（三）《素问·金匮真言论》第三段汇注

（1）阴中有阴，阳中有阳。马莳云："阴者固阴也，而阴中又有阴；阳者固阳也，而阳中又有阳。"这两句话，说明阴阳相对的属性是无穷无尽的。

（2）平旦至日中，天之阳，阳中之阳也。李梴《医学入门》云："平旦至日中，自卯至午也。"孙奭疏《孟子·告子》"平旦之气"句云："平旦则未至于昼。"《四书脉》云："平者，中分之意，乃天地昼夜之平分也。"《说文》云："旦、明也。"是平旦与平明义同。张志聪云："平旦至日中，阳气正隆，应夏长之气，故为阳中之阳。"平旦已属阳，日中之阳更盛，所以叫作阳中之阳。

（3）日中至黄昏，天之阳，阳中之阴也。李梴《医学入门》云："日中至黄昏，自午至酉也。"《月令广义》云："日落，天地之色玄黄而昏昏然也，又曰黄昏。"张志聪云："日中至黄昏，阳气始衰，应秋收之气，故为阳中之阴。"日中为阳，黄昏为阴，所以叫作阳中之阴。

（4）合夜至鸡鸣，天之阴，阴中之阴也。李梴《医学入门》云："合夜至鸡鸣，自酉至子也。"合夜、犹言暮夜，言日暮而合于夜，张志聪云："合夜至鸡鸣，阳气在内，应冬藏之气，故为阴中之阴。"合夜为阴，鸡鸣为阴，所以为阴中之阴。

（5）鸡鸣至平旦，天之阴，阴中之阳也。李梴《医学入门》云："鸡鸣至平旦，自子至卯也。"张志聪云："鸡鸣至平旦，阳气始生，应春生之气，故为阴中之阳。"鸡鸣适为阴尽的时刻，属阴，平旦为阳，阴尽阳生，所以为阴中之阳。

（6）故人亦应之。言人身经脉的盛衰，亦与一昼夜的阴阳盛衰，是相互适应的。

（7）人之阴阳。包括人周身四体而言。

（8）人身之阴阳。人身，仅指前腹后背的身躯而言。

（9）藏者为阴，府者为阳。《灵枢·卫气》篇云："五藏者，所以藏精神、血气、魂魄者也。六府者，所以化水谷而行津液者也。"两者字，分别指精神、气血、魂魄、水谷、津液而言。

（10）三焦。《难经·三十一难》云："三焦者，水谷之道路，气之所终始也。"《巢氏病源》云："谓此三气，焦干水谷，分别清浊，故名三焦。"

（11）冬病在阴，夏病在阳。高世栻云："冬病在阴，肾也，下文云，阴中之阴肾也。夏病在阳。心也，下文云，阳中之阳也。知冬病在阴，夏病在阳，则知阴中之阴，阳中之阳矣。"

（12）春病在阴，秋病在阳。高世栻云："春病在阴，肝也，下文云，阴中之阳肝也。秋病在阳、肺也，下文云，阳中之阴肺也。知春病在阴，秋病在阳，则知阴中之阳，阳中之阴矣。"

（13）视其所在，为施针石。张志聪云："针石所以治经脉者也，故当知阴中之阴，阳中之阳，皆视其五藏之经俞所在而施治之。"针石，应包括针刺药石而言。

（14）背为阳，阳中之阳，心也。王冰云："心为阳藏，位处上焦，以阳居阳，故为阳中之阳也。《灵枢》曰，心为牡藏，牡，阳也。"

（15）背为阳，阳中之阴，肺也。王冰云："肺为阴藏，位处上焦，以阴居阳，故谓阳中之阴也。《灵枢》曰，肺为牝藏，牝，阴也。"

（16）腹为阴，阴中之阴，肾也。王冰云："肾为阴藏，位处下焦，以阴居阴，故谓阴中之阴也。《灵枢》曰，肾为牝藏，牝，阴也。"

（17）腹为阴，阴中之阳，肝也。王冰云："肝为阳藏，位居中焦，以阳居阴，故谓阴中之阳也，《灵枢》曰，肝为牡藏、牡，阳也。"

（18）腹为阴，阴中之至阴，脾也。王冰云："脾为阴藏，位居中焦，以至阴居阴，故谓阴中之至阴也。《灵枢》曰，脾为牝藏，牝，阴也。"至，来复之义。如阴之来复为冬至，阳之来复为夏至。脾为阴土来复的脏器，故称至阴。

（19）阴阳表里，内外雌雄相输应。张志聪云："脏腑之经脉，互相连络，表里内外，循环无端，与天之昼夜四时出入相应。"吴鹤皋云："五行皆有雌雄，如甲为雄，乙为雌，肝为雌，胆为雄也。输应，转输传送而相应也。"

（四）《素问·金匮真言论》第三段要义

第三段，旨在说明阴和阳的关系，总是错综复杂的。不仅是在天的阴阳变化是这样，人身里脏腑经腧的阴阳变化，也是这样。"阴中有阴，阳中有阳"两句，是这段的中心题目。全段分四节，第一节列举一昼夜中的阴阳变化，可以显著地观察到四个不同的阴阳性属阶段，也就是在天的阴阳变化。第二节列举人身内在外在、居前居后、为脏为腑的不同阴阳性属，也就是从人身的生理方面观察所得的阴阳。第三节指出人们在四季中有着阴阳不同的病变，也就是属于病能方面的阴阳。第四节叙述人与天地相应，所有的阴阳变化，也是阴中有阴，阳中有阳，极其错综复杂的。"故以应天之阴阳也"一句，点出了这一段主导思想的所在。

五、《素问·金匮真言论》第四段

（一）《素问·金匮真言论》第四段原文

帝曰："五藏四时，各有收受[1]乎？"

岐伯曰："有。东方青色，入通于肝[2]，开窍于目[3]，藏精于肝[4]。其病为惊骇[5]，其味酸[6]，其类草木[7]，其畜鸡[8]，其谷麦[9]，其应四时，上为岁星[10]，是以春气在头也[11]。其音角[12]（音觉），其数八[13]，是以知病之在筋也[14]，其臭臊（音骚）[15]。

南方赤色，入通于心[16]，开窍于耳[17]，藏精于心[18]，故病在五藏[19]。其味苦[20]，其类火[21]，其畜羊[22]，其谷黍[23]，其应四时，上为荧（音云）惑星[24]，是以知病之在脉[25]也。其音徵（音纸）[26]，其数七[27]、其臭焦[28]。

中央黄色，入通于脾[29]。开窍于口，藏精于脾[30]，故病在舌本[31]。其味甘[32]，其类土[33]，其畜牛[34]，其谷稷[35]，其应四时，上为镇星[36]，是以知病之在肉也[37]。其音宫[38]，其数五[39]，其臭香[40]。

西方白色，入通于肺[41]，开窍于鼻[42]，藏精于[43]肺，故病在背[44]。其味辛[45]，其类金[46]，其畜马[47]，其谷稻[48]，其应四时，上为太白星[49]，是以知病之在皮毛[50]也。其音商[51]，其数九[52]，其臭腥[53]。

北方黑色，入通于肾[54]，开窍于二阴[55]，藏精于肾[56]，故病在谿（音溪）[57]。其味咸[58]，其类水[59]，其畜彘（音至）[60]，其谷豆[61]，其应四时，上为辰星[62]，是以知病之在骨[63]也。其音羽[64]，其数六[65]其臭腐[66]。"

（二）《素问·金匮真言论》第四段译文

黄帝问：人身五脏对于天地四时的各种现象，都有不同的感受和吸收吗？

岐伯答：有的。春季东方生发之气主事，大地上呈现着一遍青葱景色。

这种景色，与人体属木的肝脏，是有息息相通的关系的。肝脏对于七窍，主目；所藏之精为魂，病变发作，便会像树木的动摇一般，呈惊骇状。春木之味主酸，肝亦主酸味；春季草木无不生发，所以肝亦类似草木，旺于春季。鸡为木畜，麦为春谷，都能养肝荣木。至于四时的天象，春季为属木的岁星当令。春为岁首，气主上升，因而在春季头上易感疾病。木在五音属角音，在五行的成数为八数，人体的筋鞘，亦和春木似地伸屈自如，所以肝木生病，往往影响筋鞘，木变坏了，有一种臊气；凡有臊气的，总是肝木病变的象征。

夏季南方长养之气主事，酷日当空，大地上是一遍炎赤景象。这种景象，与人体属火的心脏是息息相通的。心脏对于七窍主耳，所藏之精为神。五脏都以心为主宰，如果心脏病了，五脏都会受到影响的。夏火之味主苦，心亦主苦味；夏季经常是像火一般的烈烈骄阳，所以心脏亦属于火类。羊为火畜，黍为夏谷，都能养心助火。至于四季的天象，夏季为荧惑火星当令。心主全身血脉，因而在夏季里，血脉容易发生疾病。火在五音属徵音，在五行的成数为七数。火能焦物，凡属焦气，都为心火病变的象征。

长夏时节主土，为中央备化之气主事，土呈黄色，这种土令的气色，是和人体属土的脾脏息息相通的，脾脏对于七窍主口，所藏之精为意。脾脏的精脉，是和舌本部相联属的，如果病变发作，便首先影响舌本，中央土味主甘，脾亦主甘味，脾能消化食物，与土地的变化万物很类似。牛为土畜，稷为夏谷，都能补脾燥土。至于四季的天象，长夏为属土的镇星当令。脾主肌肉，因而长夏季里，肌肉容易发生疾病。土在五音属宫音，在五行的生数为五数。土得中和之气而香，凡嗜香者，往往为脾土病变的象征。

秋季西方收成之气主事，大地上出现一遍白刃肃杀的气象，这种气象，与人体属金的肺脏息息相通的。肺脏对于七窍主鼻，所藏之精为魄。背为肺之府，如果肺脏发生病变，势必影响背部。秋金之味主辛，肺亦主辛味，金类坚劲而有声，而人们的发声，于肺气有密切关系，所以肺脏与金属极类似。马为金畜，稻为秋谷，都能养肺润金。至于四时的天象，秋季为太白金星当令。肺主皮毛，因而在秋季里，皮毛容易发生病变。金在五音属商音，在五行的成数为九数。秋金杀物气腥，凡属腥气，总是肺金病变的象征。

冬季北方敛藏之气主事，百物都收藏了，大地上只能见到静静地一遍苍黑的色泽，这种景象，与人体属水的肾脏是息息相通的。肾脏对于七窍主前

势必影响四肢的八溪。冬水之味主咸，肾亦主咸味，肾脏是司水的器官，所
以和冬令一遍水泽的气象相类似。彘为水畜，豆为冬谷，都能养肾制水。至
于四季的天象，冬季为属水的辰星当令。肾主骨骼，因而在冬季里，骨骼容
易发生疾病。水在五音属羽音，在五行的成数为六数。水污浊了，便发腐臭
气，凡有腐败气的，总是肾水病变的象征。

（三）《素问·金匮真言论》第四段汇注

（1）收受。吴鹤皋云："五方之色，入通五藏，谓之收；五藏各藏其精，
谓之受。"收，聚也。《诗·周颂》："我其收之。"即聚字之义。受，作
容纳解，《论语》："君子不可以小知，而可以大受。"义正同。

（2）东方青色，入通于肝。《白虎通》云："肝，木之精也。东方者，
阳也，万物始生，故肝象木而有枝叶。"入通与收受是相对的互词，入通，
指外在的事物言；收受，指内在的脏腑言。

（3）开窍于目。《五行大义》云："肝者，木藏也，木是东方显明之地，
眼目亦光明照了，故通乎目。"窍，穴也，空也。《礼运》云："地秉窍于
山川。"《疏》："谓地秉持于阴气，为孔于山川，以出纳其气。"是窍有
出入气的作用，目为人身七窍之一。

（4）藏精于肝。马莳云："木精之气，其神魂，所谓精者，魂也。"精、
灵也，真气也。《易经系辞》云："精气为物。"《疏》云："阴阳精灵之气，
氤氲积聚而为万物也。"人身里精气，即指此而言，而各脏又藏有不同的精气。

（5）其病发惊骇。"新校正"云："详东方云病发惊骇，余方各阙者，
按五常政大论，委和之纪，其发惊骇，疑此文为衍。"依照以下四方的文例，
这句应为"故病在头"。因上文已明言，"故春气者，病在头。"可以测知。
肝病为什么发惊骇呢？王冰云："象木屈伸，有摇动也。"

（6）其味酸。《尚书·洪范》："木曰曲直，曲直作酸。"郑注："木
实之性。"《正义》云："木生子实，其味多酸，五果之味虽殊，其为酸一
也，是木实之性然也。"

（7）其类草木。张志聪云："肝属木，与地之草木同类。"

（8）其畜鸡。《五行大义》云："郑玄云，鸡属木，此取其将旦而鸣近寅木，故又振翼有阳性也。贾谊《新书》云："鸡，东方之性也。"《周礼·兽医疏》云："在野曰兽，在家曰畜。"

（9）其谷麦。王冰云："五谷之长者，麦。故东方用之。《本草》曰，麦为五谷之长。"谷为五谷的总称，非指谷米言。如大小麦，大小豆，麻、稻、秫、稷、黍等，都叫作谷。谷，养也，取其能养人之义。

（10）上为岁星。《五行大义》云："岁星、木之精，其位东方，主春，以其主岁，故名岁星。"岁星即木星，岁行一次，十二年一周天（实际为十一年三百一十五日）以纪年，又叫作年太岁。

（11）春气在头。张志聪云："春气上升，春风在上，春病在头者，同气相感也，与别岁之因气虚而病者不同，故曰春气在头，而不言病。"。

（12）其音角。声出而有节奏的，便叫作音。《诗·序》云："情发乎声，声同文，谓之音。"《疏》云："乐记注，杂比曰音，单出曰声。"角为五音之一，《礼记·月令》："孟春之月，其音角。"《疏》曰："角是扣木之声。"《汉书·律历志》云："角者，触也，阳气蠢动，万物触地而生。"角音圆长，经贯清浊，凡舌向后缩而发出的音，即为角音。

（13）其数八。《礼记·月令》郑注云："数者，五行佐天地生物成物之次也。"《易》曰："天三生木、地八成之。"八数，是木的成数。水火木金土五行，配以十数，便为五行的生成数，一二三四五为生数，六七八九十为成数。如天一生水，地六成之，一是生水数，六是成水数。地二生火，天七成之，二是生火数，七是成火数。天三生木，地八成之，三是生木数，八是成木数。地四生金，天九成之，四是生金数，九是成金数。天五生土，地十成之，五是生土数，十是成土数。生和成的主要意义，即是奇数和偶数的阴阳配合。

（14）知病之在筋。王冰云："木之坚柔类筋气故。"张志聪云："肝主筋，故病主筋。"

（15）其臭臊。《礼记·月令》正义云："通于鼻者，谓之臭，在口者，谓之味，臭则气也。"马莳云："《礼记·月令》曰，其臭膻，膻与臊同。"《说文》云："膻，羊气也。"《五行大义》云："春物气与羊相类。"吴鹤皋云："气因木变则为臊。"是臊为木的病气。

（16）南方赤色，入通于心。《白虎通》云："心，火之精，南方尊阳在上，卑阴在下，礼有尊卑，故心象火，色赤而锐也。"南方色赤属火，心亦色赤属火，即为外而入通，内而收受的体现。其余各脏均同。

（17）开窍于耳。马蒔云："《阴阳应象大论》曰，心在窍为舌，肾在窍为耳，而此又以耳为心之窍，可见心之为窍，不但在舌，而又在耳也。"《素问·缪刺论》曰："手足少阴太阴足阳明之络，皆会于耳中，上络左角，则耳信为心窍也。"按《素问·缪刺论》原文，"皆会于耳中"句上有"此五络"三字。

（18）藏精于心。王冰云："火精之气，其神。"《素问·六节藏象论》云："心者，生之本，神之变也。"所以心脏的精为神。

（19）故病在五藏。张志聪云："五藏者，病五藏之气也。上文曰：夏气者，病在藏，五藏六府，心为之主，故心气病，而及于五藏之气也。"

（20）其味苦。《尚书·洪范》："火曰炎上，炎上作苦。"《礼记·月令·夏》云："其臭焦，其味苦。"郑注："焦气之味。"《正义》云："火性炎上，焚物则焦，焦是苦气。"

（21）其类火。张志聪云："心气通入南方，故与五行之火同类。"

（22）其畜羊。《礼记·月令》："春食麦与羊。"郑注云："羊，火畜也。时尚寒，食之以安性也。"马蒔云："《五常政大论》曰：其畜马，而此曰羊者，意在午未皆属南方耳。"按十二象，午为马，未为羊。

（23）其谷黍。《五行大义》云："黍色赤性热。"张志聪云："黍，糯小米也。"

（24）荧惑星。《五行大义》云："荧惑，火之精，其位南方，主夏，以其出入无常，故名荧惑。"荧惑，即炫惑之义。《史记·张仪传》："苏秦荧惑诸侯，以是为大非，以非为是。"荧惑星，即火星之别名，《史记·天官书》"察刚气以处荧惑"是也。荧惑星色赤，为太阳系九大行星中近日的第四星，公转周期约为一年三百二十二日。

（25）知病之在脉。张志聪："心主脉，故病在脉，脉以应地。"

（26）其音徵。《汉书·律历志》云："徵者，祉也。万物大盛蕃祉也。"《尔雅·释乐》郝懿行《义疏》云："徵者，祉也，事也，其声抑扬递续，其音如事之绪而为迭。"《礼记·月令》："孟夏之月，其音徵。"郑注云：

徵属火者，以其微，清事之象也，夏气和则徵声调。"徵音为次高次清音，凡舌抵齿而发出的音，则为徵。

（27）其数七。七为火之成数，详 13 注。

（28）其臭焦。详 20 注。

（29）中央黄色，入通于脾。《白虎通》云："脾，土之精，故脾象土，黄色也。"张景岳云："土王四季，位居中央，脾为属土之义，其气相通。"土能变化万物，故土主备化。

（30）开窍于口，藏精于脾。王冰云："土精之气，其神意，脾为化谷，口主迎粮，故开窍于口。"脾脏之精，即为意，精足而后意充。

（31）病在舌本。高世栻云："《灵枢·经脉》篇云，脾是动，则病舌本强，故病在舌本。"舌本，指舌根言，所以舌根的风府穴，亦叫作舌本穴。《灵枢·寒热病》篇云："暴瘖气哽，取扶突与舌本出血。"即指此。王冰云："脾脉上连于舌本，故病气居之。"

（32）其味甘。《尚书·洪范》："土爱稼穑，稼穑作甘。"郑注："甘味生于百谷。"《正义》云："谷是土之所生，故甘为土之味也。"《礼记·月令》云："其味甘，其臭香。"正与此义同。

（33）其类土。王冰云："性安静而化造。"故脾与土性同类。

（34）其畜牛。《礼记·月令》郑注："牛，土畜也。"《正义》云："易、坤为牛，是牛属土也。"

（35）其谷稷。张景岳云："稷，小米也，粳者为稷，糯者为黍，为五谷之长，色黄属土。"

（36）上为镇星。《五行大义》云："镇星，土之精，其位中央，主四季，以其镇宿不移，故名镇星。"《汉书·艺文志》云："镇星中央，季夏土。"镇星即土星的别名，为太阳系九大行星中远日的第六星，光色纯黄，每十时十四分自转一次，二十九年一百六十七日绕日一周。

（37）病之在肉。王冰云："土之柔厚，类肉气故。"马莳云："脾在体为肉，是以知病之在肉。"

（38）其音宫。《汉书·律历志》云："宫者，中也。居中央，畅四方，唱始施生，为四声之经。"宫音最下最浊，凡舌居中而发出的音，便为宫。

（39）其数五。张志聪云："五，土之生数也。土居五位之中，故独主于生数。"《易》云："天五生土，地十成之。"所以五是土的生数，而不是成数，沈括《梦溪笔谈》云："盖水火木金，皆待土而成，土更无所待，故止一五而已。画而为图，其理可见。为之图者，设木于东，设金于西，火居南，水居北，土居中央，四方自为生数，各并中央之土，以为成数。土自居其位，更无所并，自然止有五数，盖土不须更待土而成也。"

（40）其臭香。《五行大义》云："元令苞曰，香者，土之乡气，香为主也。"许慎云："土得其中和之气，故香。"

（41）西方白色，入通于肺。《白虎通》云："肺，金之精，西方亦金成万物也，故象金色白。"

（42）开窍于鼻。《白虎通》云："鼻出入气，高而有窍，山亦金石累积，亦有孔穴，出云布雨，以润天下，雨则云消，鼻能出纳气也。"王冰云："肺藏气，鼻通息，故开窍于鼻。"

（43）藏精于肺。王冰云："金精之气，其神魄。"人之魄，为肺脏之精气所化。

（44）故病在背。上文云："秋气者，病在肩背。"所以病发在背。王冰云："以肺在胸中，背为胸中之府也。"

（45）其味辛。《尚书·洪范》："金曰从革，从革作辛。"郑注："金之气。"《正义》云："金之在火，别有腥气，非苦非酸，其味近辛，故辛为金之气味。"

（46）其类金。王冰云："性音声而坚劲。"以肺主声音属金，金声坚劲，极与肺类似。

（47）其畜马。马莳云："易以乾为金，乾为马，故其畜马。"

（48）其谷稻。张志聪云："稻色白而秋成，故为肺之谷。"

（49）太白星。《五行大义》云："太白，金之精，其位西方，金白色，故曰太白。"太白为金星之别名，为太阳系九大行星近日的第二星，二百二十五日便绕日一周。

（50）病之在皮毛。马莳云："肺主身之皮毛，是以知病之在皮毛也。"

（51）其音商。《汉书·律历志》云："商者，章也。物成章明也。"商为金音，《礼记·月令》："孟秋之月，其音商。"郑注云："商属金者，以其浊次宫，臣之象也，秋气和，则商音调。"商音与宫音相较，则次下次浊，宫为君，商便为臣。凡口大张而发出的音，便为商。

（52）其数九。"九"为金的成数，详13注。

（53）其臭腥。《五行大义》云："西方杀气腥也。"许慎云："未熟之气腥也，西方金之气象此。"

（54）北方黑色，入通于肾。《白虎通》云："肾，水之精，北方水，故肾色黑。"

（55）开窍于二阴。《白虎通》云："水阴，故肾双窍为候，能泻水，亦能流濡。"马莳云："二阴者，前后阴也，以二阴居下，故主之。"

（56）藏精于肾。马莳云："水精之气，其神志，所谓精者，志也。"

（57）病在豀。张兆璜云："豀者，四支之八豀也。"张景岳云："八豀者，手有肘与腋，足有髀与腘也，此四支关节，故称为豀。"髀即股间，腘即膝弯。

（58）其味咸。《尚书·洪范》："水曰润下，润下作咸。"郑注云："水卤所生。"《正义》云："水性本甘，久浸其地，变而为卤，卤味乃咸。"

（59）其类水。王冰云："性润下而渗灌。"肾属水，故与之同类。

（60）其畜彘。《礼记·月令》郑注："彘，水畜也。"杨雄方言："猪，北燕朝鲜之间谓之豭（音加），关东西或谓之彘。"

（61）其谷豆。豆形似肾，故为肾谷。

（62）辰星。《五行大义》云："辰星，水之精。其位北方，主冬，是天之执政，出入平时，故曰辰星。"辰星为水星的别名，太阳系九大行星中距日最近的星，周转期约八十八日弱。

（63）病之在骨。马莳云："肾主骨，是以知病之在骨也。"

（64）其音羽。《汉书·律历志》云："羽者，宇也。物藏聚萃，宇复之也。"《礼记·月令》："孟冬之月，其音羽。"郑注："羽属水者，以其最清，物之象也。冬气和则羽声调。"羽音最高最清，凡唇上杵而发出的音，便为羽。

（65）其数六。"六"为水的成数，详13注。

（66）其臭腐。《礼记·月令》"其臭腐"句郑注云："水之臭。"《正义》云："水受恶秽，故有朽腐之气。"《五行大义》亦云："水受垢浊，故其臭腐朽也。"

（四）《素问·金匮真言论》第四段要义

第四段旨在说明人体内在的五脏六腑，四肢百骸，经脉气血，和外在四季所有的种种形色气味，天象地理，动植矿物等，都是生息相关，而相互影响着的。所以"五藏应四时，各有收受"两句，是本段讨论的中心题目。张志聪说："夫脏真藏于内，而五藏之气发于外，见于色，是以五方之色，入通于藏，以养五藏之精，而藏气复外通于九窍，其真精藏于内也。"张氏的解说，只提到了人体内在生理与外在事物生息攸关的一面，而没有说到文中如"病在筋、病在骨"等病理与外在关系的一面。人们在自然界中生存着，无论生理病理，都是内在和外在互相影响的。这种影响作用，在本段里通叫作"相应"作用，或者"收受"作用。

六、《素问·金匮真言论》第五段

（一）《素问·金匮真言论》第五段原文

"故善为脉[1]者，谨察五藏六府，一逆一从[2]，阴阳、表里、雌雄之纪[3]，藏之心意[4]，合心于精[5]，非其人勿教，非其真勿授[6]，是谓得道[7]。"

（二）《素问·金匮真言论》第五段译文

所以善于诊察疾病的人，一定要观察到人体的五脏六腑，与外在的事物变化，究竟是相互矛盾的，还是相互适应的，才能从中分析，得出其为阴为阳、属表属里，化雌化雄的演变规律。做医生的总要把这个道理深深地了解在心胸里，更要体会出这些道理的精神所在。在教育下一代时，没有诚心学习的人，不要轻易传授给他，相反，对这些道理如果没有真正的心得，亦不要随便讲授，这就算是合乎道理了。

（三）《素问·金匮真言论》第五段汇注

（1）善为脉。吴鹤皋云："脉，犹言诊也。"即善于诊断疾病，观察疾病的意思。

（2）一逆一从。马莳云："反四时者为逆，顺四时者为从。"

（3）阴阳表里雌雄之纪。详三段19注。《玉篇》云："纪，绪也。"《谷梁传·庄公二十二年》注云："纪，治理也。"犹言规律条理之意。

（4）藏之心意。意、臆，古通用，《汉书·贾谊传》："请对以意。"《文选》作臆。是意即胸臆。《广雅·释亲》云："臆，胸也。"心意，犹言心胸。

（5）合心于精。犹言心合于精。心，即上句的心意。精，指本篇讨论的精粹、精华、精神。合，《礼记·王制》注云："会也。"心胸要把全篇的精神体会到，便叫作合心于精。

（6）非其人勿教，非其真勿授。高世栻云："非其人勿教，人难得也；非其真勿授，真难遇也。得人得真，自古难之；勿教勿授，自古秘之。金匮真言，此之谓也。"言传道的对象，一定要是能行道的人；所传授的内容，一定要是具有真理，否则，便不能授。

（7）是谓得道。马莳云："是谓得正道之传者也。"既得乎人，又得乎真，便是得；遇其人，传其真，这才合乎理。道理也。

（四）《素问·金匮真言论》第五段要义

第五段总结全篇。说明"金匮真言论"全篇的主要内容是：人体内在脏腑的机能，通过经脉循环的作用，便能与外在事物生息相应，而发生生理和病理的种种变化。如所谓"阴阳表里雌雄之纪"，也就是形容内在外在相互影响变化的规律。"一逆一从"也就是适应与不适应，生理和病理的两个方面。而做医生的，主要的就是要能够领会这个道理，才能诊察疾病。"非其人勿教，非其真勿授"亦是指的这个道理。

漫谈《金匮要略方论》

（1964 年 4 月）

一、《金匮要略方论》概况

（一）《金匮要略方论》的发现

《金匮要略方论》在宋以前无所闻，约在宋仁宗时（1023－1063）翰林学士王洙于馆阁中发现，书凡三卷，书名"金匮玉函要略方"。该书之上卷论"伤寒"，中卷论"杂病"，下卷载"方药"及疗"妇人病"诸法。林亿等校印医书时，以这书论"伤寒"部分过于简略，不如十卷本（即《伤寒论》现行本），便从中卷论杂病以下，到"服食禁忌"，共 25 篇，略加校订，仍分作三卷，去掉"玉函"二字，更名为"新编金匮要略方论"。其实张仲景在《伤寒论·自序》曾说："为伤寒杂病论合十六卷"，而现行《伤寒论》仅有十卷，其中并无杂病，可见杂病部分确是亡失了。现在把《伤寒论》叫作"玉函"，把"杂病"叫作"金匮"，都是尊称之义。

（二）《金匮要略方论》的主要内容

《金匮要略方论》全书共 25 篇，608 条，226 方，附方 28 首。除第一篇《脏腑经络先后病脉证》属于绪论性质，第二十四《禽兽鱼虫禁忌并治》、第二十五《果实菜谷禁忌并治》两篇叙述各种饮食禁忌、中毒、解毒，第二十三篇为杂疗方外，所有 21 篇，分别列述了 44 种病证。计：痉病、湿病、中暍、百合病、狐惑、疟疾、中风、历节、血痹、虚劳、肺痿、肺痈、咳嗽上气、奔豚、胸痹心痛短气、腹满、寒疝、宿食、五脏风寒证、积聚证、痰饮、消渴、小便不利、淋病、水气、黄疸、惊悸、衄血、吐血、下血、瘀血、呕证、吐证、哕证、疮痈、肠痈、浸淫疮、趺蹶、手指臂肿、转筋、蛔虫、妇人妊娠、妇人产后病、妇人杂病等。因此，它是张仲景阐发疾病证治的专书。

（三）《金匮要略方论》与《伤寒论》的关系

王洙说："上则辨伤寒，中则论杂病，下则载其方，并疗妇人。"这就是说，仲景所著，有同于现在编书的组织形式，上篇"总论"、中篇"各论"、下篇"附方"。再从内容的实质来看，《伤寒论》和《金匮要略》中有许多相同的条文，就在《金匮要略》中的各个疾病里，亦贯通了总论（《伤寒论》）"辨证论治"的精神，试举出几个例子来说明。

《伤寒论》第 91 条说："伤寒医下之，续得下利，清谷不止，身疼痛者，急当救里；后身疼痛，清便自调者，急当救表。救里宜四逆汤，救表宜桂枝汤。"凡是里虚甚而有表证的，总得先温里而后解表。这是辨认表里虚实、轻重缓急的原则之一，任何疾病，只要符合这种情况都适用。而《金匮要略》第 14 条亦说："问曰：病有急当救里救表者，何谓也？曰：医下之续得下利清谷不止，身体疼痛者，急当救里，后身疼痛，清便自调者，急当救表也。"与《伤寒论》条文两相比较，"病有急当救里救表者"实指总论《伤寒论》所言。

《伤寒论》第 136 条说："伤寒十余日，热结在里，复往来寒热者，与大柴胡汤。"这是表里两实证，所以用"大柴胡汤"来通里达表，但是仅有"热结在里"一句话，没有具体的症状可以征验。而《金匮要略》第 135 条说："按之心下满痛者，此为实也，当下之，宜大柴胡汤。"才把"热结在里"的具体内容，完全补充明细了，因为"心下满痛"是大柴胡证，而"腹中满痛"是大承气证，里实则一，部位悬殊。

二、运用《金匮要略》方药的体会

（一）小建中汤和黄芪建中汤

小建中汤、黄芪建中汤两方出《金匮要略·血痹虚劳病脉证并治第六》。第 90 条云："虚劳里急，悸衄，腹中痛，梦失精，四肢酸疼，手足烦热，咽干口燥，小建中汤主之。"第 91 条云："虚劳里急诸不足，黄芪建中汤主之。"《伤寒论》中亦说："阳脉涩，阴脉弦，心中烦悸，腹中急痛，小建中汤主之。"

现用两方于胃脘痛（溃疡）效果良好。首先是"腹痛"，应以不拒按为准，如《苏沈良方》云"小建中汤……治腹痛如神，然腹痛按之便痛，重按却不甚痛，此只是气痛"，这属于虚寒型的腹痛；其次是"里急"症状，即里虚的拘急症，病人自诉为"纠结感"，为阴阳营卫两虚，经脉失养所致；又其次是"阳脉涩，阴脉弦"，也就是脉来弦细。总之，此两方宜于虚证，不宜于实痛，余用此两方常加山楂、陈皮、清半夏、乌贼骨、伏龙肝。两方之不同点，即气虚甚者始用黄芪，溃疡久者尤不能不用黄芪，以黄芪主痈疽，为疮家托脓圣药。

（二）射干麻黄汤

射干麻黄汤出《金匮要略·肺痿肺痈咳嗽上气病脉证治第七》。第101条云："咳而上气，喉中水鸡声，射干麻黄汤主之。"肺病令人"上气"，兼胸膈痰满，气行壅滞，喘息不调，以致咽喉中作"水鸡声"，换言之，即肺中饮邪，上入喉间，与呼吸之气激荡而成。方用射干、紫菀、款冬利肺气，麻黄、细辛、生姜发邪气，半夏降逆，又以五味敛肺，大枣安中，是澄本清源之法。

现用射干麻黄汤治支气管炎、支气管喘息等有效。运用的要点：一是"上气"；二是"水饮"。麻黄、细辛、半夏、五味子，为小青龙汤治水饮的主力药，加以紫菀，尤有助于利水饮；方中除缺茯苓外，还有苓甘五味姜辛半夏汤的方义，是治"冲气"的，所以也能治"上气"；麻黄宣发，射干肃降，两相配合，于肺尤宜。

（三）温经汤

温经汤出《金匮要略·妇人杂病脉证并治第二十二》。第387条云："问曰：妇人年五十所，病下利（血）数十日不止，暮即发热，少腹里急腹满，手掌烦热，唇口干燥，何也？师曰，此病属带下。何以故？曾经半产，瘀血在少腹不去。何以知之？其证唇口干燥，故知之。当以温经汤主之。"

温经汤是妇人调经主方。方中以麦冬滋胃液，人参补胃气，生姜行胃气，半夏和胃气，胃气既顺，则水谷之精微易于消化；阳生阴长，而血液可充，更以阿胶补血之不足，芍药、甘草，酸甘相合以助之；当归、川芎以行血之停滞；丹皮以泻血中之伏火，桂枝以和营卫，吴萸以和肝胃；全方注重"阳明"，一寒一热、一滋一燥、一补一行，不使偶偏，故凡经少能通，经多能止，子宫虚寒者能孕。

现温经汤治疗功能性子宫出血有效。热甚者去桂枝、吴萸，寒甚者去丹皮，气虚重人参，血虚重归、芍，血多去川芎加侧柏叶、藕节，淋沥不尽重参去芎加白术、茜草，腹痛加醋灵脂、炒蒲黄，低热加白薇、玉竹。

（四）治胸痹方

共三方，附二方。

1. 栝蒌薤白白酒汤　出《金匮要略·胸痹心痛短气病脉证治第九》。第116条云："胸痹之病，喘息咳唾、胸背痛、短气、寸口脉沉而迟，关上小紧数，栝蒌薤白白酒汤主之。"

"寸口脉沉迟"，阳气衰微也；"关上小紧数"，胃以上有阴寒结聚，阳气痹而不用也；上下不相顺接，则"喘息咳唾""短气""胸背痛"；总为阴邪占居，阳气不通之证。方用"栝蒌"开胸结，薤白宣心阳，白酒畅痹通阳；行气血环转周身，使前后上下之气贯通无碍，则痹消矣。

余今用以治冠心痛，憋气而痛不甚者有效。

2. 栝蒌薤白半夏汤　第117条云："胸痹不得卧，心痛彻背者，栝蒌薤白半夏汤主之。"

胸痹不得卧，肺气上而不下也，"心痛彻背"，心气塞而不和也；此比前条痹着尤甚，多见于痰饮证，故加半夏以涤饮降逆。

余用于治疗支气管喘息有效，用生半夏定痛较捷。

3. 枳实薤白桂枝汤　第118条云："胸痹，心中痞，留气结在胸，胸满，胁下逆抢心，枳实薤白桂枝汤主之，人参汤亦主之。"

"胸痹"本是阳微阴盛之证，今上下痰饮水气郁积于胸，而见以上诸症，则用枳实、厚朴泄痞，行留结，降抢逆；得桂枝化太阳之气，胸中之滞塞自开；三药与薤白、栝蒌配合，阴湿邪气，一泄无余。

余用本方治支气管炎属实证者有效。

4.人参汤　"人参汤"即人参、甘草、干姜、白术四味，亦即理中汤。所以治脾胃虚寒证，人参、白术所以益脾，甘草、干姜所以温胃，中气强则痞气自散。

余用本方加三七粉治心前区疼痛有效。

5.乌头赤石脂丸　第122条云："心痛彻背，背痛彻心，乌头赤石脂丸主之。"

"心背彻痛"，连连不休，为阴寒邪盛阳光欲熄之证。用附子之温，乌头之迅，佐干姜行阳，三药大散其寒；佐蜀椒下气，大开其郁；复佐赤石脂入心以固涩，无虞阳气之散失。

余用本方治心绞痛之剧痛者有效。

（五）半夏厚朴汤

半夏厚朴汤出《金匮要略·妇人杂病脉证并治第二十二》。第383条云："妇人咽中如有炙脔，半夏厚朴汤主之。"

此证为凝痰结气，阻塞咽嗌之间所致。方用半夏、厚朴、生姜辛以散结，苦以降逆；茯苓佐半夏以利饮引涎；紫苏芳香以宣通郁气；俾气舒涎去，则病自愈。

（六）甘麦大枣汤

甘麦大枣汤出《金匮要略·妇人杂病脉证并治第二十二》。第384条云："妇人脏躁，喜悲伤欲哭，象如神灵所作，数欠伸，甘麦大枣汤主之。"

"脏"，心脏也，静则神藏，躁则神不能安，便神不自主而"悲伤欲哭"。方用小麦养心液，和肝之客热，且能消烦利溲，故以为君；生甘草泻心火而和胃；大枣调胃以缓躁；则躁止而病自除。

"数欠伸"，肝之病也；子能令母实，盖病本于血，心为血主，肝之子也，心火泻而土气和，则胃气下达；肺脏润，肝气调，躁止而病自除。

余用此方于甲亢、心动过速者有显效。

三、《金匮要略方论》注本简介

（一）《金匮玉函经二注》

《金匮玉函经二注》凡二十二卷，明初赵以德衍义，清吴门周扬俊补注。赵氏《金匮方论衍义》流传甚少，从周扬俊补注成为《金匮玉函经二注》后，知道《金匮方论衍义》的才渐次多了。赵氏本着仲景撰用《素问》《九卷》之旨，据《内经》以阐发《金匮》各篇的理论，这与成无己注《伤寒论》颇有类似之处。因而阅读赵氏《金匮方论衍义》，可以指导我们如何运用《内经》理论于临床实践。至周扬俊补注，则多本于喻嘉言，喻氏于仲景书的研究是较有心得的。看了《金匮玉函经二注》，对于许多病证的理解，以及辨证的分析方法，都大有裨益。

（二）《金匮要略心典》

《金匮要略心典》凡三卷，清吴门尤在泾集注。尤氏于平日研读时，随心所得笔之于书，积久而成，故名曰"心典"。徐大椿对本书的评价说："条理通达，指归明显，辞不必烦而意已尽，语不必深而旨已传。"这反映了这部书的特点。

（三）《金匮要略方论本义》

《金匮要略方论本义》凡三卷，清杨乡魏荔彤释义，注《金匮》而议论风生发明最多的，要算这本书了。

以上三本书，各有特点，读《金匮玉函经二注》可以丰富我们的基本理论，读《金匮要略心典》可以扼要地掌握各篇的内容实质，读《金匮要略方论本义》可以启发我们深入分析疾病的方法。近人曹颖甫的《金匮要略发微》亦可读。

总之，无论看任何一家对《金匮要略方论》的注解，都必须结合临证实际进行研究。如第 362 条云："妇人怀妊，腹中痛，当归芍药散主之。"第 371 条云："产后腹中痛，当归生姜羊肉汤主之。"若"腹痛"是由水湿邪气侵犯营分而导致，故用川芎、当归、芍药以和营，白术、茯苓、泽泻以除湿，水湿去而营血和，其痛自愈。若"腹痛"是由元阳不足，营血虚寒所致，故用当归以温经，羊肉以补虚，生姜以散寒，其痛亦愈。但其虚实悬殊。

《黄帝内经》病证纲要

（写作时间不详）

一、病　　因

有疾病的存在，便有造成疾病的因子存在，决不会有无因的疾病。正如《灵枢·玉版》中说："夫痈疽之生，脓血之成也，不从天下，不从地出，积微之所生也。"

不过病因不是那末容易便可找到的。如《灵枢·贼风》中说："其毋所遇邪气，又毋怵惕之所志，卒然而病者，其故何也？唯有因鬼神之事乎？岐伯曰：此亦有故邪留而未发，因而志有所恶，及有所慕，血气内乱，两气相搏。其所从来者，视之不见，听而不闻，故似鬼神。"

疾病既有病因存在，又当怎样寻求病的因子呢？《素问·移精变气论》中云："岐伯曰：治之极于一。帝曰：何谓一？岐伯曰：一者因得之。帝曰：奈何？岐伯曰：闭户塞牖，系之病者，数问其情，以从其意，得神者昌，失神者亡。"

把精力集中在病人身上。不厌其烦地查出疾病的原因来，这是唯物论者。疾病的原因虽多，但总的说来，不外几个方面。如《素问·调经论》中说："夫邪之生也，或生于阴，或生于阳。其生于阳者，得之风雨寒暑；其生于阴者，得之饮食居处，阴阳喜怒。"这可说是中医学最早的"三因论"。"风雨寒暑"即六淫的概括；"阴阳喜怒"即七情的概括；"饮食居处"犹后世之所谓"饮食劳倦"也。

（一）六　　淫

《素问·至真要大论》中说："百病之生也，皆生于风、寒、暑、湿、燥、火，以之化之变也。"此即所谓"六淫"为病。

《内经》最重视"虚邪"的问题。如《灵枢·百病始生》中说："风雨寒热，不得虚邪，不能独伤人。卒然逢疾风暴雨而不病者，盖无虚，故邪不能独伤人。此必因虚邪之风，与其身形，两虚相得，乃客其形，两实相逢，众人肉坚。"

什么叫作虚邪呢？《灵枢·九宫八风》中云："风从其所居之乡来为实风，主生，长万物。从其冲后来为虚风，伤人者也，主杀主害者。谨候虚风而避之，故圣人曰避虚邪之道，如避矢石然，邪弗能害。"月建居"子"，风从北方来；月建居"卯"，风从东方来；月建居"午"，风从南方来；月建居"酉"，风从西方来。此皆为春、夏、秋、冬之正气。正气旺，故曰"实"。"冲"，对冲也；"后"者，言其来之远，远则气盛。如月建在"子"，风从南方来，火反胜也；月建在"卯"，风从西方来，金胜木也；月建在"午"，风从北方来，水胜火也；月建在"酉"，风从东方来，木反胜也。气失其正，正气不足，故曰"虚风"，又曰"虚邪"。

"虚邪"与"正邪"，其危害于人，是大不相同的。《灵枢·刺节真邪论》中说："邪气者，虚风之贼伤人也，其中人也深，不能自去。正风者，其中人也浅，合而自去，其气来柔弱，不能胜真气，故自去。虚邪之中人也，洒淅动形，起毫毛而发腠理。其入深，内搏于骨则为骨痹，搏于筋则为筋挛，搏于脉中则为血闭。……"

至于四时之气伤于人，则有其一定的特性。如《素问·生气通天论》中说："春伤于风，邪气留连，乃为洞泄；夏伤于暑，秋为痎疟；秋伤于湿，上逆而咳，发为痿厥；冬伤于寒，春必温病；四时之气，更伤五脏。"说明六淫邪气伤人，不必皆为表证，内伤及脏腑者比比皆是。即如《素问·生气通天论》中说："风客淫气，精乃亡，邪伤肝也。"即是其中的一例。

（二）情　志

《素问·举痛论》中说："百病生于气也，怒则气上，喜则气缓，悲则气消，恐则气下……惊则气乱……思则气结……怒则气逆，甚则呕血及飧泄，故气上矣。喜则气和志达，营卫通利，故气缓矣。悲则心系急，肺布叶举，而上焦不通，营卫不散，热气在中，故气消矣。恐则精却，却则上焦闭，闭则气还，还则下焦胀，故气不行矣。……惊则心无所倚，神无所归，虑无所定，故气乱矣。……思则心有所存，神有所归，正气留而不行，故气结矣。"

情志原于五脏，心喜、肝怒、脾思、肺忧、肾恐；虽基本有所区分，然亦互通为病。如"喜"属心也，但亦有"肺喜乐无极则伤魄"之说；怒属肝也，但又云"血并于上，气并于下，心烦惋善怒"；思本属脾，而本篇则谓"思则心有所存，神有所归"；恐本属肾，又有"恐惧则伤心"之说。诸如此类，不胜枚举，本论乃不固守肝惊脾思之说，而概以"气"括之。

盖"气"之在人，和则为正，不和则为邪，七情之变，皆由气之不和所致，知"情志"之属于"气"，则得其要也。惟《灵枢·邪气藏腑病形》中说："忧愁恐惧则伤心"。又《灵枢·口问》中说："悲哀忧愁则心动，心动则五脏六腑皆摇。"可见中医学认为，"心"为脏腑之大主，而总统诸情志。故"忧"动于心则肺应，"思"动于心则脾应，"怒"动于心则肝应，"恐"动于心则肾应。是五志惟心所使，只须善养其心，则五脏安和，情志不伤也。

（三）饮食劳倦

《素问·生气通天论》中说："因而饱食，筋脉横解，肠澼为痔；因而大饮，则气逆；因而强力，肾气乃伤，高骨乃坏。"又云："以酒为浆，以妄为常，以醉入房，以欲竭其精，以耗散其真，不知持满，不时御神，务快其心，逆于生乐，起居无节，故半百而衰也。"《素问·痹论》中说："饮食自倍，肠胃乃伤。"

二、病　变

《素问·至真要大论》中的病机十九条，不是讨论的病变表现，主要是讨论辨证的问题，所以它强调，"谨守病机，各司其属，有者求之，无者求之，盛者责之，虚者责之，必先五胜，疏其血气，令其条达，而致和平。"至于《内经》中探索病理变化的内容，约有以下几个方面。

（一）诸种传变

疾病的传变多端，约而言之，有如下列。

1. 由浅入深　《素问·缪刺论》中说："夫邪之客于形也，必先舍于皮毛，留而不去，入舍于孙脉；留而不去，入舍于络脉；留而不去，入舍于经脉。内连五脏，散于肠胃，阴阳俱感，五脏乃伤。此邪之从皮毛而入，极于五脏之次也。"

经中似此类的记载颇多，如《素问·皮部论》《灵枢·百病始生》等篇。

2. 表里相传　《素问·欬论》中云："五脏之久咳，乃移于六腑。脾欬不已，则胃受之……；肝欬不已，则胆受之……；肺欬不已，则大肠受之……；心欬不已，则小肠受之……；肾欬不已，则膀胱受之……；久欬不已，则三焦受之……。此皆聚于胃，关于肺，使人多涕唾而面浮肿气逆也。"

3. 承制相传　《素问·玉机真藏论》中云："风寒客于人，使人毫毛毕直，皮肤闭而为热。……弗治，病入舍于肺……；弗治，肺即传而行之肝……；弗治，肝传之脾……；弗治，脾传之肾……；弗治，肾传之心……；心即复反传而行之肺……此病之次也。"

4. 脏腑分传　《素问·气厥论》中云："五脏六腑，寒热相移……肾移寒于脾……脾移寒于肝……肝移寒于心……心移寒于肺，……肺移寒于肾。……脾移热于肝……肝移热于心……心移热于肺……肺移热于肾……肾移热于脾。"此为五脏相移。又云："胞移热于膀胱……膀胱移热于小肠……小肠移热于大肠……大肠移热于胃……胃移热于胆……胆移热于脑。"此为六腑相移。

5. 生制相传　《素问·玉机真藏论》中云："五脏受气于其所生，传之于其所胜，气舍于其所生，死于其所不胜，病之且死，必先传行至其所不胜，病乃死。此言气之逆行也，故死。肝受气于心，传之于脾，气舍于肾，至肺而死。心受气于脾，传之于肺，气舍于肝，至肾而死。脾受气于肺，传之于肾，气舍于心，至肝而死。肺受气于肾，传之于肝，气舍于脾，至心而死。肾受气于肝，传之于心，气舍于肺，至脾而死。此皆逆死也。"

6. 一日传变　《灵枢·顺气一日分为四时》中云："以一日分为四时，朝则为春，日中为夏，日入为秋，夜半为冬。朝则人气始生，病气衰，故旦慧。日中人气长，长则胜邪，故安。夕则人气始衰，邪气始生，故加。夜半人气入藏，邪气独居于身，故甚也。黄帝曰：其时有反者何也？岐伯曰：是不应四时之气，脏独主其病者，是必以脏气之所不胜时者甚，以其所胜时者起也。"

7. 生阳死阴传变　《素问·阴阳别论》中云："死阴之属，不过三日而死；生阳之属，不过四日而已。所谓生阳死阴者，肝之心谓之生阳，心之肺谓之死阴，肺之肾谓之重阴，肾之脾谓之辟阴，死不治。"

（二）阴阳病变

《素问·阴阳应象大论》中云："曰：法阴阳奈何？曰：阳胜则身热，腠理闭，喘粗，为之俯仰，汗不出而热，齿干以烦冤，腹满死，能冬不能夏。阴胜则身寒，汗出身常清，数栗而寒，寒则厥，厥则腹满死，能夏不能冬。此阴阳更胜之变，病之形态也。"

"阴胜则阳病，阳胜则阴病"，这是病变的必然趋势。"阳胜则热，阴胜则寒"，这是阴阳盛衰病变的结果，是必然反映。故《素问·痹论》中以痹病为例云："其寒者，阳气少，阴气多，与病相益故寒也。其热者，阳气多，阴气少，病气胜，阳遭阴，故为痹热。"

（三）虚实病变

虚实所以分邪正，如《素问·通评虚实论》中说："邪气盛则实，精气夺则虚。""精气"即正气，凡气、血、精、液、神等皆属之。

1. 阴阳虚实　《素问·调经论》中云："经言：阳虚则外寒，阴虚则内热，阳盛则外热，阴盛则内寒……不知其所由然也。曰：阳受气于上焦，以温皮肤分肉之间，今寒气在外，则上焦不通。上焦不通则寒气独留于外，故寒栗。阴虚生内热奈何？曰：有所劳倦，形气衰少，谷气不盛，上焦不行，下脘不通，胃气热，热气熏胸中，故内热。阳盛生外热奈何？曰：上焦不通利，则皮肤致密，腠理闭塞，玄府不通，卫气不得泄越，故外热。阴盛生内寒奈何？曰：厥气上逆，寒气积于胸中而不泻，不写则温气去，寒独留，则血凝泣，凝则脉不通，其脉盛大以涩，故中寒。"

阳主表，其气热；阴主里，其气寒。所以阳虚则寒，阳盛则热。阴虚而阳盛则热，阴盛而阳衰则寒，阴阳虚实病变的规律固如此。阳虚而外寒者，则多由寒气在外，阻遏阳道，卫气不温于表也，此多见于外感证。此所谓阴虚生内热者，乃太阴脾气虚损，不能运转于中，以致胃腑热郁于内所致，非同于阴虚之阳亢证也。阳盛外热者，即伤于寒而病为热之表实证；阴盛内寒者，乃阴寒之邪积于里，阳不足以化阴，寒疝，阴水之类是也。

2. 五脏虚实　《素问·藏气法时论》中云："肝病者，两胁下痛引少腹，令人善怒，虚则目无所见，耳无所闻，善恐，如人将捕之。……心病者，胸中痛，胁支满，胁下痛，膺背肩胛间痛，两臂内痛，虚则胸腹大，胁下与腰相引而痛。……脾病者，身重，善肌肉萎，足不收，行善瘛，脚下痛，虚则腹满肠鸣，飧泄，食不化。……肺病者，喘咳逆气，肩背痛，汗出，尻阴股膝髀腨胻足皆痛，虚则少气，不能报息，耳聋嗌干。……肾病者，腹大胫肿，喘咳身重，寝汗出，憎风，虚则胸中痛，大腹小腹痛，清厥意不乐。"

五脏虚实的表现，主要取决于各脏的性质、部位、经脉循行等。如《素问·调经论》所谓："神有余有不足，气有余有不足，血有余有不足，形有余有不足，志有余有不足，凡此十者，其气不等也。"就是从五脏的特性提出来的，盖神属心，气属肺，血属肝，形属脾，志属肾也。

3. 虚实并见　《素问·刺志论》中云："愿闻虚实之要？曰：气实形实，气虚形虚，此其常也，反此者病。谷盛气盛，谷虚气虚，此其常也，反此者病。脉实血实，脉虚血虚，此其常也，反此者病。何如而反？曰：气虚身热，此谓反也。谷入多而气少，此谓反也。谷不入而气多，此谓反也。脉盛血少，此谓反也。脉少血多，此谓反也。气盛身寒，得之伤寒。气虚身热，得之伤暑。谷入多而气少者，得之有所脱血，湿居下也。谷入少而气多者，邪在胃及与肺也。脉小血多者，饮中热也。脉大血少者，脉有风气，水浆不入，此之谓也。"

4.五实五虚 《素问·玉机真藏论》中云："余闻虚实以决死生，愿闻其情？曰：五实死，五虚死。愿闻五实五虚。曰：脉盛、皮热、腹胀、前后不通、闷瞀，此谓五实。脉细、皮寒、气少、泄利前后、饮食不入，此谓五虚。其时有生者何也？曰：浆粥入胃，泄注止，则虚者活。身汗，得后利，则实者活，此其候也。"

虚而胃气犹存，则虚者可活，后天之本在也。实而邪得去路，则实者可活，邪去则正可复也。

（四）寒热病变

1.阴阳盛衰之寒热 《素问·调经论》中云："阳虚则外寒，阴虚则内热，阳盛则外热，阴盛则内寒。"此实指外感内伤阴阳偏胜所生之寒热，如所谓"外寒""外热"，均指由外感而生之寒或热。

（1）外感之寒：《素问·调经论》中云："阳受气于上焦，以温皮肤分肉之间，今寒气在外，则上焦不通，上焦不通，则寒气独留于外，故寒栗。"卫气不固于表，寒邪自外而入，客于肌表之外寒证也。

（2）外感之热：《素问·调经论》中云："阳盛生外热奈何？曰：上焦不通利，则皮肤致密，腠理闭塞，玄府不通，卫气不得泄越，故外热。"伤于寒邪，上焦肺卫之气不泄越，以致发热，亦伤于寒而病为热也。

（3）内伤之寒：《素问·调经论》中云："阴盛生内寒奈何？曰：厥气上逆，寒气积于胸中而不泻，不泻则温气去，寒独留，则血凝泣，凝则脉不通，其脉盛大以涩，故中寒。"寒邪厥逆于中，乃由于阳气之早衰于里所致，实阳衰而阴盛之证。

（4）内伤之热：《素问·调经论》中云："阴虚生内热奈何？曰：有所劳倦，形气衰少，谷气不盛，上焦不行，下脘不通，胃气热，热气熏胸中，故内热。"因劳倦而伤太阴脾气，水谷精微不能运化，以致胃中郁而生热，非同于精伤水亏而相火独亢之热也。

2.厥逆寒热 厥逆之病，轻则见于四肢，重则猝倒暴厥，昏不知人，但其为阴阳气的厥乱则一。故《素问·厥论》说："厥之寒热者何也？曰：阳气衰于下则为寒厥，阴气衰于下则为热厥。"凡物之生气，必自下而升，故阴阳之气衰于下，则为寒热厥之所由。

（1）寒厥：《素问·厥论》中云："寒厥之为寒也，必从五指而上于膝者何也？曰：阴气起于五指之里，集于膝下而聚于膝上，故阴气胜则从五指至膝上寒，其寒也，不从外，皆从内也。"又云："寒厥何失而然也？曰：前阴者，宗筋之所聚，太阴阳明之所合也。春夏则阳气多而阴气少，秋冬则阴气盛而阳气衰，此人者质壮，以秋冬夺于所用，下气上争，不能复，精气溢下，邪气因从之而上也。气因于中，阳气衰不能渗营其经络，阳气日损，阴气独在，故手足为之寒也。"肾和胃的阳气先伤，不足以温养血气，是造成"寒厥"的关键。

（2）热厥：《素问·厥论》中云："热厥之为热也，必起于足下者何也？曰：阳气起于足五指之表，阴脉者集于足下而聚于足心，故阳气盛则足下热也。"又云："热厥何如而然也？曰：酒入于胃，则络脉满而经脉虚，脾主为胃行其津液者也，阴气虚则阳气入，阳气入则胃不和，胃不和则精气竭，精气竭则不营其四肢也。此人必数醉若饱以入房，气聚于脾中不得散，酒气与谷气相搏，热盛于中，故热遍于身，内热而溺赤也。夫酒气盛而慓悍，肾气日衰，阳气独胜，故手足为之热也。"

3. 寒热内生

（1）烦热：《素问·逆调论》中云："人身非常温也，非常热也，为之热而烦满者何也？岐伯曰：阴气少而阳气胜，故热而烦满也。"又云："人有四肢热，逢风寒如炙如火者何也？岐伯曰：是人者，阴气虚，阳气盛，四肢者阳也，两阳相得而阴气虚少，少水不能灭盛火，而阳独治，独治者，不能生长也，独胜而止耳。逢风而如炙如火者，是人当肉烁也。"

（2）中寒：《素问·逆调论》中云："人身非衣寒也，中非有寒气也，寒从中生者何？岐伯曰：是人多痹气也。阳气少，阴气多，故身寒如从水中出。"又云："人有身寒，汤火不能热，厚衣不能温，然不冻栗，是为何病？岐伯曰：是人者，素肾气胜，以水为事，太阳气衰，肾脂枯不长，一水不能胜两火，肾者水也，而生于骨，骨不生则髓不能满，故寒甚至骨也。"

三、病　位

　　疾病的变化总是多端的，但无论其变化如何复杂，总是有发生的部位所在。科学发展到今天，有不少仪器可以探知人体的内在情况，但人体仍属于"黑箱"范围，许多疾病的部位，并不是那么容易可以了解的。古籍记载的所谓"如见垣一方人"，所谓"华元化"的"内照法"，都是在不断的临床实践中，摸到一些较有规律的经验而已。《内经》中许多记载都足以说明这一点。

　　《灵枢·刺节真邪》中云："有一脉生数十病者，或痛或痈，或热或寒，或痒或痹或不仁，变化无穷，其故何也？岐伯曰：此皆邪气之所生也。"以下文中列举了许多不同部位的病变。如：内搏于骨则为骨痹，搏于筋则为筋挛，搏于脉中则为血闭，搏于肉为寒为热，搏于皮肤之间为痒为痹为不仁，发为偏枯脉偏痛，内伤骨为骨蚀，有所疾前筋发为筋溜，结于肠为肠溜，因于骨则为骨疽，中于肉则为肉疽。文中最后总结说："凡此数气者，其发无常处，而有常名。""发无常处"，是指病的变化多端；"有常名"，是指病邪所在有一定的部位，因部位以为名，便有常名。也就是《灵枢·百病始生》"气有定舍，因处为名"之义。这充分说明病位的问题，早为前人所重视，而且还在不断总结经验，有所提高。

　　《灵枢·百病始生》中云："喜怒不节则伤脏……脏伤则病起于阴也。清湿袭虚，则病起于下；风雨袭虚，则病起于上。是谓三部，至其淫泆，不可胜数。"如何去寻找发病部位的规律，古人首先是从病邪的特性来认识的。百病始生，无非外感、内伤，而复有上下表里之不同部位。喜怒不节，情志之病，内伤于阴，而有肝、心、脾、肺、肾之不同；清湿风雨，统属六淫外伤之邪，易伤人之表；但清湿为阴邪，伤表而常起于下之位；风雨为阳邪，伤表而常起于上之部位。尽管淫泆之变不可胜数，"上下中外，分为三员"这一发病部位的规律，是可以通过临床来验证的。

（一）五脏病位诸症

　　兹就《素问》"风论""刺热""欬论""痿论""刺疟"诸篇所述列举如下。

1. 肺部诸症　"肺风之状，多汗恶风，色皏然白，时欬短气，昼日则瘥，暮则甚，诊在眉上，其色白。"（《素问·风论》）"肺热病者，先渐然厥，起毫毛，恶风寒，舌上黄，身热。热争则喘欬，痛走胸膺背，不得太息，头痛不堪，汗出而寒。"（《素问·刺热》）"肺疟者，令人心寒，寒甚热，热间善惊，如有所见者。"（《素问·刺疟》）"肺欬之状，欬而喘息有音，甚则唾血。"（《素问·欬论》）"肺热叶焦，则皮毛虚弱，急薄着，则生痿躄也。"（《素问·痿论》）

以上是风、热、疟、咳、痿五种不同的病，但因其病位都在"肺"，所以有许多具有共性的临床表现。如肺通皮毛主表，所以风、热、疟三病都有表证表现；风、热、咳三病都有咳喘、气短等气分的症状。它如"色白""诊在眉上""痛走胸膺背"等，均为肺病的特征性表现。

2. 心　"心风之状，多汗恶风，焦绝，善怒吓，赤色，病甚则言不可快，诊在口，其色赤。"（《素问·风论》）"心热病者，先不乐，数日乃热，热争则卒心痛，烦闷善呕，头痛面赤，无汗。"（《素问·刺热》）"心疟者，令人烦心甚，欲得清水，反寒多，不甚热。"（《素问·刺疟》）"心欬之状，欬则心痛，喉中介介如梗状，甚则咽肿喉痹。"（《素问·欬论》）"心气热则下脉厥而上，上则下脉虚，虚则生脉痿，枢折挈，胫纵而不住地也。"（《素问·痿论》）

故"色赤""烦心""心痛""咽肿""言不可快""脉厥"等，均为心病的特征性表现。

3. 肝　"肝风之状，多汗恶风，善悲，色微苍，嗌干善怒，时憎女子，诊在目下，其色青。"（《素问·风论》）"肝热病者，小便先黄，腹痛，多卧，身热，热争则狂言及惊，胁满痛，手足躁，不得安卧。"（《素问·刺热》）"肝疟者，令人色苍苍然，太息。"（《素问·刺疟》）"肝欬之状，欬则两胁下痛，甚则不可以转，转则两胠下满。"（《素问·欬论》）"肝气热则胆泄口苦，筋膜干，干则筋急而挛，发为筋痿。"（《素问·痿论》）

故"色苍""善怒""狂言""惊""胁痛胠满""口苦""筋痿"等，均为肝病的特征性表现。

4. 脾　"脾风之状，多汗恶风，身体怠惰，四肢不欲动，色薄微黄，不嗜食，诊在鼻上，其色黄。"（《素问·风论》）"脾热病者，先头重，颊痛，烦心，颜青，欲呕，身热。热争则腰痛不可用俛仰，腹满泄，两颔痛。"（《素问·刺热》）"脾疟者，令人寒，腹中痛，热则肠中鸣，鸣已汗出。"（《素问·刺疟》）"脾欬之状，欬则右胠下痛，阴阴引肩背，甚则不可以动，动则欬剧。"（《素问·欬论》）"脾气热则胃干而渴，肌肉不仁，发为肉痿。"（《素问·痿论》）

故"身体怠惰""四肢不欲动""色薄微黄""不嗜食""诊在鼻上""欲呕""腹满泄""腹痛肠鸣""右胠下痛""肌肉不仁"等，均为病位在脾的特征性表现。

5. 肾　"肾风之状，多汗恶风，面痝然浮肿，脊痛不能正立，其色炲，隐曲不利，诊在肌上，其色黑。"（《素问·风论》）"肾热病者，先腰痛，胻酸，苦渴数饮，身热，热争则项痛而强，胻寒且酸，足下热，不欲言，其逆则项痛员员澹澹然。"（《素问·刺热》）"肾疟者，令人洒洒然，腰脊痛宛转，大便难，目眴眴然，手足寒。"（《素问·刺疟》）"肾欬之状，欬则腰背相引而痛，甚则欬涎。"（《素问·欬论》）"肾气热，则腰脊不能举，骨枯而髓减，发为骨痿。"（《素问·痿论》）

故"面痝然浮肿""脊痛不能正立""其色炲""诊在肌上""腰痛胻酸""目眴眴然""腰背相引而痛""欬涎"等，均足为病变在肾的特征性表现。

（二）六经病位诸症

言经脉病位的反映，当以《灵枢·经脉》《素问·脉解》《素问·厥论》《素问·热论》《素问·四时刺逆从论》诸篇最有代表性。试以《经脉篇》所云为例：

"肺，手太阴之脉……是动则病肺胀满，膨膨而喘咳，缺盆中痛，甚则交两手而瞀，此为臂厥。是主肺所生病者，咳，上气喘喝，烦心胸满，臑臂内前廉痛厥，掌中热。气盛有余则肩背痛风，汗出中风，小便数而欠。气虚则肩背痛寒，少气不足以息，溺色变。"

病位既在经脉，即当以经脉所反映之病症为主。如肺脉起于中焦，循胃口，上膈属肺，故病则首先出现"肺胀满，膨膨而喘咳"；肺脉近于缺盆，由中府出腋下，行肘臂间，故病则"缺盆中痛"，两手木痛不仁而"臂厥"；肺脉之别，直入掌中，故不仅"臑臂内前廉痛厥"，而且"掌中热"；肺之筋结于肩而系于肩背，故"肩背痛风"。肺经之病如此，它经之病亦无不随其经脉之循行部位而有所反映，即此已足以窥其全，而不用备列了。

《素问·调经论》云："五脏之道，皆出于经隧，以行血气，血气不和，百病乃变化而生，是故守经隧焉。"经脉是联系脏腑的交通要道，是气血流行之所，故脏腑气血之有病变，无不各因其经而有所反映，故识得经脉的循行大体，对于病位的了解便更加容易了。

四、病　症

《内经》中记载的病症，是极其丰富的，从大的病类来分，最少在40多种以上，若论小的病症，最少亦在300种以上。在几千年前，对病症便有这样广泛的认识，是非常了不起的，而且还将许多重要的疾病列为专题讨论了，如《素问》的《热论》《疟论》《气厥论》《欬论》《举痛论》《腹中论》《刺腰痛》《风论》《痹论》《痿论》《厥论》，《灵枢》的《寒热病》《癫狂》《热病》《厥病》《周痹》《胀论》《论痛》《水胀》《痈疽》等都是。

按照秦伯未的《内经类证》的初步统计如下：中风病类，凡17病症；伤寒病类，凡7病症；温热病类，凡6病症；暑病类，凡1病症；湿病类，凡4病症；霍乱病类，凡3病症；痉病类，凡6病症；疟病类，凡15病症；寒热病类，凡10病症；气病类，凡4病症；血病类，凡6病症；虚弱病类，凡8病症；咳嗽病类，凡11病症；喘病类，凡3病症；失眠病类，凡4病症；汗病类，凡2病症；癫狂病类，凡4病症；消渴病类，凡4病症；噎膈病类，凡4病症；呕吐哕病类，凡9病症；痢疾类，凡4病症；泄泻病类，凡6病症；胀满病类，凡15病症；水肿病类，凡4病症；积聚病类，凡6病症；黄疸病类，凡3病症；厥逆病类，凡13病症；痿病类，凡6病症；痹病类，凡21病症；头痛病类，凡9病症；心痛病类，凡7病症；胁痛病类，凡3病症；腰痛病类，凡8病症；肩背痛病类，凡4病症；腹痛病类，凡4病症；疝气病类，凡11病症；前阴病类，凡6病症；遗精病类，凡2病症；小便病类，凡 4 病症；虫病类，凡 1 病症；五官病类，凡 14 病症；口腔病类，凡 13 病症；外疡病类，凡 23 病症；妇科病类，凡 7 病症。凡 44 类。

《古典医著选》编写大纲

（写作时间不详）

一、编写说明

根据 1977 年医药院校教材座谈会精神，编写《古典医著选》，其内容包括《内经》《伤寒论》《金匮要略》《温病》四种，《温病》应包括《温疫论》《疫病篇》《温热篇》《湿热论》《温病条辨》五部著作。

座谈会拟定本课程为 320 学时，按选著内容比例分配，《内经》《伤寒论》各按 100 学时编写；《金匮要略》和《温病》，各按 60 学时编写。

选择讲授上述几部古典著作的目的，主要是使基础理论和辨证论治的知识都进一步得到深化，并藉以奠定今后阅读古典著作的基础。因此，在选择上述几种原著的篇章或条文时，应紧密结合与基础和临床课程有关的内容进行选择。

古典医著，由于历史条件的关系，均有其一定的局限性，应以一分为二的观点，取其精华，去其糟粕，不能无批判地兼收并蓄，使其真正起到"古为今用"的作用。

选著的每一部分，自首至尾均应比较完整地照顾其系统性，而不能过分地割裂分散，杂乱无章。

选著的每一部分的开头，各应就其内容的主要精神，做一概括而扼要的介绍，使学习的人先有一个较明确的概念之后，学习起来，易于抓住要点。

所有选列的原著，均应分节、分段或分条，详加注释，并一律加上标点符号。

《内经》部分，《素问》《灵枢》可以混合选编，或按照沈尧封《医经读》分平、病、诊、治四类的方法，进行分类，每一类再可按其不同的性质分为若干段，依次顺序，先后排列。

《伤寒论》部分，仍以六经分篇为纲，每篇之下，或采柯琴《伤寒论注》以汤方分证，或采尤怡《贯珠集》以法领方证的方法，进行类编。

《金匮要略》部分，基本上仍按原书分篇类选，惟其中精粗互见，应选其最切合实用的条文。

《温病》部分，以瘟疫、温热、湿热三病为纲于一病之下，各选其适合的条文，按辨证论治精神，组合类分。

二、编写体例

《内经》为例

一、概说

主要叙述《内经》成书的沿革，主要内容、学术成就、指导思想等。

二、选文分类

（一）脏腑类

分脏腑、经脉、气血津液精神三篇，每篇按其实际内容，再分为若干段。

（二）病机类

分病因、发病、病变三篇，每篇各按其选列内容，再分为若干段。

（三）诊法类

分望色、闻声、问症、切脉四篇，每篇各就其内容的性质，再分为若干段。

（四）治则类

分标本先后、反正逆从、气味、制方四篇，每篇各就其不同内容，再分为若干段。

（编者按：手稿至此而止，已残缺不全）

四部医书的粗略介绍

（1978 年 2 月 9 日）

张介宾著《景岳全书》六十四卷；孙一奎著《赤水玄珠》三十卷，附《医旨绪余》二卷，《新都医案》《三吴医案》各二卷，《宜新医案》一卷；虞抟著《医学正传》八卷；张璐著《张氏医通》十六卷。

以上四部医籍，前三部是明代医家的代表作，后一部是清初四大医家之一的作品。从其主要内容看来，都属于治疗杂病的典籍，但都有其不同的特点。其所以要选这四部，又因为他们都有一个共同点，即都能把中医的基础理论渗透到各个病证的治疗中去。尤其是《景岳全书》，从基础到临床，自成较完整的体系，所谓《全书》，是名副其实的。因此，在安排阅读的时候，可尽先读《景岳全书》。作者张介宾，对《内经》下的工夫很深，曾编注《类经》三十二卷，《图翼》十一卷，《附翼》四卷，在《内经》各注家中堪称翘楚者。所以他在《全书》里，从头到尾，都贯穿着《内经》的学术思想。《全书》内容计有《传忠录》三卷，论述八纲、治则、四大家，颇得其要。《脉神章》三卷，论脉法。《本草正》两卷，集药味三百种，以人参、附子、熟地、大黄为药中"四维"。《新方》二卷，《古方》九卷，统以补、和、寒、热、固、因、攻、散，分为八阵。以上统属于基础理论范围。自《伤寒典》以下至《外科钤》，凡若干卷，统为内、外、妇、儿各科杂病。每一病又分作"经义""论证""论治""述古""方药"五项，特别是"论证""论治"部分，有分析、有条理，多足以取法。

《赤水玄珠》共分杂病七十门，每门又各条分缕析，如风门，有伤风、真中风、类中风、瘖痱之别；寒门，则有中寒、恶寒之殊，大旨专以辨证为主，于寒热虚实、表里气血八个方面的分析特详。对古今病证名称相混之处，尤为分辨明晰，至《医旨绪余》，为孙氏的医论集，其中亦有多可取者。

著《医学正传》的虞抟，是传丹溪朱震亨之学的，虽亦或采张机、孙思邈、刘河间、李杲诸家之说，毕竟是以丹溪为宗。所以书中每一病症，首概述病因病机，次脉法，次辨证论治，关于证治这一部分，主要是采用丹溪的，再附以各家，再附以他家薪传和自己的经验，这是书中最精彩的部分，值得仔细阅读。

《张氏医通》吴江张璐字路玉所编，是他摘取历代的名家名论，汇次编成，凡分十六门，三百余病症，门类先后，悉以王肯堂的《证治准绳》为蓝本；方药主治，则多本于《薛氏医案》《景岳全书》，而以己意参定取去。其中有《祖方》一卷，立桂枝、麻黄、小柴胡等三十六个"方祖"，每一"方祖"之下，罗列若干同类加减之方，颇有助于化裁方剂的应用。

关于文献整理工作

（1978 年 3 月 14 日）

一、文献工作的重要性

要加速实现科学技术现代化，向科学领域进军，对科技工作者来说，掌握国内外科技动态，以及将工作成果加以整理总结，发表交流，是非常重要的。但在确定或接受某项科研任务之后，未展开工作之前，必须首先要了解过去及当前对这方面工作的进展情况，前人做过哪些工作，取得什么结果和经验，以及存在哪些问题。所以就要做文献的查阅和收集工作，以便吸取前人的经验或教训。当然，不可能等待查阅全部文献后再开始工作，不过掌握最重要的和最新的资料和动态还是必要的。当我们完成科研后发表论文，报告文献资料，亦是必要的，因为文献资料都是为社会主义革命和建设服务的，这就是文献的重要性。

二、中医学文献的种类

中医学文献可分为两大类：未发表的内部资料，已发表的各种书籍、专利和期刊上的文献。书籍的种类，就中医书目前的分类是：

1. 医经

（1）《内经》

（2）《素问》

（3）《灵枢》

（4）《素》《灵》分类合编

（5）《难经》

2. 藏象骨度病源及有关中医生理病理

（1）藏象与骨度

（2）《诸病源候论》

（3）近代编的中医生理

（4）近代编的中医病理

3. 诊断

（1）脉经及诸家脉学

（2）四诊

（3）其他诊法

4. 本草

（1）本草经

（2）综合本草

（3）食物本草

（4）炮制与鉴别

（5）歌诀、便读

（6）图谱、类书（《群芳谱》《太平御览·药部》）

（7）药用植物及培养

（8）单味药

（9）杂著

5. 方书

（1）晋唐方书

（2）宋金元方书

（3）明代方书

（4）清代及近代方书

（5）国外方书（医心方、方函、方极）

6. 伤寒、金匮

（1）《伤寒论》

（2）《金匮》

（3）合编

7. 温病

（1）温病

（2）瘟疫

（3）湿温

（4）寒温暑热时病等

（5）疟、痢

（6）痧胀、霍乱

（7）鼠疫

（8）痉、脑炎

（9）中医的传染病著作

8. 临证各科

（1）内科

（2）妇产科

（3）儿科

（4）外科

（5）伤科

（6）眼科

（7）口齿咽喉科

（8）临证各科的新成就

9. 针灸

（1）通论

（2）专论

（3）针法

（4）灸法

（5）经络与孔穴

10. 养生、护理、按摩、外治法

（1）养生

（2）护理

（3）按摩

（4）外治法

11. 综合性医书（《中藏经》《扁鹊心书》《儒门事亲》）

12. 丛书、全书

（1）丛书

（2）全书

13. 医案医话医论

（1）医案

（2）医话与医论

14. 医史

（1）通史

（2）专史

（3）传记

（4）文献汇辑（《太平御览·方术部医类、医说》）

（5）汇刻（医古微）

（6）杂著（学医随笔、医存、医膞）

15. 法医

16. 兽医

17. 工具书

（1）辞典

（2）书目与索引

专刊的种类有专刊、报告、活页文选等。期刊的名称有学报、杂志月刊、半月刊等。

三、参考文献的参考文献

长期积累的科学文献浩如烟海，怎样去找你所要查阅的文献呢？这是一个重要问题。要打开这个大门，首先要懂得怎样去找寻和运用打开大门的钥匙。这把钥匙就是"参考文献的参考文献"，也就是供查阅文献的刊物。

查阅文献的刊物种类很多，归纳起来不外乎下列五类：目录、索引、摘要、文献记录和专刊。前两种只刊录各种期刊上所发表的文献的题目、作者姓名、发表年份、发表地点，即期刊名称、第几卷、第几期、第几页到第几页；后三种除上述以外，还附有文献内容的摘要。这些查阅文献的刊物，多数在一般医学院或科技或医学图书馆内都具备。

从中医来说，首先要掌握图书目录，如：中医图书联合书目、北京图书馆藏中国医药书目、中国医大中国医药简要书目、明殷仲春医藏书目、清华医室珍藏医书类目、王吉民中国历代医书目录、裘吉生皇汉医学书目一览、中华医学会牛惠生图书馆中文医书目录、西南图书馆医药图书专题目录、北京图书馆藏古今针灸书目、北京五大图书馆现存中医书简目、黑田源次中国医学书目、冈西为人续中国医学书目。

其次要掌握"提要"与"考证"类文献：四库提要医家类、皕宋楼藏书志子部医家类、中国医学大成总目提要、三三医学书目提要、丹波元胤医籍考、黑田源次宋以前医籍考、四部总录医家类。

还需要掌握"资料索引"类文献：中文医史论文索引、祖国医学资料目录（中研）、针灸文献目录索引、中医期刊索引（中研）、临床总结著述目录草目（中研）。

四、文献卡片的写法

文献数量超过一二百个以上的，为了查询的需要，每个文献须制成三张卡片；文献数量较少的，只须要一张。这些卡片称为文献目录卡片。卡片的国际标准大小是 5×3 英寸，也就是图书馆里常用的图书目录卡片的大小。三张卡片有两种不同的写法：第一张卡片的写法是第一行写作者的姓名以及文献发表年份；如作者在同一年同一研究范围内，发表过一篇以上的论文，年份后面应附上 a、b、c 等（如 1978a，即作者在 1978 年内发表的最早一篇）。第二行写文献的题目。第三行写该文献发表的地点（即期刊等），加上卷数、期数和从第几页到第几页（期数用括弧括出再加冒号如 5（2）：147-160）。第二和第三张卡片的写法是相同的；第一行写文献的题目，第二行写作者的姓名和发表的年份，第三行仍写发表的地点。假使每一个文献只做一张卡片，即就采取第一张的写法。所写成的许多文献目录卡片，要有次序的排列，以便寻找。排列的次序有三种不同的方法：第一张卡片是根据作者的姓名排列的，外国作者是根据姓的第一个字母排列，我国和日本等国家用汉字，则根据姓的笔画多少而排列。第二张卡片是根据文献的题目而排列，外文根据题目的第一字的第一个字母排列；中文则根据题目的第一字的笔画多少而排列。第三张卡片是根据文献的性质来归类排列。例如把有关血吸虫病的文献目录卡片都排列在一起。假使每一个文献只做一张卡片，那就按照作者姓名的次序排列。

五、文献卡片的积累方法

　　一种最简单的方法是选择一篇比较完善和直接有关的论文，最好是一篇全面的文献综述论文，把它后面所列出的参考文献一一做成文献目录卡片，然后再根据这些卡片去查这些文献，再将每一篇文献后面所列出的参考文献一一做成卡片。如此做法，一化十，十化百，百化千，在较短的时间内，可以积累有关研究题目范围内的比较全面的文献卡片。做卡片时，要一面写成卡片，一面整理排列，以免重复。

　　按照一般常规，积累文献卡片的方法是：查阅有关的"参考文献的参考文献"，从最近的刊物逐步查阅到较远的，一面查阅，一面做好有关的文献卡片，一面整理排列。至于需要查阅多少年的刊物，那就要根据学科的新老而定。例如解剖学和分类学等老学科的研究题目，年份就要查阅得远一些；新的学科，就可以查阅得近一些。一般来说，查阅"参考文献的参考文献"从五年至十年，乃至二十年就够了。

六、收集文献的办法

　　根据已经积累的文献目录卡片，将每一篇文献的全文收集起来，以便详细阅读。收集的办法很多，首先向图书馆借阅。假使本单位图书馆有这篇文献，就可以在卡片上证明。假使没有，可以查阅本书其他单位的图书馆藏书的目录。假如本市没有，可以查阅外地图书馆所藏书籍和杂志的目录，假使在国内都不能找到，那就可以请北京图书馆向其他国家图书馆代为影印有关的文献部分。

　　有关书本可以向书局、出版公司、出版社或旧书铺购买。发表在期刊上的文献可以向作者索取或交换单行本。同时也可以请图书馆代为影印。

七、阅读文献的方法

　　在文献卡片的基础上来阅读已经收集到的论文。阅读时要做好文摘卡片。文摘卡片的标准大小是 8×5 英寸。将作者姓名、发表的年份，论文题目和发表地点写上；再将该文中所叙述的主要内容，包括技术方法、主要结果和讨论要点，重点记录在文摘卡片上。按照文摘的性质，将积累起来的文摘卡片加以分类整理。通过这一系列的过程，来了解前人在自己要做的研究主题范围内，所已经做过的工作的主要内容，包括所应用的技术方法等。最后在这个基础上来制订自己的研究计划，包括方法和内容，以便追索前人所没有解决的新问题。在科学研究过程中，查阅文献是一个非常重要的环节。文献查阅得愈全面、愈深入，研究计划制订得愈具体，研究工作就可能进行得愈顺利，收获就可能愈多。

从《黄帝内经》谈藏象学说

（1978 年 5 月）

一、《内经》藏象学说篇文

《素问》部分：《上古天真论一》《金匮真言论四》《阴阳应象大论五》《灵兰秘典论八》《六节藏象论九》《五藏生成论十》《五藏别论十一》《经脉别论二十一》《藏气法时论二十二》《宣明五气篇二十三》《太阴阳明论二十九》等。以上共 11 篇文献涉及藏象学说内容。

《灵枢》部分：《本输第二》《邪气藏府病形第四》《寿夭刚柔第六》《本神第八》《经脉第十》《骨度第十四》《五十营第十五》《营气第十六》《脉度第十七》《营卫生会第十八》《师传第二十九》《决气第三十》《肠胃第三十一》《平人绝谷第三十二》《海论第三十三》《五癃津液别第三十六》《五阅五使第三十七》《阴阳清浊第四十》《本藏第四十七》《五色第四十九》《论勇第五十》《天年第五十四》《五味第五十六》《卫气失常第五十九》《五味论第六十三》《五音五味第六十五》《卫气行第七十六》《大惑论第八十》等。以上共 28 篇文献涉及藏象学说内容。

以上是《内经》中言"藏象"的基本篇文。当然，其中也不是绝对都有道理，但其中确有比较合理的。如《素问·上古天真论》之言肾气盛衰，《素问·金匮真言》《素问·阴阳应象》《素问·五藏生成》《素问·六节藏象》

等论之言五脏与四肢、九窍、毛发、皮肌各组织的关系，《素问·五藏别论》对五脏、六腑、奇恒之腑的区分，《素问·经脉别论》言食饮入胃以后的种种生理变化，《素问·宣明五气》言五脏生理、病理的各种特点，《灵枢·本神》之言五志，《灵枢·决气》《灵枢·五癃津液别》之分析津液和血脉，《灵枢·营气》《灵枢·营卫生会》对营气、卫气的化生、运行等的分析等。

特别值得一提的是，《灵枢·海论》《灵枢·大惑》之言脑的生理、病理，这是《灵枢》中仅有的文献。如说："脑为髓之海，其输上在于其盖。""髓海有余，则轻劲多力，自过其度，髓海不足，则脑转耳鸣，胫酸眩冒，目无所见，懈怠安卧。""故邪中于项，因逢其身之虚，其入深，则随眼系以入于脑，入于脑则脑转，脑转则引目系急，目系急，则目眩以转矣。"这里把"轻劲多力"，以及"耳鸣""眩冒""目系急"等生理功能和病理变化，都和"脑"联系起来，证明古人对"脑"已经有一定程度的认识了。

二、藏象学说的形成

"藏象学说"，是《内经》作者对生活着的人体进行观察，用整体观念来研究人体内脏活动规律的一门知识。开始只是对人体进行一般的直觉观察，并用"援物比类"的方法，用自然界的某些现象来解释人体脏腑某些生理、病理情况。如此观察还不够，则进一步对人体进行解剖，以后又不断在治疗过程中，通过医疗活动，提高了对脏腑生理、病理的认识，便逐渐形成"藏象学说"这一独特的医学理论。下面将《内经》中有关藏象学说的形成的文献，归纳为"直觉观察""援物比类""尸体解剖""实践验证"等几个方面。

（一）直觉观察

如《灵枢·骨度》中说："黄帝问于伯高曰：脉度言经脉之长短，何以立之？伯高曰：先度其骨节之大小、广狭、长短，而脉度定矣。"《素问·阴阳应象大论》中说："上古圣人，论理人形，列别脏腑，端络经脉，会通六合，各从其经，气穴所发，各有处名，溪谷属骨，皆有所起，分部逆从，各

任应秋 医学全集

有条理。"《灵枢·经脉》中说："人始生，先成精，精成而脑髓生，骨为干，脉为营，筋为刚，肉为墙，皮肤坚而毛发长。谷入于胃，脉道以通，血气乃行。"《灵枢·本藏》中说："视其外应，以知其内脏，则知所病也。"

（二）援物比类

如《素问·示从容论》中说："览观杂学，及于比类，通合道理，为余言子所长，五脏六腑，胆胃大小肠脾胞膀胱，脑髓涕唾，哭泣悲哀，水所从行。"又云："夫圣人之治病，循法守度，援物比类，化之冥冥，循上及下，何必守经。"《灵枢·经别》中说："余闻人之合于天道也，内有五脏，以应五音、五色、五时、五味、五位也。外有六腑，以应六律，六律建阴阳诸经而合之十二月、十二辰、十二节、十二经水、十二时。十二经脉者，此五脏六腑之所以应天道。"又如《素问·金匮真言论》《素问·阴阳应象大论》所言"五脏应四时，各有收受"等内容。

（三）尸体解剖

如《灵枢·经水》中说："若夫八尺之士，皮肉在此，外可度量切循而得之，其死可解剖而视之。其脏之坚脆，腑之大小，谷之多少，脉之长短，血之清浊，气之多少，十二经之多血少气，与其少血多气，皆有大数。"

据梁伯强氏的研究，《灵枢》所言消化道的长度、五脏的重量，与之很接近，证明古人的解剖是很有成就的。

（四）实践验证

如《灵枢·邪气藏府病形》中说："邪之中人脏奈何？曰：愁忧恐惧则伤心，形寒寒饮则伤肺，以其两寒相感，中外皆伤，故气逆而上行。有所堕坠，恶血留内，若有所大怒，气上而不下，积于胁下则伤肝；有所击仆，若醉入房，汗出当风则伤脾；有所用力举重，若入房过度，汗出浴水则伤肾。"

三、藏象学说的内容

《内经》中藏象学说的内容主要包括"脏腑""经络""精气神"三个部分。脏腑部分，由五脏、六腑、奇恒之腑三个部分组成；经络部分，由经脉、络脉、腧穴三个部分组成；"精"包括精、血、津、液；"气"包括宗气、营气、卫气三部分；"神"包括神、魂、魄、意、志五部分。

以前曾有"脏腑""经络"之争。《素问·六节藏象论》中云："藏象何如？曰：心者生之本，神之变也；……肺者气之本，魄之处也……凡十一脏取决于胆也。"如《素问·经脉别论》中说："太阳藏何象？岐伯曰：象三阳而浮也。""少阳藏何象？岐伯曰：象一阳也。""阳明藏何象？岐伯曰：象大浮也。太阴藏搏，言伏鼓也。二阴搏至，肾沉不浮也。"由此可见，脏腑与经络是密切联系的。

四、藏象学说的基本观点

"藏象学说"中的基本观点，是整个《内经》主要学术思想的反映。归纳起来约有三端：对立统一观点；整体观点；恒动观点。

（一）对立统一观点

"藏象学说"认为，由于人体本身就是个阴阳对立的统一体，反映于藏象方面亦不例外。如《素问·金匮真言论》中说："夫言人之阴阳，则外为阳，内为阴；言人身之阴阳，则背为阳，腹为阴；言人身之脏腑中阴阳，则脏者为阴，腑者为阳，肝心脾肺肾五脏皆为阴，胆胃大肠小肠膀胱三焦六腑皆为阳。"

有"内"必有"外"，故体内与体外是相互对立的。人体诸阳经之脉皆行于背，故"背"为阳，诸阴经之脉皆行于腹，故"腹"为阴，"背"与"腹"是相互对立的，故有"背"必有"腹"。这身内身外、背部腹部，尽管是阴阳对待不同的两个方面，却统一起来发挥了相反相成的作用。这种对立统一的相对平衡状态，就能维持人体的健康，即《素问·生气通天论》所说的"阴平阳秘，精神乃治"。假使这种对立统一的状态遭到破坏，机体就会发生病变，也就是《素问·生气通天论》所说的"阴阳离决，精气乃绝"。

人体的脏腑阴阳也是对立统一的，所以两者之间，经常都表现为互相蕴涵，不可截然分割的关系。如《素问·金匮真言论》中说："背为阳，阳中之阳心也，背为阳，阳中之阴肺也。腹为阴，阴中之阴肾也，腹为阴，阴中之阳肝也。腹为阴，阴中之至阴脾也。此皆阴阳表里内外雌雄相输应也。"阴脏、阳腑，固然是基本的区分，但就"阴脏"而言，亦还有阴阳之可分。"心"和"肺"均居膈上而系于背，故为背之二阳脏；惟"心"以离火宣发，"肺"以燥金治节，因而有一个属阳中之阳、一个属阳中之阴的区别。又如，"脾""肝""肾"，均居膈下而系于腹，故为腹之三阴脏，惟"脾"属中土而主运化，为阴阳上下之枢，因称之为"至阴"（"至"即上下往复之义，如"冬至"一阳复始，名之为"至"，"夏至"一阴复生，亦名之为"至"），"肾"属水而藏阴精，是曰阴中之阴，"肝"属木而通少阳，是曰阴中之阳。

阴脏、阳腑，若从其功能言，通过营气、卫气的流行，又往往表现为阴之与阳两个对立面常常是互为转化的。如《灵枢·营卫生会》中说："太阴主内，太阳主外，各行二十五度，分为昼夜。夜半为阴陇，夜半后而为阴衰，平旦阴尽，而阳受气矣。日中为阳陇，日西而阳衰，日入阳尽，而阴受气矣。……如是无已，与天地同纪。"人体营气、卫气的运行，白天黑夜、阴经阳经，是互为转化的。营气的运行，始于手太阴肺经，而复会于手太阴肺经，都是在夜间进行，是为"太阴主内"；卫气的运行，始于足太阳膀胱经，而复会于足太阳膀胱经，都在白昼进行，是为"太阳主外"；平旦之时，由阴转阳，日入以后，由阳转阴。人体营卫之气的运行，这种阴阳转化的规律，与大自然界的阴阳转化规律殊无二致，是曰"与天地同纪"。

（二）整体观点

"藏象学说"的整体观突出地反映于《素问·灵兰秘典论》中，它说："十二脏之相使，贵贱何如？岐伯对曰：心者君主之官也，神明出焉。肺者相傅之官，治节出焉。肝者将军之官，谋虑出焉。胆者中正之官，决断出焉。膻中者臣使之官，喜乐出焉。脾胃者仓廪之官，五味出焉。大肠者传道之官，变化出焉。小肠者受盛之官，化物出焉。肾者作强之官，伎巧出焉。三焦者决渎之官，水道出焉。膀胱者州都之官，津液藏焉。气化则能出矣。凡此十二官者，不得相失也。故主明则下安，以此养身则寿，殁世不殆。主不明则十二官危，使道闭塞而不通，形乃大伤，以此养生则殆。"

这里明确了三个问题：第一，十二脏腑各有专司，功能既不同，职责即互异；第二，十二脏腑之间，它们是相互为用的，也就是所谓"相使"，但其"相使"的过程中，亦各有贵贱之分，就是有大有小、有直接有间接、有主要有次要等不同的区别；第三，十二脏腑不同功能的配合，竟成为一个统一的整体，主要是通过脏腑间的气化作用，特别是阳气的作用，所谓"主明""主不明"就是指阳气的盛衰而言，心为离火为阳中之阳也，"主明"而阳盛则气化正常，十二脏腑的作用就能维持正常而"相使"不替，"主不明"而阳衰则气化不足，十二脏腑的功能可能发生故障，以致"相使"常乖，关于这一点，赵养葵颇有发挥，不过他强调"君主"是"命门"而已。

同时，"脏腑"这一整体与外在环境又有密切关系。外在环境无时无刻不是在变化之中，而脏腑的机能活动亦相应地与之变化来适应。如《素问·六节藏象论》中说："天食人以五气，地食人以五味。五气入鼻，藏于心肺，上使五色修明，音声能彰。五味入口，藏于肠胃，味有所藏，以养五气，气和而生，津液相成，神乃自生。"自然界五气的变化，曰臊、焦、香、腥、腐，"臊气"入肝，"焦气"入心，"香气"入脾，"腥气"入肺，"腐气"入肾。五味的变化，曰酸、苦、甘、辛、咸，"酸味"入肝，"苦味"入心，"甘味"入脾，"辛味"入肺，"咸味"入肾。五气、五味入于人体，或从"肺"以及于诸脏腑，或从"胃"以及于诸脏腑，都能有助于生理功能的正常进行。所谓"神"，即是指脏腑功能活动的高度而言。不仅此也，一年中几个季节的气候变化，对脏腑的功能活动都有不同的影响。如《素问·六节藏象论》所谓"心"通于"夏气"，"肺"通于"秋气"，"肾"通于"冬气"，"肝"通于"春气"，"脾"通于"土气"之类都是。

（三）恒动观点

《素问·六微旨大论》中说："成败倚伏生乎动，动而不已，则变作矣。

曰：有期乎？不生不化，静之期也。"脏腑的功能活动同样是永恒的。《素问》把脏腑的功能活动称之为"神机"，如《素问·五常政大论》中说："根于中者，命曰神机，神去则机息。"《素问·六微旨大论》又说："出入废，则神机化灭。""根于中"，犹言人的生命之所以能存在，根源于体内脏腑种种功能的运动，这运动便是生命之根。

脏腑如何运动呢？首先表现在呼吸出入方面，如《素问·平人气象论》中说："人一呼，脉再动；一吸，脉亦再动；呼吸定息脉五动，闰以太息，命曰平人。"其次表现在宗气方面，如《素问·平人气象论》中说："胃之大络，名曰虚里，贯膈络肺，出左乳下，其动应脉，宗气也。"又其次表现在血液的流行方面，如《素问·举痛论》中说："经脉流行不止，环周不休。"血液的流动有两大特点：一是永恒的流动，即所谓"环周不休"；二是有节律的流动，如《素问·平人气象论》所云"人一呼脉再动"。又其次是表现在水谷精微的运化方面，如《素问·经脉别论》中说："食气入胃，浊气归心，淫精于脉，脉气流经，经气归于肺，肺朝百脉，输精于皮毛，毛脉合精，行气于腑，腑精神明，留于四脏，气归于权衡，权衡以平，气口成寸，以决死生。饮入于胃，游溢精气，上输于脾，脾气散精，上归于肺，通调水道，下输膀胱，水精四布，五经并行，合于四时五脏阴阳揆度，以为常也。"

以上对立统一观、整体观、恒动观，贯穿在整个藏象学说之中，今天来看，这一学说仍具有极大的优越性，甚至可以说这是中医基础理论的基础，也是毫不夸大的。

《伤寒论》脉证的再探讨

（1981 年）

内容提要

《伤寒论》全论 398 条，其中脉证并举的有 135 条（他如"脉暴出""脉不还""脉不负"等无具体脉象的除外），共叙述了 58 种脉象，分见于 104 证候。计：浮脉 7，浮紧脉 4，浮缓、浮大脉各 2，浮数脉 3，浮弱、浮细、浮动数、浮滑、浮迟、浮虚、浮芤、浮涩、浮虚涩脉各1，沉脉、沉紧、沉迟各3，沉微、沉结、沉滑、沉弦、沉实脉各1，迟脉5，迟浮弱脉1，数脉5，数急脉1，虚脉1，实脉2，细脉、细数脉各2，细沉数脉1，微脉4，微缓、微弱、微数、微沉、微涩、微细、微细沉、微浮、微弱数脉各1，洪大脉1，弦脉3，弦细、弦迟、弦浮大各1，短脉1，弱脉4，弱涩脉1，紧脉4，缓脉1，促脉3，滑脉、滑疾、滑数脉各1，小脉1，涩脉3，结代脉1。经本文分析：不同的证候，既可见到不同的脉象，亦可以见到相同的脉象；相同的证候，也还有不同的脉象表现。这"同"与"不同"之间，是疾病变化的本质反映所在，因此临床辨证必须要深刻地认清脉象与病症的关系，才能较确切地分辨出反映疾病本质的证候来。要之，大论的"平脉辨证"，既从证以识脉，亦因脉而析证，证因脉明，脉以证著，从而确定证候，而为立法论治的根据。张仲景的这一发明是非常伟大的，我们有责任努力进行发掘、整理、研究、提高，使中医学的这一特色、优势不断发扬光大，更好地为人类服务，为祖国社会主义四化建设服务。

正　文

"平脉辨证"是《伤寒论》辨证论治的主要方法，所以仲景在自序中便开门见山地说："并平脉辨证，为《伤寒杂病论》合十六卷。"还于大论之首，列《辨脉》《平脉》两篇，备论外感、内伤的脉法，对当时有的医生"按寸不及尺，握手不及足，人迎趺阳，三部不参，动数发息，不满五十，短期未知决诊，九候曾无仿髴"，竟给予无情的痛斥，说明仲景对于脉法是十分讲究的。

我于《伤寒论》中有关脉法的研究，亦曾经下过一番功夫，早在1941年就写成《仲景脉法学案》一书，由复兴医药杂志社发行。岁月如流，40年已经过去了。回头来看看这本处女作，却令人愧赧无已，由于当时知识的浅薄，不仅字里行间存在不少问题，甚至某些论点也是错误的。现已经到了晚年，就《伤寒论》"平脉辨证"的精神再从头学习大论，似又有不同的体会和收获，爰草成本文，试做再一次的探讨。

一、浮脉的辨证

由于"伤寒"是外感病,而"浮脉"主表,所以论中辨"浮脉"之证甚多。因外感邪气有风、寒、暑、湿、燥、火之殊,而受病之体亦有阴、阳、虚、实之异,宜其辨证有多种不同的浮脉。正如郭元峰在《脉如》中所云:"浮紧伤寒,浮缓伤风,浮迟中风,浮数伤热,浮洪热极。浮洪而实,热结经络,浮迟风湿,浮弦头痛,浮滑风痰,浮虚伤暑,浮濡汗泄,浮微气虚,浮散劳极,此则大概主于浮脉,而各有兼诊之殊也。"

脉何以能"浮"?总是由于阳气上升的多而下降的少所形成,所以"浮"为阳脉。但也有阴实而拒阳于外、有阴虚而阳越于上之不同,前者多为寒盛于内,后者乃阴少薄而不能吸阳之故也。故同一"浮脉",既可见于实证,亦可见于虚证,脉之与证密切相关而不可割离,是我一直坚持的观点,兹就《伤寒论》中所述种种浮脉之证列举如下。

(一)单浮脉

《伤寒论》第1条云:"太阳之为病,脉浮,头项强痛而恶寒。"第6条云:"风温为病,脉阴阳俱浮,自汗出,身重,多眠睡,鼻息必鼾,语言难出。"第37条云:"太阳病,十日以去……脉但浮者,与麻黄汤。"第45条:"太阳病,先发汗不解,而复下之,脉浮者不愈,浮为在外,而反下之,故令不愈。今脉浮,故在外,当须解外则愈,宜桂枝汤。"第51条云:"脉浮者,病在表,可发汗,宜麻黄汤。"第71条云:"太阳病,发汗后……若脉浮,小便不利,微热消渴者,五苓散主之。"第112条云:"伤寒脉浮,医以火迫劫之,亡阳,必惊狂,卧起不安者,桂枝去芍药加蜀漆牡蛎龙骨救逆汤主之。"第115条云:"脉浮热甚,而反灸之,此为实。实以虚治,因火而动,必咽燥吐血。"第116条云:"脉浮,宜以汗解,用火灸之,邪无从出。……"第140条云:"太阳病,下之……脉浮者,必结胸。"第170条云:"伤寒脉浮,发热无汗,其表不解,不可与白虎汤。"

以上11条,均为太阳经表证而出现的浮脉。方有执说:"太阳者……六经之首,主皮肤而统营卫,所以为受病之始也。《难经》曰:浮,脉在肉上行也。滑氏曰：脉在肉上行，主表也，表即皮肤，营卫丽焉，故脉见尺寸俱浮，知为病在太阳之诊也。”

所谓表证，即风、寒、热、湿诸邪自皮肤而入，人体正气起而御之，即欲从肌表以驱邪而使之外出所出现的一系列症状，如脉浮、头痛、项强、发热、恶风、恶寒、出汗、无汗等，皆为表证的具体表现。其中尤以“脉浮”，最能反映表证的存在，因脉浮是阳气趋于上升，抗御病邪的集中反映。凡属六淫之邪自外来者，但诊得浮脉，即知病位深浅，病邪未甚，正气与之搏斗，抗力方兴。但察其“有汗”“无汗”病势之所趋，而酌量用桂枝、麻黄以施治，则药到病除，效如桴鼓，因势利导，使之然也。以上第 37 条、第 51 条都是很好的例子。如果不因势利导，顺其病机之所趋而治，势必发生他变。第 45、第 112、第 115、第 116、第 140 诸条，是其例证。

《伤寒论》第 227 条云：“脉浮发热，口干鼻燥，能食者则衄。”第 232 条云：“脉但浮，无余证者，与麻黄汤。”第 235 条云：“阳明病，脉浮，无汗而喘者，发汗则愈，宜麻黄汤。”

以上三条，是病邪已经传入阳明，但犹有表证存在所出现的“浮脉”。第 227 条，是太阳病尚未全罢，故脉浮而发热，惟阳明里证亦未全成，故症见口燥、鼻干、能食。第 232 条，是紧接前面第 231 条来的，前条说：“阳明中风，脉弦浮大”，这里则谓“脉但浮”，就是说此时脉象“浮”而“不弦大”，说明不是阳明、少阳的脉象；“无余证”，即无前条所述短气、腹满、胁下及心痛、鼻干、嗜卧等症，也就是并没有阳明及少阳经症，只是太阳的表邪未散，所以即用“麻黄汤”以解表。第 235 条，虽然已是“不恶风寒但恶热”之阳明病，但“脉浮”不大，又见“无汗而喘”，却是一派寒伤营的表证，故仍用麻黄汤以发汗。这就是辨病必须要辨证的精神所在。

《伤寒论》第 276 条云：“太阴病，脉浮者，可发汗，宜桂枝汤。”既言太阴病，当有腹满、呕吐、自利、腹痛、食不下等症，但脉不沉细，反见“浮脉”，此时验之于舌，往往有“薄白苔”，甚至还有“微恶寒”的自觉症，便当辨为太阳的表证犹在，每用“桂枝汤”热服，一剂取效，亦“外疏通，内畅遂”之义也。

《伤寒论》第 394 条云：“伤寒差以后，更发热，小柴胡汤主之。脉浮者，以汗解之。”伤寒既愈已后，又见发热，这有两种可能性：一是病后余邪所作的虚热，一是新有外感。这里用"小柴胡汤"，当属于前一种；发热而脉浮，当属于后一种，所谓"以汗解之"，亦只宜于"桂枝汤"解肌、调和营卫之法。

以上皆为"浮脉"之见于表证者，表证虽有多种，其为外邪之所侵则一。从这个角度而言，"脉浮"应为邪实之脉；但于阳气虚时，确亦能见到脉浮。

如第 29 条云："伤寒脉浮，自汗出，小便数，心烦，微恶寒，脚挛急，反与桂枝，欲攻其表，此误也。"第 201 条云："阳明病……但浮者，必盗汗出。"第 29 条，脉浮而自汗出、小便数，乃阳虚，气不能收摄之所致；心烦，亦为真阳虚脱，气浮游而上走的表现；故脉浮、汗出、恶寒虽似桂枝汤证，而实非桂枝汤证，以其无头痛、项强诸症也，所以不能误用"桂枝汤"以攻表。第 201 条，为胃阳虚，而中气失守的所致，睡则阴气盛，阳益不能入而浮游于外，故脉浮而盗汗出。要之，两条均非表证而确为里证。

同样的脉浮，何以有表里之分呢？又将怎样区分呢？这一点，仲景是有丰富经验的。如《金匮要略》中云："病人脉，浮者在前，其病在表，浮者在后，其病在里。""前"指寸言，"后"指尺言。表证的浮脉，多见于寸部；里证的浮脉，多见于尺部。表证的浮脉，颇有来盛去衰之意，若再盛，则为"洪"矣；阳气虚之浮脉，怠缓而应指无力，此其大较。

此外，《伤寒论》中的"浮脉"还有见于热证者。如第 154 条云："心下痞，按之濡，其脉关上浮者，大黄黄连泻心汤主之。"第 223 条云："若脉浮，发热，渴欲饮水，小便不利者，猪苓汤主之。"第 154 条为中焦之热，第 223 条为下焦之热。"心下"为胃之所居，关脉正所以反映中焦之胃，中焦有热，故关脉浮；此热乃无形之邪，未能成聚，故这种浮脉按之而濡软不实。邪热伤于膀胱气分，气伤既不化生津液而"渴"，又不能行水而"小便不利"，故用"猪苓汤"以清热、生津、行水；此热的浮脉多应指有力，郭元峰说"大抵浮而有力有神者，为阳有余，则火必随之，或痰见于中，或气壅于上，可类推也"，这个解释颇有参考价值。

以上为《伤寒论》单言"浮脉"的表证、虚证、热证三类。

（二）浮紧脉

寒主收引，寒邪在表，伤及经脉则呈拘急而紧张之状，故脉必见浮紧。

《伤寒论》第16条云："桂枝本为解肌，若其人脉浮紧，发热，汗不出者，不可与之也。" 第38条云："太阳中风，脉浮紧，发热恶寒，身疼痛，不汗出而烦躁者，大青龙汤主之。"第46条云："太阳病，脉浮紧，无汗，发热，身疼痛，八九日不解，表证仍在，此当发其汗。" 第47条云："太阳病，脉浮紧，发热，身无汗，自衄者愈。"第50条云："脉浮紧者，法当身疼痛，宜以汗解之。"第55条云："伤寒脉浮紧，不发汗，因致衄者，麻黄汤主之。"

以上脉浮紧诸证，大多都见发热、无汗、身痛，乃寒邪郁闭于表，阳热无从外泄，经气不得疏畅之所致。自身正气强而调节功能健壮者，可通过"出汗"或"衄血"而愈；如正气弱，不足以驱散寒邪，则惟有用"麻黄汤"开表发汗，以助其散寒。所以成无己说："脉浮紧无汗，发热身疼痛，太阳伤寒也，虽至八九日，而表证仍在，亦当发其汗。"这正是针对"麻黄汤"治太阳伤寒证的解释。

惟第38条诸症，皆同于"麻黄汤"所治，但多一"烦躁"，则又为"大青龙汤证"了。程郊倩说："脉则浮紧，证则发热恶寒，身疼痛，不汗出而烦躁，明是阴寒在表，郁住阳热之气在经，而生烦热，热则并扰其阴而作躁，总是阳气怫郁不得越之故。此汤，寒得麻黄汤之辛热而外出，热得石膏之甘寒而内解，龙升雨降，郁热顿除矣。然此非为烦躁设，为不汗出之烦躁设，若脉微弱，汗出恶风者，虽有烦躁证，乃少阴亡阳之象，全非汗不出而郁蒸者比也。"这就是同样的"脉浮紧"，同样是寒邪郁于表，但一个"无阳热郁蒸证"，一个"有阳热郁蒸证"，于是便有用"麻黄汤"与"大青龙"之不同了。

里寒证亦有见"浮紧脉"者。如第201条云："阳明病，脉浮而紧者，必潮热，发作有时。"第151条云："脉浮而紧，而复下之，紧反入里，则作痞，按之自濡，但气痞耳。"钱璜云："邪在太阳，以浮紧为寒，浮缓为风。在阳明，则紧为在里，浮为在表。"所以第151条亦有"紧反入里"的说法。程郊倩谓："脉浮而紧者，缘里伏阴寒，系阳于外故也；阴盛阳不敢争，仅乘旺时而一争，故潮热发作有时也。"阳明之气旺于申酉，所以阳明的潮热多在日晡时。怎样叫"紧反入里"呢？言前所见紧脉之寒邪，因误下之虚，邪陷入于里而作心下痞满之症也，这尽管是因表邪未解而误下里虚，无形之邪气陷入于里而成的痞症，但其为里寒证则一，故郭白云在这里主张用"枳实理中丸"。

亦有里已成热而脉犹见浮紧者。如第 221 条云："阳明病，脉浮而紧，咽燥口苦，腹满而喘，发热汗出，不恶寒，反恶热，身重。"第 108 条云："伤寒，腹满谵语，寸口脉浮而紧，此肝乘脾也，名曰纵，刺期门。"第 189 条云："阳明中风，口苦咽干，腹满微喘，发热恶寒，脉浮而紧，若下之，则腹满小便难也。"此三条所见咽燥口苦、腹满而喘、发热汗出、不恶寒反恶热、身重、谵语、咽干等症，均是热盛于里之象。所不同者：第 221 条，说明里热已盛者，虽表未尽解，不能用辛温发汗法，所以下文便指出"若发汗则躁，心愦愦反谵语"；第 108 条之热，乃由肝经邪热亢盛而成，故用刺"期门"法以泻肝；第 189 条为阳明兼有太阳少阳表邪之证，所以不能遽用下法。

总之，"紧"虽为诸寒收引之象，如果热因寒束，特别是表寒未解时，是可以出现浮紧脉的。以上浮紧脉可见于表寒、里寒、表寒里热三证。

（三）浮缓脉

浮缓脉也是表证、里证均可出现的脉象。

《伤寒论》第 39 条云："伤寒脉浮缓，身不疼，但重，乍有轻时，无少阴证者，大青龙汤发之。"第 187 条云："伤寒脉浮而缓，手足自温者，是为系在太阴。太阴者，身当发黄，若小便自利者，不能发黄。"第 278 条云："伤寒脉浮而缓，手足自温者，系在太阴。太阴当发身黄，若小便自利者，不能发黄。"

第 39 条的大青龙汤证，是表邪出现的浮缓脉；一般而言，伤寒脉浮紧，伤风脉浮缓，以寒为阴邪而收引，风为阳邪而开泄也；柯琴认为"脉浮缓下，当有发热、恶寒、无汗、烦躁等症……故合用大青龙。"大青龙的主证固当如是也。第 187 条、第 278 条的脉浮缓，则为太阴里证，这等浮缓脉，必然是浮而怠缓，应指无力，多为气血两虚之候；钱璜云："缓为脾之本脉也……手足温者，脾主四肢也，以手足而言自温，则知不发热矣，邪在太阴，所以手足自温，不至如少阴厥阴之四肢厥冷，故曰系在太阴。然太阴湿土之邪郁蒸，当发身黄，若小便自利者，其湿热之气，已从下泄，故不能发黄也。"

总之，浮缓脉无论主表、主里，总属虚象。第 39 条，如无发热、无汗、烦躁诸症，决不能用"大青龙汤"，是以《伤寒类方》以为方误，而张璐、程郊倩均有改"小青龙"之说；其实，若见脉浮缓而身重乍有轻时，"小青龙汤"亦是不合适的。

（四）浮数脉

《伤寒论》第49条云："脉浮数者，法当汗出而愈。"第52条云："脉浮而数者，可发汗，宜麻黄汤。"第57条云："伤寒，发汗已解，半日许复烦，脉浮数者，可更发汗，宜桂枝汤。"以上三条所言"浮数脉"，均属于表证，故无论其用"桂枝汤"或"麻黄汤"，皆以不同程度的发汗，祛其表邪。程郊倩云："诸脉浮数，当发汗而洒淅恶寒，言邪气在表也，法当汗出而解无疑矣。"

《伤寒论》第363条云："下利，寸脉反浮数，尺中自涩者，必清脓血。"这是里热证而见的"浮数脉"，而且是热在血分。成无己云："下利者，脉当沉而迟，反浮数者，里有热也。"汪琥云："热利而得数脉，非反也。得浮脉则为反矣。兹者，寸反浮数，此在里之邪热不少敛也。尺中涩者，阴虚也，阳邪乘阴分之虚，则其血必瘀而为脓血。"

《伤寒论》第72条云："发汗已，脉浮数，烦渴者，五苓散主之。"第257条云："病人无表里证，发热七八日，虽脉浮数者可下之。"此两条所述，乃邪已入里，而表证尚未全解的浮数脉。第72条，五苓散证发汗后而脉尚见浮，即表未尽解之征；烦渴而脉犹数，乃邪热及于太阳之府，水不化津所致，故用"五苓散"以两解表里。257条的"无表里证"，犹言既非纯全的表证，也非纯全的里证，发热七八日而脉犹浮，表邪未全撤也，已发热七八日，脉在浮部见数，实为热渐入里之候，故周扬俊解释说："正以浮虽在外，而数且属腑，不一两解，恐内外之邪，相持而不去也，尔时以大柴胡议下，不亦可乎。"总之，两条皆里证多于表证，第72条乃太阳经腑之表里，第257条乃太阳阳明之表里，故治法迥殊。

（五）浮弱脉

浮弱脉即脉以浮见，略重取之，则软弱而无力。故程郊倩说："阴阳以浮沉言，非以尺寸言。"其说甚是。

《伤寒论》第12条云："太阳中风，阳浮而阴弱，阳浮者，热自发，阴弱者，汗自出。"第42条云："太阳病，外证未解，脉浮弱者，当以汗解，宜桂枝汤。"

两条均为太阳病"桂枝汤证"，何以会见浮弱脉呢？方中行的解释颇有理致，他说："外为阳，卫亦阳也，风邪中于卫，则卫实，实则太过，太过则强，然卫本行脉外，又得阳邪而助之强于外，则其气愈外浮，脉所以阳浮，阳主气，气郁则热蒸，阳之性本热，风善行而数变，所以变热亦快捷，不待郁闭，而即自蒸热，故曰阳浮者，热自发也。内为阴，营亦阴也，营无故，则营比之卫为不及，不及则不足，不足则弱。然营本行脉内，又无所助，而但自不足于内，则其气愈内弱，脉所以阴弱，阴主血，血者汗之液，阴弱不能内守，阳强不为外固，所以致汗亦自易，不待覆盖，而即自出泄，故曰阴弱者，汗自出也。"浮弱脉的机制如此，所以称"桂枝汤证"为表虚证的道理亦在此。

（六）浮细脉

脉浮细，当系邪气已退，正衰待复之脉。

《伤寒论》第37条云："太阳病十日以去，脉浮细而嗜卧者，外已解也。"程郊倩云："脉浮细而嗜卧者，较之少阴为病之嗜卧，脉浮则别之；较之阳明中风之嗜卧，脉细又别之。脉静神恬，解证无疑矣。"意思是说，少阴病脉微细，但欲寐（见第281条），乃阳气虚损之候，脉不会见浮；阳明中风之嗜卧，脉弦浮大（见第231条）绝不见细。

故本条既非阴证，亦非阳证，只是病证初愈，元气有待于恢复之机也。

（七）浮大脉

《伤寒论》第30条云："寸口脉浮而大，浮为风，大为虚，风则生微热，虚则两胫挛。"第132条云："结胸证，其脉浮大者，不可下。"第268条云：

"三阳合病，脉浮大，上关上，但欲眠睡，目合则汗。"

同一浮大脉，却有虚实之分。虚者，脉体虽盛大而搏动则无力，第30条、132条属之；实者，浮部见大而应指满溢，第268条属之。

惟其为虚证，虽见"结胸"亦不可下；惟其为实证，热势弥漫，上于关上，热加于阴，故"目合则汗"。无论其浮大脉之为虚、为实，总以偏于表者居多。故张兼善云："脉浮大，心下虽结，其表邪尚多，未全结也。"而程郊倩对于"三阳合病"则谓"有汗则主白虎汤，无汗则主小柴胡"，是从阳明、少阳两经而言的。

（八）浮动数脉

脉浮而动数，乃脉见于浮部，并呈躁疾不安之状，多为病势处于发展阶段的脉象。

《伤寒论》第134条云："太阳病，脉浮而动数，浮则为风，数则为热，动则为痛，头痛发热，微盗汗出，而反恶寒者，表未解也。"

此脉象颇与"伤寒一日，太阳受之，脉若静者为不传。颇欲吐，若躁烦，脉数急者，为传也"之"脉数急"同理。正因为是病情发展的脉象，所以下文列述有头痛发热、盗汗恶寒、膈内拒痛、短气躁烦、心中懊恼、心下因硬、汗出剂颈、小便不利、结胸发黄等种种变症。

（九）浮滑脉

脉来浮滑，总属邪兼表里，表未尽解，而里热偏盛的脉象。

《伤寒论》第138条云："小结胸病，正在心下，按之则痛，脉浮滑者，小陷胸汤主之。"第140条云："太阳病下之……脉浮滑者，必下血。"第176条云："伤寒脉浮滑，此以表有热，里有寒，白虎汤主之。"

第138条，"小结胸"病本为热结犹浅之证，故喻昌云："其人外邪陷入原微，但痰饮素盛，挟热邪而内结，所以脉见浮滑也。""浮"为表邪未尽，"滑"则痰热内结的表现。第140条，太阳病误下后，见"脉浮滑"，仍为表邪未尽而内陷，已入之邪热却已扰动其血，故出现里热的下血症。第176条，白虎汤证之"里有寒"句，《医宗金鉴》引王三阳云："寒字当邪字解，亦热也。"表里俱有热，故用"白虎汤"以解之。

（十）浮迟脉

浮迟脉，多为真寒假热证的脉象。

《伤寒论》第 225 条云："脉浮而迟，表热里寒，下利清谷者，四逆汤主之。"

钱潢云："若风脉浮而表热，则浮脉必数，今表虽热而脉迟，则知阴寒在里，阴盛格阳于外而表热也。虚阳在外，故脉浮；阴寒在里，故脉迟，所以下利清谷。此为真寒假热，故以四逆汤祛除寒气，恢复真阳也。"周澂之亦云："浮为阳脉，有阴实而拒阳于外者，有阴虚而阳越于上者，阴实者，寒盛于内，治宜重用温散，或导其水，或攻其食，或行其瘀血凝痰，力开结塞，略加清肃，以助浮阳之内合也，如白通加胆汁是矣。阴虚者，阴力薄不能吸阳，宜温润填补精血，略佐辛热，从阴中透出和光，接纳阳气归根也，如桂附八味丸是矣。"

浮迟脉，正是由于阴实拒阳于外所造成，故用"四逆汤"以去其阴实。

（十一）浮虚脉

浮虚脉，即于浮分而见脉势之无力者，颇同于桂枝汤证的浮缓脉，宜发汗。

《伤寒论》第 240 条云："病人烦热，汗出则解，又如疟状，日晡所发热者，属阳明也。脉实者宜下之，脉浮虚者宜发汗。"

钱潢云："为风邪犹在太阳之表而未解，宜汗解之。谓之浮虚者，言浮脉按之本空，非虚弱之虚也，若虚弱则不宜于发汗矣。"钱氏谓"按之本空"仍不确切，即浮脉之怠缓少力者，属于营气弱的表虚证。

（十二）浮芤脉

浮芤脉，即脉来浮大而软，举指三关俱有，微按之则指下无力，但动于每指的两边者。

《伤寒论》第 246 条云："脉浮而芤，浮为阳，芤为阴，浮芤相搏，胃气生热，其阳则绝。"

周澂之云："此盖脉形宽大，指而不能尽压脉上，故但指内缺而不动，指尖之外，犹曲而见动也。凡脉皆有微有甚，稍按之不及中候而断者，芤之甚者也，为阴虚失精，亡血盗汗。""浮芤脉"的体状大略如此。

钱潢释本条云："浮为阳邪盛，芤为阴血虚，阳邪盛则胃气生热，阴血虚则津液内竭，故其阳则绝。绝者，非断绝败绝之绝，言阳邪独治，阴气虚竭，阴阳不相为用，故阴阳阻绝，而不相流通也。"此为阳明津竭之脉。

（十三）浮涩脉

浮涩脉，为阳盛阴虚之脉。

《伤寒论》第 247 条云："趺阳脉浮而涩，浮则胃气强，涩则小便数，浮涩相搏，大便则硬，其脾为约，麻子仁丸主之。"

汪琥云："趺阳者，胃脉也，在足趺上五寸骨间，去陷谷三寸，即足阳明经冲阳二穴，按之其脉应手而起。按成注，以胃强脾弱，为脾约作解。推其意，以胃中之邪热盛为阳强，故见脉浮；脾家之津液少为阴弱，故见脉涩。"

（十四）浮虚涩脉

浮虚涩脉为风湿伤经的脉象。脉见艰涩象，虽有虚实之分，总由于经隧不利所致，如果因于湿，其为湿滞于经脉无疑。

"伤寒八九日，风湿相搏，身体疼烦，不能自转侧，不呕不渴，脉浮虚而涩者，桂枝附子汤主之。"（174 条）

《医宗金鉴》云："脉浮虚，主在表虚风也。涩者，主在经寒涩也。身体疼烦，属风也；不能转侧，属湿也。乃风湿相搏之证，非伤寒也。与桂枝附子汤温散其风湿。"

二、沉脉的辨证

阳主嘘，阴主吸，脉之所见"沉"者，主要是由于阴气盛，吸力大而阳不能嘘之所致。张璐云："阳气式微，不能统运营气于外，脉显阴象而沉者，则按久愈微；若阳气郁伏，不能浮应卫气于外，脉反伏匿而沉者，则按久不衰。阴阳寒热之机，在乎纤微之辨。"说明同一沉脉，却有属阴属阳、为寒为热之不同。大凡寒束于外，热郁于内者，脉象沉紧而数盛有力；外寒而内热不盛者，脉象沉紧而不数，大有寒欲内陷之势。并无寒邪，但气虚下陷而脉沉者，则有三种情况：宗气衰而不能鼓动者，则多见脉沉弱；卫气衰而不能熏蒸者，则多见脉沉紧；营气之耗竭，脉道滞而气不利者，则多见脉沉而迟涩。所以沉脉而有兼见者其诊各异，如脉沉紧为内寒、脉沉数为热、脉沉弦主内痛、脉沉缓为湿、脉沉牢主冷痛、脉沉滑主痰食、脉沉濡主气弱兼汗、脉沉伏主闭痛之类，不一而足。张介宾云："沉虽属里，然必察其有力无力，以辨虚实矣。沉而实者，多滞多气，故曰下手脉沉，便知是气。……沉而虚者，因阳不达，因气不舒。"凡此均是经验之谈。

《伤寒论》中所述的沉脉，约有以下几种。

（一）单沉脉

沉脉，其搏动在于筋骨之间，如石之下沉于水，必极其底，外柔内刚，按之愈实。

《伤寒论》第148条云："伤寒五六日，头汗出，微恶寒，手足冷，心下满，口不欲食，大便硬，脉细者，此为阳微结，必有表，复有里也，脉沉，亦在里也。""脉沉，亦在里也"，说明沉脉主里；"心下满，口不欲食，大便硬"，皆为邪结于里的病变，宜其脉见于沉部。

《伤寒论》第128条云："关脉沉，名曰结胸。"第218条云："伤寒四五日，脉沉而喘满，沉为在里。""结胸"，是太阳病因误下，邪气陷结于胸中所致，故症见胸中痛而脉见沉。伤寒已四五日，邪气未能外解，反传入里，故症见气喘、腹满，脉亦见沉。两证均为里实证，其脉来必沉而有力。

《伤寒论》第92条云："病发热、头痛，脉反沉，若不瘥，身体疼痛，当救其里，宜四逆汤。"第 301 条云："少阴病，始得之，反发热，脉沉者，麻黄细辛附子汤主之。"第 305 条云："少阴病，身体痛，手足寒，骨节痛，脉沉者，附子汤主之。"第 323 条云："少阴病，脉沉者，急温之，宜四逆汤。"以上四条，两用"四逆汤"，一用"附子汤"，一用"麻黄细辛附子汤"，皆以温里为主，则其为阳虚于内的里寒证可知。程郊倩云："脉沉者，由其人肾经素寒，虽表中阳邪，而里阳不能协应，故沉而不能浮也。"第 92 条，本为太阳病，脉不浮而反沉，这是阳虚人外感，故舍证从脉，但温其里虚之阳，使阳气充，而邪自退；第 301 条，"麻黄细辛附子汤"是治少阴之表证的，即里阳不足而有外感者，亦只有在温少阴之里的基础上进行解表，所以称之为温经散寒的神剂；第 305 条，"附子汤证"的阳气尤虚，故骨节痛而手足寒，四肢为诸阳之本，阳虚不能充实于四肢也，仲景其他方用"附子"多为一枚，本方则用两枚，阳虚之甚也可知。

以上说明"沉脉"主里，而且有主里实证和里寒证之不同。

（二）沉紧脉

《伤寒论》第 67 条云："伤寒若吐若下后，心下逆满，气上冲胸，起则头眩，脉沉紧，发汗则动经，身为振振摇者，茯苓桂枝白术甘草汤主之。"第 140 条云："太阳病下之……脉沉紧者，必欲呕。"此两条"脉沉紧"都出现于外感病误治（"若吐若下"）之后，阳气因误治而虚，不能鼓动脉气之行，寒饮阴邪反冲逆而上，所以一则"气上冲胸"，一则"欲呕"，要为阳衰阴盛的表现。

《伤寒论》第 135 条云"伤寒六七日，结胸热实，脉沉而紧，心下痛，按之石硬者，大陷胸汤主之。"第 148 条云："伤寒五六日，头汗出，微恶寒，手足冷，心下满，口不欲食……脉虽沉紧，不得为少阴病，所以然者，阴不得有汗……。"第 266 条云："本太阳病不解，转入少阳者，胁下硬满，干呕不能食，往来寒热，尚未吐下，脉沉紧者，与小柴胡汤。"以上三条，均为热邪内郁的"沉紧脉"，特别是"结胸"证，不仅是"郁"，而且是邪热"结"而成实矣。第 148、第 266 两条，均为小柴胡汤证，乃邪热传入少阳，郁而不解之候，所以两证均有寒热的症状。

（三）沉迟脉

《伤寒论》第 62 条云："发汗后，身疼痛，脉沉迟者，桂枝加芍药生姜各一两人参三两新加汤主之。"第 357 条云："伤寒六七日，大下后，寸脉沉而迟，手足厥冷，下部脉不至，喉咽不利，唾脓血，泄利不止者，为难治。"第 366 条云："下利，脉沉而迟，其人面少赤，身有微热，下利清谷者，必郁冒，汗出而解，病人必微厥。所以然者，其面戴阳，下虚故也。"

同一沉迟脉，其证各有不同。第 62 条，"新加汤证"的脉沉迟，乃中风误汗之后，阴液耗竭，不能充灌滋养，故症见"身疼痛"而"脉沉迟"，特重用"芍药"的酸收，以敛营阴之汗液；第 357 条，已出现手足厥冷、泄利不止、唾脓血诸症，而见"脉沉迟"，其为下厥上竭，阴阳离决之候可知，故为"难治"；第 366 条，出现戴阳症，而见"脉沉迟"，则为下元亏损，无根之火浮越于上也。由此可见"沉迟脉"，多为重笃的大虚之候。

（四）沉微脉

《伤寒论》第 61 条云："下之后，复发汗，昼日烦躁不得眠，夜而安静，不呕不渴，无表证，脉沉微，身无大热者，干姜附子汤主之。"

这是阳气大虚的沉微脉，由于"汗""下"之后，阴阳表里俱虚所致。昼日烦躁，虚阳外扰也；夜而安静，内系真寒也。故用"干姜附子汤"以回复先后天之真阳。

（五）沉结脉

《伤寒论》第 125 条云："太阳病，身黄，脉沉结，少腹硬，小便不利者，为无血也；小便自利，其人如狂者，血证谛也，抵当汤主之。"

脉于沉部出现，其搏动之势缓中一止，脉的形体颇有坚急不舒之态，多为邪气盛结于里的反映。本条无论其为"血结"、为"水结"，总是气血凝滞、湿热郁蒸之候，故有"身黄""少腹硬"的症状。

（六）沉滑脉

《伤寒论》第 140 条云："太阳病，下之……脉沉滑者，协热利。"

所谓"协热利"，即邪热随误下之势，而迫使水谷下趋之泄泻。阳邪入里，脉"滑"为阳动，主里实，故其脉于沉部而见滑疾之象。

（七）沉弦脉

《伤寒论》第 365 条云："下利，脉沉弦者，下重也。"

脉来沉而有弦劲之势者，是为沉弦脉，多为邪盛于里，致经脉拘急使然。汪琥云："此辨热利之脉也，脉沉弦者，沉主里，弦主急，故为里急后重，如滞下之证也。"

（八）沉实脉

《伤寒论》第 394 条云："伤寒瘥以后，更发热，小柴胡汤主之，脉沉实者，以下解之。"

"实"多指脉体之厚而言，无论何脉，凡轻诊如此，重按而体势不减者，皆得谓之实脉。钱潢云："脉沉实者，沉为在里，实则胃实，仍当用下法解之。"其意思是说，邪实阳明胃腑，故得用下法以泻阳明的实邪。凡宿食、热积、燥屎等证，皆为阳明之实邪。则沉实脉为里实证之脉矣。

三、迟脉的辨证

迟脉主要表现为息数的减少，多则一息三至，少仅二至，为阳气失运，胸中大气不能敷布之象，故迟脉多为虚寒证的表现。浮迟表寒，沉迟里寒，迟涩为血病，迟滑为气病，迟而有力主冷痛，迟而无力主虚寒；迟脉或主不月、或见阴疝、或为血脉凝泣、或主癥瘕沉痼；迟兼滑大，风痰顽痹；迟兼细小，真阳亏损。总之，气寒则不行，血寒则凝滞，或阴寒留于中为泄为痛，元气不营于表而寒栗拘挛，总属于阳虚阴盛的病变。

惟程郊倩云："迟脉有邪聚热结，腹满胃实，阻塞经隧而然者，癥瘕痃癖，尤多见之。"可见迟脉亦有属热、属实证的情况，不过这种迟脉必中手有力、按之必实，决不同于虚寒证的当指少力的"迟"，这是大较。

《伤寒论》中以"迟脉"为主的诸证，约如下列。

（一）单迟脉

《伤寒论》第 50 条云："脉浮紧者，法当身疼痛，宜以汗解之。假令尺中迟者，不可发汗。何以知其然？以营气不足，血少故也。"第 234 条云："阳明病，脉迟，汗出多，微恶寒者，表未解也。可发汗，宜桂枝汤。"这两条"迟脉"，均属虚证，第 50 条为里阳虚，第 234 条为表阳虚。钱潢云："夫尺主下焦，迟则为寒，尺中迟，是以知下焦命门真阳不足，不能蒸谷气而为营为卫也。盖汗者，营中之血……真元衰少，营气不足，血少之故，未可以汗夺血也。"第 234 条为阳气虚而表不固，故症见"多汗""恶寒"，"桂枝汤"正所以固护营卫，令邪自解。

《伤寒论》第 195 条云："阳明病，脉迟，食难用饱，饱则微烦、头眩，必小便难，此欲作谷疸，虽下之，腹满如故，所以然者，脉迟故也。"第 333 条云："伤寒脉迟，六七日而反与黄芩汤撤其热。脉迟为寒，今与黄芩汤，复除其热，腹中应冷，当不能食。"此两条均为里寒证的"脉迟"，而且都是胃寒证。程郊倩云："脉迟为寒，寒则不能宣行胃气，故非不能饱，特难用饱耳。饥时气尚流通，饱则填滞。以故上焦不行，而有微烦头眩症；下脘不通，而有小便难症，小便难中包有腹满症在内。欲作谷疸者，中焦升降失职，则水谷之气不行，郁蒸而成黄也。曰谷疸者，明非邪热也。……再出脉迟，欲人从脉上悟出胃中冷来。"汪琥解释第 333 条云："脉迟为寒，不待智者而后知也。六七日反与黄芩汤者，必其病初起，便发厥而利，至六七日阳气回复，乃乍发热而利未止之时，粗工不知，但见其发热下利，误认以为太少合病（指第 172 条），因与黄芩汤撤其热……脉迟云云者，是申明除其热之误也。"

《伤寒论》第 143 条云"妇人中风，发热恶寒，经水适来，得之七八日，热除而脉迟身凉，胸胁下满，如结胸状，谵语者，此为热入血室也。当刺期门，随其实而取之。"第208条云："阳明病脉迟，虽汗出，不恶寒者，其身必重，短气腹满而喘，有潮热者，此外欲解，可攻里也。"此两条均为里实证的脉迟。第143条，为热结血室，血热内盛，反而"热除而脉迟身凉"者，程郊倩解释云："是血室空虚，阳热之表邪乘虚而内据之，阳入里，是以热除而脉迟身凉。"热结于血中，脉之所以见迟者，周澂之解释云："若至数虽迟，而其势强体厚者，不但可知其热郁于内，并可测其病之入于血分矣，经曰：迟为在脏，正以其病在血分也。在血分则气行缓，故出入迟也。所以然者，腑分浅脏分深也。"第208条，为阳明里实证，故张璐云："此条虽云脉迟，而按之必实，且其症一一尽显胃实，故当攻下无疑。"要之，里热实证之迟脉，必然是迟而有力，或兼见"滑"象，故《脉经》云："迟而滑者胀。"

（二）迟浮弱脉

《伤寒论》第98条云："得病六七日，脉迟浮弱，恶风寒，手足温，医二三下之，不能食，而胁下满痛，面目及身黄，颈项强，小便黄者，与柴胡汤。"

脉迟浮弱是表里虚寒证之脉象。柯琴云："浮弱为桂枝脉，恶风寒为桂枝症，然手足温而身不热，脉迟为寒，为无阳，为在脏，是表里虚寒也。"里阳不足，则脉来迟缓，表阳虚损，则脉见浮弱。

四、数脉的辨证

阳气充沛，或热邪亢盛，则鼓动血行之力有余，脉息辐辏六至以上，是为数脉，多见于阳盛燔灼，侵剥真阴的病变过程中。但同一数脉，其搏动的有力无力、鼓与不鼓，则却有阴阳虚实的不同。数按不鼓，则为寒虚相搏之脉；数而大虚，则为精血消竭之脉；细疾若数，为阴燥似阳之候；沉弦细数，为虚劳垂笃之征。通一子亦云："滑数、洪数者多热，涩数细数者多寒，暴数者多外邪，久数者必虚损。"凡此均当细别，不能执一而论。数脉之有力、无力，固可以辨其虚实，但亦有虚寒而逼火浮越者，以及真阳欲脱者，都可以见到脉来数甚，亦强大有力，惟细审之往往缺乏神气，更当以"证"参之，庶几无误。

《伤寒论》中以数脉为主的各证，略如下述。

（一）单数脉

《伤寒论》第 257 条云："病人无表里证，发热七八日……脉数不解，合热则消谷善饥。"第 258 条云："若脉数不解，而下不止，必协热便脓血也。"第 332 条云："凡厥利者……后三日脉之，而脉数，其热不罢者，此为热气有余，必发痈脓也。"第 367 条云："下利，脉数而渴者，今自愈，设不瘥，必清脓血，以有热故也。"此四条"数脉"，均属热证。第 257 条之热，在足阳明胃，故"消谷善饥"；第 258 条之热，已及手阳明大肠，故"下不止""便脓血"；第 332 条、第 367 条，出厥阴篇，其热皆在血分，故其症或为"发痈脓"，或为"清脓血"，"清"字同"圊"。

《伤寒论》第 122 条云："病人脉数，数为热，当消谷引食，而反吐者，此以发汗，令阳气微，膈气虚，脉乃数也。数为客热，不能消谷，以胃中虚冷，故吐也。"这是胃气衰微，虚阳外越的"数脉"，其脉必数而无力或细数。钱潢云："此条之义，盖以发热汗自出之中风，而又误发其汗，致令卫外之阳与胃中之阳气皆微，膈间之宗气大虚，故虚阳浮动，而脉乃数也。若胃脘之阳气盛，则能消谷引食矣。然此数非胃中之热气盛而数也，乃误汗之后，阳气衰微，膈气空虚，其外越之虚阳所致也。以其非胃脘之真阳，故为客热。其所以不能消谷者，以胃中虚冷，非唯不能消谷，抑且不能容纳，故吐也。"这正是内真寒而外假热的虚数脉。

《伤寒论》第 361 条云："下利脉数，有微热汗出，今自愈，设复紧，为未解。"这是病邪退而阳气回复的数脉，其脉按之必缓。成无己云："下利，阴病也。脉数，阳脉也。阴病见阳脉者生。微热汗出，阳气得通也，利必自愈。"

以上数脉三证为：阳明里热；虚阳浮动；阳气回复。

（二）数急脉

《伤寒论》第4条云："伤寒一日，太阳受之，脉若静者，为不传。颇欲吐，若躁烦，脉数急者，为传也。"此为邪渐化热的脉象，为疾病正在发展的趋势。

钱潢云："吐则邪入犯胃，乃纳入之机，若口燥而烦热，脉数急者，为邪气已郁为热，其气正盛，势未欲解，故为传经之候。""数"中带"急"，即脉的来去如电掣，而不相连续，其来有顷而一掣，其去也有顷而一掣，而无循环从容之意，惟有一种躁急的感觉，这就是数急的脉象。

五、虚脉的辨证

虚脉本无专脉，只是贯于诸脉之中。但王叔和在《脉经》中却立有"虚""实"二脉，以后言脉者，便于诸脉之外别有"虚""实"二脉的专象。惟张璐仍谓"二十八脉"，但指下无力、无神之脉皆谓之虚脉，这是心领神会之言。

临床所见，凡脉体薄弱，轻诊如此，略按则体势顿减，虽不全空，便得叫作虚脉。大抵脉虚者，多主血虚，主病多在气分。脉的形体既薄，而又来去不大者，总是因于气血两虚，气不生血所致，如"濡""弱""芤""微""散""涩"等脉，可以说都是属于虚脉的范畴。当然，也不局限于这几种脉。

郭元峰云："虚脉，正气虚也，无力也，无神也。有阴有阳。浮而无力为血虚，沉而无力为气虚，数而无力为阴虚，迟而无力为阳虚。虽曰微濡迟涩之属，皆为虚类，然无论诸脉，但见指下无神，总是虚脉。《内经》曰：按之不鼓，诸阳皆然，即谓此也。故凡洪大无神者，即阴虚也；细小无神者，即阳虚也。"

故《伤寒论》中单言虚脉的亦不多，惟厥阴病篇第347条云："伤寒五六日，不结胸，腹濡，脉虚复厥者，不可下，此亡血，下之死。"既是亡血的虚脉，当是浮濡无力，或按之中空，而呈芤象，如张璐所云"凡血虚，非见涩弱，即弦细芤迟"，是也。

六、实脉的辨证

"实脉"与"虚脉"是相对而言的,虚应无专脉,实脉同样是概见于诸脉之中,别无实脉的专象可指。正如张璐所指二十八脉,但指下有力、有神皆谓之实脉。

临床所见,凡脉体较厚,轻诊如此,重按之体势亦不稍减者,皆可谓之"实脉"。大抵实脉多主血实,主病亦多在血分。脉的形体既坚厚,而势之来去起伏不大者,血实气虚,气为血所累之故,故痰凝血结之证恒见之,如"洪""促""动""滑""弦""牢""长"等脉,可以说都属于实脉的范畴。由于实脉体厚,故浮沉皆得,大而且长,应指幅幅然不虚。表邪实者,脉浮大有力;里邪实者,脉沉实有力;火邪实者,脉洪实有力;寒邪实者,脉沉弦有力。

惟实脉中亦有真假正邪之辨,如周澂之云:"凡实热者脉必洪,但洪脉按之或芤;实寒者脉必牢,但牢脉专主于沉。正实者,浮沉和缓,则寒不甚寒,热不甚热,此正盛邪微之实脉也。若夫虚寒者,细而实,即紧脉也;积聚者,弦而实,或涩而实;孤阳外脱而实者,即脉经所谓三部脉如汤沸者也。皆兼它脉,此邪盛正败之实脉也。大抵实脉主有余之病,必须来去有力有神,若但形坚硬,而来往怠缓,则是纯阴之死气矣。"故察实脉,必审其兼见之象而后定。

《伤寒论》中言实脉的文献有三:第 240 条云:"病人烦热,汗出则解,又如疟状,日晡所发热者,属阳明也,脉实者,宜下之。"第 245 条云:"阳脉实,因发其汗,出多者,亦为太过,太过者,为阳绝于里,亡津液,大便因硬也。"第 369 条云:"伤寒下利,日十余行,脉反实者死。"

第 240 条、第 245 条的实脉,均为阳明热实证,其脉必实大有力,故均宜泻下,以去其热。第 245 条中"阳绝于里"的"绝",义同"阻隔",犹言阳盛阻阴,非"竭绝"之义。第 369 条的"实脉",即脉体坚硬,来往怠缓无神,邪盛正衰之候,故主"死"。

七、细脉的辨证

郭元峰云："细脉似微而常有，细直而软，若丝线之应指。宜于秋冬老弱，为血气两衰之象。"正常人亦多见细脉，正如高鼓峰所说"细脉必沉，但得见滑，即是正脉，平人多有之"。就临床而论，大抵细而弦、细而紧者，多见于浮部，此乃元阳不足，阴寒盛于内外之象；细而滑、细而数者，多见于沉部，此乃热邪内郁，正气难以升举畅达所致；更有病势正炽时，而脉来见细，多为邪在少阳，三焦气结，升降出入之机不利也。周澂之云："沉细而迟，实寒内痼；浮细而数，虚阳上越。因气寒而乍见脉细者，温之而可复，因血痹而渐见脉细者，劳损已成也。血液不生，为虚热所耗，而脉管缩小也。朱丹溪谓弦涩二脉，最难调治，予于细脉亦云。盖久病脉细，未有不兼弦涩者也，若更加之以数，则气血皆失其常矣。"盖"弦"主邪盛，"细"主气衰，"涩"主血少，"数"主虚火煎熬，奄奄将毙，故调治诚难。

（一）单细脉

《伤寒论》第 148 条云："伤寒五六日，头汗出，微恶寒，手足冷，心下满，口不欲食，大便硬，脉细者，此为阳微结。"此为阳邪郁滞的细脉。程郊倩云："唯其阳气郁而滞也，所以手足冷，心下满，口不欲食，大便硬。既有结滞之证，便成结滞之脉，所以脉亦细，所云阳证似阴者，此其类也。"郭元峰亦云："至有如细之脉，或因暴受寒冷，痛极，壅塞经络，致脉沉细，不得宣达。是细不得概言虚，而误施滋补，固结邪气也。"所以仲景谓本条"不得为少阴病"，并主张用"小柴胡汤"以解微结之邪。

《伤寒论》第 351 条云："手足厥寒，脉细欲绝者，当归四逆汤主之。"这是元阳虚极的细脉。钱潢云："手足厥寒，即四逆也，故当用四逆汤。而脉细欲绝，乃阳衰而血脉伏也，故加当归。是以名之曰当归四逆汤也。不谓方名虽曰四逆，而方中并无姜附，不知何以挽回阳气，是以不能无疑也。"柯琴亦谓当是"四逆"本方加当归，如"茯苓四逆"之例，信然。

（二）细数脉

《伤寒论》第 120 条云："太阳病当恶寒发热，今自汗出，反不恶寒发热，关上脉细数者，以医吐之过也。"第 140 条云："太阳病，下之，脉细数者，头痛未止。"

第 120 条，为误吐后出现的细数脉，钱潢云："细则为虚，数则为热，误吐之后，胃气既伤，津液耗亡，虚邪误入阳明，胃脘之阳虚躁，故细数也。"第 140 条，为误下之后出现的细数脉，钱氏又云："脉细数者，细则为虚，数则为热，下后虚阳上奔，故头痛未止。"

误治之因虽不同，其为虚阳躁动之证则一也。

（三）细沉数脉

《伤寒论》第 285 条云："少阴病，脉细沉数，病为在里，不可发汗。"此亦为真寒假热的虚数脉，总由于阴不吸阳，虚阳不宁之证。

程郊倩云："何谓之里，少阴病脉沉是也。无论沉细沉数，俱是脏阴受邪，与表阳是无相干，法以固密肾根为主。"薛慎庵曰："人知数为热，不知沉细中见数为寒甚。真阴寒证，脉尝有一息七八至者，尽概此一数字中，但按之无力而散耳。"

这一类脉，尤其无神。

八、微脉的辨证

微脉，极其纤细少神，柔弱之至，乃气血两虚之候，尤其是以元阳亏损为多见，故最是阴寒之脉象。周澂之云："凡浮而极薄，却非极细，应指无力而模糊者，亡阳之微也，推其极则羹上肥也。沉而极薄，且又极细，似见弦劲，应指无力，不甚模糊者，亡阴之微也，推其极则蜘蛛丝也。极细极薄者，血虚也；应指无力者，气虚也。"《伤寒论·辨脉》中云："脉瞥瞥如羹上肥者，阳气微也；脉萦萦如蜘蛛丝者，阴气衰也。"周氏之论，即据此而言。要之，"微脉"不同于"濡脉"与"弱脉"，濡弱之脉只是形体柔软，而微脉则极细极薄而又无力，颇与散脉近似。郭元峰云："夫微脉轻取之而如无，故曰阳气衰；重按之而如无，故曰阴气竭。长病得之多不救，谓其正气将绝也；卒病得之或可生，谓其邪气不至深重也。"说明审察微脉不仅有阴阳之分，还有正邪之别，故临床必须平脉以辨证。

（一）单微脉

《伤寒论》第23条云："太阳病，得之八九日，如疟状，发热恶寒，热多寒少，脉微而恶寒者，此阴阳俱虚，不可更发汗更下更吐也。"第49条云："尺中脉微，此里虚。"第105条云"伤寒十三日，过经谵语者，以有热也，当以汤下之。……若自下利者，脉当微厥。"第160条云："伤寒吐下后发汗，虚烦，脉甚微。"以上四条均为正气不足的微脉。第49条明确指出"此里虚"，也就是正气虚于里。正气既虚，所以会出现"自下利""手足厥冷"诸症。在伤寒病中，正气之所以虚，往往是因于"汗""吐""下"诸法的不恰当运用所致，故成无己在注第160条云："伤寒吐下后发汗，则表里之气俱虚，虚烦，脉甚微，为正气内虚。"正气既虚，即当以扶正为主，不可更汗、更吐、更下矣。

《伤寒论》第245条云："脉阳微而汗出少者，为自和也。"第287条云："少阴病，脉紧，至七八日，自下利，脉暴微，手足反温，脉紧反去者，为欲解也。"此两条为病邪轻浅而有向愈之机的微脉。《医宗金鉴》释第245条时说："脉阳微则热微，微热蒸表作汗，若汗出少者，为自和欲解。"也就是说，表邪轻正能胜邪而"欲解"。钱潢解释第287条云："若以寒邪极盛之紧脉，忽见暴微，则紧峭化而为宽缓矣，乃寒邪弛解之兆也。"因而这微脉仍是邪气消退的表现。

《伤寒论》第286条云："少阴病，脉微，不可发汗，亡阳故也。"第338条云："伤寒脉微而厥，至七八日肤冷，其人躁，无暂安时者，此为脏厥。"第343条云："伤寒六七日，脉微，手足厥冷，烦躁，灸厥阴，厥不还者死。"第390条云："吐已下断，汗出而厥，四肢拘急不解，脉微欲绝者，通脉四逆加猪胆汤主之。"以上四条，统为元阳衰竭的微脉。阳虚于内，无以布于外，所以出现"肤冷""手足厥冷""汗出而厥"诸症。阳既虚而犹"烦躁"

者，汪琥云："阳虚而争，乃脏中之真阳欲脱，而神气为之浮越，故作烦躁。"实际是神识不宁的烦躁症，所以第 338 条说"躁无暂安时"，病情至此，阳脱之兆也。

《伤寒论》第 315 条云："少阴病，下利脉微者，与白通汤。"第 317 条"少阴病，下利清谷，里寒外热，手足厥冷，脉微欲绝，身反不恶寒，其人面色赤。"第 385 条云："恶寒，脉微而复利，利止亡血也，四逆加人参汤主之。"第 389 条云："既吐且利，小便复利，而大汗出，下利清谷，内寒外热，脉微欲绝者，四逆汤主之。"此四条为阳虚阴盛的微脉。张志聪注第 315 条云："少阴病下利，阴寒在下也。脉微，邪在下，而生阳气微也。"成无己注第 317 条云："下利清谷，手足厥逆，脉微欲绝，为里寒；身热不恶寒，面色赤，为外热。此阴盛于内，格阳于外，不相通也。"成氏又释第 385 条云："恶寒脉微而利者，阳虚阴盛也。"钱潢注第 389 条云："吐利则寒邪在卫，小便复利，无热可知。而大汗出者，真阳虚衰，而卫气不密，阳虚汗出也。下利清谷，胃寒不能杀谷也。内寒外热，非表邪发热，乃寒盛于里，格阳于外也。阴寒太甚，阳气衰微，故几欲绝也。"真阳虚衰，主要是指先天肾中之阳和后天脾胃之阳而言，所以仲景救阳扶阳之方总不外"四逆汤"，而汤中最主要的药不外干姜和附子，干姜所以温脾胃之阳，附子所以益肾中之阳也。肾阳虚不能蒸水而为津气，则水浊聚而阴寒生；脾胃阳虚，不能腐熟水谷而为营卫，则湿浊聚而阴寒成；诸条的"下利"或"下利清谷"或"既吐且利"等阴寒之症，无一不由阳虚而来。凡此阳虚阴盛之证，仲景多从扶阳为务，阳得扶则阴寒自去，正是治病求本之道。上述微脉四证：正气不足；病机向愈；元阳衰竭；阳虚阴盛。

（二）微缓脉

《伤寒论》第 23 条云："太阳病得之八九日，如疟状，发热恶寒，热多寒少，其人不呕，清便欲自可，一日二三度发，脉微缓者，为欲愈也。"此为邪不盛而向愈的微缓脉。

钱潢云："邪既浮浅，脉又微缓，微者，非微细之微，言较前略觉和缓也。"即邪不盛而正未衰之和缓之脉，钱说甚是。

（三）微弱脉

《伤寒论》第 27 条云："太阳病，发热恶寒，热多寒少，脉微弱者，此无阳也。"第 38 条云："太阳中风，脉浮紧，发热恶寒，身疼痛，不汗出而烦躁者，大青龙汤主之。若脉微弱，汗出恶风者，不可服之。"第 139 条云："太阳病二三日，不能卧，但欲起，心下必结，脉微弱者，此本有寒分也。"

此三条为阳气虚的微弱脉，因微脉既为气血两虚之象，而弱脉亦主阳气衰微也。所以第 27 条说"此无阳也"，即第 139 条的"有寒分"，亦是阳衰虚寒之意。正因为属于阳虚之脉，故虽有表邪，亦不宜服"大青龙汤"。

（四）微数脉

《伤寒论》第 116 条云："微数之脉，慎不可灸。"此为阴虚热动之微数脉。

程郊倩云："血少阴虚之人，脉见微数。"微为虚，数为热，热因血少阴虚而作，故谓之虚热，与阳盛之热大异，凡阴虚之热，当益其阴，不宜于用扶阳的艾灸法。

（五）微沉脉

《伤寒论》第 124 条云："太阳病，六七日表证仍在，脉微而沉，反不结胸，其人发狂者，以热在下焦，少腹当硬满，小便自利者，下血乃愈。所以然者，以太阳随经，瘀热在里故也。"此为下焦瘀热的微沉脉。

钱潢云："以邪不在阳分气分，故脉微；邪不在上焦胸膈而在下，故脉沉。"瘀热在里在下，必微沉中略有力。

（六）微涩脉

《伤寒论》第 214 条云："阳明病，谵语发潮热……脉反微涩者，里虚也。"第 325 条云："少阴病，下利，脉微涩，呕而汗出，必数更衣，反少者，当温其上，灸之。"第384条云："伤寒，其脉微涩者，本是霍乱。"
此三条为津气两虚的微涩脉。

第214条，阳明病的脉反"微涩"，是邪热伤津耗气的结果，所以称为
里虚，禁用"承气汤"。第325条，少阴病经"吐""下""汗"之后，津
气两伤，脉亦微涩，尤其是气虚下陷，所以"数更衣"，便"反少"，即气
不升举而里急后重也。第384条，"霍乱"经大吐、大下之后，气脱津亡，
自当出现脉搏的微涩了。

（七）微细脉

《伤寒论》第60条云："下之后，复发汗，必振寒，脉微细，所以然者，
以内外俱虚故也。"第281条云："少阴之为病，脉微细，但欲寐也。"此
两条均为阳气虚的微细脉。

柯琴释第60条云："内阳虚，故脉微细，外阳虚，故振栗恶寒，即干姜
附子汤证。"《医宗金鉴》释第281条云："少阴受邪，则阳气微，故脉微细也。"

（八）微细沉脉

《伤寒论》第300条"少阴病，脉微细沉，但欲卧，汗出不烦，自欲吐。"
此为阳虚阴盛之微细沉脉。

"脉微细"是阳虚，"脉沉"是阴盛；"但欲卧""汗出"是阳虚，"不烦""自
欲吐"是阴盛。故其"脉微细"与第281条同，"脉沉"与第301条亦无殊。

（九）微浮脉

《伤寒论》第166条云："病如桂枝证，头不痛，项不强，寸脉微浮，
胸中痞硬，气上冲喉咽，不得息者，此为胸有寒也，当吐之，宜瓜蒂散。"
第327条"厥阴中风，脉微浮，为欲愈，不浮为未愈。"此二条为病机向愈
之微浮脉。

成无己注第166条云："寸候身半以上，微浮，邪自内出也。"《医宗金鉴》

注第 327 条云："脉微，厥阴脉也。浮，表阳脉也，厥阴之病，既得阳浮之脉，其邪已还于表，故为欲愈也。"里邪无论向上、向表，统为外解之机。

（十）微弱数脉

《伤寒论》第 365 条"下利……脉微弱数者，为欲自止，虽发热不死。"此为邪退正复之微弱数脉。

汪琥云："脉微弱数者，此阳热之邪已退，真阴之气将复，故为利自止也。下利一候，大忌发热，兹者脉微弱而带数，所存邪气有限，故虽发热，不至死耳。"

九、洪大脉辨证

古无"洪脉"，以"大"赅之，后渐以脉体大者为"大脉"，脉势大且数者为"洪脉"。仲景常以"洪大"并称，盖脉必两察形势，正不必多立名色。"洪大脉"者，应指脉体满溢倍于寻常，有阴阳虚实之分。脉来实大，多为邪盛，故有"大则病进"之说；脉大而少力者，则虚大也，故又有"大则为虚"之论。有六脉俱洪大者，阴不足而阳有余也；有偏大于左者，邪盛于经也；有偏大于右者，热盛于内也。凡大而数盛有力，皆为实热；虚大无力，为血气虚衰。浮洪表热，多由阴虚；沉洪里热，多为寒束；中洪之脉，浮沉俱见细弱，独中候形体宽大，应指有力，多主脾阳不足，中气不畅，胸满腹胀之证。洪大脉，大致病根总因于湿，兼数则热，兼迟则寒；寒湿而脉洪者，正以气郁中焦，阴霾充塞，阳气不得宣行通畅，清浊升降不分之故。

《伤寒论》中言洪大脉的，有以下四条。第 25 条云："服桂枝汤，大汗出，脉洪大者，与桂枝汤如前法。"第 26 条云："服桂枝汤，大汗出后，大烦渴不解，脉洪大者，白虎加人参汤主之。"第 186 条云："伤寒三日，阳明脉大。"第 365 云："下利……脉大者，为未止。"此四条皆为热邪盛的洪大脉。

张志聪注第 25 条云："大汗出，脉洪大者，肌腠之气，而外合于肤表，标阳气盛，故脉洪大而汗出也。"这是邪热在表。成无己注第 26 条云："大汗出，脉洪大而不渴，邪气犹在表也。可更与桂枝汤。若大汗出，脉洪大，而烦渴不解者，表里有热，不可更与桂枝汤，可与白虎加人参汤，生津止渴，和表散热。"这是表里俱热证。《医宗金鉴》注第 186 条云："三日阳明脉大者，谓不兼太阳阳明之浮大，亦不兼少阳阳明之弦大，而正见正阳阳明之大脉也，盖由去表传里，邪热入胃，而成内实之诊，故其脉象有如此者。"这是卫热证。汪琥注第 365 条云："脉大者，邪热甚也，经云：大则病进。故为利未止也。"这是邪热方盛证。

十、弦脉的辨证

弦脉之来，劲急有力，气从木化，通于肝脏，可以阴亦可以阳。弦大兼滑者，便是阳邪；弦紧兼细者，便是阴邪。有风寒外感之弦，有痰血聚积之弦，有情思郁结之弦，有肝阳亢逆之弦，有群阴弥漫之弦，凡此等等，或在气，或在血，或在经，或在脏，或为寒，或为热，总是由于阴阳不和、互相格拒所致。所以弦脉皆主实邪而无虚证。独有躁弦，非寒非热，乃津液耗竭，不能濡润经脉之故。临床所见：弦而洪为火炽；弦而滑为内热；弦而迟为痼冷；弦而涩为老疟；弦而细数为阴火煎熬；弦而不鼓为脏有陈寒；失血而见弦大为病进；见弦小为阴消。张石顽云："弦为六贼之首，最为诸经作病。故伤寒坏证，弦脉居多；虚劳内伤，弦常过半。总由中气少权，土败木贼所致。但以弦少弦多，以证胃气之强弱；弦实弦虚，以证邪气之虚实；浮弦沉弦，以证表里之阴阳；寸弦尺弦，以证病气之升沉。"此论可谓要言不烦，颇得诊弦脉法之三昧。

（一）单弦脉

《伤寒论》第 100 条云："伤寒，阳脉涩，阴脉弦，法当腹中急痛，先与小建中汤，不瘥者，小柴胡汤主之。"第 140 条云："太阳病下之……脉弦者，必两胁拘急。"此两条为少阳经病的弦脉。汪琥注第 100 条云："此条乃少阳病兼挟里虚之证，伤寒脉弦者，弦本少阳之脉，宜与小柴胡汤。兹但阴脉弦，而阳脉则涩，此阴阳以浮沉言，脉浮取之则涩而不流利，沉取之亦弦而不和缓，涩主气血虚少，弦又主痛，法当腹中急痛，与建中汤者，以温中补虚，缓其痛而兼散其邪也。先温补矣，而弦脉不除，痛犹未止者，为不瘥，此为少阳经有留邪也，后与小柴胡汤去黄芩加芍药以和解之。"钱潢注第140条云："脉弦者，邪传少阳。经云：寸尺俱弦者，少阳受病。少阳之脉循胁，故云必两胁拘急也。"由此说明两条"弦脉"都是少阳经病。

《伤寒论》第142条云："太阳与少阳并病……慎不可发汗，发汗则谵语。脉弦，五日谵语不止，当刺期门。"此为土病木克的弦脉。《医宗金鉴》注云："太阳与少阳并病，而发其汗，两阳之邪，乘燥入胃，则发谵语，脉不大而弦，谵语不止，是土病而见木脉也，慎不可下，当刺期门，以直泻其肝可也。"

《伤寒论》第212条云："伤寒，若吐若下后不解……若剧者，发则不识人，循衣摸床，惕而不安，微喘直视，脉弦者生，涩者死。"此为生气犹存的弦脉。汪琥云："以上见症，莫非阳亢阴绝，孤阳无依而扰乱之象。弦涩皆阴脉，脉弦者为阴未绝，犹带长养，故可生；脉涩者为阴绝，已成涸竭，以故云死。"主生之弦脉，必然是弦中带缓，称为"如弦"，决非如循刀刃、新张弓弦之类。

（二）弦细脉

《伤寒论》第265条云："伤寒，脉弦细，头痛发热者，属少阳。"

弦细为少阳经本脉，凡少阳经受病的弦脉，多兼浮、兼细，若兼数、兼缓，即有"入腑"与"传阴"两途的区分；其所以细者，正气之渐衰也。

（三）弦迟脉

《伤寒论》第324条云："少阴病，饮食入口则吐，心中愠愠欲吐，复不能吐，始得之手足寒，脉弦迟者，此胸中实，不可下也，当吐之。此为上焦寒实之弦迟脉。

《医宗金鉴》中云："饮食入口即吐，且心中愠愠欲吐，复不能吐，恶心不已，非少阴寒虚吐也，乃胸中寒实吐也，故始得之，脉弦迟，弦者，饮也；迟者，寒也。而手足寒者，乃胸中阳气为寒饮所阻，不能通于四肢也。

寒实在胸，当因而越之，故不可下也。"

（四）弦浮大脉

《伤寒论》第231条："阳明中风，脉弦浮大而短气，腹都满，胁下及心痛，久按之气不通，鼻干不得汗，嗜卧，一身及目悉黄，小便难，有潮热，时时哕，耳前后肿。"此为三阳俱病的弦浮大脉。

方有执云："弦，少阳；浮，太阳；大，阳明。胁下痛，少阳也；小便难，太阳之膀胱不利也；腹满、鼻干、嗜卧、一身及面目悉黄、潮热，阳明也。……三阳俱见证，而曰阳明者，以阳明居多而任重也。"

十一、短脉的辨证

脉书多以"不及本位"解释短脉，惟李士材谓短脉非两头断绝，特两头俯而沉下，中间突起，其实仍自贯通。周澂之并为申其说云："经既云短，必实是脉体之短也。夫脉体何以短也？脉之动者气也，气充满于脉管之中，则首尾齐起齐落，故形见长。气虚不能充贯于脉，则气来之头，鼓指有力，气过之尾，衰弱不能应指矣。故其形似断非断而见短也。经曰：短则气病，于此益明。"特别是胃气厄塞，不能条畅百脉，或因痰气食积，阻碍气道，或因阳气不充等，均可使脉来见短涩促结之状。

《伤寒论》中言短脉的只有一条。第211条云："发汗多，若重发汗者，亡其阳，谵语，脉短者死。"本条短脉之所以主死，即由于伤津亡阳。汪琥云："谵语脉短者，为邪热盛，正气衰，乃阳证见阴脉也，以故主死。"亡阳，即过汗而津液越出的结果。

十二、弱脉的辨证

脉来沉细乏力，举之如无，是为弱脉，主气血不足，特别是由于阳气的衰微。故于弱脉的辨证，先当分析其为真阳之虚，抑为胃气之虚所致。郭元峰云："弱为阳气衰微之候，在阴经见之，虽为合脉，然阳气衰微已极，非峻温峻补，良难春回寒谷也。惟血痹虚劳，久嗽失血，新产及老人久虚，宜微弱，然必弱而和滑，可补胃气之未艾。若少壮暴病而见脉弱，咸非所宜。即证虚脉弱，而苟兼之以涩，即为气血交败，其能荣爨下之薪乎。"

（一）单弱脉

《伤寒论》第 113 条："形作伤寒，其脉不弦紧而弱，弱者必渴，被火必谵语，弱者发热。"第 251 条云："得病二三日，脉弱，无太阳柴胡证，烦躁，心下硬，至四五日虽能食，以小承气汤少少与微和之。"第 280 条云："太阴为病，脉弱，其人续自便利，设当行大黄芍药者，宜减之，以其人胃气弱易动故也。"第 360 条云："下利，有微热而渴，脉弱者，今自愈。"第 377 条："呕而脉弱，小便复利，身有微热见厥者，难治，四逆汤主之。"

以上五证虽各有不同，但均见弱脉，说明五证均为气血不足或阳气衰微，也就是说，正虚是五证的共同点。第 113 条的弱脉，津气虚也，所以症见口渴，如果再被以火，则津愈伤而热愈炽矣。第 251、280 条的脉弱，是邪虽盛而正却虚，即欲攻邪，亦当首先要考虑到正虚的问题，若不得已需攻邪，也只能少少与小承气汤来微和之，或减轻分量行大黄、芍药法。第 360 条的脉弱，虽然是正气虚，但邪却不盛，可以令其自愈。第 377 条的脉弱，显然是阳气式微，所以虽有微热，终于厥逆，故急用四逆汤温里助阳。

（二）弱涩脉

《伤寒论》第 286 条云："少阴病……阳已虚，尺脉弱涩者，复不可下之。"此为肾阳虚损的弱涩脉。

钱潢云："若阳已虚，而其尺脉又弱涩者，如命门之真火衰微，肾家之津液不足，不惟不可发汗，复不可下之，又竭其阴精阳气也。"

十三、紧脉的辨证

紧脉为寒气收引，经脉拘急的脉象，或者热因寒束，亦可见之，其来也更急而鼓甚。暴病见之，为腹痛、身疼；寒客太阳，多为浮紧；沉紧在里，为心腹疼，为胀满，为中寒逆冷。张介宾云："寒邪未解，脉息紧而无力者，无愈期也。何也？盖紧者邪气也，力者元气也，紧而无力，则邪气有余，而元气不足也。元气不足，何以逐邪，临此证者，必能使元阳渐充，则脉渐有力，自小而大，自虚而实，渐至洪滑，则阳气渐达，表将解矣。若日渐无力，而紧数日进，则危亡之兆也。"张氏之说，是有一定指导意义的，惟千万不要以"紧无甚力"而误解为有胃气。《伤寒论》中言紧脉的主要有以下诸条。

第3条云："太阳病，或已发热，或未发热，必恶寒，体痛呕逆，脉阴阳俱紧者，名为伤寒。"第283条云："病人脉阴阳俱紧，反汗出者，亡阳也。"第287条云："少阴病，脉紧，至七八日自下利。"第361条云："下利脉数，有微热汗出，今自愈，设复紧为未解。"此四条均为寒邪胜的紧脉，只是有在表、在里之不同而已。第3条的脉紧，为寒邪在表，即麻黄汤证，不待言也；以下诸条，均为寒邪在里证。周扬俊注第283条云："案脉至阴阳俱紧，阴寒极矣，寒邪入里，岂能有汗？乃反汗出者，则是真阳素亏，无阳以固其外，遂致腠理疏泄，不发热而汗自出也。"钱潢注第287条云："脉紧见于太阳，则发热恶寒，而为寒邪在表；见于少阴，则无热恶寒，而为寒邪在里。"成无己注361条云："下利，阴病也，脉数，阳脉也。阴病见阳脉者生，微热汗出，阳气得通也，利必自愈。诸紧为寒，设复脉紧，阴气犹胜，故云未解。""阴气"，仍是在里的阴寒之气。

第140条云："太阳病下之……脉紧者，必咽痛。"此为表寒入里的脉紧。钱潢云："若脉见紧者，则下后下焦之虚阳，为少阴之阴寒所逼，循经上冲，必作咽痛也。"

第192条云："阳明病，初欲食，小便反不利，大便自调，其人骨节疼，翕翕如有热状，奄然发狂，濈然汗出而解者，此水不胜谷气，与汗共并，脉紧则愈。"此阴寒胜阳热之脉紧。成无己云："水不胜谷气，是阴不胜阳也，汗出则阳气衰，脉紧则阴气生。阴阳气平，两无偏胜则愈，故曰与汗共并，脉紧则愈。""谷气"指胃中阳热之气，故成氏做如此解。

以上紧脉三证为：表里寒邪；表寒入里；阴寒胜阳热。

十四、缓脉的辨证

缓脉之来，不浮不沉，不大不小，不徐不疾，不微不弱，和缓适中，鼓指有神。不分男女老弱，人身得此气和神畅，百病得此不治自愈，以其为胃气充沛之脉也。换言之，这是无病的缓脉。

主病的缓脉大分之有二：缓而滑大有力者，多实热；缓而迟细者，多虚寒。细分之则有多种：缓而迟者主伤湿；缓而纵者主风热；缓而弱者主气虚；缓而涩者主血虚；浮缓者风伤经络；沉缓者湿伤脏腑；洪缓者湿热盛；细缓者寒湿盛。浮洪无力而缓，主阴虚；沉细无力而缓，主阳虚。更有虚寒之"败脉"近于缓脉，风热时病之"危脉"近于缓脉等，不一而足，皆为临证之未可忽者。

《伤寒论》中单言缓脉者并不多，如第2条云："太阳病，发热汗出，恶风，脉缓者，名为中风。"此为风邪伤表之缓脉。

钱潢云："缓者，紧之对称，非迟脉之谓也。风为阳邪，非劲切之性，故其脉缓也。"伤风的缓脉，偏于热者，脉来呈缓纵之势；偏于虚者，脉来缓弱，颇因邪气和体质之不同而异。汪琥云："脉缓，当作浮缓看，浮是太阳病脉，缓是中风脉。"风邪盛者，可在浮部出现，但亦不可拘。

十五、促脉的辨证

促脉的脉象有二：一者指下寻之极数，并居于寸口，即《素问·平人气象论》所谓"寸口脉中手促上击者"是也，曰"并居"，曰"上击"，都是气争于上而不下之义；一者数中一止，乃阳气上盛而下虚，不能接续，所谓阳极亡阴之类，每见于津液大伤，虚热鼓动，来去躁急之际，所以时见一止。气上而不下的促脉，其主病轻则胸膈逆满、头眩、气喘，重则颠厥或狂，正如《生气通天论》所说："阴不胜其阳，脉流薄疾，并乃狂"之类。上盛而下虚的促脉，其主病多为阴虚阳亢，上热下厥，虚劳垂危之顷。《伤寒论》中所言的促脉，多属于前者，而非后者。

如第21条云："太阳病，下之后，脉促胸满者，桂枝去芍药汤主之。"第34条："太阳病，桂枝证，医反下之，利遂不止，脉促者，表未解也。"

第 140 条："太阳病，下之，其脉促，不结胸者，此为欲解也。"第 349 条："伤寒脉促，手足厥逆，可灸之。"

第 21、34 两条为表邪未尽的促脉，张璐云："脉促，虽表邪未尽，然胸但满而不结，则以误下，而损其胸中之阳也。"故用桂枝去芍药法以和太阳之表，而启胸中之阳。钱潢云："脉促者，非脉来数，时一止复来之促也，即急促，亦可谓之促也。促为阳脉，以阳邪炽盛，故脉加急促，是知其邪尚在表而未解也。"

第 140 条为邪去欲解促脉，促既为阳脉，颇能显示阳气向上向外之机，故为"欲解"。

第 349 条为阴阳格拒的促脉，如喻昌云："伤寒脉促，则阳气蹢躅可知，更加手足厥逆，其阳必为阴所格拒而不能返，故宜灸以通其阳也。"阳在上，故脉促，不能下，故手足厥逆，可灸其下以降阳，常器之谓灸太冲，甚是。

十六、滑脉的辨证

滑脉，按之指下，鼓击有力、有神，如珠圆滑替替不绝，匀平如一，这是正常人有胃气的滑脉，也就是《素问》"脉弱以滑，是有胃气"之脉。既病而脉见滑也，则为阳气盛，多主热而有余，主痰饮与食积。浮而滑，风痰；沉而滑，食痰；滑大滑数，为内热；浮而细滑，伤饮；浮滑而疾，食不消，脾不磨。他如湿热盛的诸虫病，亦常见关上紧而滑或沉而滑的脉象。

惟另有一种虚滑脉，滑不值手，是津液竭尽，脉络空虚，气无所系之故。如《素问·大奇论》中云："脉至如丸，滑不值手……按之不可得也，是大肠气予不足也，枣叶生而死。"这是滑小无根之脉，为大肠金气不足，初夏火旺枣叶生时，便更不能适应了。像这种虚滑脉，总是正气散而无根的败脉，故多主凶。

（一）单滑脉

《伤寒论》第 350 条："伤寒，脉滑而厥者，里有热，白虎汤主之。"此为热邪在里之滑脉。

钱潢云："滑者，动数流利之象，无沉细微涩之形，故为阳脉。乃伤寒郁热之邪在里，阻绝阳气，不得畅达于四肢而厥，所谓厥深热亦深也。"此等脉多为沉滑而数有力。

（二）滑疾脉

《伤寒论》第214条云："阳明病，谵语，发潮热，脉滑而疾者，小承气汤主之。"此为阳明里热之滑疾脉。

魏荔彤云："脉见滑疾，是犹带数，热变而传入，尚未坚凝结聚，小承气汤主之。消热调津，足以已病矣。"滑疾，应是滑而急躁不宁之象。

（三）滑数脉

《伤寒论》第256条云："阳明少阳合病，必下利……脉滑而数者，有宿食也，当下之，宜大承气汤。"此为胃有宿食之滑数脉。

成无己云："阳明土，少阳木，二经合病，气不相和，则必下利。……《脉经》曰：脉滑者，为病食也。又曰：滑数则胃气实，下利者脉当微，厥冷，脉滑数，知胃有宿食，与大承气以下除之。"

十七、小脉的辨证

张石顽云："小脉者，三部皆小，而指下显然。不似微脉之微弱依稀，细脉之微细如发，弱脉之软弱不前，短脉之首尾不及也。"故小脉虽略同于细脉，但它却大于细脉，在指下明显，毫不模糊，主要是由于元气不足的反映。如人迎脉来弱小，当为胃气之衰；如气口见之，则属肺气之弱。寸口脉小，阳不足也；尺内脉小，阴不足也。大病之后，脉来小弱，虽为正气之虚，但邪气不退，仍属向愈之机。惟亦有热证、实证而出现小脉的，如脉形虽小，按之却不衰，久按之犹有力，即为实热固结之候，总由正气不足，不能鼓搏热势于外，所以隐隐略见滑热之状于内也。

《伤寒论》中单言小脉的有一条，第271条："伤寒三日，少阳脉小者，欲已也。"此即为邪退正虚的小脉。成无己云："《内经》曰：大则邪至，小则平。伤寒三日，邪传少阳，脉当弦紧，今脉小者，邪气微而欲已也。"

十八、涩脉的辨证

涩脉往来迟难，流动艰涩，有似于止，而实非止，总由津血亏少，不能濡润经络，亦有因痰食胶固，脉道阻滞所致。血液耗竭，经隧不利之涩，多兼虚细；元阳衰弱，动力不足之涩，每见迟难；宿食中阻，气滞不畅之涩，常见沉紧。无论尺寸浮沉，凡脉势难滞者，但见应指有力即由于实，应指无力即由于虚。脉紧而涩者，全似结脉，但结从来去之怠缓上见，每至皆怠缓，涩从来去的艰涩见，不必每至都艰涩。正由于涩脉并非每至必涩，须察其不涩之至，是滑、是数，为迟、为弦，或结、或微。滑则为痰，数则为热，迟则为寒，弦则为郁，结则为血凝，微则为气衰。察涩脉能如此瞭然，庶几可矣。

《伤寒论》中单言涩者，有下列诸条。第48条云："二阳并病，太阳初得病时，发其汗，汗先出不彻，因转属阳明。……何以知汗出不彻？以脉涩故知也。"第212条云："伤寒若吐若下后，不解……独语如见鬼状……循衣摸床，惕而不安，微喘直视，脉弦者生，涩者死。"第363条："下利，寸脉反浮数，尺中自涩者，必圊脓血。"

第48条，为阳气壅郁，经隧不利的涩脉。成无己云："《内经》曰：诸过者切之，涩者阳气有余，为身热无汗。是以脉涩，知阳气壅郁，而汗出不彻。"此必为紧而涩之脉。

第212条，为津血亏少的涩脉。汪琥云："脉涩者为阴绝，已成涸竭，以故云死。"此必细弱而涩之脉。

第363条，为热邪伤血的涩脉。汪琥云："尺中涩者，阴虚也，阳邪乘阴分之虚，则其血必瘀，而为脓血。"此必细数而涩之脉。

十九、结代脉辨证

结脉指下迟缓，频见歇止，止而复来，为阴邪固结之所致；代脉动而中止，不能自还，因而复动，为元气不续之所致。故结脉不似代脉之动止不能自还；

而代脉不似促结脉之虽见歇止而复来有力。周澂之云："促结之止能自还者，本脏之气未伤，但为邪气阻碍。故其脉稍停，而仍自至于寸口，略远于前至，而并于后至也；亦有并于前至，远于后至者。代之止，不能自还，则本脏之气已绝，不能复至于寸口。故其脉停之有顷，直少一至，待它脏之气至，而后复动也。"要之，结而有力者，方为积聚；结而无力者，仍是真气的衰微，违其运化之常也。代脉如见于疼痛之人，乃气血之阻滞而然；若不因病，脉见止代，是一脏无气，他脏代之，不祥之兆也；因病而脉代，其至数不匀者，犹或可生，若不满数至一代，每次依数而止者，多为难治。

《伤寒论》中言结代脉者只一条，第 177 条云："伤寒脉结代，心动悸，炙甘草汤主之。"此为气血衰微的结代脉。《医宗金鉴》云："今病伤寒，不因汗下，而心动悸，又无饮、热、寒、虚之证，但据结代不足之阴脉，即主以炙甘草汤者，以其人平日气血衰微，不任寒邪，故脉不能续行也。"

结　语

《伤寒论》398 条，其中脉证并举的有 135 条，包括浮、沉、迟、数、虚、实、细、微、洪大、弦、短、弱、紧、缓、促、滑、小、涩、结代等 19 种主要脉象。各脉之有兼见者，浮脉凡 13，沉脉凡 6，微脉凡 9，弦脉凡 3，细脉、滑脉各 2，迟脉、数脉、弱脉各 1，共 57 种。无论单出与兼见，每一脉象均可出现于不同之证，故"平脉所以辨证，辨证必须平脉"，这是仲景贯通于全论的指导思想，也是他辨证理论的主要内容。

仲景在撰述《伤寒论》时曾说"撰用《素问》《九卷》"，他这一杰出的成就及其主导思想，是否即来自《内经》呢？我认为是大有关系的。不过《内经》对疾病的认识，比较重视"色"和"脉"，如《灵枢·邪气藏府病形》中说："色脉与尺之相应也，如桴鼓影响之相应也，不得相失也，此亦本末根叶之出候也。"《素问·五藏生成》中说："能合脉色，可以万全。"仲景既吸取了《内经》色脉诊的原理，更重要的是通过大量的临证实践，观察到每一疾病脉与证的复杂变化，脉证关系最为密切，竟发明"平脉辨证"的思想方法，从而确立了"辨证论治"的理论体系，成为中医学理论特点之一，1000 多年来一直指导着中医的临床实践。

平脉辨证，既从证以识脉，亦因脉而析证，证因脉明，脉以证著，从而认识到疾病变化的本质，据以立法论治，获得较确切的疗效。张仲景的这一发明是非常伟大的，我们有责任努力进行发掘、整理、研究、提高，使之发扬光大，更好地为人类服务，为社会主义祖国四化建设服务。

《中藏经》内容提要

（原载《北京中医学院学报》1981年第2期）

《中藏经》三卷，附方一卷，《内照法》一卷，旧皆题"汉·华佗元化撰"。上、中两卷共四十九论，下卷疗诸病药方六十道，又治疗方八道。附方一卷，共载九十七方。《内照法》计包括"四时平脉""五藏之病""五藏相入""藏府相入""明藏府应五藏药名""藏府成败"等六篇。其四十九论中，一至五，论四时阴阳变化对人体生理、病理的影响。六至十六，论阴阳寒热虚实上下诸种病变以及色脉诊阴阳调治大法。十七至二十，论中风、积聚癥瘕、杂虫、劳伤、传尸病。二十一至三十二，论五脏六腑虚实寒热生死顺逆脉证之法，对每一脏或腑从生理到病理，以及诊察辨证诸端，最为系统而有理致，可称为全书最精彩的部分。后于此的《千金要方》《藏府药证式》《医学启源》等，均以之为辨治脏腑病证的蓝本。三十三至四十六，论痹、中风偏枯、五疗、痈疽疮肿、脚弱、水肿、诸淋小便不利、痞等病。四十七至四十九，论治法与诊脉、察声色形证的决死法。所列方药如：万应丸、安息香丸、醉仙丹、失笑膏、神术散、五皮散、荆芥散等，均为常用效方。故本书于临证辨治，极有参考价值。周学海在《新刻中藏经序》说："论脉论证，至确且显，繁而不泛，简而不略，是熟于轩岐诸书，而洞见阴阳气血升降虚实之微者。非知之真，孰能言之凿凿如此。"这个评价还是较恰当的。

至本书是否真为华元化所遗的问题，《魏志·华佗传》说："佗出一卷书与狱吏，吏不敢受，索火焚之。"则说明元化并无遗书。书里的邓处中序，自称为元化外孙，得之公宜山古洞，末称"甲寅秋九月"。孙星衍氏谓："古人亦无以干支纪岁及著岁时者，疑其序伪作。"邓序之说肯定是不足为凭的，惟茂苑周锡瓒《重订中藏经》跋云："佗书虽不传，而弟子习其业者，亦可以著书传后。《隋书·经籍志》载吴普撰《华佗方》十卷，《华佗内事》五卷，《观形察色并三部脉经》一卷、《枕中灸刺经》一卷，普集华氏药方，《新·旧唐书》皆载于《经籍艺文志》，而《宋艺文志》亦有《华佗药方》一卷。其书想北宋时尚有流播，或多残缺，故其时名医缀辑而成此书，别列名目，以托于华氏。虽非元化之书，要其说之精者，必有所自也。"周氏之说，是有一定道理的。

《中藏经》常见的传本有三种，明刊《医统正脉》本，孙星衍《平津馆丛书》刊本，周学海《周氏医学丛书》刊本，当以周刻本为最精。又日本丹波元胤《医籍考》云："书名中藏者，取宝而藏之之义。《后汉书百官志》曰：'中宫私府令一人，六百石。'注：'宫者，主中藏币帛者物。'又《盖勋传》曰：'多出中藏财物以饵士。'注：'中藏，犹内藏也'。"可参考。

附：《内照法》

《内照法》一卷，旧题汉·华佗元化著，凡分"四时平脉""五脏之病""五脏相入""脏腑相入""明脏腑应五脏药名""脏腑成败"六篇。首篇仅列春弦、夏洪、秋毛、冬石四脉，有名无论。第二、三、四、五诸篇，论列五脏及脏与脏、脏与腑之间相互影响的病脉、病症和选用药物，对每脏或腑的病症分析，都从风、气、热、冷、虚五个方面叙说，其立论仍多本于《灵枢》《素问》。第六篇列色、脉、症死候，都有一定的参考价值。《补后汉书艺文志考》云："《隋志》所载《内事》五卷即此。盖内照与内视意同，视事又音近而讹也。"按其所述内容，照，当为鉴察之义。内照，即从色、脉、症的表现，以鉴察内脏之病变也。书末谓："惟察深理于皮骨之内，露五脏焉。"即是说明所以名曰"内照"的意义。

陶氏《说郛》、胡氏《百名家书》《格致丛书》有《华佗内照图》《内照经》各一卷，当参考。

《扁鹊心书》内容提要

（原载《北京中医学院学报》1981年第3期）

《扁鹊心书》三卷，神方一卷，旧题古神医卢人扁鹊传，宋·太医真定窦材重集。全书上卷列医论十篇，灸法三种。中卷列伤寒杂病六十九种。下卷列男妇老幼杂病五十四种。神方一卷，凡金液丹等九十七方。窦材治医学的指导思想，重在扶阳。故他在《须识扶阳》论中说："为医者，要知保护阳气为本。人至晚年阳气衰，故手足不暖；下元虚惫，动作艰难。盖人有一息气在则不死。气者，阳所生也，故阳气尽必死。"他用扶阳的方法主要有三个：第一、着重用艾灸，如气海、关元等腧穴，可灸至数百壮。第二、提倡服食丹药，主要是用由硫黄烧制而成的金液丹。第三、惯用大剂量附子、乌头、肉桂等辛热药。果属阳气虚损或陈寒痼疾，用之得宜，必然能取得显效。但因其善用温热方药，便否定《伤寒论》"火气虽微，内攻有力，焦骨伤筋，血难复也"的火逆证，甚至对论中耳聋的少阳证，谵语的阳明证，均一概否定，未免失之偏激，并自称为第三扁鹊，尤近于狂。上卷《忌用转下》《禁戒寒凉》两篇，一再提到河间、丹溪；《神方》石钟乳条，还说："制法见李时珍本草内"，这些都不应出现于窦氏书中，或者被明以后人所乱，已不是窦书的旧观了。通常见到的有坊刻单行本、有清乾隆间刻《医林指月》丛书本。

《内外伤辨惑论》内容提要

（原载《北京中医学院学报》1982 年第 1 期）

《内外伤辨惑论》凡三卷，金·李杲撰。上卷辨证，载"辨阴阳证"等论文十三篇。中下卷方论，中卷论述补益脾胃诸方，故多用参芪；下卷论述饮食诸伤方，故恒用枳曲。全书大旨，从脾胃气虚立论，认为脾胃有伤，则中气不足，中气不足，则六腑阳气皆绝于外，营卫失守，诸病由之而生。虽或见恶风寒、身疼痛诸症，实为皮肤间无阳以滋养之故，绝不同于外感风寒之证。至于脾胃所以致伤之因，厥为"饮食失节，中气不足之病，当补不当泻。举世医者，皆以饮食失节，劳役所伤，中气不足，当补之证，认作外感风寒有余客邪之病，重泻其表，使荣卫之气外绝，其死只在旬日之间，所谓差之毫厘，谬以千里，可不详辨乎。"这就是作者"内伤论"的基本论点。也可以说是他后来写《脾胃论》的思想基础。故其辨证诸论，不仅于症于脉详辨其外感内伤之分，并于所以出现不同脉症的病变机理，亦进行了深入的分析。在论治方面，中卷重在补益脾胃之虚，故自补中益气汤至神圣复气汤，凡二十四方，均于补气之中，辅以升发清阳。下卷着重疗饮食之伤，自枳术丸至瓜蒂散，凡二十三方，于消导之中，不仅不用峻药攻伐、反佐以健脾厚胃之品，真不愧为治脾胃内伤的能手。

李杲，字明之，晚号东垣，金·真定（河北省正定）人，生于公元1180－1251年。从学于易水张元素。在元素脏腑病机学说的启发下，对《内》《难》诸经致力尤深，终于就脾胃内伤的机理，做了杰出的阐发。"内伤饮食，中气不足，湿从下受，火逆而上、营卫失守、诸病生焉。"这就是东垣《内伤》《脾胃》两论的中心思想。王好古、罗天益，均为传东垣之学者。

书有元刊本、古今医统正脉全书本、明万历间刻本、明梅南书屋刻本、明刻小字本、四库全书本、东京聿修堂刻医学丛书本、朱文震校刊医统正脉全书本、文奎堂刻东垣十书本、坊刻本、1959年人民卫生出版社铅印本。惟或省作《内外伤辨》，非。

研究《黄帝内经》的重要参考书

——《类经·图翼、附翼》介绍

（1982年2月5日）

由《素问》《灵枢》构成的《黄帝内经》，是中医学基础理论的总结。全书162篇，都是用综合叙述方式来表达的，每篇内容很少是只讨论一个问题，而牵涉的方面较多。所以历代医学家往往用分类的方法来进行研究，按其不同性质的内容，各以类分。正如汪昂所说："《素问》《灵枢》各八十一篇，其中病证脉候、脏腑经络、针灸方药，错见杂出，读之茫无津涯，难得其窍会。本集除针灸之法不录，余者分为九篇，以类相从，用便观览。"（《素问灵枢类纂约注·凡例》）这种"以类相从"进行分类研究的方法是比较科学的，经分类以后，整个《内经》的理论体系便显得清楚了。

惟各个医家对《内经》的分类，有三种不同的方法。第一是保持全书分类法，也就是保留162篇的全部内容，一字不遗地进行分类，隋代杨上善的《太素》，明代张介宾的《类经》是其代表；第二是选择性的分类法，取其精华，去其糟粕，删其繁芜，撮其枢要，各分门类，元代滑伯仁的《读素问钞》，明代李中梓的《内经知要》是其代表；第三是调整篇次分类法，各篇内容完全不动，只是按篇不同性质的内容进行分类，清代黄元御的《素问悬解》《灵枢悬解》是其代表。前两种分类法，各有所长，后一种分类法，便不免有些牵强。杨上善是对《内经》进行分类研究的第一人，惟书有残缺，据现存篇目来看，他将《内经》内容分作 19 大类，130 余条细目。张介宾则分为 12 大类，凡 390 余条细目。

张介宾（1563—1642），字会卿，又号通一子。青年时即勤于治学，自六经以及诸子百家无不考镜，接受他父亲张寿峰的教诲，钻研《内经》，甚有心得。叶秉敬在序《类经》时说："出而治世之病，一以《内经》为主，小试则小效，大试则大效，无所不试则无所不效，而医林之诸子百家咸听吾所用，而不为诸子百家用。"说明张介宾研究《内经》，是理论联系实际的，故能将《内经》的理论运用于临床，并收到很高的疗效。这种以理论指导实践，复以实践验证理论，是最好的治学方法。至于他编撰《类经》的动机，则在《自序》里说得很明确："初余究心是书，尝为摘要，将以自资。继而绎之，久久则言言金石，字字珠玑，竟不知孰可摘而孰可遗，因奋然鼓念，冀有以发隐就明，转难为易。……于是乎详求其法，则惟有尽易旧制，颠倒一番，从类分门，然后附意阐发，庶悉其韫。……由是遍索两经，先求难易，反复更秋，稍得其绪。然后合两为一，命曰《类经》。类之者，以《灵枢》启《素问》之微，《素问》发《灵枢》之秘，相为表里，通其义也。两经既合，乃分为十二类……汇分为三十二卷……自是而条理分，纲目举，晦者明，隐者见，巨细通融，歧贰毕彻。一展卷而重门洞开，秋毫在目，不惟广裨乎来学，即凡志切尊生者，欲求兹妙，无不信手可拮矣。"

《类经》全书所分的十二类：摄生、阴阳、藏象、脉色、经络、标本、气味、论治、疾病、针刺、运气、会通。张介宾在注文里曾一再引用《太素》，证明他是曾经见到杨氏书的人，因而他"从类分门"的学术思想，应该是受到杨上善的启发。所列十二门类，基本与滑寿的《读素问钞》相同，也可以说他是有仿于滑伯仁。虽然如此，张介宾毕竟比杨上善的分类好，比滑伯仁仅局限于《素问》也要全面。因为有所借鉴，后来居上，这也是理所当然的。

《图翼》十一卷，主要是由"运气""经络"的图表及图说两部分组成。

张介宾指出："义有深邃而言不能该者，不拾以图，其精莫聚，图象虽显而义有未达者，不翼以说，其奥难窥。"尤其是关于"五运六气"的许多解说，远胜于启玄子。"诸部经络发明"，亦为针灸家所罕言，对于辨证论治，很有指导意义。

《附翼》四卷，分"医易""律原""求正录""针灸歌赋"四门。一、二两卷阐述"易学""律吕"与医学的关系；三卷为四篇医学专论，亦是介宾最有心得之作；至针灸歌赋十一篇，如"天元太乙歌""玉龙赋"等，皆为针灸临床之应必读者。

《类经》这部书的优点，就其撰编的旨趣来说，固在将经文分别门类，较系统地突出其理论体系，更重要的还在于"附意阐发，庶晰其韫"。张介宾对经文的许多注解，以及附入的若干论说，都于中医学理论大有发挥。例如《素问·天元纪大论》中云："君火以明，相火以位。"王冰注改"明"为"名"，认为"君火在相火之右，但立名于君位，不立岁气"。张介宾注则谓："彼（指《至真要大论》）言不司气化者，言君火不主五运之化，非言六气也。……以凡火观之，则气、质、上、下，亦自有君、相、明、位之辨。盖明者光也，火之气也，位者形也，火之质也。如一寸之灯，光被满室，此气之为然也。盈炉之炭，有热无焰，此质之为然也。夫焰之与炭皆火也，然焰明而质暗，焰虚而质实，焰动而质静，焰上而质下，以此证之，则其气之与质，固自有上下之分，亦岂非君相之辨乎。是以君火居上，为日之明，以昭天道，故于人也属心，而神明出焉。相火居下，为原泉之温，以生养万物，故于人也属肾，而元阳蓄焉。所以六气之序，君火在前，相火在后，前者肇物之生，后者成物之实。"这样既讲清了"明"与"位"的实质及其相互为用的关系，并结合人体脏腑功能，形象地阐明了"君火"与"相火"的生理作用，也即"心"与"肾"的相互关联问题。明白了这个道理，于临床很有指导意义。

《难经·二十五难》中云："心主与三焦为表里，俱有名而无形。"张介宾于《附翼·求正录·三焦包络命门辨》中反驳道："谓表里则是，谓无形则非，夫名以形立，若果有名无形，则《内经》之言为凿空矣。"并列举了《灵枢·本输》《灵枢·本藏》《灵枢·论勇》《灵枢·决气》《灵枢·邪气》《灵枢·营卫生会》《素问·五藏别论》《素问·六节藏象》诸篇所言，均为有形有质的"三焦"和"心包络"。张介宾认为：三焦即人体腔腹周围、上下全体，状若大囊，形色最赤；而"包络"即裹心之膜。中医学的脏腑学说，固为生理、病理的综合体，不能完全指为今日解剖学之所见，但其毕竟是一个物质单位，不能称以"无形"。尽管介宾之说仍有可商榷之处，而谓"三焦""包络"均为有形质的器官，我认为这是正确的。

又《伤寒论·平脉法》中云："寸口脉浮而大，浮为虚，大为实，在尺为关、在寸为格，关则不得小便，格则吐逆。"张介宾认为这与《素问》所言"关格脉"不相符合，并根据《素问·脉要精微论》中"关格之脉赢，不得极于天地之精气则死"之说，谓"关格为阴阳否绝，不相荣运，乖赢离败之候……或见于人迎，或见于气口，皆孤阳之逆候，实真阴之败竭。故六腑之阴脱者曰格阳，格阳者，阳格于阴也；五脏之阴脱者曰关阴，关阴者，阴拒乎阳也。脏腑之阴俱脱，故云关格。"固不只是隔食吐逆、癃闭不得小便之一症。诸如此类，皆持论精当，论据确凿，既很有说服力，又符合临床的实际。

张介宾还倡说：阴阳者，一分为二也（《类经·二卷》）；非独指右手为气口也（《类经·三卷》）；手足六经，无不上头（《类经·四卷》）；治有逆从，证有真假（《类经·十卷》）；邪气盛则实精气夺则虚，为治病大纲（《类经·十二卷·四》）；运气说（《类经·二十四卷》）；虚损治法（《类经·十四卷》）；中风治法（《类经·十五卷》）；疟疾治法（《类经·十六卷》）；肿胀治法（《类经·十六卷》）；诸痛治法（《类经·十七卷》）；痢疾治法（《类经·十七卷》）；传经说及伤寒治法（《类经·十五卷》）等。条分缕析，说理深透，多为发人所未发者，很有参考价值。

但是，由于历史条件的局限性，作者亦存在某些陈旧的观点。如强调《内经》就是"黄帝"这位圣人所作，非战国时人所能为。故注解《素问·上古天真论》"成而登天"句说"治功成，天年尽，在位百年，寿百十一岁而升遐"，实为无稽之说。张介宾于"象数"之学亦信之甚笃，强调"象数未形理已具"，这与宋儒理学家所谓"理在气之先"的唯心论亦无二致。不过，这只是大纯中之小疵，无损于他对中医学理论的发扬和贡献。

清代中叶，有归安虞西斋者，摘录《类经》各类的主要经文，凡239则，仍按原类分门，间或略加按语，撰成《类经纂要》三卷，同治丁卯（1867）成都王廷俊复加眉批，卷末摘录《难经》原文20余首，并附《寿芝医案》于后，

1872年在成都刊行，可称为《类经》之节本。

《黄帝内经太素》内容提要

（原载《北京中医学院学报》1982年第3期）

　　《黄帝内经太素》凡三十卷。旧题通直郎守太子文学臣杨上善撰注。这是一部综合《灵枢》《素问》两大医经，企图从中探索其理论体系的专著，也可以说是对中医学古典著作的整理研究。经过他的综合分析，提出两经所构成的理论体系，包括十九大类，分作：摄生、阴阳、人合、脏腑、经脉、腧穴、营卫气、身度、诊候、证候、设方、九针、补养、伤寒、寒热、邪论、风论、气论、杂病等。每一类之下，又分设多少不同的篇目。例如："设方"是一大类，下分知古今、知要道、知方地、知形态所宜、知祝由、知针石、知汤药、知官能八个篇目。知古今，系节录《素问·汤液醪醴论》前半篇而成。知要道，既《灵枢·外揣》全篇。知方地，即《素问·异法方宜论》全篇。知形态所宜，节录《素问·血气形志篇》，亦是《灵枢·九针论》的一部分。知祝由，节录《素问·移精变气论》篇首的一部分。知针石，节录《素问·宝命全形论、刺禁论、针解篇、病能论》诸篇而成。知汤药，为《汤液醪醴论》的后半篇。知官能，即《灵枢·官能》全篇。十九大类的安排，基本上都是同样的体例。它可以说是探索《内经》理论体系最早的一种分类方法。后来张介宾著《类经》，从大体的分类来看，他是以滑伯仁的《读素问钞》为依据的，分作摄生、阴阳、藏象、脉色、经络、标本、气味、论治、疾病、针刺、运气、会通等十二大类，比《太素》的分类有所提高，概括性、系统性都大大加强了。但从它各类之下所分的篇目来看，反而琐碎，不如《太素》的逻辑性强。分类研究古典文献，最怕割裂破碎，有失原旨。杨上善在分类时确是注意到这个问题，而且是做得较好的。所以定海黄以周的评论说："《太素》改编经文，各归其类，取法于皇甫谧之《甲乙经》，而无其破碎大义之失。其文先载篇幅之长者，而以所移之短章碎文，附于其后，不使原文糅杂。其相承旧本有疑者，于注中破其字，定其读，亦不辄易正文。以视王氏之率意窜改，不存本字，任意移徙，不顾经趣者、大有径庭焉。"（见

《傲季文钞》）杨上善把两经综合分类以后，对经文还分别加以注译。对《素问》加注，他仅略后于全元起；对《灵枢》加注，却是创始的第一人，而且还注得很好。黄以周亦曾予以评论说："《太素》之文，同全元起本，不以别论掺入其中，其为注，依经立训、亦不逞私见，则其有胜于王氏次注者，概可知矣。"杨氏又深于训诂，于通借已久之字，以借义为释，其字之罕见者，据《说文》本义，以明此经之通借，其阐发经意，足以补正次注者亦甚多。医家通晓训诂之学的，历代均不多见，在这方面，杨上善堪称翘楚。

《灵枢》《素问》中多存有韵之文，今本之不谐于韵者，读《太素》无不叶，可见《太素》最接近两经的古本。《素问·天元纪大论》等七篇，《太素》无一语窜入，尤足见其保存全注本的本来面目。这两点都是最值得珍惜的。

《太素》在宋臣林亿等校《素问》时还存在，到了南宋金元之间，便不容易见到了。仅王履《溯洄集》偶一征引，其他医家著作中则不多见，可见《太素》是在这一段时期里散佚的。约在清代的光绪中叶，杨惺吾氏获得日本唐人卷子钞本，影写归国，尾间有"仁和寺宫御所藏本影写"字样。旋经桐庐袁昶付刊，惜未加校正，为谬滋多。后由黄陂萧延平据《素问》《灵枢》《甲乙经》《难经》《千金方》《医心方》诸善本，积二十年的精力校勘，于民国十三年刊成，我国才有堪称为善本的《黄帝内经太素》出现。散佚已久的《太素》虽然从海外回到祖国了，并有了精校的刊本，但其中的缺损还是很严重的。大致的情况如下：

第一卷佚，按第二卷题为"摄生之二"，则第一卷所佚，当为"摄生之一"。第三卷阴阳，缺首篇。第四卷佚。第五卷人合，缺首篇。第六卷脏腑之一，缺首篇。第七卷佚。第八卷经脉之一，缺首篇。第十二卷营卫气，缺首篇。第十四卷诊候之一，缺首篇。第十六卷佚。第十七卷证候之一，缺篇目，仅残存《素问·五藏生成》《灵枢·论疾诊尺》缺文。第十八卷佚，第二十卷佚，第二十一卷佚。第二十九卷气论，缺首篇。以上第一、四、七、十六、十八、二十、二十一共七卷全佚。第三、五、六、八、十二、十四、二十九共七卷，均缺首篇。其余第二卷末有残缺，第十七卷，卷首既缺，篇目亦无，只余卷尾。第二十二卷，缺末尾两篇。1979九年我国针灸代表团访问东京，带回来缺卷覆刻的《太素》残卷，第十六、第二十一、第二十二共三卷，二十二本未全佚，仅缺末尾"九刺""十二刺"两篇，从此这三卷又得以完好了。截至目前为止，我国《太素》完好之卷，惟有第九、第十、第十一、第十五、第十六、第十九、第二十一、第二十二、第二十三、第二十四、第二十五、第二十六、第二十七、第二十八、第三十共十五卷而已。

杨上善的生活时代，正史无所考，惟林亿序《素问》，徐春圃《医统》，李廉《医史》均称为隋人。杨惺吾据残卷中丙字避唐太祖讳作景，萧延平谓杨注凡引老子之言，均称玄元皇帝，老子得玄元皇帝的追号，乃高宗乾封元年二月之事，故均以上善为唐人。其实后周与隋相接，隋大业距唐乾封不过五十余年，自来医家多享高龄，故杨上善生于后周，初仕隋为太医侍御，后仕唐为太子文学，宜其书中有避丙作景，渊作泉之讳及玄元皇帝之称，萧延平有此说，予亦从之。

《乾凿度》云："夫有形生于无形，故有太易、有太初、有太始、有太素。太易者，未见气也；太初者，气之始也；太始者，形之始也；太素者，质之始也。气形质具，而疴瘵由是萌生。"宋臣林亿引此释《素问》之义，余谓杨氏著书之所以名曰《太素》，可能还是有本于此。

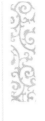

医学流派

试论古代治"伤寒学"的概况及其流派的形成

（原载《上海中医药杂志》1962年第7、8期）

一

古代曾经流行一种热性病——伤寒病，病情是较严重的，死亡亦很快，正如《素问·热论》所说"其死皆以六七日之间"，而死亡的多半都属于"两感证"。故《素问·热论》又说："其两感于寒而病者，必不免于死。"所谓两感，即脏与腑同时俱受寒而病，以致脏腑两伤，营卫不行而死亡[1]。正因为伤寒病在当时对人类生命的威胁这样大，除《素问》《灵枢》于本病的刺法都有专篇记载外，汉、唐之际，研究的颇不乏人；虽然文献遗佚已甚，多不足征，而王焘仍说"诸论伤寒，凡有八家"[2]。即《阴阳大论》、王叔和、华佗、陈廪丘、范汪、《小品》《千金方》《经心录》。其实书中还列有《肘后》《深师》《集验方》《崔氏方》、张文仲、《古今录验方》诸家的方治，并不是八家的问题。其中除王叔和主要是"搜采仲景旧论"而外，其他各家不惟是没有完全搜采仲景，如孙思邈说："江南诸师秘仲景要方不传。"[3]证明许多都不曾见过仲景《伤寒论》的，所以各家方治均不同于仲景。即如巢氏《诸病源候论·伤寒诸候》，亦有许多不同于仲景的地方。可惜这些文献都保存得不够完整，尤以《阴阳大论》、华佗、陈廪丘《方论》、范东阳《范汪方》、陈延之《小品》、宋侠《经心录》、释僧深《深师药方》、姚僧垣《集验方》、崔知悌《崔氏方》、张文仲《备急方》、初虞世《古今录验方》诸家，都为一鳞半爪了。但就现存仅有的文献中，亦可以看出诸家于伤寒病的研究还是很有成就的。例如：《阴阳大论》认为"伤寒"与"时行气"不同，伤寒是伤于冬时严寒的正气，时行是感于非时之气；伤于严寒而即病，是为伤寒病；虽伤于寒，而寒毒藏于肌肤，没有即时发作，至春可以病温，至夏可以病暑。这不仅分辨了伤寒、时行、温病、暑病之不同，伏气为病之说，比《内经》所言更具体了。所以王叔和、《巢氏病源》、《小品》、《千金方》等都采用了这一学说[4]。

华佗认为伤寒病治得愈早愈好治，愈迟愈不易治。病在皮，治以摩膏火灸；在肤治以法针，或服解肌散发汗；在肌仍当发汗。如在胸，宜用吐法；在腹或入胃，便当用攻下。这是治伤寒病的一般大法。而治法的施用，又与季节气候的变化大有关系，他主张春夏无大吐下，秋冬无大发汗。发汗的方法又有两个方面，在冬及初春，气候大寒，可用摩膏火灸，以及温热药来发汗；从春末到夏末秋初，气候大热，可用清凉方剂，不宜随便用火灸。吐下的处理，尤当以脉证为凭，无热而狂躁者，可用五苓散，并刺喉以探吐，去其毒物；若热已入胃而脉快者，为实证，便当急下；若脉朝平夕快，便当少下。另有一种虚烦热证，似伤寒而实非，汗吐下均所当禁，不可妄投[5]。

陈廪丘鉴于发汗法用于伤寒病，是个重要环节，但临证时有发汗而汗不出的，更有个别的人，本来就不容易出汗，因而用发汗法也有困难，他主张用熏蒸法来发汗，这确是一种有效的发汗方法。熏蒸法发汗虽有效，但亦以体润絷絷为宜，若失血和下利的虚羸者，更当慎用[6]。

范汪引据《素问》，阐发了人伤于寒反更为热的病机，主要是阴极变阳，寒盛生热，热盛生寒而成，所以诸病伤寒的，往往发热恶寒。其用栝蒌汤治渴，只栝蒌根一味，秦皮汤、豉薤汤、蕙草汤、通草汤等，通疗伤寒下利，竹皮汤治交接劳复卵肿等，均为简易方剂[7]。

《小品》反对"伤寒是雅士之辞，天行温疫是田舍间号耳"的说法，而认为伤寒与天行温疫是大有区分的。所用白薇散、鸡子汤、葛根汤三方，都是发汗解热不同的轻重方剂，余如射干汤疗喉咽，葳蕤汤疗胸背痛，茅根橘皮汤疗呃逆，芍药地黄汤、茅花汤、麦门冬汤疗衄血，漏芦连翘汤疗丹疹，犀角汤疗热利，青葙子散疗䘌蚀生疮，秦皮汤疗目赤痛等[8]，在临床上都很合用。

《经心录》提出"治疗伤寒稍有错误，便复手取祸"，应与热病、风温、湿病、阴毒、阳毒、热毒、温疫天行等与伤寒相类似的疾病，详加审辨[9]。

《深师》传疗伤寒二十二方，第一方用葛根半斤，乌梅十四枚，葱白一握，豉一升。在发汗之中，略加收缩，颇宜用于卫阳不固者。其黄芩汤用黄芩、桂心、茯苓、前胡、半夏等，是小柴胡的变方，颇宜于呕逆胸痞而因于痰饮者。其石膏汤由三黄汤、栀豉汤加石膏麻黄而成，遍解三焦表里之热，亦自成矩法。他如甘草汤、半夏散、赤苏散、干姜丸、甘竹茹汤、大橘皮汤之治呕哕，贴喉膏的疗喉痛，驳豉丸的疗宿食，黄柏蜜方、升麻方之疗口疮，酸枣汤之疗不眠，桃皮汤、龙骨汤、黄连犀角汤之疗蟨疮，大青龙汤、葵子汤之疗劳复等[10]，均是临证时值得参考的方剂。

《集验》疗伤寒十一方，第一方真丹砂一味，治头痛壮热脉盛。第二方葱、豉、童子便三味，用以发汗。第三方猪胆、苦酒、鸡子三味，以养阴退热毒。第四方大柴胡汤，即仲景大柴胡加知母、葳蕤、甘草，治烦闷谵语、便秘。第五方大青、甘草、阿胶、豉四味，治出斑疹。乌扇膏、升麻汤治喉痛，柏皮汤治血利等，施于临床，行效均著[11]。

《崔氏方》除传度瘴散、神丹丸、葱豉汤、葛根汤（葱白、豆豉、葛根）、麻黄汤（麻黄、葛根、葱白、豆豉）、黄连解毒汤、增损四顺汤、陟釐丸外，并有灸法、蒸法、姜兑法等。其中尤以增损四顺汤治少阴下利，效果良好；方用炙草、黄连、人参、干姜、附子、龙骨六味，腹痛加当归，呕加橘皮；兼有理中、附子、泻心诸方之长，脾肾兼顾，阴阳两摄，的是良方。滑石汤、瞿麦汤治伤寒小便不利，据崔氏所记，仲景的桃花汤，亦出自阮氏[12]。

张文仲疗伤寒十八方，其中传太医疗败伤寒一方最为突出，方用鳖甲、升麻、前胡、乌梅、枳实、犀角、黄芩、甘草、生地黄九味，治阳毒发斑，清解血热，最为奇验[13]。

《古今录验》疗伤寒十九方，其中的解肌汤、调中汤都有卓效。解肌汤用葛根、麻黄、茯苓、牡蛎四味，两解表里水湿。调中汤用大黄、葛根、黄芩、芍药、桔梗、茯苓、藁本、白术、甘草九味，治热结四肢而腹泻，解结热，利中焦，颇具法度。桂枝汤加黄芩名阳旦汤[14]，足补仲景所未备。

以上这些虽是不完整的记载，但已经是吉光片羽，弥足珍贵的了。

二

研究伤寒病而文献具在又比较完整地保留下来的，在汉、唐之际，则有张仲景《伤寒论》、葛洪《肘后方》、巢元方《诸病源候总论》、孙思邈《千金要方》、王焘《外台秘要方》五家。张仲景对伤寒的辨证论治，理法方药，最为完备；葛洪只是搜集一些疗伤寒较简便的方药而已；巢元方详于伤寒证候的记录，而略于方治；孙思邈治伤寒，仅略具规模，而尚未成体系；王焘本非医家，竟能旁搜远集，传播诸家方治；如上所列，皆赖以存。这其中最杰出的，当然要推张仲景了，所以巢元方、孙思邈、王焘诸家，都常以仲景之说为依据，尤其是孙思邈在著《千金要方》时，深以未得亲见仲景的《伤寒论》为憾，到了晚年撰《千金翼方》的时候，见着仲景《伤寒论》，叹为神功，并鸠集论中要妙，以"方证同条，比类相附"的方法，单独构成两卷，实于《翼方》里[15]，藉以推广流传。这可以说是从全面研究《伤寒论》，现存文献中最早的一部书。书中记载：太阳病桂枝汤法五十七证、方五首；太阳病麻黄汤法十六证、方四首；太阳病青龙汤法四证、方二首；柴胡汤法十五证、方七首；承气汤法九证、方四首；陷胸汤法三十一证、方十六首；杂疗法二十证、方十三首；阳明病状七十五证、方十一首；少阳病状九证；太阴病状八证、方二首；少阴病状四十五证、方十六首；厥阴病状五十六证、方七首；伤寒宜忌，忌发汗、宜发汗、忌吐、宜吐、忌下、宜下、宜温、忌火、宜火、忌灸、宜灸、忌刺、宜刺、忌水、宜水；发汗吐下后病状三十证、方十五首；霍乱病状十一证、方三首；阴易病劳复七证、方四首、附方六首。

孙思邈这种以方类证研究《伤寒论》的方法，实开后世以伤寒方名伤寒证的先河。同时孙思邈特别重视仲景对桂枝、麻黄、青龙三法的运用，他说："夫寻方之大意，不过三种，一则桂枝，二则麻黄，三则青龙。此之三方，凡疗伤寒，不出之也。其柴胡等诸方，皆是吐下发汗后不解之事，非是正对之法。"（《千金翼方·卷九·伤寒上》）

孙思邈重视麻、桂、青龙三方的见解，是否受王叔和"风则伤卫，寒则作荣，荣卫俱病，骨节烦疼"[16]之说而来，尚待研究，而后世成无己、方中行、喻嘉言等的"桂枝治中风，麻黄治伤寒，青龙治中风见寒脉、伤寒见风脉"三纲鼎立之说，实由孙思邈之影响，殆无疑义。早于孙思邈，研究仲景《伤寒论》较有成就的，应推王叔和著的《脉经》。《脉经》卷七共有二十四篇，几乎全部是《伤寒论》的内容。它最突出之点是：只是从《伤寒论》的治法加以分析，主要分作不可汗证、可发汗证、病发汗以后证、病不可吐证、病可吐证、病不可下证、病可下证、病发汗吐下以后证、病可温证、病不可灸证、病可灸证、病不可刺证、病可刺证、病不可水证、病可水证、病不可火证、病可火证等十七篇，皇甫谧在《甲乙经》序文里说："近代太医令王叔和，撰次仲景，选论甚精，指事施用。"正是指王叔和所撰的《脉经》卷七中选《伤寒论》诸文而编成这十几篇而言，后人竟因此指责王叔和曾编撰《伤寒论》，并搞乱了《伤寒论》，这种说法不一定符合事实（当然，"辨脉法""平脉法""伤寒例"三篇，可能是出自叔和）。据我看来，王叔和从辨证、立法、施治的角度，把仲景《伤寒论》提高到为辨治一切疾病的准绳，而不是局限于治伤寒病，对中医临床辨证论治的运用，是起到了一定促进作用的。

唐以前研究《伤寒论》的情况，大略如此，虽然宋臣林亿等在《伤寒论》序文中曾说："自仲景于今八百余年，惟王叔和能学之。其间如葛洪、陶景、胡洽、徐之才、孙思邈辈，非不才也，但各自名家，不能修明之。"可惜葛洪、陶景、胡洽、徐之才等研究《伤寒论》的文献，已不足征，当然便无从讨论了。

三

宋人研究仲景《伤寒论》的，就越发多了，初步估计，至少在八十家以上，但其中已多半佚逸，不可复见，如高若讷的《伤寒类要》，钱乙的《伤寒指微》，丁德用的《伤寒慈济集》等，都是一代名医的名著，尚且不传，其他更无论了。惟就现存文献中最可得而述的，有以下几家。

成无己《注解伤寒论》十卷和《伤寒明理论》四卷。前者是通注《伤寒论》的第一部书，汪琥说："成无己注解《伤寒论》，犹王太仆之注《内经》，所难者惟创始耳。"[17]这话是很有道理的。成氏注《伤寒论》，基本是以《内经》为依据，仲景自己说曾撰用《素问》和《九卷》，一般人也说仲景《伤寒论》是在《内经》的基础上发展起来的；读了成氏注，完全可以证明这一点。在《明理论》中，提出发热、恶寒等五十证，反复分辨，必期其理明而后已。其辨烦躁，则以烦为阳，躁为阴；其辨心悸，则有气虚和停饮之别；其辨下利，则谓须知冷热虚实消息；其辨短气，则谓有表里虚实真假之别。凡此辨证论理，虽然是就《伤寒论》各条所述而加以分析，但到了析疑启奥的时候，亦往往引据《内》《难》为说。成氏不仅是注《伤寒论》的发凡者，同时亦是研究仲景学说比较精深的一位代表人物。

韩祗和《伤寒微旨论》二卷。韩氏研究《伤寒论》的方法，基本是从"辨

脉法""平脉法""伤寒例"三篇着手的,因而他书中阐发最主要的有三点:
第一,治伤寒平脉辨证,应以辨脉为主,他说:"凡治杂病,以色为先,以脉为后;治伤寒以脉为先,以证为后。"又说:"大抵治伤寒病,见证不见脉,未可投药;见脉不见证,虽少投药,亦无害也。"[18]其辨脉又分两个方面,先辨阴阳,次分脉象。关前为阳脉,关后为阴脉,凡《伤寒论》中脉之阴阳,均应作如是观。脉象以浮、沉、迟、数、盛、虚、大、小、缓、紧,足以尽之。
第二,治伤寒应凭气候轻重,各立方治。无论阴阳虚实病证,均分作立春以后至清明以前,清明以后至芒种以前,芒种以后至立秋以前几个时期,分别立法施治,甚至他提出立春以后至芒种以前虽有可下脉证,亦未可便投,以天气阳力尚微也;到了芒种后五六日,天气炎盛了,投下必无后患。[19]第三,治伤寒不能拘泥仲景方。他说:"古今治伤寒,无出于仲景方,仲景尚随证加减药味,量病而投之;况《素问》有'异法方宜论',岂是执一端而治病也。假令杂病方可用治伤寒病者,亦可投之,岂须待《伤寒论》中有法也。"[20]因此在他的书里,除《可下篇》从仲景方治外,其他均别立方药。《四库全书提要》说:"书凡十五篇,间附方论,大抵皆推阐张机之旨,而能变通于其间。"信然。

朱肱《南阳活人书》二十卷。第一卷辨经络,第二卷论切脉,第三卷论表里,第四卷论阴阳,第五卷论治法,第六卷论伤寒、伤风、热病、中暑、温病、温疟、风温、温疫、中湿、湿温、痉病、温毒诸病名,第七卷论痰证、食积、虚烦、脚气诸病与伤寒似是而实非,第八卷论发热,第九卷论恶寒,第十卷论结胸与痞,十一卷论欬逆,十二、十三、十四、十五卷论药证并药方加减法。十六、十七、十八卷论杂方,十九卷论妇人伤寒,二十卷论小儿伤寒。全书凡用一百一条问答方式写成,其着眼处,总在辨证——清楚,其辨证的方法,是类聚有关诸说而详析之,如论表里,凡《伤寒论》中的表证、里证、半在表半在里证、表里两见证、无表里证、先温里乃发表证、先解表乃攻里证、急当救里证、急当救表证等,无不细为分说;其他诸论,亦复如此。徐大椿说:"其书独出机杼,又能全本经文,无一字混入己意。"[21]的确,朱氏持论还是比较客观的。

许叔微《伤寒百证歌》五卷、《伤寒发微论》二卷、《伤寒九十论》一卷。《伤寒百证歌》,顾名思义,是列伤寒证百证而咏为歌括者,其实书中

任应秋
医学全集

第一证至第八证、第十证至十二证、第十六证至三十八证、第九十八证至第一百证所咏的，都是关于伤寒辨证总的问题，并不是具体证候，因而所谓百证，实际不足八十证了。许氏辨证是有论有据的，如"表里寒热歌"云："病人身热欲得衣，寒在骨髓热在肌，先与桂枝便寒已，小柴加桂次温之。病人身寒衣褓退，寒在皮肤热在髓，白虎加参先除热，桂黄各半解其外。病有标本并始末，先后不同当审察，里寒表热脉沉迟，里热表寒脉必滑。"《伤寒论》第十一条："病人身大热，反欲得衣者，热在皮肤，寒在骨髓也；身大寒，反不欲近衣者，寒在皮肤，热在骨髓也。"这条只有证，而无脉治。许氏据朱肱《活人书》里寒表热者，脉沉而迟，里热表寒脉必滑之说，而补其脉。又据朱肱寒在皮肤，先与桂枝，次与小柴胡加桂汤；热在骨髓，先以白虎加人参汤，以除其热，次以桂枝麻黄各半汤以解其外之说[22]，而补方治。脉证并治俱全，而又歌咏之便于记习，实不失为实用之书。《发微论》尤为许氏治伤寒学的心得，其中如论伤寒七十二证候、论桂枝汤用赤白芍、论伤寒慎用丸子药、论伤寒以真气为主、论桂枝肉桂、论动脉阴阳不同等，均足以证其学识俱到的功夫。《伤寒九十论》，是许氏治伤寒诸证的验案，每案均有论，不仅为医案中的上乘，亦治伤寒论理论联系实际的最好读物。

庞安时《伤寒总病论》六卷。庞氏是以治伤寒病而著名，淮南人流行着一句口头语："安常（按：庞安时，字安常）能与伤寒说话。"可以想见他治伤寒病的纯熟。他给苏东坡的书里也说："安时所撰《伤寒解》，实用心三十余年。"庞氏治伤寒的基本论点，是以《伤寒论·伤寒例》引《阴阳大论》"冬时严寒，中而即病者，名曰伤寒；不即病者，寒毒藏于肌肤，至春变为温病，至夏变为暑病"之说为依据的；因而他对伤寒、暑病、温病三者，都有发挥。其治伤寒，固悉据仲景法，但他强调两点：第一，天寒之所折，则折阳气，足太阳为诸阳主气，阳气既伤，必然以回护阳要紧。第二，必随土地气候，圆机用药，他说："江淮地暖，冬春可行桂枝汤，春末至夏至以前，桂枝、麻黄、青龙内宜加黄芩，夏至后，桂枝内须随证增知母、石膏、升麻等；时行寒疫，及病人虚寒者，正宜用古方，不再加减。"[23]对暑病，则据《素问》分五种热治，尤注意于时行寒疫的治法。温病分清筋、赤脉、黄肉、白气、黑骨五证，自谓为王叔和以后，对温病最有阐发的一个，其所以如此分证，不外以一年五运的变化为根据。

郭雍《伤寒补亡论》二十卷。所谓补亡，即郭氏认为仲景书残缺已久，凡伤寒中所有的证，以及他证有类似伤寒的，在仲景论里已经不够完备了，便取孙思邈《千金方》、朱肱《活人书》、庞安常《总病论》和与郭同时的名医常器之[24]的学说，有合于仲景论的，分别补入，是曰《补亡论》。其第一卷设为问答，以"伤寒名例"居前，附以叙论、治法及刺热等法。第二、三卷为辨脉、平脉法。第四卷首叙六经统论，继之以太阳六经证治。第五、六、七各卷，都是仲景原论，这几卷里面，补入庞安常、常器之两家之说最多。第八至十二卷，叙汗吐下温灸刺及用水用火之法。第十三至十八卷叙两感、阴阳易、病后劳复等二十余种证，以及类似伤寒诸证。第十九、二十卷叙妇人、小儿伤寒并痘疹诸证。要之，郭氏于仲景论虽无甚发明，但汇集诸家之说从而整理之，郭氏实肇其端。

杨士瀛《伤寒类书活人总括》七卷，吸取仲景平脉、辨脉的精神，以《伤寒》《金匮》所述的常见症状为主，就各个症状而分辨其应主的方治。如发热多见于三阳经，太阳发热则恶寒，阳明发热则自汗，少阳发热则干呕。太阳发热，表热而里不热；阳明发热，则里热盛而达于表；少阳发热，在二阳三阴之间，必轻于纯在表或纯在里者。太阳之热当温散，阳明之热当寒攻，少阳之热当和解。太阴厥阴皆不发热，只是少阴有反热二证，虽发热，终于是脉沉或下利手足冷。因而他在这篇辨发热的前端便冠以歌括一首云："发热初阳冷必生，阳明发热汗之形；少阳脉细仍兼呕，反热而沉属肾经。"他如潮热、寒热、恶风、恶寒诸证，无不如此分辨，无不冠以歌括，与《活人书》同样重在分辨脉证分治，不过《活人书》为问答体，本书则先以歌括提其要，再从而细细分辨。其第一、二、三数卷，从伤寒证治总的方面分析，尤具要领。

以上七家，为两宋研究《伤寒论》最有代表性的人物。成无己以"经"注"论"，并从每个症状明辨其出现于不同的证候。韩祗和偏重伤寒的辨脉和发病的节令，而测其病机的所在以制方。朱肱既从经络、阴阳、表里以概伤寒之全，又从主要症状而分辨其证候之所属。许叔微以平脉辨证为主，尤注意于仲景方的辨证使用。庞安常颇重视伤寒阳气之被折，并随气运变化而论伤寒、暑病、温病方治的各异。郭雍汇集诸家之论，谓为足补仲景亡失，而创整理《伤寒论》的先河。杨士瀛以《活人书》的辨证方法为主，复为韵语括其纲要。凡此，虽各有其特点，或者亦偶有私淑，如许叔微之于成无己、朱肱，郭雍之于朱肱、庞安常、常器之等，但是还没有形成学术上的流派。

四

那么，治伤寒学的流派，应该是从什么时候开始呢？据初步的窥测，明代方中行氏侈言《伤寒论》的错简，实开其端。方氏为明万历间新安人，著《伤寒论条辨》八卷。他认为不仅《伤寒论》代远年湮，早已失其旧观，即是王叔和所编次的，亦为后人所纷更，要想彻底研究《伤寒论》，首要"心仲景之心，志仲景之志"，以求合于仲景之道，而使"协陟重明"。换言之，就是要把错简不堪的《伤寒论》，按照仲景的本来意思，加以移整考订，而反还其本来面目。他说：

愚自受读以来，沉潜涵泳，反复细绎，窃怪简编条册，颠倒错乱殊甚；盖编始虽由于叔和，而源流已远，中间时异世殊，不无蠹残人弊；而注家则置弗理会，但徒依文顺释，至历扞格聱牙，则又掇拾假借以牵合。于是不惮险遐，多方博访，广益见闻，虑积久长，晚忽豁悟，乃出所日得，重考修辑，属草于万历壬午，成于去岁己丑，凡若干言，移整若干条，考订若干字。曰伤寒论者，仲景之遗书也，条辨者，正叔和故方位，而条还之之谓也。（《伤寒论条辨》跋）

的确，在方氏以前，注《伤寒论》的已近百家，却少有谈到错简这个问题，正如他所指责的"注家弗置理会"。而方氏又用的什么方法来移整错简呢？他认为旧本卷一的"辨脉法""平脉法"、卷二的"伤寒例"、卷七到卷十汗吐下可不可诸篇，都是王叔和"述仲景之言，附己意以为赞经之辞，譬则翼焉传类也"。但篇名已非叔和之旧，而为后人所纷更。脉法两篇，虽有翼于仲景，但不能列于卷首，座置于篇末。"伤寒例"于义难通，竟削去之。六经诸篇，于太阳篇大加改订，分卫中风、寒伤营、营卫俱中伤风寒三篇，凡桂枝汤证及其变证一类的条文，列于卫中风篇，共六十六条、二十方。凡麻黄汤证及有伤寒二字列于各条之首的条文，列于寒伤营篇，共五十七条、三十二方。凡青龙汤证及脉浮紧、伤寒脉浮诸条文，列于营卫俱中伤风寒篇，共三十八条、十八方。阳明篇厘整为七十七条、十方。少阴篇九条。太阴篇九条、二方。少阴篇四十六条、十五方。厥阴篇五十四条、六方。另立辨温病风温杂病脉证并治一篇，凡二十条、三方。霍乱篇九条、三方。阴阳易差后劳复篇九条、四方。方氏认为十一篇这样的安排，便算是恢复了叔和所诠次的仲景《伤寒论》。后来西昌喻嘉言著《尚论张仲景伤寒论重篇三百九十七法》（简称《尚论篇》）四卷，认为张仲景著《卒病伤寒论》十六卷，到了晋代，其《卒病论》六卷，便已经不可复见；就是《伤寒论》十卷，亦为劫火之余，仅得之于读者口授，所以篇目便不免有先后差错了。所幸尚有三百九十七法，一百一十三方的名目，还可以为之校正。喻嘉言这种说法，与方中行虽有不同，而其言错简则一。所以他甚赞方氏的主张，并以方氏于太阳三篇，改叔和之旧，以风寒之伤营卫者分属，卓识超越前人，大得尊经之旨。因而他在方氏《条辨》的基础上，大倡三纲鼎立之说云：

夫足太阳膀胱，病主表也，而表有营卫之不同，病有风寒之各异，风则伤卫，寒则伤营，风寒兼受，则营卫两伤，三者之病，各分疆界，仲景立桂枝汤、麻黄汤、大青龙汤，鼎足三纲大法，分治三证，风伤卫则用桂枝汤；寒伤营则用麻黄汤；风寒两伤营卫，则用大青龙汤。用之得当，风寒立时解散，不劳余力矣。及有病在卫而治营，病在营而治卫，病在营卫而治其一，遗其一，与夫病已去营卫而复汗，病未去营卫而误下，以致经传错乱，展转不已，源头一差，末流百出，于是更出种种节目，辅三法而行。（《尚论篇·卷一·论太阳经伤寒证治大意》）

《伤寒论》错简已甚，而以三纲改正错简之说，方中行倡于前，喻嘉言继其后，于是此风大扇，和者竞起。如吴江张路玉的《伤寒缵论》及《绪论》，昌邑黄坤载的《伤寒悬解》，海盐吴仪洛的《伤寒分经》，吴门周禹载的《伤寒论三注》，新安程郊倩的《伤寒论后条辨》，会稽章虚谷的《伤寒论本旨》等，都是以错简言《伤寒论》的代表人物和著作。这几个人之中，张路玉、吴仪洛主要是以喻嘉言为依据的，但其间亦略有不同。如张路玉对《伤寒论》条文的释义，非常佩服喻嘉言，认为嘉言"独开生面"，因而他在《伤寒缵论》里，裁取《尚论篇》的注文特别多；惟于喻嘉言的伤寒温热不分，又大持异议，张氏不仅以"太阳病，发热而渴，不恶寒者，为温病；若发汗已，身灼热者，名曰风温；风温为病，脉阴阳俱浮，自汗出、身重、多眠睡、鼻息必鼾、语言难出……"这条为温病，即仲景的黄芩汤、白虎汤、白虎加人参汤、黄连阿胶汤、猪苓汤、猪肤汤诸证治，都是属于温热病的范畴，而非伤寒病；他这主张，又是受到刘守真的影响而来的，不过刘守真没有突出地标明温热而已。吴仪洛则尊崇喻氏备至，以为《伤寒论》经王叔和编次，把大纲混入节目之中，无可寻绎了，独喻氏能振举其大纲，次详其节目，将三百九十七法分隶于大纲之下，极得分经之妙，所以名其书曰《伤寒分经》。确实，吴书除承袭喻说而外，无甚发明，只是在仲景条文中略衬细注，就本文而联贯疏明，这样句栉字比的方法，自拟于程子的说诗。后来陈修园作《伤寒论浅注》，倒采用了这一方法。程应旄、章虚谷主要是以方中行为依据的，方氏说："读之者皆知其为《伤寒论》也，而不知其乃有所为于伤寒而立论，所论不啻伤寒而已。《本草》《素》《难》之显仁藏用者，表表然无余蕴矣，所以法而世为天下则，方而世为万病祖。"[25]而程氏亦说："《伤寒论》之有六经，非伤寒之六经也，乃因伤寒而设六经，辨以勘辖之，凡一部书，谆谆辨脉辨证，无非从伤寒确立处定局，从伤寒疑似处设防，处处是伤寒，处处非伤寒也。"[26]以《伤寒论》的辨证法括百病，应旄完全同于方氏；而条文的前后调整分篇，便大不同于方氏了。章虚谷著《伤寒本旨》，自言"余择善而从，即依方氏而分篇目"，其所依者，亦不过依其以风伤卫、寒伤营、风寒两伤营卫分篇的精神，其于条文的具体安排，亦不尽同于方氏，如辨脉平脉篇诸条，方氏仅易其篇名而另立之，虚谷则选择其中有关《伤寒论》所载病证，以及辨阴阳虚实之理的，分别插入六经篇中，其统论脉理，已具于《灵》《素》《难经》的，便削去不录了。周禹载是兼采方、喻之说的，所以他称为"三注"。但他亦有异于方、喻之说处，以条文的安排言，方、喻都以"太阳之为病，脉浮，头项强痛而恶寒"为太阳上篇首条。禹载则以"病有发热恶寒者，发于阳也；无热恶寒者，发于阴也。发于阳者七日愈，发于阴者六日愈，以阳数七，阴数六故也"为首条，以其有热证无热证，为辨阳证阴证之大纲也。就条文的释义言，方、喻解释这条，都以风伤卫、气为阳，寒伤营、血为阴；禹载则谓"阳经受病，则恶寒发热；阴经受病，则无热恶寒"。他如"病发于阳，而反下之"的结胸条文，少阴篇首"始得之，反发热，脉沉"条文等，禹载无不突破方、喻藩篱，而独辟蹊径。至其六经分篇，大体虽本于方、喻，而每篇又首揭经脉环周之理，为各立说，打下根基，也不同于方、喻了。黄坤载治古医经，无不以错简为言，如《素问悬解》《灵枢悬解》《难经悬解》等都是，《伤寒论》错简之说方、喻已倡于前，黄氏和之，更为激

医学流派

烈，移动诸条文，出入于方、喻之间，自谓："于破裂纷乱之中，条分缕晰，复其次第之旧；纵与仲景篇次，未必悉合，然原委明白，脉络清楚，伤寒之理著，而仲景之法传矣。"[27]黄氏虽言错简，而与以上诸家的最大不同处，即畅发五运六气之义，以究伤寒脏腑、经络、营卫、表里、阴阳、寒热、虚实诸病变，在这方面持论颇高，实为诸家所未及。

要之，持错简论诸家，无不集矢于王叔和与成无己，甚至于对林亿等校书的宋臣，亦大肆攻击。平心而论，诸家于《伤寒论》都有不同的发挥，但由于崇拜"圣人"之念过深，以为仲景皆是，而叔和尽非，还是失之偏激。徐大椿说："今人必改叔和之次序，或以此条在前，或以此条在后，辄加辩驳，以为原本不如此，抑思苟无叔和，安有此书，且诸人所编，果能合仲景原文否耶！"[28]这话有些道理，改动条文，使其能更好地发挥辨证施治作用，未尝不可，欲改动条文，辄攻击前人，便没有什么意义，何况王叔和未必曾编次《伤寒论》呢？[29]成无己之注，不仅不能一概抹煞，其中确有不少是注得很好的。他又是第一个注《伤寒论》者，其首创的功绩，尤未可遽没。当然，方中行首倡错简，亦不是凭空臆说，如王履计算伤寒三百九十七法之数，反复不符合，便已提出"《伤寒论》并非全书"[30]的说法了。

五

治《伤寒论》持错简一派的学者们，无论他们之间的不同见解怎么样，其驳斥王叔和，讥议成无己则一。但是，与他们相反，尊奉王叔和，赞赏成无己的，亦大有人在。"尊王赞成"的中心思想，认为王叔和不仅没有乱于仲景，而且把仲景学说流传下来了，实为仲景的大功臣。成无己不仅没有曲解仲景之说，而且引经析义，实为诸注家所不胜。因此，所流传的旧本《伤寒论》，不能随便取去、任意移动，才能保持它完整的思想体系。持此论最力者，推钱塘张卿子氏。他说："仲景之书，精入无伦，非善读，未免滞于语下。诸家论述，各有发明，而聊摄成氏引经析义，尤称详洽，初学不能舍此索途也，悉依旧本，不敢去取。"[31]

张氏所编的一部《伤寒论》，自辨脉、平脉、伤寒例，以至六经、霍乱、阴阳易、汗吐下可不可诸篇次第，悉仍其旧，即无己诸注，亦一字未动，只是在一部分成注之后，增列朱肱、叔微、潜善、洁古、安常、东垣、丹溪、安道、三阳、宇泰诸家之说而已。所以张卿子实为尊王叔和赞成无己的最典型人物。张氏之学，继传之张志聪、张令韶，这是一般盛称的钱塘二张，二张虽受业于卿子，但青出于蓝，实驾卿子而上之，其立论亦与卿子有所不同。分述如下。

张志聪著有《伤寒论宗印》《伤寒论纲目》《伤寒论集注》三种。《宗印》八卷作得最早，《纲目》未见有传本，《集注》是他晚年作的，未曾完稿，便已死去，后来是由高士宗给他完成的。但张志聪自称《集注》是他的定本，"不容一字稍殊"[32]。而高士宗亦称其"伤寒之理，至暮年益精"[33]。因此，便以《伤寒论集注》为他的代表作，并藉以分析其论点。志聪认为王叔和序例自称热病，证候既非，条例又非，大纲与本论，且相矛盾，因而他在《宗印》里把叔和序例改附篇末，在《集注》里竟将序例删剔去了。成无己阐发风伤卫、寒伤营之说，而以脉缓、脉紧、恶风、恶寒、有汗、无汗，分列桂枝、麻黄两大证，与风寒两感、营卫俱伤的大青龙证鼎足而三，志聪亦竭力反对，说明他是不完全"尊王叔和赞成无己"的，这与张卿子大异。六经编次，自有条理贯通不容妄为诠次，这一点是与张卿子相同的，至于说明六经编次条理贯通之理，则又为张卿子所不及了。

兹就张书所述，撮其逐条联贯之义如次（逐条码次，据重庆中医学会编注本）。

辨太阳病脉篇第一：第1至5条，言太阳受风寒之邪，而传阴传阳之义；第6条，言寒邪伏匿而变为温病；第7条，言太阳少阴之标阳标阴为病；第8条，论太阳为诸阳之首，六气运行，七日来复环转之无端；第9条，论太阳病得天时之助，则正气盛而邪病解；第10条，论阳得阴则解；第11条，言太阳之根于少阴；第12条，论风邪薄于太阳通体之肌表，而为桂枝汤证；第13至19条，明桂枝本为解肌之义；第20至30条，论太阳之气从肤表而肌腠，从肌腠而外行于三阳，内行于三阴，有出有入，有升有降；第31至34条，论太阳分部之表，阳邪薄之，而循经下入；第35条，论伤寒太阳通体之表气，而为麻黄汤证；第36条，论太阳之气合于阳所主之分，从太阳之表治；第37条，言太阳、少阴之气合于肌表，并主神机出入之义；第38条，论风伤太阳，而内干少阴之气化；第39条，言寒伤太阳，而内干太阴之气化；

第 40 至 41 条，伤太阳正气，不能运行出入之证；第 42 至 57 条，论桂枝、麻黄二汤各有所主，为发汗之纲领，言邪有在表在肌之浅深，汗有津液血液之变化；第 58 至 70 条；言发汗吐下后，虽亡血亡津液，若阴阳和者必自愈；第 71 至 76 条"必吐下不止"句，言发汗后不能转输其津液，以致胃中干燥烦渴者；第 76 条"发汗吐下后"句起至 81 条，论栀子汤之证治。

辨太阳病脉篇第二：第 82 至 89 条，言汗后变证；第 90 至 95 条，论太阳之气从内而出，复从表而入，由升而降，复由降而升，病气因正气之出入，即可从内外以分消，故有先汗复下，先下复汗之法；第 96 至 109 条，论柴胡汤之证治；第 110 至 119 条，论火攻之误；第 120 至 123 条，论吐之之过，而有邪正虚实之分；第 124 至 127 条，从小便验血证；第 128 至 137 条，论太阳之结胸，不同于少阴之脏结痞气，阳气受病，而为大陷胸汤之证；第 138 至 150 条，论经脉结邪，或涉心主络脉，或干厥阴血分，或病少阴心气，皆为小结胸证，与大结胸之在气分而从胸膈出入者稍异；第 151 至 167 条，论痞证，其中有虚实寒热之分、三阴三阳之别；第 168 至 178 条，言风寒湿热燥火六气，而归于经脉之义。

辨阳明病脉证篇：第 179 条，言阳明从太、少两阳而生，故有三者之阳明；第 180 条，论胃家乃阳明之为病，而非阳明之正气；第 181 至 186 条，论阳明之气达于肌表，而外行于三阳；第 187 至 192 条，论阳明之气，内合太阴，而入于三阴；第 193 条，言阳明病得旺时而解；第 194 至 196 条，言胃腑虚而后经脉虚、经脉虚而后皮腠虚之病变；第 197 至 203 条，言阳明秋金之气，外合于肺，而行于四旁，达于上下，周于内外，而复归于中土；第 204 至 209 条，论不可攻证，及可攻之证，亦必详胃气为先务；第 210 至 221 条，论谵语；第 222 至 224 条，申言栀子豉汤证之变化；第 225 至 227 条，辨阳明胃土寒热两证；第 228 至 232，论阳明之气内通于心胸腹胃，凭胁而枢转于外内之义；第 233 条，言邪气入于胃下之大肠，无关心胸胁腹之证；第 234 至 237 条，论阳明之气外合于太阳；第 238 至 242 条，论大承气汤上承烦热，而下行燥屎之义；第 243 条，论阳明中土虚寒；第 244 至 251 条，论胃家实证有太阳阳明归于脾约，少阳阳明归于燥烦之分；第 253 至 255 条，论阳明悍热之气，慓悍猛烈；第 256 至 258 条，论阳明之入经脉，以征经气相通之义；第 259 至 262 条，论伤寒发黄，以见阳明主经脉而外合太阳，阳明主中土而内合太阴之义。

辨少阳病脉证篇：第 263 条，论少阳风火主气；第 264 条，论少阳自受之风邪；第 265 条，论少阳自受之寒邪；第 266 条，论太阳受病而转入少阳；第 267 条，总结以上四条；第 268 条，论三阳合病，而太阳阳明之气，从少阳之枢转以出入；第 269 条，论病少阳而入于少阴；第 270 条，论病少阳而不入三阴；第 271 条，少阳不入三阴之脉诊；第 272 条，少阳得旺气而病解。

辨太阴病脉证篇：第 273 条，论太阴受病，地气不升而自利自痛；第 274 条，论风为阳邪，得太阴土旺之脉而欲愈；第 275 条，太阴得土气之开而病解；第 276 条，论太阴在外主肌腠之证治；第 277 条，论太阴在内之脏寒证治；第 278 条，论太阴之脾实证治；第 279 条，论太阳邪入太阴，而脾络不通之证治；第 280 条，论客邪内实，而土气内虚之证治。

辨少阴病脉证篇：第 281 至 283 条，论少阴标本水火阴阳之气；第 284 至 286 条，言少阴不可发汗之理；第 287 至 291 条，论少阴欲解之证；第 292 至 294 条，论病少阴而及于三阳；第 295 至 300 条，言少阴阴寒为病，而涉于外内上下；第 301 至 308 条，论少阴始得之邪，不能上合太阳之阳，不能上济君火之热，随其在气在经，而施救治之法；第 309 至 313 条，论少阴神机逆于经脉而为病；第 314 至 319 条，论少阴下利四逆，有寒热之不同，不必尽属于阳虚；第 320 至 322 条，言少阴急下证；第 323 条，承上文急下，而并及于急温；第 324 至 325 条，论少阴神机，内外环境，上下无方，以终少阴标本寒热阴阳水火之义。

辨厥阴病脉证篇：第 326 条，论厥阴不从标本，从中见少阳之气化；第 327 至 330 条，申明上节大义；第 331 至 348 条，论厥热；第 349 至 357 条，论厥证；第 358 至 375 条，论厥阴下利而有阳明寒热虚实生死之不同；第 376 至 379 条，论呕证而有气血寒热之不同；第 380 条，统承厥阴篇之呕吐下利厥热，而论哕证之因胃中寒冷，而为败呃；第 381 条，论三焦气逆而为哕。

辨霍乱病脉证篇：第 382 条，言呕吐而利，是名霍乱；第 383 条，言寒邪在表而兼吐利之霍乱；第 384 条，言先霍乱，后伤寒，邪入于阴，则不可治，病在阳明，为欲愈，且人以胃气为本，能食则愈，不必专属阳明；第 385 条，论虚寒复利而亡血之证；第 386 条，言霍乱伤寒虽有寒热之殊，皆当治其脾土之义；第 387 条，论寒邪未尽之消息和解法；第 388 至 389 条，言四逆汤起下焦之生阳，而治中焦之吐利；第 390 条，言气血皆虚，而用起津汁以调和气血法；第 391 条，邪从外解，谷气内行，为胃和欲愈之证。

辨阴阳易差后劳复病脉证篇： 第 392 条，言形体虚、精气竭之阴阳易病，当从其本原而治；第 393 条，伤精伤形之证，虽有实证，亦宜和其三焦气血；第 394 至 398 条，言差后正气虚，而余邪未尽，有表里上下寒热虚实之病，而不因于劳复。

张志聪认为《伤寒论》决不是断简残篇，遽然加以条裂节割。治《伤寒论》的主要方法，应该是拈其总纲，明其大旨，从而汇节分章，使其理明义尽。以上就是张志聪所分的一百章，他这样汇节分章，总的精神，期在阐明人体"经气"的变化。他认为三阴三阳六气，在天有，在人身亦有，无病，即六气运行，上合于天，外感风寒，便以邪伤正，始则气与气相感，继则从气而入于经。懂得"经气"的道理，从而读《伤寒论》，便能因证而识正气之出入，因治而知经脉之循行，则取之有本，用之无穷了。

钱塘张锡驹著《伤寒论直解》六卷，他与张志聪为同学，其治《伤寒论》，基本上是和张志聪一致的，不过他更突出地认为《伤寒论》是治百病的全书，不仅仅是论治伤寒。他说："夫此书之旨，非特论伤寒也，风寒暑湿燥火六淫之邪，无不悉具。岂特六淫之邪而已，内而脏腑，外而形体，以及气血之生始，经俞之会通，神机之出入，阴阳之变易，六气之循环，五运之生制，上下之交合，水火之相济，实者泻之，虚者补之，寒者温之，热者清之，详细明备，至矣尽矣。"（《伤寒论直解》序）即是说：书虽以伤寒名，而脏腑经络、营卫气血、阴阳水火、寒热虚实之理，无不具备，只要神而明之，便千般疚难，如指诸掌，这一点，是读《伤寒论》最要紧的功夫。因而他对旧本《伤寒论》的看法，亦同于张志聪认为自有章节段落，起止照应，决非散叙平铺，或断简残篇之比。至于具体的分节，他虽依据张志聪的《集注》，但实际是有出入的，如张志聪殿辨脉、平脉两篇于最后，锡驹则列辨脉、平脉于篇首。太阳篇一至五条，志聪析为一章，张锡驹则第一条独立为章，第二第三条为一章，第四第五条又为一章。诸如此类，虽不必细举，但其认为《伤寒论》的首尾贯则一。

继钱塘二张反对持错简之论的，又有长乐陈修园。修园著《伤寒论浅注》六卷，全书的分章分节，亦如二张，惟将辨脉、平脉、伤寒例、痓湿暍、汗吐下可不可诸篇一概淘汰去，此后便多有所谓《伤寒论》的原文洁本出现了。陈修园对《伤寒论》虽没有什么特殊的发明，由于他的浅注，文字清爽，因而他的影响反而比二张大，正如他的学生称赞他所说："《伤寒论浅注》一书，阐幽深元妙之理，而出以布帛菽粟之言，贤愚皆可共晓。"[34]修园不仅笃守二张所分的章节，曾见疑于王安道的三百九十七法[35]，修园亦以为不容否定，他说："仲景原论，始于太阳篇，至阴阳易差后劳复止，共计三百九十七节（原注：二张于阳明篇病人无表里一节，误分为两节，今改正之），何以不言节而言法，盖节中字字是法，言法即可以该节也。"（《伤寒论浅注》目录）

每节都有法，这一点不无见地。不过，陈修园用于《伤寒论》的功夫，不在于《浅注》，而在他晚年所著的《伤寒医决串解》六卷，这书于《伤寒论》融会贯通，颇得要旨，故能综贯衍绎，既从三百多条中抽出其端绪，复于端绪中总括其纲领，可谓匠心独具。

虽然，维护《伤寒论》旧本一派的思想，并不是发创于张氏师弟，伤寒之法，可以治杂病，王好古早有是说，仲景旧论，条理相贯，首尾相应，王肯堂亦早有如是观也。

六

仲景《伤寒论》，是辨证论治的大经大法张本，因而有些治《伤寒论》的学者，且不论孰为仲景原著，孰为叔和纂集，只要有利于辨证论治的运用，其真其伪，就不是主要的问题了。主张这一派的学者，我们称他们为"辨证学派"。这一派又有三种不同的主张：有从方证立论的，以慈水柯韵伯、吴江徐大椿为代表；有从治法立论的，以虞山钱虚白、长洲尤在泾为代表；有从六经审证立论的，以檇李沈明宗、泾县包兴言为代表。分述如次。

柯韵伯著《伤寒论注》四卷，《伤寒论翼》《伤寒附翼》四卷。他认为《伤寒论》一书，自经王叔和编次后，仲景原篇，不可复见，虽章次式有混淆，距离仲景面目，还不甚远。而方中行、喻嘉言各为更定，只是于仲景愈离愈远。惟《伤寒论》里既有太阳证、桂枝证、柴胡证等词，必然它是以辨证为主，要想把《伤寒论》运用于临床，最实际的就是其中辨证的理论。因此，他主张不必孜孜于传仲景的编次，更重要的是传仲景辨证的心法。例如：太阳篇，他分列了桂枝汤、麻黄汤、葛根汤、大青龙汤、五苓散、十枣汤、陷胸汤、泻心汤、抵当汤、火逆、痉湿暑等十一证类。桂枝汤证里汇列有关的凭脉辨证十六条，桂枝坏证十八条，桂枝疑似证一条。有关桂枝证的十八方，如桂枝二麻黄一、桂枝加附子等统列于此。麻黄汤证里汇列有关麻黄汤脉证的十四条。麻黄汤、柴胡汤相关脉证一条，汗后虚证八条，麻黄汤变证四条，有关麻黄证五方，如麻黄汤、麻杏石甘汤等统列于此。其他诸证，无不如此类分条例，如栀子豉汤、瓜蒂散、白虎汤、茵陈汤、承气汤等证，便列入阳明。柴胡汤、建中汤、黄连汤、黄芩汤四证，列入少阳。三物白散证列入太阴。麻黄附子汤、附子汤、真武汤、桃花汤、四逆汤、吴茱萸汤、白通汤、黄连阿胶汤、猪苓汤、猪肤汤、四逆散等证，列入少阴。乌梅丸、白头翁汤、热厥利、复脉汤、阴阳易、诸寒热等证，列入厥阴。这就是他以证为主，汇集六经诸论，各以类从的方法。他这样分篇汇论，挈纲详目，证因类聚，方随附之，对于临证来说，是比较适用的。同时他在《论翼》里，将全论大法、六经病解、六经正义，以及合并、风寒、温暑、痉湿等问题，都做了仔细的分析，足以启发学思。惟其对原文做了过多的删削修改，不免掺入许多主观意识，颇为人病。

徐大椿著《伤寒论类方》一卷，他以为王叔和既说搜采仲景旧论，则知《伤寒论》当时已无成书，所搜集的，虽然分定六经，而语无诠次，如阳经中多阴经治法，阴经中多阳经治法，参错本来不一。而后人各生议论，每成一书，必前后更易数条，各是其是，终无定论。其实仲景当时著书，亦不过随证立方，本无一定的次序。所以他便不类经而类方，因为方的治病有定律，而病的变化无定律，只要掌握了一定的方治，任随病的千变万化，亦应用不爽了。于是他把一百十三方分作桂枝汤、麻黄汤、葛根汤、柴胡汤、栀子汤、承气汤、泻心汤、白虎汤、五苓汤、四逆汤、理中汤、杂方等十二类。每一类先定主方，如桂枝汤类即以桂枝汤为主方，麻黄汤类即以麻黄汤为主方，主方之后，随即列入同类诸方，如桂枝加附子、桂枝加桂等十八方，统列于桂枝汤类，麻杏石甘、大小青龙等五方，列于麻黄汤类。每一方后都列入该方主治证的经文。他和柯韵伯的不同点是：韵伯的分经类证，以方名证；大椿是据方分证，方不分经。这两种方法，对于临证，都是适用的。徐氏还著有《六经病解》一卷、《伤寒约编》六卷（本为一书，后人为之分割），不仅是分经辨证，更掺入时方了。

钱虚白著《伤寒溯源集》十卷，它本名叫作《重编张仲景伤寒论证治发明溯源集》。钱氏治《伤寒论》，主要是以各经的证治为依据。如太阳上篇，主要是分析中风证治，并从中风正治、太阳坏病、中风失治、中风火劫、中风误吐、中风误汗、汗下颠倒、中风误下、中风蓄血等九个方面分析了《伤寒论》中整个中风证治的内容。太阳中篇，主要是分析伤寒证治，是从伤寒正治、伤寒失治、伤寒禁汗、伤寒误汗、伤寒误下、伤寒蓄血等六个方面来分析的。太阳下篇，主要分析风寒两伤营卫证治，约从风寒并感证治、风寒火劫、心下水气、证象阳旦、邪传阳明五个方面分析。如"太阳病，头痛发热，汗出恶风者，桂枝汤主之"这是中风正治法。"太阳病，三日已发汗，若吐若下若温针仍不解者，此为坏病，桂枝不中与也，观其脉证，知犯何逆，随证治之"这是太阳坏病。"中风发热，六七日不解而烦，有表里证，渴欲饮水，水入即吐者，名曰水逆，五苓散主之"这是中风失治证。他把《伤寒论》条文，都用辨证论治的方法来分编，其三纲分篇，虽未免套入方、喻橐曰，而以证治为分植条文的基础，仍是合乎实际的。

踵钱虚白而从治法立论者，厥为尤在泾。尤氏著《伤寒贯珠集》八卷，全书各篇分立正治法、权变法、斡旋法、救逆法、类病法、明辨法、杂治法等，为其组编的骨干。如太阳篇，分作太阳正治法、太阳权变法、太阳斡旋法、太阳救逆法、太阳类病法五章。阳明篇分作阳明正治法、阳明明辨法、阳明杂治法三章。少阳篇分作少阳正治法、少阳权变法、少阳刺法三章。三阴诸篇，无不如此辨法分条。如治伤寒者，审其脉之或缓或紧，辨其证之有汗无汗，从而用桂枝麻黄等法以解之，这是正治法。顾人体有虚实之殊，脏腑有阴阳之异，是虽同为伤寒之候，不得迳用麻桂法，必须考虑到小建中、炙甘草、大小青龙等汤，这是权变法。治疗中常常有过与不及的流弊，或汗出不彻，或汗多亡阳，因而又有更发汗以及温经等法，这是斡旋法。不幸而误治，或当汗而反下，或既下而复汗，致成结胸、协热下利等证，于是乎有大小陷胸、诸泻心汤等方法，是为救逆法。太阳受邪，绝非一种，如风温、温病、风湿、中暍等，形与伤寒相似，治则不能雷同，而有麻黄、白术、瓜蒂、人参、白虎等方治，这是类病法。尤氏通过实践，从伤寒条文中体会出仲景的种种立法，令人一目了然，极易掌握，实有惠于后学不少。

沈明宗著《伤寒六经辨证治法》八卷。沈氏以仲景辨别营卫风寒，表里阴阳，虚实标本，而立汗吐下和温之法，法度是谨严的，但只要辨证的确，即以六经风伤卫篇，推治三时感冒表里虚实之病，一样能够取得效验。因而治《伤寒论》的方法，主要是明确六经辨证，如他在太阳上篇列风伤卫证，便首以脉证正治诸法，冠于篇首，汗吐下温针误治之法隶于后。太阳中篇列寒伤营证，寒主阴凝，故以麻黄汤伐营之法为主，至汗之多少、太过不及诸病变，亦以次出于这篇。太阳中篇列风寒两伤营卫、大青龙汤的证例，但其中应分辨风多寒少，或寒多风少，或治风遗寒，或治寒遗风诸证，必须于此明辨。阳明上篇列太阳阳明，从太阳治诸证。阳明中篇列正阳阳明，当从下夺诸证。阳明下篇列少阳阳明，而从少阳治诸证。少阳篇列和解表里，及表里偏多偏少诸证。太阴篇列经脏虚寒诸证治。少阴篇列阴阳虚损诸证治。厥阴篇列土木互乘诸证治。总之，沈氏六经辨证，主要是从六经的特点，挈其纲领而已。

包兴言著《伤寒审证表》一卷，他本来是私淑黄坤载的，他的六经审证方法，较沈氏更为简当，颇有同于陈修园的《医诀》。太阳经分作本病中风、本病伤寒、兼病、阳盛入腑、阴盛入脏、坏病、不治病、方药等七项。阳明经分作腑病连经、腑病、虚证、不治病、方药五项。少阳经分作经病、本病、入阳明病、入三阴病、坏病、方药六项。太阴经分作脏病连经、脏病，方药三项。少阴经分作脏病连经、脏病、不治病、方药四项。厥阴经亦分作脏病连经、脏病、不治病、方药四项。钩元提要，证候毕呈，实具有由博返约功夫。治《伤寒论》言辨证者，固不乏人，其中较著的，莫逾于此。

七

由于《伤寒论》是中医辨证论治最有系统的唯一典籍，有法有方，能直接指导临床实践，清代《医宗金鉴》尊《伤寒论》为医学圣书，是有一定道理的。在历史上轻视或毁谤《伤寒论》的，亦不过仅有窦材、王清任[36]之流一二人而已。这样一部具有经典价值的书籍，究竟用什么方法研究才好，大家是有不同意见的。浅薄的我，特就学习所及，略述古人治《伤寒论》的崖略如此，或有助于大家的参考而已。

参考文献

［1］王冰注云："脏腑相应俱受寒，谓之两感。"而《热论篇》亦云："两感于寒者，病一日则巨阳与少阳俱病；二日则阳明与太阴俱病；三日则少阳与厥阴俱病，五脏已伤，六腑不通，营卫不行，如是之说，三日乃死。"

［2］见《外台秘要方》第一卷首篇。

［3］见《千金要方》卷三十一第十三页（《道藏》本）。

［4］见《外台秘要方》第一卷一页。

［5］见《千金要方》卷二十九第三第四页（《道藏》本）。

［6］见《千金要方》卷二十九第六页（《道藏》本）。

［7］见《外台秘要方》第一卷五页，第二卷伤寒下诸病门。

［8］见《外台秘要方》第一卷六、十八、十九页，第二卷伤寒下诸病门。

［9］见《外台秘要方》第一卷八页。

［10］见《外台秘要方》第一卷十七、十八页，第二卷伤寒下诸病门。

［11］见《外台秘要方》第一卷二十页，第二卷伤寒下诸病门。

［12］见《外台秘要方》第一卷二十九至三十三页，第二卷伤寒下诸病门。

［13］见《外台秘要方》第一卷三十四至三十六页，第二卷伤寒下诸病门。

［14］见《外台秘要方》第一卷三十七至三十九页，第二卷伤寒下诸病门。

［15］见《千金翼方》卷九。

［16］见《注解伤寒论》卷一辨脉法第一。

［17］见汪琥《伤寒论辨证广注》凡例。

［18］见《伤寒微旨论》卷上可汗篇。

［19］见《伤寒微旨论》卷上可下篇。

［20］见《伤寒微旨论》卷上治病随证加减药篇。

［21］见《医学源流论》卷下活人书论。

［22］见《南阳活人书》卷二，十七问。

［23］见《伤寒总病论》卷一叙论。

［24］常器之，北宋名医，南渡之后犹健在，郭氏当得其指授者。

［25］见《伤寒论条辨》序。

［26］见《伤寒论后条辨》辨伤寒论二。

［27］见《伤寒悬解》卷首仲景微旨。

［28］见《医学源流论》卷下伤寒论论。

［29］参看任应秋《伤寒论语释》十二至十三页。

［30］《溯洄集》伤寒三百九十七法辨云："夫伤寒论，仲景之所作也，至叔和时，已多散落，虽叔和搜采成书，终不能复其旧，然则，今之所传者，非全也，明矣。"

［31］见张卿子《伤寒论》凡例。

［32］见《伤寒论集注》凡例。

［33］见高世栻序。

［34］见《伤寒论浅注》黄弈润跋。

［35］见王履《溯洄集》。

［36］见《扁鹊新书》奏玉帝青词，《医林改错》辨方效经错之源。

论温热学派

（1963 年 9 月）

《难经·五十八难》中说："伤寒有五，有中风、有伤寒、有湿温、有热病、有温病。"温热病竟达伤寒的五分之三，可见它在古代的发病率是很高的。《素问·六元正纪大论》中说："丑未之纪……二之气……温厉大行，远近咸若。"说明有的温热病还是具有流行性的。《灵枢·热病》中对温热病的发病、病机、诊断、辨证、治法各个方面，都做了较详细地阐述，迨秦汉以下诸家，对温热理论有所阐发，或从病机、或从辨证、或从论治方面大加发挥，迄于宋代，温热病的理论体系已初具规模了。

一、温热学派肇始河间

由于赵宋南渡以后，中国广大的北方动荡不安，热性疾病流行甚烈。而当时盛行的《和剂局方》又偏重于温热治法，这时刘完素突起于河间，据《素问·至真要大论》中的病机十九条多言火热，而倡言"六气皆从火化"之说。热甚而生风邪，火热能生湿土，热盛津伤则化燥，寒气怫郁反成热，则热为诸病之薮矣。因此刘完素据《素问·热论》认为："辨伤寒阴阳之异证者，是以邪热在表，腑病为阳，邪热在里，脏病为阴。"《内经》既称"伤寒"为"热病"，便只能作热治，不能从寒医。他的主张是：热在表也，首应以甘草、滑石、葱、豉等药以发散之，庶使热去，而不助邪；假使阳热郁遏于表，虽恶寒战栗，亦是郁甚之假象，应以石膏、滑石、葱、豉等开散其郁结；表证而兼内热的，更宜用表里双解的方法，如防风通圣散、双解散之类，或用天水一凉膈半，或天水凉膈各半等方，以散风壅，开结滞，使气血宣通，表里之热自解；表证已解，汗出而热不退者，是为里热郁结，无论风、寒、暑、湿，有汗、无汗，内外诸邪所伤，只要有可下之证，如症见目睛不了了、腹满实痛、烦渴、谵妄、脉沉实等，均可用大承气汤、三一承气汤下其里热；如热毒积深，而现遍身青冷疼痛、咽干或痛、腹满实痛、闷乱喘息、脉象沉细，是为蓄热深入、阳厥阴伤之象，非一般攻下所可解者，则必须和黄连解毒汤配合使用；或有大下之后，热势尚炽，不能更下，或下后湿热内甚，而下利不止，亦宜黄连解毒汤清其余热，必要时还可济以养阴诸品。这是刘河间治热病的基本方法，而以《伤寒直格》《伤寒标本心法类萃》两书为其代表。刘氏还著有《三消论》一卷，畅发热甚伤津之变，而立神白散、人参散、三黄丸诸方，虽所言者为渴病，而对温热治法大有参考价值，叶天士盛称的"河间三焦立法"，盖即指此。

与河间同时代，有平阳马宗素者，大阐"河间六经传受皆是热证而非阴寒"之说，认为《素问·热论》之外，更无说伤寒之证，故河间之双解散为三阳经可汗之总方，三一承气汤为三阴经可下之总方；阴阳训表里，为一经（指《素问·热论》）之大节目，前三日三阳病在表，故当汗之，后三日三阴病在里，故当下之。这个理论，是和《素问·热论》所谓"其未满三日者，可汗而已，其满三日者，可泄而已"是一致的。马氏并据此大肆反对朱肱《活人书》以寒热释阴阳之非，以及世俗恶寒好热，以致耗损阴气，而衰竭津液之误，则河间伤寒应从热病治之说，日益扶遥直上矣。马氏诸说，尽见于所著《伤寒医鉴》中。

嗣有都梁镏洪者，亦私淑河间之学，而成《伤寒心要》一书。仍以伤寒为热病，治热病之法，惟有表里二途。因于寒而病在表，可用双解散连进发汗；病在里，用三一承气合解毒汤下之；在半表里，以小柴胡合凉膈散和解。

因于风而病在表，双解散去麻黄以汗之；病在里，用承气合解毒汤下之；在半表里，白虎汤和解之。因于暑，先解以白虎汤，再以五苓散合天水散调之；里热内盛，阳厥极深者，以凉膈合解毒汤养阴退阳，宣散蓄热；阳毒生斑，用凉膈散加当归。要之，无论诸因所成之热病，亦无论热病所变之诸证，惟双解散、天水散、大小柴胡汤、黄连解毒汤等16方，已能曲尽其用，凡此诸方，均为河间所擅用者。

镇阳常德亦传河间之学，力倡寒凉药发汗攻里之妙用。他认为，世人只知桂枝、麻黄发汗，独不知凉药发汗尤能尽善，因热药汗不出反足益病，凉药发之便百无一损，故白粥配葱食，益元散加薄荷，承气汤用姜枣煎，无一而非凉药发汗之至剂；攻里之药，当用寒凉，而世人畏之，不知药随病而俱出，不曾留于腹中，有何足畏？至"承气入胃，阴盛乃亡"之说，此乃指阴实而言，阴实本不受病，何能用承气宣泄？若双解散、通圣散、益元散，各以七八分入生姜、葱白煎，解利伤寒最妙。因证在疑似之间，解表恐伤于内，攻里恐伤于表，而双解散凡表里齐见均能解利，又不两伤，故甚为得法。

以伤寒为热病之说，自刘河间据《素问·热论》倡说于前，马宗素、镏洪、常德诸家阐述于后，世遂有"外感宗仲景，热病用河间"之论，渐歧温热于伤寒之外，而河间遂成为温热学派之宗师矣。

二、温疫论的出现

温热学派形成后，复因疾病发生的地方、季节之不同，各地医家就其所历验的不同而为之阐发，遂又有继起的不同流派出现。约在明末崇祯辛巳年（1641），河南、河北、山东、浙江诸省，均先后流行温疫，尤其在这年的五六月间，特别严重，有举家感染无一幸免的。当时一般医生按伤寒之法来治疗，效果很不好。苏州太湖吴又可，乃辨其为温疫，而非伤寒，按疫施治大获奇效，乃就病温疫所感之气、所入之门、所受之处、传变之体、所用历验之法等详加发挥。

吴又可认为，疫为天地之厉气，在岁运有多少、在方隅有轻重、在四时有盛衰；其感也，无论老少强弱触之即病；邪自口鼻而入，舍于伏膂之内，去表不远，附于胃，乃表里之分界，即所谓半表半里，《内经》称之为"募原"。感之深者，中而即发；感之浅者，邪不胜正，不必遽作。其邪气渐张，营卫运行之机为邪所阻，周身阳气便郁而为热；当格阳于内，不及于表之际，亦见凛凛恶寒；及阳气渐积，郁极而通，则厥回而表里皆热，竟至但热而不寒矣。至温疫与伤寒之辨，伤寒必有感冒之因，或已发热，或未发热，必恶寒；温疫常无感冒之因，忽觉凛凛以后，但热而不恶寒。伤寒可一汗而解；温疫发散，虽汗不解。伤寒不传染；温疫能传染。伤寒之邪自毫窍而入；温疫之邪自口鼻而入。伤寒感而即发；温疫感久而后发。伤寒汗解在前；温疫汗解在后。伤寒投剂，可使立汗；温疫汗解，俟其内溃汗出，不可以期。伤寒解以发汗；温疫解以战汗。伤寒发癍则病笃；温疫发癍为外解。伤寒邪感在经，以经传经；温疫以邪在内，内溢于经，经不自传。伤寒感发甚暴；温疫多有淹缠二三日或渐加重，甚至淹缠五六日忽然加重。伤寒初起，以发表为先；温疫初起，以疏利为主等种种不同。其所同者，皆能传胃，均可用承气汤导邪而出也。治法，于初起总宜达原饮疏利之剂，使蟠踞之邪气溃散，速离募原；如渐传里，则宜三消饮以分消之。以上是吴氏论温疫的总括。其温疫之名袭自《千金方》，其义仍本叔和、时行之说；其言表里分传，远则承《素问·热论》，近则取法河间；其达原、三消二方，不外自仲景小柴胡、白虎、承气诸汤化裁而成；而河间之双解、凉膈诸法，吴氏颇有所获；吸取诸家之长而贯通之，宜其卓然成家，为治温疫之矜式。其所著《温疫论》，于寒疫阴证付之缺如，亦不过为其所见所治者，固如是耳。

继吴又可而起者，则有江宁戴天章。戴氏以通儒而邃于医学，竟称"温疫"为"瘟疫"。戴氏认为，瘟疫一病自古有之，如大青龙汤、阳旦汤、越婢汤、黄芩汤、白虎汤、大小柴胡汤、三承气汤、麻黄升麻汤诸方之证，均有瘟疫的见症，只是没有瘟疫的名称而已。甚至刘河间、张元素、李东垣诸书中，亦有治瘟疫的方法，惜其仍不名瘟疫。至吴又可的《温疫论》出现后，治疗瘟疫的方法逐渐完备了。戴氏便以《温疫论》为蓝本，力从辨证方面大加阐发，他在《广瘟疫论》中，力主瘟疫之通体异于伤寒，而尤慎辨于见症之始，首增辨气、辨色、辨脉、辨舌、辨神等篇，于瘟疫的辨证别有神悟，而于汗、下、清、和诸法施治，其辨证既极精到，而立法遣方又颇兼赅，实不愧为治瘟疫之大家。

与戴天章同时而稍后者，则有常州余师愚。余氏生当乾隆之际，先后在甲申、戊子诸年，均经流行大疫。患者初起时，先恶寒而后发热，伴有头痛如劈、腰如被杖、腹如搅肠、呕泄兼作等症，随即斑疹遍体，或红、或紫、或赤、或黑，要不外乎气运之淫热，内入于胃，敷布于十二经所致。余氏倡用石膏重剂，直入戊己之法。他认为：瘟既曰毒，其为火也明矣，燥万物者莫熯乎火；火者疹之根，疹者火之苗，如其苗之外透，非滋润其根，不能畅茂；石膏者寒水也，以寒胜热，以水克火，便制以石膏为主的清瘟败毒饮，以泻十二经表里之火，名闻遐迩。余师愚的这一学说思想，仍是在刘河间、吴又可的火热、温疫两论的基础上发展起来的。其不同者：刘河间之火热别阴阳而不言疫，吴又可之温疫首募原而传于胃，余师愚言疫而不别阴阳重胃而不及募原，是其大较也。

吴又可多主攻，欲以去募原之邪；余师愚多主清，志在解十二经之热；戴天章则辛温、辛凉并用，不排斥寒疫之说。但三人均以温热为疫气，即陆九芝所谓"温瘟不分"是也。

三、温热学派的发展

自清中叶，医家于温热治法最所殚心，尤以吴中的叶桂为卓然大家。叶桂，字天士，号香岩，康乾间人，以优于治温热病闻名。他首先着重阐发"新感温病"，认为新感温热与伤寒虽同属外感，但其间是有差别的。温邪上受，首先犯肺，逆传心包；肺主气属卫，心主血属营，辨营卫气血虽与伤寒同，若论治法则与伤寒大异。盖伤寒之邪，留恋在表，然后化热入里；温邪则化热最速，未传心包，热已在肺。故于温病宜辛凉轻剂，或透风于热外，或渗湿于热下以解之。且寒邪主敛，其入以渐，进一境即转一象，因而变证特多；温邪主开，重门洞辟，初病则常兼二三经，再传而六经已毕，所以变证独少。

叶天士认为，积久不解，尤易化热入营，而为种种病变，是为辨治温热最切要的关键。因温热多耗阴液，阴液既伤，或邪热内扰而烦乱不寐，或营热郁表而隐隐发癍，胃阴不足者则胃津先亡，肾阴素亏者必肾水先竭，故保津护液，凉血清热，实为治疗邪热入营之要务。但同一保津护液，又当择其主要之所在而治之。如伤胃者，治宜甘寒；肾亏者，酌用咸寒。若温邪始终羁留气分而不入营者，便不宜过早清营，以免引狼入室，只可促其战汗而解；

若正虚邪实，一战未解，再期战汗而愈者，亦复有之。如此治疗大法，叶氏之前所未有也。

叶天士还认为，伤寒病的少阳是表里之半，温热病的三焦是上下之半，以其位置均介乎两者之间，所以具有同样意义，但于治疗上则大有不同。病在少阳，当和解表里；病在三焦，当上下分消。而上下分消，也要深察其在卫、气、营、血之分而治之，卫之后方言气，营之后方言血。温热病的发展和转变，虽有其由浅入深，从上到下的规律，然于临证时仍须审察证情的先后缓急，灵活地进行治疗。总之，重点是在卫分者可以汗解，在气分者可以清气，初入营分还须清气透营，既入血分方可凉血散血。惟温热毕竟属阳邪，故通阳不在辛温而在疏利，救阴不宜补血而在生津。更有邪入三焦，不从外解而结于里时，治法在原则上固与杂病相同，惟于具体措施也有其一定的区别。如伤寒、温热均可传入阳明，均可形成下证，但以寒温性质不同，所挟兼气亦异。伤寒及其传里寒已化热，则必灼津成燥，故宜急下存阴；而温病之热，大多挟湿内搏，湿性濡滞，得之缓而去之亦缓，故宜边清边下而不宜急攻。伤寒一下便溏为邪尽，温热便溏为湿浊未尽，直到粪便转硬方谓无湿。这是伤寒温热邪结于里以后的最大不同点。

由此可知，温热辨治之学到了叶桂，不仅有很大提高，并已形成卓越的理论体系。叶氏之说仅见于《温证论治》中。华岫云《续临证指南》亦首列是编名"温热论"，章虚谷复以之载于所著之《伤寒论本旨》中，迨王孟英出，又将叶氏之论刊入《温热经纬》，叶氏之说便不胫而走矣。

最服膺叶桂温热之说的，首推淮阴吴瑭。吴瑭，字鞠通，他在治疗温热病过程中，于王安道、吴又可诸家温病之说，都曾致力研究，独谓叶氏持论平正、立法精细，复鉴于叶氏立论甚简，而经验独富，乃于叶氏医案勤加探讨，并考之《内经》，参以心得，终于著成《温病条辨》一书，而为论温热病有专书之始。

《温病条辨》的内容，基本是以叶桂之学说为骨干的。例如《温病条辨》中"凡病温者，始于上焦，在手太阴""邪入心包，舌蹇肢厥，牛黄丸主之，紫雪丹亦主之"皆由叶氏"温邪上受，首先犯肺，逆传心包"之说化裁而成。吴瑭于温病初起采用轻、平、重三种辛凉剂，亦源于叶氏"温邪热变最速，未传心包，邪尚在肺，肺主气，其合皮毛，故在表初用辛凉轻剂"之说，而更别其邪气之轻重不同，予以轻重不同之处理方法。《温病条辨》凡用198方，除采录《伤寒论》诸方外，其中整理和总结叶氏的经验方实不少。如桑菊饮是由《临证指南·风温门》秦某的处方演变而来，其方有石膏、甘草、薄荷、桑叶、杏仁、连翘等；又如清宫汤，亦由《临证指南·温热门》马某的处方变化而来，其方有犀角、竹叶、连翘、元参、丹皮、生地等。可见吴瑭于叶氏之学确得其精髓。

叶氏于温热立三焦之治，吴瑭更进而以三焦分证，借以识别温热病变之过程。他说："温病由口鼻而入，鼻气通于肺，口气通于胃，肺病逆传则为心包。上焦病不治，则传中焦，胃与脾也；中焦病不治，即传下焦，肝与肾也。始上焦，终下焦，但初受之时，断不可以辛温发其阳也。"（《温病条辨·中焦》）

吴瑭在整理叶桂经验的同时，还总结出清络、清营、育阴诸法。清络，用辛凉芳香之品，凡暑热浊邪入于诸络而不清者宜之，其治暑温汗后之清络饮最足代表；清营，用咸寒苦甘之品，凡邪热入营，而欲保离中之阴者宜之，其治手太阴温病舌绛而干、手厥阴暑温烦渴舌赤之清营汤最足代表；育阴，用甘润存津之品，凡热邪劫阴，津液枯竭，虚热犹盛者宜之，其治下焦温病之加减诸甲复脉汤最足代表。大凡温热邪气入络，不治于早，其入必深，其去愈滞，渐及于营，则津伤神昏诸症必相继而来，阴津既耗，则热毒必结，而阴阳脱离险象所从生，故清络、清营、育阴三法在治疗温病中甚为吃紧。吴瑭在其著作中将这三法最有条理地总结出来，这对温热病治疗的贡献是很大的。自此以后，叶桂的温热学说，几乎完全以吴书为代表了。

要之，叶氏倡于前，吴氏成于后，前作后继，与有功焉。

四、湿热论的出现

与叶桂的《温证论治》齐名的，有所谓《湿热条辨》者，首刊于舒松摩《医师秘笈》中，凡35条，谓为薛生白所作。其后有多种刻本，王孟英《温热经纬》所刻，云得之友人顾听泉，听泉得之吴人陈竹垞钞本，凡46条，与吴氏所刻又异，为诸本之最多者。章虚谷附刻于《伤寒论本旨》后者，亦仅有35条，径称"薛生白湿热条辨"。惟薛生白曾孙薛启自述其先世事迹，谓薛生白不屑以医见，故无成书，则《湿热条辨》是否为生白所作，究无从考查；但经辗转钞刻流传，其影响甚远。如清末元锡王泰林亦卓然大家，谓"一瓢先生湿热论，独具卓识"，并成《薛氏湿热论歌诀》33 首刊行，则诵习《湿热论》者益夥矣。

《湿热条辨》的主张，谓湿热病乃湿热二气，氤氲为病，既不同于伤寒，亦不同于温病，其辨湿热病之病因有如此者。胃为戊土属阳，脾为己土属阴，阳土盛常化而为热，阴土盛则化而为湿，故湿热之邪，始虽外受，终归脾胃，但亦必随人身之气而变化。凡中土之气实，即随火化而病阳明；中土之阳虚，即随湿化而病太阴。病在二经之表者，常兼乎少阳三焦；病在二经之里者，每及于厥阴风木。以少阳、厥阴同司相火，又近于脾胃，如果脾胃之湿热内郁而甚，则湿热与相火合而成亢阳之暴气，即《素问》所谓之"壮火"，元气为壮火所耗，而亢阳之暴气反充斥一身而肆逆，其蒙蔽清阳之极，故亦有暴作耳聋、干呕、发痉、发厥者，其论湿热之病机又如此。

湿热病的主要证候表现为：始恶寒，后但热不寒，伴有汗出、胸痞、舌苔白或黄、口渴不引饮、四肢倦怠、肌肉烦疼等症。其所以始恶寒者，以湿为阴邪，湿遏其阳，故始必恶寒，但恶寒而不甚，因其兼有阳热，不若伤纯阴之寒而恶之之甚也；及其湿郁热盛，则不恶寒而反恶热；不仅恶热，热在湿中，蒸湿成汗，则汗不断自肌肤而出；湿蔽清阳之部，郁而不散则胸痞；湿淫于热则舌苔白，热胜于湿则舌苔黄；热熏则津液不升而口渴；湿郁则饮邪内蓄而不引饮；阳明主乎肌肉，太阴司于四肢，湿热交蒸则肌肉烦疼，湿壅气滞则四肢倦怠。凡此均为湿热病之必见证候，而为湿热病之提纲。

湿热之邪由膜原中道而入，故治之之法，虽无表里之分，实有三焦可辨。夫热为天之阳邪，湿为地之阴气，热困湿则郁遏而不宣，故湿愈盛而热愈炽，湿得热则蒸腾而上熏，故热弥煎而湿弥横，必须用开泄之法以两分其湿热，庶可因之而轻缓。凡湿多热少者，则蒙上流下，当调三焦之气以分利其湿；湿热俱多者，则下闭上壅，而三焦俱困，当兼用开泄清涤两法，以渗其湿而泻其热；有湿无热者，能蒙蔽清阳，或阻于上，或阻于中，或阻于下，惟宜宣通阳气，清源以洁流；若湿热一合，阴从阳化，则急宜以清热为主，而使湿从热去；若木火同气，煎熬津液，热甚生风，痉厥立至者，惟宜资取于胃液，清润以熄风可矣。治湿热病之大要，略备于此。

要之，湿热之说，权衡于阴阳二邪，分辨于脾胃二经，着重于中焦分治，化裁于清渗二法。王孟英以之为暑湿，吴子音以之为湿温，体系不紊，辨治分明，用之而得其宜，故无往而不利也。

五、伤寒温病不可分论

此派之肇端，实始于叶、吴光焰万丈之时，反对叶、吴之先锋者，王朴庄为其先河也。朴庄，名丙，清代江苏吴县人，守仲景、叔和、孙思邈、成无己诸家之学，谓伤寒既言有五，则伤寒、温病不可分立，即伤寒之中实已包括温病。并谓风温一病，既见于《伤寒论·太阳》，亦见于《伤寒例》中，大抵为先伤热而后感风，或先伤风而后感热所致，《活人书》之知母干葛汤，以及栝蒌根汤等，均为正治立法。故温热病在《伤寒论》《金匮要略》《伤寒例》《脉经》《千金方》等书中，无不有其辨证施治之方法和方药，势不可能割弃诸经，而言温热独立，更不能舍诸经之法于不顾，而另言温热之治疗也。

迨后陆九芝继承王朴庄之学，首谓伤寒、温热方论，实皆在《伤寒论》中，凡病之为风、为寒，为温、为热、为湿热者，古皆谓之伤寒。又谓，温热之病本隶于《伤寒论》中，而温热之方，并不在《伤寒论》之外，而以阳明为温热之薮，并明辨"温""瘟"之不可混称，而成为反对叶、吴之劲旅。惟其据"阳明"以否定叶、吴之成就，不免失之轻率耳。

论河间学派

（1964 年 6 月）

一、运气学说的发挥

两汉以来，专门授受的医学方法，自魏晋迄唐渐失其传，其为后人所辑存者，亦不免于残阙。诚如王太仆叙《素问》所云："世本纰缪，篇目重叠，前后不伦，文义悬隔，施行不易，披会亦难，岁月既淹，袭人成弊。"故至宋代，在宋人大阐天人义理之学的影响下，咸欲不必抱残守缺，但能于学术之真，自成其说以树一帜，即后世所谓之"新学肇兴"也。

宋学的思想基础，一为《无极图》[1]，一为《先天图》[2]。《无极图》阐阴阳的变化，《先天图》发五行的衍生。斯时河间有刘完素者，既病医籍之残缺不完，复伤时医所习仅限于近代方论，而不及伏羲、神农、黄帝之书，乃拳拳于《内经》凡35年，从中悟出医家之要在于五运六气。所以他一则曰："医者唯以别阴阳虚实，最为枢要，识病之法，以其病气归于五运六气之化，明可见矣。"再则曰："夫别医者之得失，但以类推运气造化之理，而明可知矣。"[3]有人据薛时平《注释素问玄机原病式·五运主病》之语，谓刘完素讲小运而不及大运，讲主气而不讲客气。其实刘氏所著《图解素问要旨论》中分"彰释元机""五行司化""六气变用""抑怫郁发""元相胜复""六步气候""通明形气""法明标本""守正防危"等9篇，并列"五行生成数""五运正邪二化""六气司天司地""推天符岁会""六气正对比""入宫"等35图，无论大运小运、主气客气之化之变，无不毕具。

《图解素问要旨论》与刘温舒之《素问入式运气论奥》相较，《论奥》词浅，《要旨》旨深，《论奥》重法，《要旨》析理，《论奥》仅据《素问》七篇大论，《要旨》兼采《天元玉册》。因此，薛时平之说实未可凭信。即舍此专著不言，刘氏于《素问病机气宜保命集·气宜论第八》亦有"治病必明六化分治，五味五色所主，五脏所宜，五行之运行数，六气之临御化，然后明阴阳三才之数……始终之六气所司之高下，在泉浅深之胜复，左右之间同与不同，三纪太过不及之理，故可分天地之化产，民病之气宜矣"。（按李时珍《本草纲目·序例》称病机气宜保命集四卷，一名活法机要，为张元素所著。其实元刻本即署刘完素撰，书中强调五运六气及火热病机等，均为完素之学无疑。李时珍既误指李明之《活法机要》为一书，又言之无据，故甚不可从）

所谓"三纪太过不及"之理，则大运客气毕具于中，何能谓刘氏仅言小运和主气呢？惟完素深懂得《素问·至真要大论》所述运气"以所临脏位命其病"，及"以名命气，以气命处，而言其病"之旨，就其脏腑病变之所在，即知其为某气之所伤，不斤斤于图铃之推求而已。惟其如此，则知刘完素研究运气之要，可得而言者有三。一是全面发挥运气精义，以《图注素问要旨论》为代表，与《素问》七篇大论与《天元玉册》相互发挥，实为运气言理之空前杰作，虽刘温舒弗若也。二是从病机发挥运气亢害，以《素问玄机原病式》《伤寒直格》为代表，倡言五行之理，过极则胜己者反来制之之说，所谓"木极似金、金极似火、火极似水、水极似土、土极似木者也。"三是依傍宋人理学而言五运六气，以《素问病机气宜保命集》为代表，尤其是上卷的九论最是核心；如书中《原道论》说："观天之道，执天之行，尽矣。……盖天一而地二，北辨而南交，入精神之运以行矣。拟之于象，则水火也；画之于卦，则坎离也。两者相须，弥满六合，物物得之，况于人乎。盖精神生于道者也，是以上古真人，把握万象，仰观日月，呼吸元气，运气流精，脱骨换形，执天机而行六气，分地纪而运五行……此其道生之要也。"这些，无一不是宋人理学的话头；如宋代的邵康节《皇极经世·观物内》就有"天由道而生，地由道而成，人物由道而行，道为天地之本"的说法；至天一地二、南北水火等，均为《河》《洛》之事；而坎离相须，弥满六合，运气流精，脱骨换形，物物得之而生，又本于周濂溪之《太极图说》也。明此三者，完素之学斯备，而三者之微旨，又皆在发明运气，故谓完素之学，即为运气之学亦无不可。

要之，完素之学，欲以五运六气统百病，而亢害承制又为阐发运气之机要，故其辨证，颇注重于亢极则胜己来制之说。运气之中，诸气各一，火、热独居其二，《素问》的病机十九条，诸气为病俱少，独火热为病最多，故其于火热之治极为精审，于是完素之学渐次盛倡于北，与南迁之《和剂局方》，俨然成对峙之势。

二、师承授受与火热论

刘完素倡言运气，其说出自《天元玉册》与《素问》固无论矣。马宗素云："刘守真先生者，曾遇陈先生服仙酒醉，觉，得悟《素问》玄机，如越人遇长桑君。"[4]虽不知陈先生[5]为何许人，而完素亦尚有师承在也。

刘完素以《素问》之学鸣于河间，与《局方》另树一帜，自成河间学派之宗师。所授弟子见于著录者，有穆子昭、董系、马宗素、荆山浮屠诸人。锦溪野老云："友人穆子昭，乃河间门人，穆大黄之后也。"[6]锦溪野老曾从子昭处授得《三消论》，其父以善用大黄著称，则子昭亦优于治火热之胜气者欤！

董系治河间之学，于天德年间大行其道。程道济于《素问玄机原病式·序》中称其："病者生，危者安，十数年间，所获数万。"程氏曾患腰脚疼痛疾，服姜、附、硫黄诸燥热药，艾灸中脘、脐下逾二年不效，董系诊为肾经积热、气血不通，竟用辛甘寒药，泻其积热，而疾去热除，神清体健，程氏便大为之称扬，则知董系之学亦颇同于穆子昭，固为传河间辛凉之法者也。

马宗素，平阳人，自言自幼学医术，酷好《内经》《玉册》灵文，因师事守真先生门下，著《伤寒钤法》《伤寒医鉴》，盖传刘完素运气及伤寒以表里分阴阳之学者也。

荆山浮屠，不知何寺僧。"浮屠"即佛陀之异译也。仅《明史·戴思恭传》以其为河间刘守真门人，罗知悌[7]之师也。荆山浮屠之学既不可知，惟从罗知悌得而知之，罗知悌之学亦不可知，惟从朱震亨得而知之。戴良在《丹溪翁传》中云："时翁已有医名，罗故知之，翁既得见，遂北面再拜，以谒受其所教。罗遇翁亦甚欢，即授以刘、张、李诸书，为之敷扬三家之旨，而一断于经。"据此以推，则浮屠亦如其弟子罗知悌欤！完素弟子之见于著录如四子者，穆、董、马今皆无闻，独浮屠之学薪传弗替，即河间之学赖此以授受相承焉。若临川葛雍、都梁镏洪、镇阳常德均传完素伤寒之学[8]；张从正之责阳去邪，皆为私淑河间者也。

罗知悌，字敬夫，世称太无先生，钱塘人。受业于荆山浮屠之门，再传河间之学，但又旁通于张从正和李杲。河间重寒泻，从正主攻破，李杲尚温补，则知悌于河间之学已略有所变矣。

继承罗知悌者，惟朱震亨。震亨，字彦修，世居义乌之丹溪，学者称之曰丹溪翁。丹溪以刘、张的推陈致新和泻火之法有利于治疗湿热相火三气为病，李杲补中益气之法有利于治疗心肺胃脘之阳不能升举者，皆有高出前人之处，独于阴虚火亢之证无所发明，便锐意于泻相火、补阴精的研究，视之太无则又一变矣。

丹溪之弟子，有赵道震、赵以德、戴思恭、王履等。赵道震，字处仁，金华人，著有《伤寒类证》，尤精于运气，永乐丙戌修《大典·运气书》，道震董其事，似犹有河间之余绪。赵以德，号良仁，江浦人，著有《金匮方衍义》《丹溪药要》《医学宗旨》诸书，得丹溪治杂证之心传，故治疗多奇效。王履，字安道，昆山人，阐丹溪补阴、开郁之论，多有发明。戴思恭，字原礼，以气属阳，动作火，血属阴，最易亏，火动则五志俱焚，阴亏则燥热必胜，于丹溪之心法，最有领悟。原礼复传祁门汪机，机则由原礼以上溯丹溪，其补阴泻火固无论矣，治伤寒则多本于聊摄，治外科则多取于薛己，治痘疹则独辨乎魏桂岩之说，治运气更上法乎刘河间。河间之学至汪机，则力事兼博而不拘于一格者也。咸宁有刘橘泉者，亦为丹溪高弟。橘泉之学无所见，其子刘纯，字宗厚，著有《伤寒治例》《玉机微义》等，萧谦序云"以所学于师父者为其书"，则为传丹溪之学无疑矣。

尚有王纶、虞抟者，亦私淑于丹溪。王纶，字汝言，慈溪人，以外感法仲景，内伤法东垣，热病用河间，杂病用丹溪，为医道一贯之传[9]。并谓丹溪治病，不出乎气、血、痰，三者又多兼乎郁；气则仿乎四君，血则仿乎四物，痰用二陈，郁宜越鞠，四法备则用药之大要立。虞抟字天民，义乌人，以丹溪之说为主，而兼张仲景、李东垣、钱仲阳者也，故其所治杂病，虽兼有众说，一以丹溪方法、丹溪活套为标则，二子治丹溪杂病之学，于此可见一斑。

然则，河间之学，实以五运六气之讳说立，而以火热之显学用，以火热之一说倡，而以阴阳虚实、气血痰郁诸法成，凡二歧而三变。二歧者，一歧于张从正，再歧于罗知悌也。以完素六气从火说并非纯主乎攻者，而从正则惟攻是务，此一歧也；完素主乎清散，从正主乎攻破，罗知悌既承于刘、张之学，又兼采东垣法乎温补，此二歧也。三变者，一变于罗知悌，再变于朱震亨，三变于王纶、虞抟、汪机诸子也。罗知悌攻补兼用，是为一变；朱震亨倡言阳有余阴不足，是为二变；王纶、虞抟、汪机诸子兼采仲景、钱乙、东垣诸说，一断乎丹溪，是为三变。自是以后，完素火热之说不复显，丹溪气血痰郁之辨则为诸家所称道焉。

三、火热论的蜕变

火热为病实为河间学派学说之中坚。刘完素何以重视火热为病的研究呢？揆其原因不外三端。完素本为持运气之说者，五运六气，各气均一，惟火有二，盖火为阳，主动主变，而为万物生化之本也；完素亦为重视《素问》病机之说者，病机十九条，各病机均一，惟火热病机居其九，从十九条之病证分析，风湿各一，寒病四，火热病则为十五，故完素不能不重视之。

程道济云："董系于三十余年间，所疗伤寒二三日至五七日，使之和解痊安者，可四五千人，汗前汗后，诸般恶证，危笃至死，众医不救者，活及二百余人，百发百中，千不失一。"[3] 董系所疗之伤寒，即完素之热病，可见当时热病颇多，又是盛行辛燥局方之时，完素以寒治热而效优，尤不能不力为倡说也。

完素火热之说，皆所以阐发病机。他认为：百病之生，不外风、寒、暑、湿、燥、火之化之变；暑、火之为热，固无论也，若风者，以热为本，故火本不燔，遇风冽乃焰；肝本不甚热，因金衰而王，金不能平木，则肝木胜而兼于火热，此风淫于内，必治以辛凉也；寒虽非火热之比，但天气寒则地凝冻而闭塞，气不通泄，势必怫郁而中反暖；是以冬冒寒邪，而内生怫热，藏于肌肤之间，至春变为温病，夏变为暑病，此人伤于寒，而病为热也；火本生土，故湿气有余，火必怫郁，湿气在中，火游行其间，而为中满胕肿诸证，故湿不渗，则热之变化无已；燥万物者，莫熯乎火，故火极热甚，水液干而不润于身，气不通利，皮肤皴揭而涩，皆属燥金之化。[10] 此六气皆有火化之机，固为完素学说的中间，但亦不过言其火化机制之一面，并不足以概病机之全。故其尚有"木极似金，金极似火，火极似水，水极似土，土极似木；……亢则害，承乃制，谓己亢过极，则反似胜已之化"[3] 之说也。要之，完素之学，最重病机，故"病机之说""亢害承制""亢制之变""六气火化"等为完素学说之大体，略备于是。

直接嗣河间火热之说，犹可考见者有二人，一为马宗素，一为张从正。马宗素从完素授伤寒学，完素据"冬伤于寒，春必温病""人之伤于寒也，则为病热"之说，而谓一切内外所伤受寒之病，俱是热病，不必言其有寒。三阳证固无论也，即三阴证，亦为邪热在脏在里之可下者也。宗素挟刘氏之说，著《伤寒医鉴》，专与朱肱《活人书》作对，凡朱肱之所言寒者，宗素必据刘说以为热，最后复证以《素问》之说，坚其壁垒。如"昼日烦躁不得眠，夜而安静"一证，朱肱从《伤寒论》主以干姜附子汤，宗素则以为燥热怫郁于内，而主以栀子豉汤，复附会以《素问·刺热》"肝热……手足躁、不得安卧"之说。又如"厥逆、无脉、干呕"一证，朱肱从《伤寒论》主白通加猪胆汁汤，宗素则以为宿热在里，并附会以《素问·至真要大论》"诸呕吐酸，皆属于热"之说。其根本不同之论点，即朱肱以阴阳分寒热，完素以阴阳别表里，宗素扩大其说，故竟成此偏激之见耳。张从正私淑刘完素，完素于三消一证，独重燥热，以补肾水阴寒之虚，泻心火阳热之实为治，从正为之发挥，谓"三消之说，当从火断"。通过张氏的发挥，较刘完素之《三消论》所言燥热实过之无不及，故从正除常用刘氏神芎丸、人参白术汤、消痞丸、大人参散、碧玉鸡苏散诸方外，重用黄连至一斤，以及白虎汤、生藕汁、淡竹沥、生地黄汁等。完素之学，旨在推陈致新，不使少有怫郁；而从正述之，一变而为攻疾是尚，除恶务尽之法也。

火热之说至于朱震亨，则歧而为湿热与相火两说。朱震亨认为，六气之中，湿热为病者十居八九。如《素问·至真要大论》中所说的"湿上甚而热"，其间有的是言湿而热在中，有的是言热而湿在中；《素问·生气通天论》中所谓之"湿热不攘"，亦可能有两方面的变化，即湿郁为热，热留不去者有之，暑伏生热，热久生湿者亦有之，不过湿之与热须分多少而已。湿积生热，热能化湿，即为习见之事，故朱震亨在临证中，于湿热病变的观察特别锐敏。如痛风、鼓胀、疝气诸病，一般均从寒论治者多，而震亨总是不轻易放弃湿热之说。他认为：彼痛风者，往往因血热已盛，或涉冷水、或立湿地、或扇取凉、或卧当风，寒湿外搏，热浊凝涩，所以作痛；彼鼓胀者，由于清浊相混，隧道壅塞，气化浊血，瘀郁而为热，热留而久，气化成湿，湿热相生，遂成胀满；彼疝气者，始于湿热在经，郁而至久，又得寒气外束，湿热之邪，不得疏散，所以作痛；凡此之类，若只作寒论，于理实为未备。若相火之动，则为五胜厥阳之火，相煽妄变而然，故震亨常引周濂溪"五性感物而万事出"及朱熹"必使道心常为一身之主"之说，以阐明相火动静之理。相火既动，诸病之所由生，如《素问·至真要大论》病机十九条之言火者，无一而非言太阳、少阳、厥阴、少阴诸经。相火之为病，以膀胱、三焦、胆、肝、肾均为相火寄居之脏或腑也（参《格致余论·相火论》）。湿热多兼外因，相火常由内动，则外感、内伤诸病不离火热之意，固在震亨之言外也。

王节斋传震亨湿热、相火之论，谓："人之脏腑，火居其二，天之六气，热居三分又半，故天下之病，热多而寒少，惟湿热相火致病甚多。"但其临证，则偏重在益阴以平火，纵然是湿热病，亦主渗湿或燥湿以化热，亦即益其不足以制有余之法。故王氏立论，往往东垣与丹溪并列。盖东垣有益气之法，气得补既能运湿，亦足以补火热之耗；丹溪有养阴之方，阴得充则能养阳，即所以制相火之亢，因而王氏虽言火热，实际是偏于平补、清补诸法的运用。

至汪石山再传震亨之学，他认为，丹溪的阳有余，仅指卫气言，并不包括营气，卫气固无待于补，而营气之虚，仍非补不可。

于此不难看出，刘完素以病机阐火热，旨在推陈以致新。马宗素、张从正从证治阐火热，重在攻邪以去疾，是为火热说之一变；朱震亨从病因以阐火热，旨在补不足而泻有余，是为火热说之再变；王节斋、汪石山以下，重视丹溪阴常不足之论，着意于阴阳之补益，是为火热说之三变矣。

参考文献

[1]《无极图》：东汉道士魏伯阳著《参同契》，主讲炼丹秘诀，唐末道士陈抟总结秘诀制成图，刻于华山石壁。具体内容，见周敦颐《太极图说》。

[2]《河图》《洛书》，统为《先天图》，陈抟所传。

[3]《素问玄机原病式·序》。

[4]《新刊图解素问要旨论·马宗素序》。

[5]《图书集成医部全录》云："按陈先生，查畿辅通志，称陈希夷，未知是否。"

[6]《三消论》。

[7]王祎《青岩丛录》亦云："李氏弟子，多在中州，独刘氏传之荆山浮屠师，师至江南，传之宋中人罗之悌，南方之医皆宗之。"

[8]葛雍编《伤寒直格》，镏洪编《河间伤寒心要》，常德编《伤寒心镜》。

[9]《明医杂著·医论》。

[10]《素问病机气宜保命集·病机论第七》《儒门事亲·卷三》《明医杂著·或问东垣丹溪治病之法》《汪石山医案·营卫论》。

医经学派

（写作时间不详）

据《汉书·艺文志》记载，古代医经共有7种，计《黄帝内经》《黄帝外经》《扁鹊内经》《扁鹊外经》《白氏内经》《白氏外经》《白氏旁篇》，凡216卷。现在仅存《黄帝内经》一种，其他都见不到了。医经家所讲究的内容是什么呢？《艺文志》中有云："医经者，原人血脉、经络、骨髓、阴阳、表里，以起百病之本，死生之分，而用度针石汤火所施，调百药齐和之所宜，至齐之德，犹磁石取铁，以物相使。拙者失理，以瘉为剧，以生为死。"

看来医经家所讨论的，仍不外基础理论和临证治疗两个方面。据现存《黄帝内经》的内容来分析，确是包括着脏腑、经络、病机、证候、诊法、治则、针灸、方药等。也就是对人体的生理活动、病理变化、病证辨识，以及诊断治疗各方面的探讨。并结合当时自然科学的成就，进行客观地认识，做出了比较系统、全面的综合叙述。《内经》的价值不仅在于总结了秦汉以前的医疗经验，并总结提高成为理性认识，而且还在于把医疗和保健的原则提高到古代哲学的高度来认识，并以自发的唯物主义辩证法观点向形而上学的医疗观点进行了斗争，从而给祖国医学奠定了比较坚实可靠的理论基础。现在广大中医运用的传统的基础理论，仍是以《内经》为主要依据的。因而这部古典医经受到历代医家的重视，并从多方面进行了研究，其中最主要的略如下列。

一、校订注释

汉唐以前的书籍主要是用竹简、帛书、板刻几种方式流传，都不易于保存，积久必然发生错落或遗佚诸种现象。兼以古今语言文字不尽相同，故了解古代书籍，往往要通过校订和注释的整理工作，这是可以理解的。进行这方面的工作最有代表性的，莫如全元起、王冰、吴鹤皋、张志聪诸家。

全元起，齐梁间人，是校订和注释《素问》最早的一个，著有《内经训解》。宋时此书还存在，以后便散失不见了。现在从宋臣林亿等所校订的《重广补注黄帝内经素问》中，还可以见到少数全元起《训解》的内容。例如，他在《素问·生气通天论》解释"风客淫气，精乃亡，邪伤肝也"时说："淫气者，阴阳之乱气，因其相乱，而风客之，则伤精，伤精，则邪入于肝也。"把"淫气"解释为内在的因素，"风客"为外在的条件，这是很合乎病变机制的。

王冰，唐人，略后于全元起，他以全氏的《训解》本为依据，首先对《素问》的篇卷大加调整。例如：《素问·上古天真论》本在全氏《训解》第九卷，王氏却改订为第一卷第一篇；《素问·生气通天论》原在《训解》第四卷，王氏改订为第一卷第三篇。《素问》《灵枢》两书篇卷次第基本上没有一篇相同，合计《训解》仅8卷68篇，王氏注本则24卷81篇。最突出的是，全氏《训解》已经缺了第七卷，王冰却说从他老师那里找到了，得以恢复完璧。王氏所补的，即今本第十九至二十二卷的《素问·天元纪大论》《素问·五运行大论》《素问·六微旨大论》《素问·气交变大论》《素问·五常政大论》《素问·六元正纪大论》《素问·至真要大论》，即今所谓"七篇大论"，都是阐发五运六气之说的。运气学说的价值尚有待于进一步地研究，但王冰于《素问》中某些论点的发挥，确是很精采的。如他阐发至《素问·至真要大论》中"诸寒之而热者取之阴，热之而寒者取之阳，所谓求其属也"的理论时说："言益火之源，以消阴翳；壮水之主，以制阳光。故曰求其属。"言语不多，却把阳虚与阴虚两种不同的病变，用"益火"与"壮水"两种不同的疗法说得相当深刻了，在防治疾病的实践中有很高的临床价值。

吴崑，字山甫，别号鹤皋，明代歙县澄塘人。治病不胶陈迹。有人授以古方，他说："以古方治今病，虽出入而通其权，不然，是以结绳治季世也，去治远矣。"这一观点，是合乎辩证法的。他注的《素问》名为《内经吴注》，据王冰的二十四卷本为底本，由于他的临证经验较丰富，对《素问》所言生理、病理、脉法的地方，较有深入的理解和阐释。如注释《素问·灵兰秘典论》"三焦者，决渎之官"时说："决，开也；渎，水道也。上焦不治，水滥高原；中焦不治，水停中脘；下焦不治，水蓄膀胱。故三焦气治，则为开决渎之官，水道无泛溢停蓄之患矣。"结合临床所见的病变来说明三焦决渎的生理作用，便不觉空泛而有其实际意义。

以上是单研究《素问》颇具有代表性的几家。至于校注《灵枢》，或并《素问》《灵枢》而进行校注的，实始于明代，并以马莳、张志聪为最著名。

马莳，字仲化，自号玄台子，人或迳称马玄台，明代会稽人。他校注的《素问》名《黄帝内经素问注证发微》，校注的《灵枢》名《黄帝内经灵枢注证发微》，各分9卷，意欲恢复《汉书·艺文志》所谓《黄帝内经》18卷的旧观，对王冰把《素问》分为24卷、史崧分《灵枢》为12卷，均有非议。马莳校注《素问》部分不为人称许，而对《灵枢》的校注颇有过人之处。如注释《灵枢·经筋》中阳急、阴急时说："寒急有阴阳之分，背为阳，阳急则反折，腹为阴，阴急则俛不伸。故制为焠刺者，正为寒也，焠刺即燔针。"这比张介宾理解阳急为足太阳、阴急为足少阴，要符合实际得多。

继马莳之后而校注《素问》《灵枢》的，则有以张志聪为首的侣山堂诸人。张志聪，字隐庵，清，钱塘人，师事白下张卿子。集同学及门弟子数十人于侣山堂，经过五年的时间，先后著成《素问集注》《灵枢集注》，开集体创作之先河，且其注多结合临证体会，独具心得。如《素问·阴阳别论》中云："二阴一阳发病，善胀，心满，善气。""心满""善气"究应做何理解呢？王冰说："气蓄于上故心满，下虚上盛，故气泄出。"这不符临证所见，而吴崑、马莳、张介宾等均不作解释。张志聪则谓："善气者，太息也。心系急，则气道约，故太息以伸出之。""满"同"懑"，心懑不舒时欲太息而伸舒之，这是临床常见的症状，本病多由心肾之气不能相交所致。因此，张氏师门对其所校注的两经，是颇自负的。如他说："以昼夜之悟思，印岐黄之精义，前人咳唾，概所勿袭；古论糟粕，悉所勿存。惟与同学高良，共深参究之秘，及门诸弟，时任校正之严。"对待前人的遗产，取其精华，扬弃糟粕，又发挥集体的智慧共同创作，这一精神是很可取法的。

二、分类研究

《内经》的内容丰富，为中医学基础理论之所在，是用综合叙述的方式来表达的。故每一篇都不是单纯讨论某一个问题，而是牵涉到诸多方面。因而便引起许多医家用分类的方法，按其不同性质的内容各以类从来研究。正如汪昂所说："《素问》《灵枢》各八十一篇，其中病证脉候、脏腑经络、针灸方药，错见杂出，读之茫无津涯，难以得其窍会。本集除针灸之法不录，余者分为九篇，以类相从，用便观览。"（《素问灵枢类纂约注·凡例》）

这种比类分次进行研究的方法，就是从现在来看也还是比较科学的。不过他们分类亦有两种方法：一种是把《内经》看作是"言言金石，字字玑珠，竟不知孰可摘而孰可遗"，把所有内容全部保存下来，也就是毫无选择地兼收并蓄，这一派以隋代杨上善、明代张介宾为代表；另一种是"删其繁芜，撮其枢要，且所编次，各以类从"，也就是有选择地进行分类，这一派以元代滑寿，明代李中梓、汪昂，清代薛雪为代表。兹将两种分类的内容分述如次。

（一）全部类分法

杨上善，隋人，贯里无所考。他把《素问》《灵枢》两个81篇，全部拆散，按其内容不同的性质，分作：摄生、阴阳、人合、脏腑、经脉、腧穴、营卫气、身度、诊候、证候、设方、九针、补养、伤寒、寒热、邪论、风论、气论、杂病等19个大类，每一大类又分作若干小节，有纲有目，使两经的系统性更强了，并命名为《黄帝内经太素》。定海黄以周对《太素》的评价说："《太素》改编经文，各归其类，取法于皇甫谧之《甲乙经》，而无其破碎大义之失。其文先载篇幅之长者，而以所移之短章碎文附于其后，不使原文糅杂。其相承旧本有可疑者，于注中破其字，定其读，亦不辄易正文，以视王氏之率意窜改，不存本字，任意移徙，不顾经趣者，大有径庭焉。"（《椒季文钞·旧钞太素经校本叙》）惜《太素》自宋以来已残缺不全，观国内流行的系自日本影回的仁安二年（宋乾道三年）旧钞本，缺损仍较严重。

张介宾，字会卿，号景岳，又号通一子，明代山阴人。他认为《素问》《灵枢》"经文奥衍，研阅诚难，详求其法，则惟有尽易旧制，颠倒一番，从类分门"，然后附意阐发。经历40年，著成《类经》，把两书整个内容分作：摄生、阴阳、藏象、脉色、经络、标本、气味、论治、疾病、针刺、运气、会通12大类，共390篇。比起杨上善的分类来较扼要一些，而且张介宾并不曾见到过《太素》，只是通过自己学识加上辛勤劳动做出这样的成绩，是很不容易的。

（二）选择分类

不把《素问》《灵枢》看作是"圣经贤传"，而认为只是前人总结的经验和理论资料，由于实践的不断增加，经验的不断丰富，理论的不断提高，科学的不断进步，过去总结的东西不可能完全与现在都相符合，因此必须要有选择地吸收，不能无批判地兼收并蓄。元代滑寿对待《素问》颇具这样的科学态度。

滑寿，字伯仁，又号撄宁生，襄城人。从王居中学习《素问》，经反复研究，觉得应"删去繁芜，撮其枢要"，把经过选择的有关内容各分门类进行编次，名曰《读素问钞》，计分作：藏象、经度、脉候、病能、摄生、论治、色脉、针刺、阴阳、标本、运气、汇萃，凡 12 类。对《素问》先进行删繁撮要，再以类相从，各就部居，当推滑氏为首倡。这种方法，比起杨上善、张介宾都要高明，而张介宾的分类亦基本上是仿照滑氏来的。

到了明代，李中梓合《素问》《灵枢》，再进行选择性的分类，则与滑氏相比，又有所提高。李中梓，字士材，号念莪，明·华亭人。他所类选的《素问》《灵枢》内容颇精简扼要，名曰《内经知要》。该书共分成：道生、阴阳、色诊、脉诊、藏象、经络、治则、病能 8 类，基本上概括了中医学的基础理论而无遗。所以薛雪亦承认李氏所选，要比他自己选的高明一些。

清代汪昂著《素问灵枢类纂约注》，分作：脏腑、经络、病机、脉要、诊候、运气、审治、生死、杂论 9 类。薛雪著《医经原旨》，分作：摄生、阴阳、藏象、脉色、经络、标本、气味、论治、疾病 9 类。两书与李中梓相较，类分各有优缺点，而所选的内容，远不如《知要》精审。

至于分类最简要的，莫如沈又彭的《医经读》。沈又彭，字尧封，江苏嘉善人。他认为《内经》非出自一人之手，真伪杂陈，指归非一，并以去非存是的观点，反复挑选若干条，分别归纳于"平""病""诊""治"4 类之中，这是分类研究《内经》中最简要的方法。"平"即正常之生理，取义于《素问·平人气象论》；"病"，包括病机、疾病；"诊"即诊法，包括辨证；"治"即治则。从实际运用来看，分类虽简，却最恰当。但从其每一类所选的内容来看，反不如李中梓精当。例如：他在"平集"类选列的第一条是"昔在黄帝，生而神灵"一段，这对脏腑生理可说毫无关系，从来医经家都不入选，沈氏竟一如《素问》旧本，列为首条，是徒见其作唯心论的宣扬而已。

三、专题发挥

从上述诸家对《内经》的分类来看，《素问》《灵枢》中的内容基本上概括了中医学的基础理论，因而不少医家各就其所长，选择其中的某一个或几个问题来发挥，竟成为一家之言的，实大有人在。如秦越人之著《难经》，主要是发挥"经脉"和"脉诊"；张仲景之著《伤寒论》，主要是阐发"伤寒病热的证治"；华佗之著《中藏经》，阐发了对"脏腑寒热虚实的辨证"；皇甫士安之著《甲乙经》，改革了"检俞穴的方法"；骆龙吉、刘裕德、朱练之著《内经拾遗方论》，陈无咎之著《明教方》，则于两经中的"杂病证治"都有其各自的心得体会，将理论运用于临床，起了很好的典范作用。

（一）秦越人对诊脉法的发明

秦越人，即扁鹊，《史记》称为勃海郑（应作郑）人，姓秦氏，名越人。他取《素问》《灵枢》中有关经脉、脏腑的议论，发挥为《八十一难经》，尤以发挥经脉的内容特别多，而经脉之中又以发挥脉诊最有成就。故欧阳玄评价说："切于手之寸口，其法自秦越人始，盖为医者之祖也。"

所言脉法，主要见于《难经·一难》至《难经·二十二难》，其所发明者如下。①独取寸口，并分为寸、关、尺三部，其说："从关至尺，是尺内，阴之所治也；从关至鱼际，是寸口内，阳之所治也。"②以菽法权轻重，《难经·五难》中说："脉有轻重何谓也？然。初持脉如三菽之重，与皮毛相得者，肺部也；如六菽之重，与血脉相得者，心部也；如九菽之重，与肌肉相得者，脾部也；如十二菽之重，与筋平者，肝部也；按之至骨，举指来疾者，肾部也。故曰轻重也。"菽法的轻重，也就是指法的轻重，所谓"三菽之重"，即谓着于皮肤的指力，其重量略如三菽也，六菽、九菽、十二菽义同，主要是说明指按之力宜轻，而不宜过重。③以呼吸定息分脉的阴阳，《难经·四难》中说："脉有阴阳之法，何谓也？然。呼出心与肺，吸入肾与肝，呼吸之间，脾受谷味也，其脉在中。"一呼再动，心肺所主；一吸再动，肾肝所主；呼吸定息脉五动，闰以太息，为脾所主。所谓"其脉在中"，即指脉息应于阴阳呼吸之间而言。一般所谓"肺主出气，肾主纳气"，即源于此。

（二）张机阐发伤寒热病

张机，字仲景，东汉南郡涅阳（河南南阳）人。他据《素问·热论》"热病者皆伤寒之类""伤于寒也，则为病热"之说，认为所伤之"寒"是病因，所发的"热"是病症，热为寒的反映，则寒为因，热为果，因是病变的本质，果是病变的现象。认识疾病，当然要抓住病变的本质。因而仲景便把这一类疾病叫作"伤寒"，而不再叫作"热病"。并在他的名著《伤寒论》里一再强调说："太阳之为病，脉浮，头项强痛而恶寒。""太阳病，或已发热，或未发热，必恶寒。体痛呕逆，脉阴阳俱紧者，名为伤寒。""病有发热恶寒者，发于阳也，无热恶寒者，发于阴也。"说明"恶寒"这一症状是伤寒病的主要表现，而"发热"这一症状反而退居第二位。根据临床实践，仲景这一认识是很正确的。

《素问·热论》对热病的辨证，是以三阴三阳为纲的，仲景对伤寒的辨证，仍然沿用三阴三阳为纲。但两相比较：《素问·热论》中的三阳经证候，都属《伤寒论》的太阳证；《素问·热论》的三阴经证候，都属《伤寒论》的阳明承气证；而属《伤寒论》的少阳证和三阴证，都为《素问·热论》所无。仲景的这一辨证论治的方法和理论，一直指导中医学的临床运用，说明仲景《素问·热论》的基础上，结合临床实践，有所取去，有所提高。所以柯韵伯曾加以评论说："热论之六经，专主经脉为病，但有表里之实热，并无表里之虚寒，但有可汗可泄之法，并无可温可补之例。仲景之六经，是分六区地面，所该者广，凡风寒湿热，内伤外感，自表及里，有寒有热，或虚或实，无乎不包。"的确，《伤寒论》的"六经辨证"方法，可用于多种疾病，不局限于伤寒或热病，并指导临床实践行之有效，比起《素问·热论》来是大大地提高了。

（三）皇甫谧改革检腧穴法

皇甫谧，字士安，晋，安定朝那（甘肃灵台朝那镇）人，精于针灸学。他把《灵枢》《素问》中有关经脉、腧穴、针法几部分的内容与当时他所见到的《明堂孔穴》《针灸治要》综合起来，以类相从，撰成《针灸甲乙经》12卷。第一卷，总述脏腑气血津液凡16论；第二卷，概叙经脉、经筋凡7篇；第三卷，综列全身654穴；第四卷，脉法3篇；第五卷，分论针灸大法7篇；第六卷，分析病机12论；第七卷以下，列叙病症48篇。这样将《灵枢》《素问》两经一变而为针灸专书。皇甫氏的《甲乙经》一直是所能见到的最古老的针灸典籍。特别是他把循经取穴的方法，进行了一次科学地整理，如将胸、腹、头、背部的腧穴均从体表划分几条线来排列。例如背部腧穴，自第一椎循督脉下行至脊骶凡11穴，这是正中线；自第一椎两旁侠脊各1.5寸下至节凡42穴，这是第一旁行线；自第二椎两旁侠脊各3寸行至二十一椎下两旁侠脊凡26穴，是为第二旁行线。这样寻找腧穴，便利而准确。自皇甫谧创此先例以后，唐甄权的《明堂图》、孙思邈的《千金方》均宗其例，实为腧穴图的一大改革。

（四）华佗发挥脏腑辨证

华佗，字元化，后汉沛国谯（安徽亳县）人。所著《中藏经》及《内照法》，专以发挥《素问》《灵枢》的色脉诊以及辨脏腑虚实寒热病证。这是从平脉辨证的角度研究《素问》《灵枢》最成系统而又是最早的著作。其中最有代表性的，莫过于"论五脏六腑虚实寒热生死逆顺之法"共11篇。华佗从《素问·玉机真藏论》《素问·平人气象论》《素问·藏气法时论》《素问·脉解》《灵枢·经脉》《灵枢·本藏》《灵枢·本神》《灵枢·淫邪发梦》《灵枢·邪气藏府病形》等篇来加以分析归纳，并贯穿着他本人的临证经验而成。如辨肝脏脉证：首先明确肝的生理，属厥阴，主春气，与少阳胆互为表里，以"嫩而软，虚而宽"描写肝主柔和舒泄的特征；其次分析肝的主脉为弦，却有弦长、弦软、弦实、弦虚之不同，及其所主太过与不及的病变；又其次从肝的病脉缓、急、大、小、滑、涩六个方面，提出其不同的主症；又其次分析肝病的发展和转归；最后列出肝中寒、肝中热、肝虚冷三大证候。其他脏腑的详略虽有不同，体例大致如此。《素问》《灵枢》所言肝的脉证，或其他脏腑的脉证，固然要比华氏详备，但都是分散杂述于若干篇论之中而不成体系。自华氏第一次以脉证为中心分述五脏六腑的寒热虚实病症以后，孙思邈的《千金要方》，张元素的《医学启源》咸宗之，而为脏腑辨证之所本。

（五）研究杂病证治的诸家

刘完素，字守真，自号通玄处士，南宋时金之河间（河北河间县）人。他认为《素问》叙述病变病证多，言辨证施治少，而施治之中，又详于针刺，忽于方治，乃著《黄帝内经宣明论方》三卷，历述《素问》中的61个病证，各系以方药。如结阳证用犀角汤，结阴证用地榆汤之类，这种理论联系实际的方法，是很有现实意义的。

后又有骆龙吉者，集《素问》《灵枢》两经的 62 病证，亦各系以方药，名曰《内经拾遗方论》，选方中有刘河间、张元素、李东垣、王海藏、朱丹溪、罗天益、吴崑诸人的方剂，因此旧题骆龙吉为宋人，这是不可靠的。惟其辨证和处方，较河间尤为贴切。

至明万历年间，有刘裕德，字肖斋，淮阴人；朱练，字明羽，棠邑人。在《内经拾遗方论》的基础上，又续于两经中增列 88 个病证，合共 150 个，名曰《重订骆龙吉内经拾遗方论》，选列诸方亦甚平正适宜。

论病必宗《内经》，并以证诸实验者，近代医家中当推陈无咎。陈氏，名淳白，一名易简，字茂弘，浙江义乌黄溪人，私淑河间、丹溪之学。于临证实践中，阐发《素问》《灵枢》病证 100 例，著成《黄溪明教方》，以实验证诸学理，均以《内经》为依据。其具体内容试举一例如下：郑缝工，痈肿症，主血郁。《素问·生气通天论》曰："营气不从，逆于肉理，乃生痈肿（王注：营逆则血郁，血郁则热聚为脓，故为痈肿）。"今风府生痈，红肿焮痛，正是血郁上逆，俗名对口，此外与人迎相对，溃烂则脉断腧裂而死，宜一物石藤饮，石蛰龙藤四两，煎浓汁频频饮之，一剂轻，三剂已。陈氏处方，悉由自订，不轻用他人成方，于近代医家中独树一帜，实具有河间、丹溪之遗绪，而架于《内经拾遗方论》之上矣。

中医医学流派的形成与发展

（1979 年）

有关中医医学流派，我们提出了七个主要学派：医经学派、经方学派、河间学派、易水学派、伤寒学派、温热学派和汇通学派。中医学学派究竟是怎样产生的？到目前为止，还很少有人谈及这个问题，我所讲的也不一定很成熟，我想从汉代前后两个时期来讨论这个主题。

一、中医学派演变发展的滥觞

汉代以前的学派，究竟是怎样开始的？什么是中医学学派演变发展的滥筋呢？《曲礼》上有这样一句话："医不三世，不服其药。"这话出自《礼记·曲礼》篇。"三世"指的是神农、黄帝、素女。根据现代历史学家的观点，神农、黄帝是新石器时期的代表人物。神农创说本草，黄帝发现了针灸，素女发明脉诀，这就是所谓"三世"；即本草之有神农，针灸之有黄帝，脉诀之有素女。《曲礼》上说，作为一个医生，起码要把神农的本草，黄帝的针灸，素女的脉诀，这三种医学技能学习到手，如果医不三世，这种大夫的药是不能吃的，因为他不能让人信服，这样的大夫学无基础、学无根基。当然这只是一种说法，但这种说法反映了在新石器时期，人类的生产工具有了很大的进步，这时候出现了本草，出现了针砭，医疗技术的提高是很有可能的。素女比神农、黄帝要晚得多，这可能也是一个神话，神话里传说素女善于脉学，这也反映了医学技术的发展。

汉以前，中医学还看不出有流派的迹象，如果有的话，就是这"三世"的提法。但一般认为《礼记》是伪书，相传是孔子作的，也有说不是孔子作的，有两派不同的观点。但不管《礼记》到底出自何人，都是汉以前的著作，这一点是可以肯定的。

总而言之，中国在汉代以前，学术流派的滥觞就开始了，但还找不到其流派学说的依据，也就是医学三世的现况，在医学领域中有阐发针灸的，有阐发本草的，有阐发脉学的，仅此而已。这还谈不上是学派的雏形，只能看出中医学在汉以前已经有了医学分支发展的情况，尚不具备明显的学术派别的特征，但可以说医学分支结构的发展为学派的产生创造了条件。

二、中医学术流派的雏形

从汉代开始，学术流派的雏形基本上就形成了，这可以从《汉书》中找到依据。"志"是《汉书》里面的一大内容，有《天文志》《地理志》《艺文志》等。《艺文志》就是书目提要，《汉书·艺文志》中记载了汉以前的书目，其中有"医家"这一部分。"医家"里提到两大家：一是医经家，另一是经方家。医经家、经方家中都记载有某些著作。结合学说、流派的概念来分析，所谓的"家"就有了"派"的含意。医经家有若干代表著作，经方家有若干代表著作，这就不是一个人的问题了。医经家是研究医经的一派，经方家是研究经方的一派，其中研究的主题肯定有相同、有交叉，但研究的方法和观点各异，所以这里的"家"就有了流派的含意。

在《汉书》中"家"和"流派"往往是不分的，其中有这样的称谓：医家这一流，兵家这一流，法家这一流，农家这一流等。所以"家"与"流"在当时是相同的概念，显而易见，那时的"家"并不代表某一个人，而是一批人，是某种学术流派的雏形。

把《汉书·艺文志》里的医经家和经方家，与汉以前的三世联系起来看，不难看出其中存在的某种联系，这种联系是演变的关系、发展的关系。在三世医学中，黄帝的针灸和素女的脉诀就有可能合并成为医经家。这很好理解，讲针灸要讲经脉，讲脉学也要讲经脉，所以三世医学中的经脉和针灸就有理由演变成医经家。从现存的《内经》来看，其中一大部分讲的是针灸内容，另一大部分讲的是经脉、脉学内容，《内经》所反映出的客观情况如此。三世中神农的本草，是研究药物质地和药物应用的，很自然发展而为经方家。中医的"方"与"药"是密不可分的，从使用单味药治疗到运用多味药组成方剂来治疗这一历史演变来看，就不难理解神农的本草成为经方家的可能性。

这里需要扼要地说明一点，经方家的经方和《伤寒论》方之经方，两者概念是不一样，不是一回事。这里所谓的经方，是经验之经，是经常之经，《伤寒论》方之经方，是指经典之经，在《汉书》这个时期还没有"经典"的概念。

从《汉书·艺文志》载了医经、经方两家后，医学家流派就一天天地发展壮大起来了。

三、中医学派渊源之假说

综上所述，汉之前后，由三世医学演变而为医经、经方两家，这个线索基本还是比较清晰的。我们提出"中医学流派"的概念，是从《汉书·艺文志》提出经方家、医经家得到的启示，顺藤梳理，以后的学派就越来越显明了。关于学派渊源的假说是这样的：先有三世医学的提法，演变而为经方、医经两家，这个三世医学的说法，应当是中医学学派的滥觞。从汉前、汉后的文献中，是可以找到关于这一假说的蛛丝马迹的，目前比这个概念更具体的文物、文献依据还没有新的发现。

有同学问"滥觞"这个词的意思，"滥觞"是发源的意思。"觞"是一种小酒杯，装酒的小杯，"滥"是水流，泛滥的滥，不管多大的水，还是来源于酒杯那么一点水，"江河虽大不择细流"就是这个意思。所以不管再大的水，即便是大江、大海，都是从一杯那么点水慢慢汇聚起来的，这就是"滥觞"，是发源的意思。

学派争鸣对中医学发展的贡献

（1979 年）

由于历代医学家的不断实践，各个不同学派的逐步形成，在学术上营造出百家争鸣的局面，大大地推进了祖国医学的不断发展，在中医药学术的领域内取得了丰硕的成果，随着这些成果的推广应用，中医学术之花得到了广阔的传播。这不仅在我国医学史上写下了光辉的一页，也在我国文化史上留下了宝贵的遗产，同时也为世界医学的发展充实了丰富的内容。

由于我国的文化发展历史较为悠久，所以我国医药学术的发展也具有较系统的传统特点，乃至近代仍然保持其完整的理论体系。这一事实不仅说明中医学的理论是经历了长期的、历史的反复验证，在临床应用的实践中不断地得到充实和提高，从而逐步成熟起来的，而且还说明中医学的科学性是得到中华民族健康历史的见证的。所有这些辉煌，是和中医学各个学派、各个医家的共同努力所取得的丰硕成果分不开的。

即以"医经学派"对祖国医学理论体系的不断完善所做出的努力而论，也是很不平凡的。在古代，经过若干代的医学家对当时既存的文献进行整理，终于在周秦之际完成了《内经》《外经》等带有总结性的医学典籍。经过历史的沧桑，虽然大多数的医学典籍都已亡佚了，然以仅存的《内经》两个81篇，已经将中医学的基础理论囊括无遗。尽管《内经》的内容是十分丰富的，但究竟还没有明确地形成理论体系。经过隋朝医学家杨上善的一番整理，从中梳理出摄生、阴阳、人合、藏象、经脉、腧穴、营卫气、身度、诊候、证候、设方、针刺、补泻、伤寒、寒热、邪论、风论、气论、杂病等19类，这可以说是中医学理论体系的初步提出。元代医经家滑伯仁又约而为藏象、经度、脉候、病能、摄生、论治、色脉、针刺、阴阳、标本、运气、荟萃等12类。明代李念莪进一步约之为8类。张介宾又括之为12类，基本同于滑伯仁的分类，不同的是提出了"气味"，而无"脉候"。清代薛雪又约之为阴阳、藏象、经络、病机、标本、色脉、治则、气味、摄生等9类；汪讱庵分为8类；陈念祖分为10类；以沈尧封的分类最简，仅为平、病、诊、治等4类，相当于藏象（生理）、病机（病理）、诊断、治疗，这的确是中医理论体系中最核心的四个方面。医经研究诸家对《素问》《灵枢》采用分类的方法探索中医学理论的体系，是比较科学的，从他们的研究中可以得出这样的结论：中医学理论体系的框架内容，包括阴阳五行学说、运气学说、藏象（含经络）、病机、诊法、治则、方药、针灸、摄生等主题。

"经方学派"似乎卑之无甚高论，但他们对于记录和传授临床经验，在历史上具有不可磨灭的功绩。正如许叔微所说："取平生已试之方，并记其事实，以为《本事方》。"（《四库全书总目提要·一〇三卷》）又如元代危亦林将其高祖及他四代人的医疗实践经验方收辑起来，著成《世医得效方》20卷，把承受的间接的临床经验和他本人直接的临床经验流传了下来，这对中医学临床的贡献都是很大的。特别是王焘所辑《外台秘要》，保存了许多已经散失的经验方；陈师文之辑《太平惠民和剂局方》把许多秘而不传的经验方公开来，也是极难能可贵的。至于后期的"伤寒学派"诸家，则对仲景方的研究最有发明，大大扩充了仲景方的疗效，出现了临床运用方剂由博返约的新局面，以致日本人治汉方医学一直都是以用仲景方为主，这是受到我国伤寒学派的影响。

"河间学派"从其学术内容来分析，他们研究的主要课题是"火热病证"的病机和治疗方法。由于他们所处的地域不同，所观察到的病种各异，因此他们提出了各自不同的学术主张，由此他们各派的学术见解很自然地都会有其局限性。但是，当我们将这些学术理论进行汇集、整理的时候，其局限性就随着整理而消失，呈现在我们面前的是关于"火热病证"病机的较为全面的理论和宝贵的治疗方法和经验。例如，从火热病证的病因来看，既可以从外感而来，也可以从内伤而生。由于人体禀赋有强弱之别，所处地域有南北之分，气候有四时之异，因而同是外来火热之因，其表现出的证候会有虚实表里的不同。邪实者，宜以寒凉为治；邪火内炽者，于法当攻下；邪未实而

任应秋 医学全集

正即虚者，则在驱邪之时，首应固其本；或于扶正之际，慎勿留邪内扰。至于非外感所生之热，不仅肝、肾之相火妄动可为其病源，即肺、胃、心、脾又何尝不能为火所灼。临证之时详审脉证，先察受病脏腑，再分析其病机，进而论治。肾虚火动者，则滋水以济火；肝郁而化火者，当柔肝达木以散火；脾蕴湿浊而为热者，宜理脾化湿以除热；痰火蒙心者，非豁痰、清心不能解其危急；胃火内炽者，尤应降胃气而引水下行以为治等等。种种方法，在河间学派各医家中随处可以体现出来，我们取其偏而得其全，熔各家之长于一炉，整个河间的学说在继承的基础上得到发扬，使后人于火热病的认识和治疗亦将得以大大提高。

"易水学派"从其学术内容来分析，他们以脏腑病机作为理论依据，对常见的内伤杂病诸证之治疗做了极精辟的研究，尤其是在气血虚损证方面更为突出。通过张元素、李杲师徒乃至明末诸家之努力，对脏腑与气血在生理、病理上的联系，从理论上得到升华，在实践中收到了良好的医疗效果，尤于脾、胃、肾、命门诸脏腑之发挥尤多。如李杲之《脾胃论》，正确地阐述了中土清阳之气在人体病理变化中的重要地位，强调了调理脾胃在治疗上的积极作用。至于肾与命门，诸医家从真阴、元阳两个方面对人体阴阳平衡的调节机制，提出了宝贵的学术见解，均为前世诸医家所不及。易水学派诸家在学术上的成就，给了我们这样一个重要的概念：气血阴阳之失调，是脏腑功能失其常度的关键所在，因为营血之化生在脾，其精密藏在肾，宗气之治节在肺，神明血脉之所主在心，阳气之生发在肝，其中尤以脾、肾、命门为生机之所系。这个概念告诉我们：盖脾不上输水谷之精微，则心肺无所养；肾命之水火不足，亦无以滋木生土。故在临床上，对气血阴阳虚损的证候，便应详审脉证，精析病机。如，或是损于肺之不能治节，或是损于肝之不能生发，或是损于心之神明失主，或是损于脾之生化无权，或是损于肾之真精不藏，或是一脏受病，或是多脏为恚。在治疗的过程中，虽然未必能尽见脾、肾、命门虚损之明显证候，但能掌握肾、脾、命门与诸脏腑相互之间的关系，便有辨治的方法。其为火不生土者，责在命门元阳，法当益火以生土；其为水不涵木者，责在肾之元精，法当滋水以生木；其为土不生金者，责在脾阳的失运，法当培土以生金。总之，脾胃与肾命，无不有阴阳之用，气血之变。命火之阳有所不足者，必取法乎"八味"或"右归"；肾水之阴有所不足者，必取法乎"六味"或"左归";脾胃之阳有所不足者,则宜补中益气;脾胃之阴有所不足者,则宜养胃以生津。能如此者,斯得易水诸家之奥,而不能囿其一偏。

"伤寒学派"从其学术内容来分析,持错简论者于旧论之考订颇精,大阐《伤寒论·序例》风伤卫、寒伤营、风寒两伤营卫之说,以"桂枝汤""麻黄汤""青龙汤"鼎足而三,于太阳之虚实寒热辨析颇精。维护旧论者,用章句方法研究《伤寒论》,示人不要随意移动条文位置,这对研究古典文献是很有意义的。复谓伤营、伤卫,不必以风寒划分;有汗、无汗,亦不必以风寒为界说,总以平脉辨证为指归,灵活掌握《伤寒论》之要义,这对后人亦有很大启发。以六气言六经者,认为人体三阴三阳之气,与在天之风寒暑湿燥火是相应的,上下相因,内外相贯,护于经脉之外,一旦为邪所伤,气气相感,方入于经脉,故三阴三阳之为病,亦即六经气化之病,如言六经而不及六气,便无从辨识经脉为病的性质,亦无法因其病变以祛邪。这一主张,对六气、六经和脏腑之间的关系进行研究,丰富了中医病机理论的内容。提倡按方类证论者,认为《伤寒论》中有一证即有一方,辨证既准,方即随之,主张以方名证,如"桂枝汤证""麻黄汤证"等,汇集六经诸证,各以类从,如有"桂枝汤证类""麻黄汤证类"等。这种方法于方证之发挥,为辨证论治的运用做出了贡献。按法类证者重视《伤寒论》中治法的研究,如对"中风"证治,则分为正治、治坏病、失治、火劫、误吐、误汗、治蓄血等;"伤寒"证治,则分为正治、失治、禁汗、误汗、误下、治蓄血等。上述这些对《伤寒论》的研究,各个医家的主张既有所长,亦有各自的不足,如只重经脉不及脏腑,或只言六气不及经脉,都会存在一定程度的片面性。如果把经脉、脏腑及六经之气联系起来,综合各家之长,就能比较全面、完整地阐述伤寒六经的病理机制了。或者将按方类证、按法类证诸说综合运用之,则对《伤寒论》辨证论治的方法,就能够全面掌握了。

"温病学派"从其学术内容来分析,其主要成就是在"病因学"上的贡献,是温病学派诸家的努力,让中医的病因学说有了卓越的发展;同时,为中医的病机学说添加了"卫气营血"的病理变化的内容,创造了对热性病辨证论治的新局面。温病学派不仅对《内经》的营卫气血理论,结合温病学特点做了精辟的阐发,而且也发展了仲景《伤寒论》有关温病的论述,实为后汉以来可以羽翼《伤寒论》之学说,填补了中医学理论体系中关于温病理论的空白。

"汇通学派"经历的历史时期比较短，一直处于摸索的阶段，故无甚成就可言。但汇通学派诸医家的努力是有意义的，他们是祖国医学积极进取的代表，他们之中所阐述的一些认识，还是值得被今天的我们所借鉴的。

综上所述，历史证明了不同学派的百家争鸣，促进了中医学的发展和成熟，也是医学科学发展的必由之路。摆在我们面前的任务是光荣而艰巨的，我们每一个人都要思考如何进一步做好整理和提高中医学术的工作，如何选择更好的科学方法加快中西医学结合的步伐，如何应用新的科学技术提高中医学理论的研究工作，实现中医学的现代化。所有这些课题都需要我们解放思想，百家争鸣，迎着祖国实现四个现代化和科学繁荣的春天，相信中医学术必然会出现一个空前活跃的局面，从不同角度，把发掘、整理、提高的工作更好地开展起来。

学派争鸣在祖国医学发展中的贡献

（原载《上海中医药杂志》1979年第5期）

我国历史上不同的学术流派，进行百家争鸣，促进了整个中国文化的发展。同样不同的医学流派，经过百家争鸣，也促进了整个祖国医药文化的发展，这是历史事实。

祖国医学在长久的历史发展过程中，最迟在汉代以前，就随着生产力的发展，而产生了医经和经方两个流派。医经属于研究基础理论的一派，现在见到的《黄帝内经》，就是医经学派中的一大家。经方，当然是指经验方而言（这时还谈不到经论方）据《汉书·艺文志》的记载，医经一派有七家，经方一派有十二家。祖国医学早在两千年前便奠定了以脏腑、经络、病机、诊法、辨证、治则、针灸、方药、摄生为主要内容，并自成体系的理论基础。可以说是与各学派各医家的逐渐兴起分不开的。

由于祖国医学的历史悠久，各种医学流派亦至多，其中最具有代表性的，莫过于河间、易水、伤寒、温热等四大学派。兹分述如下。

河间学派：是以河北河间刘完素为代表的一个学派。刘完素是金代（宋大观四年，公元1110年）人。以善治火热病名噪一时。他在研究《素问》

的过程中，发现《素问》特别重视热性病，故在第九卷接连载有《热论》《刺热论》《评热病论》三篇，第十六卷还有针刺热病的《水热穴论》一篇，特别是第二十二卷《至真要大论》中病机十九条，讨论火病和热病的便占了九条，几乎占了一半，于是便结合他在临床实践中所见到的火热病症大加发挥。从临床表现言，在病机十九条中所叙的火热病症，不过十七种。刘完素竟扩大到五十多种，而且还从火热病变的理论方面，竟创造性地提出"六气皆能化火"之说，不仅伤寒可以病热，诸如湿浊的郁滞，风阳的亢盛，燥邪的涸津，无不可以造成火热的病变。关于外感性的火热病变理论，便从此大大地提高了一步。

火热既为外来六淫之邪，或为六淫之邪所化生。完素便按照《热论》所说："未满三日者，可汗而已；其满三日者，可泄而已"的理论，制定了从表里辨证论治的方法。火热在表，用天水散、葱豉汤等辛凉或甘寒剂以汗解；火热在里，用三一承气汤以下解；表里俱热，则用防风通圣散、凉膈散以两解表里；汗后不尽，则用黄连解毒汤、白虎汤等苦寒、甘寒剂以清解。在刘完素以前，论治火热病症，从理论到临床而自成体系的，实不多见。

传刘完素之学的，有两大医家。一为张从正，一为朱震亨。但各自与刘完素均有所不同。张从正，字子和，号戴人，宋金（约生于公元1156－1228年）时河南睢州考城人，他不仅"风从火化、湿与燥兼"之论，酷似河间，其用河间之方亦至纯熟。但他毕竟不完全同于河间，从病因言，论六淫之邪，不必都言"兼化"。从治法言，认为病由邪生，即当用汗、吐、下三法以祛邪，特别是吐法，河间不常用。而子和每用之，自成为河间学派的攻邪论者。

朱震亨，字彦修，生于公元1281－1358年，元代义乌人。从罗知悌学习时，得读河间书，在"火热论"的启示下，先重视湿热的病证，尚属于淫邪外感的范畴，而"阳有余"的思想，亦逐渐有所萌芽。继又受到李杲"阴火"之说的启示，认为相火妄动为贼邪。并由此而产生"阳有余，阴不足"之说，临床上多用"滋阴泻火"之法，是河间之学到了朱震亨又为之一变，而为河间学派之滋阴论者。

河间学派的火热论、攻邪论、养阴论三大学说，由外感病机逐渐发展到内伤病机，由对火热实邪的辨治，发展到阴虚火亢的辨治，说明河间学派的医家，对于六淫病机的探讨，是获得了巨大成就的。

易水学派：是以河北易州人张元素为代表的一个医学流派。张元素，字洁古，与刘完素同一时期的人。他的学术思想受到华佗《中藏经》辨脏腑寒热虚实病证的影响较大，因而他的制方用药，亦按照脏腑寒热虚实的系统来进行讨论。故成为历代医家中探讨脏腑病机、自成体系的大医家。特别是对脏腑虚损病机的探讨，是他研究的主要内容。

易水学派的代表医家有李杲、张介宾、薛立斋、李中梓、赵献可五大家。

李杲，字明之，晚号东垣老人，宋金真定（河北保定）人。著《脾胃论》《内伤论》，倡言"脾胃伤损，诸病由生"之说，而脾胃亏损的主要病变是"清阳下陷，湿浊流注，阴火上乘"，反映于临床多为气虚发热之证，提出"升阳泻火"治法，亦即"甘温除热"的治法，而为劳倦内伤创立了疗效较高的治疗法则。

到了明代，山阴张介宾、鄞县赵献可大倡肾命水火之说。肾中阴精为水，命门元阳为火，水火相济为正常，水火偏胜为病变，都发挥王太仆"壮水之主，以制阳光；益火之源，以消阴翳"的理论。在临床上，赵养葵则以六味丸、八味丸为壮水益火的神剂，张介宾则自制成"左归""右归"各二方，自谓驾于"六味""八味"之上，均足以为治疗肾命阴阳虚损之所取法。吴人薛立斋、华亭李中梓，则又从肾与脾的先后天立说：肾为先天之本，脾为后天之本，肾气丸与补中益气汤并重，凡属于脾肾虚损者，常增损用之而取得较高疗效，说明易水学派从讨论脏腑的寒热虚实病变开始，渐发展为着重研究肾、命、脾、胃的虚损病机，终于形成温补一派学说。

伤寒学派：是研究《伤寒论》学说的一个流派，研究张仲景的《伤寒论》虽始于唐，盛于宋，而形成学派，则从明代方有执倡言"错简"开始。他认为仲景原论，早经颠倒错乱，应从"卫中风，寒伤营，营卫俱中伤风寒"之说，以恢复太阳篇的旧观，以后喻嘉言、程郊倩等和而倡之，便形成持"错简论"的一派。这一派的医家，总是驳斥王叔和，攻击成无己。到了清代中叶，与之相反，认为《伤寒论》首尾完整，并无错简。并崇奉王叔和，赞赏成无己，认为他俩是第一个整理和注解《伤寒论》的功巨。钱塘张卿子、张志聪师徒，以及长乐陈念祖等都是这一派的代表人物，这可以说是维护旧论最有力的一派。另有一些医学家，则以《伤寒论》为辨证论治的大经大法张本，且不论哪些是仲景原著，哪些是叔和篡改，只要有利于辨证论治的运用，其为错简，其为旧论，就不是争论的主要问题了。这一派的主张，可以称为辨证学派，不过他们研究辨证的思想方法，又不完全相同。有从方证立论的，以柯韵伯、徐大椿为代表；有从治法立论的，以钱虚白、尤在泾为代表；有从六经审治立论的，以陈念祖、包兴言为代表；有从经络分经论治的，以汪琥为代表。从此，伤寒学派便经历数百年的各家争鸣而不衰歇，甚至可以说，伤寒学派竟成为经论方一派的中坚。

温热学派： 可以说是由河间学说的派生，经过明代、清代逐渐成长起来，它的发展过程，略分为三个阶段。

自从刘完素据《素问·热论》"伤于寒则为病热"倡"热病只能作热治，不能从寒医"之说后，马宗素、镏洪、常德等医家大阐其说，谓热病只能"从阴阳分表里，不能以阴阳训寒热"，并力言寒凉药物发表攻里的优点，因此，治热病的河间一派绪论，便大为风行，竟成"外感宗仲景，热病用河间"之说，是为温热病逐渐从《伤寒论》范围分离出来，自成一派学说的开端，而刘完素遂成为温热学派的奠基人了，这是第一阶段。

到了明代末年，山东、浙江、南北直隶，温热成疫，流行极广，诸医家以伤寒法治之不效，江苏震泽人吴有性独辨其为温疫，而非伤寒，按疫施治，大获奇效。于是他对温疫病所感之气，所入之门，所受之处，及其传变之体，详加探究，并结合其所用有效之法，著成《温疫论》。他认为疫病乃天地之厉气，自口鼻而入，感之深者，中而即病；感之浅者，营卫运行之机为邪所阻，便郁而为热。治疗总以疏利和分消为法，举斑汤、三消饮、达原饮是其所用的名方。继吴氏而起的，有上元人戴天章，他在《温疫论》的基础上，详于辨证，尤其是在辨气、辨色、辨脉、辨舌苔、辨神识诸方面，最有心得，并立汗、下、清、和、补五法施治。清代乾隆之季，温疫又一度流行，常洲余霖，谓温疫来源于运气的淫热，内入于胃，散布于十二经所致，倡用石膏重剂，泻诸经表里之火，清瘟败毒饮即其自制的著名方剂。温热病具有流行性之说，莫甚于这一段时期，这是第二阶段。

有清中叶，医家于温热治法，最所殚心。其论实起自吴中托之于叶天士及薛生白者，世所传的《温热论治》首刻于唐大烈《吴医汇讲》中。原序谓"叶天士弟子顾景文侍叶游洞庭山，舟中记叶氏所说，未加修饰，今更为条达字句，移缀前后"云云。华岫云续《临证指南》亦首刻是篇，名曰《温热论》。两者虽略有出入，而大体相同，均以"温邪上受，首先犯肺，逆传心包"十二字为法。又有所谓《湿热条辨》者，首刊于舒松摩《医师秘籍》中，凡三十五条，谓为薛生白作，无论其可靠与否，毕竟是一篇研究湿热病较系统而有实践意义的文献。章虚谷作《伤寒论本旨》谓仲景论伏气温热，而不及外感。《湿热论》足以补仲景之缺，至暑邪由火湿化合，客于膜原，叶天士亦未论及，而《湿热条辨》述之颇详。迨王孟英出，乃尽取《素问》《温热论治》《湿热条辨》，以及陈平伯、余师愚诸家之论，共辑成《温热经纬》而详注之，辨证之。淮阴吴瑭在《温热论》的基础上，结合自己心得，写成《温病条辨》，用三焦分治，于是江南治温热之法可谓集其大成，这是第三阶段，也就是温热病学已达到成熟的阶段。

从上述几个大的学派来看，他们对于祖国医学的贡献，都是分别从不同角度总结经验，把许多感性知识提高成为理性知识，丰富了祖国医学的理论体系。例如：河间学派和易水学派，都是以探讨病变的机理为主的，河间一派着重探讨六淫病机，而突出火热的问题，不仅在当时提高了对火热病的疗效，而且为后起的温热学派奠定了基础。易水一派着重探讨脏腑病机，开始仅对脏腑一般的虚损问题作了研究，以后便逐渐发展为专题研究。如李杲的"脾胃论"、赵献可的"命门说"、张介宾的"大宝论"等都是。这对脏腑方面的病理分析，有了大幅度的提高。伤寒学派、温热学派主要是以研究辨证论治为主的。伤寒一派，由探讨外感的辨证，渐及于内伤的辨证，也可以说是由对伤寒的辨证渐及于杂病的辨证。至其辨证的认识，也是多方面的。有从经脉来认识的，有从病邪传变来认识的，有从立法来认识的。由于辨证认识的提高，也就是对病理变化认识的提高。温热一派开始对热病的认识，是简单地从表里分证，渐进而提出温热邪在募原，不仅是单一的表和里，而是较复杂的表里分传，渐进而提出"卫之后方言气，营之后方言血"的卫、气、营、血辨证，渐进而提出三焦辨证，这对热性病辨证的认识，可说已达到新的高度。

以上从历史说明：不同学派的百家争鸣，是促进医学科学发展的必由之路。历史上的这些经验，对今天如何更好地贯彻"双百"方针，是很有启示的，也值得我们借鉴。

从北方两大医学流派的成就谈中医学理论的科学性

（1980 年 1 月）

任应秋 医学全集

一、北方两大学派的成就

河北是我国名医辈出的省区之一。首先应该提到的是原居住西北方的黄帝氏族。约在四五千年前，黄帝氏族逐渐移向中原地带，定居在涿鹿（即宣化鸡鸣山）地方的山坳里。其次是战国时期名医扁鹊为鄚县（即今之河间县）人。相传黄帝作《内经》，扁鹊作《难经》，尽管这是传说，但说明祖国医学理论的发源地应当是河北。从这一意义上说，河北在中医学界是很值得骄傲的地方。

再从医学流派的发展来看，宋金以后，在我国北方和南方各有两大医学流派，这是对中医学起着推动作用的主要医学流派。其中伤寒学派、温热学派在南方，约开始于明季；河间学派、易水学派在北方，却在宋金时代便已开始发展起来了。

"河间学派"是以河北河间的刘完素为代表的一个学派。刘完素是金代（宋大观四年，公元 1110 年）人，以善治火热病名噪一时。他在研究《素问》的过程中，发现《素问》特别重视热性病。如在第九卷有《热论》《刺热论》《评热病论》等三篇论文，第十六卷还有针刺热病的《水热穴论》一篇论文，特别是第二十二卷《至真要大论》中的病机十九条，讨论火病和热病的便占了九条，几乎占了一半。于是，刘完素便结合在临床实践中所见到的火热病症大加发挥，从临床表现言，在病机十九条中所叙的火热病症不过十七种，刘完素竟扩大到五十多种。而且还从火热病变的理论方面，创造性地提出"六气皆能化火"之说。他认为不仅伤"寒"可以病"热"，诸如"湿浊"的郁滞、"风阳"的亢盛、"燥邪"的枯涸等，无一不可以造成"火热"的病变。中医学关于外感性的火热病变的理论，便从此大大地提高了一步。

火热既为外来六淫之邪，或为六淫之邪所化生，完素便按照《素问·热论》所说"其未满三日者，可汗而已；其满三日者，可泄而已"的理论，制定了从表里辨证论治的方法。火热在表，用天水散、葱豉汤等辛凉或甘寒剂以汗解；火热在里，用三一承气汤以下解；表里俱热，则用防风通圣散、凉膈散以两解表里；汗后热不尽，则用黄连解毒汤、白虎汤等苦寒、甘寒剂以清解。在刘完素之前论治火热病，从理论到临床而自成体系者实不多见。

传刘完素之学的有两大医家，一为张从正，一为朱震亨。张、朱二人的学术思想与刘完素又均有所不同。

张从正，字子和，号戴人，宋金时期（1156—1228）河南睢洲考城人。他不仅"风从火化，湿与燥兼"之论，酷似河间，其用河间之方亦至纯熟。但他毕竟不完全同于河间，从病因言，论六淫之邪，不必都言兼化；从治法言，认为病由邪生，即当用汗、吐、下三法以祛邪，特别是吐法，河间不常用，而子和每用之，自成为河间学派中的攻邪论者。

朱震亨，字彦修，元代（1281—1358）金华人。他在从罗知悌学习时，得读河间书，在"火热论"的启示下，重视淫邪外感之湿热病证，于此同时"阳有余"的学术见解亦逐渐有所萌芽，继又受到李杲阴火之说的启示，认为相火妄动为贼邪，并由此而提出了"阳有余，阴不足"之说，于临床上多用滋阴泻火之法，使河间之学到此又为之一变，而为河间学派之"滋阴"论者。

河间学派的火热论、攻邪论、养阴论等三大学说，由倡外感病机逐渐发展到研究内伤病机，由对火热实邪的辨治，发展到阴虚火亢证的辨治。说明河间学派的医家，对于六淫病机的探讨是获得了巨大成就的。

"易水学派"是以河北易水人张元素为代表的一个医学流派。张元素，字洁古，是与刘完素同一时期的人。他的学术思想受到华佗《中藏经》"辨脏腑寒热虚实病证"的影响较大，因而他的制方用药，亦按照脏腑寒热虚实的系统来进行研究，故成为历代医家中探讨脏腑病机，自成体系的大医家。特别是对脏腑虚损病机的探讨，是他研究的主要内容之一。易水学派的代表医家有李杲、张介宾、薛立斋、李中梓、赵献可五大家。

李杲，字明之，晚号东垣老人，宋金真定（河北保定市）人。发明"脾胃论""内伤论"，倡言"脾胃伤损，诸病由生"之说。认为脾胃亏损的主要病变是由清阳下陷、湿浊流注、阴火上乘等病机引起，反映于临床多为"气虚发热"之证，于是创造了"升阳泻火"的治法，亦即"甘温除热"的治法，而为劳倦内伤创立了疗效较高的治疗法则。

到了明代，山阴人张介宾、鄞县人赵献可大倡"肾命水火"之说。他们认为，肾中阴精为水，命门元阳为火，水火相济为正常，水火偏盛为病变，均发挥王太仆壮水之主，以制阳光；益火之源，以消阴翳的理论。在临床上，赵养葵则以"六味丸""八味丸"为壮水益火的神剂；张介宾则自制"左归""右归"，自谓驾于"六味""八味"之上。均足以为治疗肾命阴阳虚损之所取法。

吴人薛立斋、华亭李中梓，则又从肾与脾的"先后天"立论。他们认为，肾为先天之本，脾为后天之本，"肾气丸"与"补中益气汤"并重，凡属于脾胃虚损者，常增损用之而取得较高疗效。说明易水学派以讨论脏腑的寒热虚实病变开始，渐发展为着重研究肾命脾胃的虚损病机，终于形成"温补学说"。

以上说明，北方这两大学派对"中医病机学说"的研究最有成就和贡献。如河间学派着重探讨六淫病机，而突出火热病机，不仅在当时提高了对火热病的疗效，而且为后世兴起的"温热学派"奠定了基础。易水一派着重探讨脏腑病机，开始仅对脏腑的一般虚损做了些研究，以后便逐渐发展成为专题深入研究，如李杲的"脾胃论"、赵献可的"命门说"、张介宾的"大宝论"、薛己的"脾肾说"等，这对脏腑的病机分析有了大幅度的提高，而且还大大地促进了南方医学理论的发展。故刘完素的火热论经朱震亨的南传，便兴起了"阳有余，阴不足"之说；张元素的脏腑病机论，亦经过张介宾、赵养葵、李士材、薛己等的南传，而"阳非有余论""命门水火说""先后天并重论"诸说，亦如异军突起了。

二、中医理论的科学内涵

中医学的理论是否有科学的根据，这是有不同看法的，兹从"阴阳学说""脏腑学说"来阐述中医学理论的科学内涵。

（一）阴阳学说

中医学将"阴阳学说"运用于人体生理、病理及人与自然的关系等各个方面。明代张景岳在解释《素问·阴阳应象大论》中"阴阳者，天地之道也"

时说："道者，阴阳之理也；阴阳者，一分为二也。"他的认识包含了朴素的唯物观点与辩证观点。

"阴阳学说"认为阴、阳是对立统一的，这是阴阳学说的核心，并指导着中医的理论与实践。《素问·生气通天论》中说："阴平阳秘，精神乃治。"说的是阴阳平衡是维持正常生理的根本。张景岳对此注曰："阴阳不和，则有胜有亏，故皆能为病。"是说阴阳不平衡是产生疾病之原因。《素问·至真要大论》中说："阳病治阴，阴病治阳。"说的是纠正阴阳不平衡的方法。张景岳注曰："阳胜者，阴必病；阴胜者，阳必病。"说的是在治疗疾病时要恢复阴阳之间的平衡。古人所谓"一阴一阳谓之道，偏阴偏阳谓之疾"，反映出的是矛盾的对立统一观。

"阴阳学说"认为，阴阳两个方面是相互转化的。《素问·阴阳应象大论》中说："重寒则热，重热则寒。"又说："重阴必阳，重阳必阴。"《素问·金匮真言论》中说："阴阳之中复有阴阳。"这些认识都说明，阴阳作为运动的双方是可以相互转化的，近似于现代辩证法关于矛盾转化的观点。

因此，中医学形成自己独特的理论体系而延至今日，决非偶然，它有着合理的辩证法基础。爱因斯坦曾经说过：如果一个自然科学的理论，没有认识论作为依据，是站不住脚的。这段话值得我们深思，古代西方医学就是在唯心的"灵气论"支配下被近代医学所取代。随着科学的发展，能证实"阴阳学说"的科学依据愈来愈多，人们已经能够从细胞水平与分子生物学水平来证实"阴阳学说"的科学性。

中医学认为，阴阳平衡（阴平阳秘）则人体健康，阴阳不平衡则会出现病变。这种不平衡的情况有"阳盛阴虚""阴盛阳虚""阴阳两虚"等三种情况（中医学不认为有"阴阳两盛"的情况）。也许有人认为，将复杂的生理、病理变化归结为矛盾的对立与统一，似乎过分简单。但是，近代科学的发展，似乎越来越说明中医学能生存几千年，是因为其存在着科学的内在根据。

20世纪40年代，塞里提出疾病的产生，系由于致病因子刺激垂体前叶分泌促肾上腺皮质激素，使肾上腺皮质分泌相互对立的亲炎激素（醋酸去氧皮质酮）与抗炎激素（考的松），这两种激素的分泌量的不平衡而引起机体的变化，他还用图解的方法来加以阐述。这图（参见下图）上列出了四种情况，而这四种情况与阴阳学说提出的四种情况十分相符，即："阴平阳秘""阳盛阴虚""阴盛阳虚""阴阳两虚"。但是不要忘记,中医学的阴阳学说出现于公元之前,而塞里的认识却是于20世纪40年代的后期,即落后了几千年。以上研究属于细胞水平。

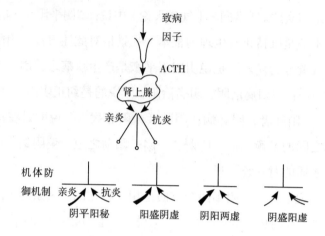

1973年,古德伯爱在"阴阳学说"的启发下,解释细胞内环-单磷酸腺苷与环-单磷酸鸟苷之间的作用关系。(编者按:Goldberg ND, Haddox MK, Nicol SE, etal. Biological regulation through opposing influences of cyclic AMP and cyclic GMP: The Yin Yang Hypothesis. Advances in Cyclic Nucleotide Research, Reven Press, N. Y. 1975, 5: 307.)因为环-单磷酸腺苷与环-单磷酸鸟苷在细胞内的浓度是相关的,两者在不同细胞中起不同的作用,且作用相反。他认为这种矛盾的对立统一与中医学的"阴阳学说"有相似之处。

(二)脏腑学说

祖国医学用"脏腑学说"来说明一些生理现象与病理变化。虽然人体有五脏六腑,但"脏腑学说"的中心内容主要是心、肺、脾、肝、肾五脏。这五个脏器从物质存在层面来看,与西医所说的心、肺、胃、肠、肝、肾诸器官相近,但不能画等号,如中医学的"心"包括了现代医学中"脑"的内容。从功能活动层面来看,中医的任何一脏具有多种生理功能,而西医认识的某个器官往往仅有一种功能。有人认为中医学的"一脏多种功能"是中医的特点而非中医的优点,因为不能被现代科学实验所证实。但是,近年的科学发展已使人们认识到一种器官仅有一种功能的观点是错误的,相反,一种器官具有多种功能已经被越来越多的实验证明是正确的。科学的发展为中医学的

"脏腑学说"提供了物质基础的依据。

国外的有些科学实验研究，已直接或间接证实了中医学脏腑学说中的其他一些问题。如中医学认为"肝开窍于目"（中医学对"肝"的认识，实际包括了胰腺的某些功能），即眼睛的病变与肝有一定关系。1977 年，美国佛罗里达大学医学院的道森等，对 23 个胰腺炎患者进行视力测试，发现视网膜均异常，视觉对黑暗的适应力特别差，他们开始认为可能与维生素 A 缺乏有关，但又发现有些病人的维生素 A 含量正常，而血清中的锌含量低。值得注意的是，一些病人用胰腺酶治疗后，视网膜的功能改善。这个实验结果有助于说明中医"肝开窍于目"的认识是有道理的。

又如中医学认为"肾开窍于耳"，即耳朵的病变与肾有一定关系。1976 年，美国医学会杂志报道，明尼苏达大学的奎克提出，肾病可能有某种程度的听觉丧失。自 1968 年 7 月至 1970 年 12 月，他发现 602 个透析与肾移植病人中 107 人有听觉丧失。他认为肾功能衰竭是一种严重的系统性紊乱，不仅产生水电平衡紊乱，且直接或间接影响其他器官，如"耳"。他还发现一些病可同时影响肾与耳，如奥尔伯特病（遗传性肾炎），这种病人伴有进行性耳聋。为什么肾与耳发生联系呢？奎克提出 3 个方面的分析：①在电子显微镜下，"肾"与"耳"二器官的组织形态相似，如耳蜗管外壁的血管纹与肾小球均为有血管的上皮膜，肾小管与血管纹的结构也近似；②在生理上，耳蜗管与肾，均可在一定程度上调整淋巴与血的化学组成与电解质组成；③在免疫学方面，耳蜗管与肾在抗原方面有免疫学的联系，故听觉减退可能与免疫因素有关。

以上这两个例子，基本可以说明中医学在理论上或是在方法论上，都具有科学性。但是，时至今日，现代人无论对中医学理论还是中医学的临床实践，还有着一些分歧的看法。众所周知，实践是科学争鸣的最后裁判者，爱因斯坦曾经说过：有谁想把自己自居为真理同知识的审判官，这个人将被上帝的笑声所毁灭。我认为这个"上帝"不是别的，就是历史，就是实践。

中医学和西医学是在不同历史条件下发展起来的，分别受到当时当地的社会环境、哲学思想、经济水平、科学技术的影响，故形成了不同的理论体系，从不同的侧面反映出人体生命活动的客观规律。但两者的研究对象均为人体，没有理由不能统一，故中西医结合是要从理论到实践来统一两种对人体的不同认识，这是个大课题。有人认为，这与物理学上延续数百年的"光"是"波动"还是"粒子"之争有些近似，"粒子论"企图将波动性完全归结为粒子，而"波动说"则企图以波动来说明粒子的形成。直到本世纪才发现，从方法论的角度，"波动"与"粒子"是人们用不同实验手段的实验，对同一客观事实提出的两个模型，随着两论的统一，产生一门与经典物理学完全不同的物理学——量子力学。因此，我们有理由相信，根据前面所述，在重视中医学理论、阐明中医学理论的基础上，结合现代科学，有可能产生质的飞跃，实现中西医学真正意义上的结合。

医学流派溯洄论

（1981 年 1 月）

一、中医学与中国古代文化

要讨论中医学术流派的变迁沿革，首先对中国古代文化的创造和发展要有所了解是很有必要的。

中国文化的起源，就地下的发掘资料来看，可以上溯到几十万年之前；就文献记载来说，一般从夏、商说起，也就是从私有制开始确立的时候说起，不过夏、商二代可信的史料不多。到了东周时期，由于兼并战争，社会发生了较大的变化，即宗族制度逐渐遭到破坏，家族制度逐渐兴起，在兴起的新的经济基础上，在文化方面出现了相当丰富的创造性的学术思想。特别是东周后半时期，重要的一些学派，如法家、兵家、儒家、墨家都已经创始了，尤其以孔子创立的儒家学派影响最大。

孔子，鲁国曲阜人，先世是宋国贵族，宋国贵族多是商朝王族的后代，"鲁"是周公的旧封。春秋时列国都到宋鲁"观礼"，因为鲁国是保存商周文化最多的旧国。孔子之所以能创立儒家学派，是和这一历史条件分不开的。孔子死后，据《韩非子·显学》中说，儒家又分出八个流派：子张之儒、子思之儒、颜氏之儒、孟氏之儒、漆雕氏之儒、仲良氏之儒、孙氏之儒、乐正氏之儒等。就以儒学一家而言，其流派之盛行，可以想见。

略后于儒家的是黄老学派，汉时学者称为道家。道家作为学派虽晚于儒家，但其学术思想却很有渊源，相传是祖述黄帝、老子的黄老之学，在战国时期很受齐国的重视。齐桓公设置稷下之学，容纳上千数人，其中学术流派最复杂，但多数都是道家。稷下，是指稷门之下，也就是齐国国都的西门，齐桓公在城西门外，设立了一所相当于现在研究院性质的学宫，这就是所谓"稷下之学"。

郭沫若在《十批判书》中对稷下黄老学派评价说：值得注意的是，一些有名的稷下学士的派别，孟荀是儒家，驺衍、驺奭是阴阳家，田骈、慎到、环渊、接子，还有宋钘、尹文，都是道家，淳于髡其学无所主，是一位无所谓派；此外有确实可考的，如公孙龙是倡导"白马非马"的人，田巴、服祖丘，议稷下，离坚白，合同异，当然都是名家者流；派别可以说是很复杂，或者也就是很自由，然而这里面没有墨家，而道家是占最大多数的。正因为稷下之学的流派中，道家占最大多数，所以其中又分作三派，即"宋钘尹文派""田骈慎到派""环渊老聃派"。

要之，中国文化的学术流派，始于春秋，而盛于战国，这是很明显的史实。所以范文澜著《中国通史简编》在叙述战国文化的一般状况时说：古来文化积累至战国，经诸子百家著书立说，作成类似总结性的记录；儒、墨、道三大学派主要是论述社会方面的知识，三大学派以外，诸子百家中还记载不少关于自然的、社会的知识，这些知识，或有书流传，或仅存书名，或偶见征引，虽然残缺不全，一般文化状况大体可以推见。

范文澜还在这里一并列举了天文历算学、地理学、医学、农学、制器技术、军事学、艺术等学科在战国时期所取得的成就。其中特别值得一提的是医学，远在上古有苗父，春秋时的医和、医缓，战国时出现的扁鹊等著名医家，其于医学的成就可以想见。因而我便推论，班固所撰《汉书·艺文志》著录方技 36 家 868 卷中，计有医经 7 家 216 卷，经方 11 家 274 卷，房中 8 家 186 卷，神仙 10 家 250 卷。汉以前有关医学的著作如此丰富，即以此 36 家而谓为 36 个流派亦未尝不可，如 1975 年在湖南长沙马王堆三号汉墓出土的帛书《足臂十一脉灸经》与《灵枢》的十二经脉，就可以说是两个不同的流派。

大凡一门学科的发展到了一定的阶段，必然要产生多种认识的方法，以致发展成不同的流派，可以说所有文化的进展都是如此，因此医学亦毫不例外。所以《汉书·艺文志》所载的《内经》《外经》，就有黄帝、扁鹊、白氏三家派别。不过，与社会科学诸家相比较，儒、墨、道的理论都直接影响着社会经济制度，甚至有的时候还居于统治地位，这些流派的争鸣为世人所关注，正如孟子所说："杨朱墨翟之言盈天下，天下之言，不归杨则归墨。"而属于自然科学的医学，在长时期封建社会中，被认为是方技末流，故虽有流派，远不如儒、墨、道诸家之显而已。

武进谢利恒氏著《中国医学源流论》，于中医学的变迁有云："吾国医学之兴，遐哉尚矣。《曲礼》医不三世，不服其药。孔疏引旧说云：'三世者，一曰黄帝针灸，二曰神农本草，三曰素女脉诀，又云天子脉诀。'此盖中国医学最古之派别也。其书之传于后世者，若《灵枢经》，则黄帝针灸一派也；若《本经》，则神农本草一派也；若《难经》，则素女脉诀一派也。其笔之于书，盖亦在周秦之际，皆专门学者所为也。针灸之有黄帝，本草之有神农，脉诀之有素女，犹之仲尼所祖述之尧舜，宪章之文武也，其笔之于书诸人，则祖述宪章之仲尼也。其传承派别可以推见者，华元化为黄帝针灸一派，张仲景为神农本草一派，秦越人为素女脉诀一派。仲景之师，元化之弟子，皆著见于载籍。《史记·扁鹊仓公列传》载其所治诸人，多非同时，或疑史公好奇，不衷于实。不知扁鹊二字，乃治此一派医学者之通称，秦越人则其中之一人耳。此其各有师承，犹两汉之经师也。特医学之显，不及儒术，故其传授世次，不可得而考耳。其中绝不知何时，然亦必当汉魏之际。故后此治医学者，若皇甫士安，若陶弘景，皆无复口说可承，而徒求之于简编也。其搜讨掇拾之功最巨者，于隋则有巢元方，于唐则有孙思邈、王焘，此医家义疏之学也。北宋以后，新说渐兴，至金元而大盛，张、刘、朱、李之各创一说，竟排古方，犹儒家之有程、朱、陆、王，异于汉而又自相岐也。至明末而复古之风渐启，清代医家多承之，则犹儒家之有汉学矣。"

谢氏之论，说明了五个问题。据《礼记·曲礼》孔颖达疏所云，中医学很早就分成黄帝针灸、神农本草、素女脉诀三个流派发展着，此其一；中医学的传承授受，周秦迄两汉之际，尚有可推见者，此其二；魏晋以来，医家的传受世次虽然中绝，但于医籍简编的缀辑仍大有人在，使中医学得以延续发展，此其三；北宋以至金元，学派争鸣的局面又出现了，且多新说的创见，此其四；明清以降，受到汉学家的影响，多用其法以治医学，对中医传统理论的深入探讨，亦甚有建树，此其五。由此充分说明中医学的发展不是孤立的存在，而是随着社会的变革，整个文化的进步而推进的。所以春秋战国时期，诸子蜂起，儒家、墨家、道家、名家、法家、兵家、农家、杂家、阴阳家等各个学术流派，各自立说争鸣，竟汇成丰富多彩的中华民族的灿烂文化，医家当然亦是组成这股文化洪流的分支，而且是较重要的一个分支。于此说明，中医学之所以能在较早时期就蔚成学术流派，并不是不可理解的事，而是医学科学发展的必然过程。

二、中医学的传承方式

或谓：凡一学之成立，都各有其内在的联系，否则，便无"学派"之可言。此说诚是也。所谓内在联系不外两端。一者，师门授受，或亲炙，或私淑，各承其说而光大之；一者，学术见解各有发挥，各立一帜而张其说，以影响于人。斯二者，中医学于春秋战国之际，均已客观存在，虽然文献无多，仍有足以征验的史实。

先就师承授受而言。《素问·金匮真言论》一再强调："非其人勿教，非其真勿授"，《素问·三部九候论》云"愿闻要道，以属子孙，传之后世"，《素问·方盛衰论》又云"受师不卒，使术不明"，这些说明古人对医学的学习是强调师承关系的。

《史记·扁鹊仓公列传》略谓："扁鹊者，勃海郡郑（当作鄚）人也，姓秦氏，名越人，少时为舍长。舍客长桑君过，扁鹊独奇之，常谨遇之。长桑君亦知扁鹊非常人也，出入十余年，乃呼扁鹊私坐，间与语曰：'我有禁方，年老，欲传与公，公毋泄。'扁鹊曰：'敬诺。'乃出其怀中药予扁鹊：'饮是以上池之水，三十日当知物矣。'乃悉取其禁方书尽予扁鹊，忽然不见，殆非人也。扁鹊以其言饮药三十日，视见垣一方人，以此视病，尽见五脏癥结，特以诊脉为名耳。"是扁鹊的医术授自长桑君，而扁鹊的学生有子阳和子豹，均见于《史记·扁鹊仓公列传》中。据《说苑》的记载，还有子容、子明、子越、子游、阳仪诸人，都是扁鹊的弟子。在这些弟子中，有的长于针刺，有的善于灸艾，有的擅治方药，有的精于按跷，既各有所长，必各有嗣其所学者，这是可以理解的。

《史记·扁鹊仓公列传》中还记载:"太仓公者,齐太仓长,临淄人也,姓淳于氏,名意。少而喜医方术,高后八年,更受师同郡元里公乘阳庆。庆年七十余,无子,使意尽去其故方,更悉以禁方予之,传黄帝、扁鹊之脉书,五色诊病,知人死生,决嫌疑,定可治及药论甚精。受之三年,为人治病,决死生,多验。"该传中还提到,阳庆曾给淳于意以《脉书》《上下经》《五色诊》《奇咳术》《揆度阴阳》《外变》《药论》《石神》《接阴阳》等"禁书"(秘而不传的医籍)。淳于意在未师事阳庆之前,曾先学习于公孙光,而且是由公孙光的先容才认识阳庆而师事之的。淳于意的学生,先后有宋邑、高期、王禹、冯信、杜信、唐安等。

又《后汉书·方术列传》谓广汉人郭玉,学方诊六微之技于程高,高受《针经》《诊脉法》于涪翁。《襄阳府志》及《古今医统大全》则谓张仲景学医于同郡张伯祖,尽得其传;又谓仲景弟子,识见宏敏,名著当时;又谓仲景弟子,知书疏,撰《四逆三部厥经》《妇人胎藏经》《小儿颅囟经》行世。《古今医统大全》则谓华佗弟子有吴普,年九十余,耳目聪明,齿牙完坚;又有樊阿,善针术;谓李当之亦为华佗弟子。

特别值得一提的是,唐代王勃曾序《难经》云:《黄帝八十一难经》是医经之秘录也。昔者岐伯以授黄帝,黄帝历九师以授伊尹,伊尹以授汤,汤历六师以授太公,太公授文王,文王历九师以授医和,医和历六师以授秦越人,秦越人始定章句,历九师以授华佗,华佗历六师以授黄公,黄公以授曹夫子,夫子讳元,字真道,自云京兆人也。盖受黄公之术,洞明医道,至能遥望气色,彻视腑脏,浇肠剖胸之术,往往行焉,浮沉人间,莫有知者。

姑无论其所述师承授受的真实性如何,王勃为初唐四杰,著名的文学家之一,不可能毫无根据地信口开河。而且这篇序文,在宋人李昉等编的《文苑英华》、王应麟撰的《汉艺文志考证》中,都曾著录。并据《宋志》,王勃还撰有《医语纂要》一卷,说明王子安对于医学也是有研究的,更不会做无稽之谈。至少从这篇序文里可以看出中医学的师门传授,从远古以至于李唐,迄未衰替,这一点是可信而不疑的。

三、中医学的学术争鸣

至于中医学的学术争鸣，也和儒、墨、道诸家的流派一样，亦各张其说而大放厥词。所以往往见到同一书中，同一术语，竟有不同的解释，具有不同的含义。例如对《内经》中的"三阴""三阳"概念，在不同的篇章中而所指竟各不相同。周学海在《读医随笔》中云："以人身前后两侧之表里分三阴三阳者，是固常说，熟于人口者也。又有以人身之形层分三阴三阳者，又有以人之身形分三阳者，三焦分三阴者。且也，少阳为一阳、厥阴为一阴；阳明为二阳，少阴为二阴；太阳为三阳，太阴为三阴。三阳为极表，一阴为极里，数由一而至三，即由里而达表也。而脉象之三阴三阳，其表里名义，则又不同。《素问》曰：'鼓一阳曰钩，鼓一阴曰毛。'夫钩毛皆浮之象也，而曰一阴一阳，是以一为极外也。鼓者，谓脉之来而应指也。其脉来见于浮分，而其气属阳者，钩之脉也；脉来见于浮分，而其气属阴者，毛之脉也。气属阳者，来盛去衰也；气属阴者，来衰去盛，所谓秋日下肤，蛰虫将去也。由此推之，脉见于中分，其来盛者，谓之二阳；其去盛者，谓之二阴可知矣。脉见于沉分，其来盛者，谓之三阳；其去盛者，谓之三阴可知矣。明于斯义，则知一阳结谓之隔，决非手足少阳矣；二阳结谓之消，决非手足阳明也；三阴三阳结谓之喉痹，决非太阴、太阳也。"

《素问》的"七篇大论"中，还有五运的"三阴""三阳"，六气的"三阴""三阳"。为什么"三阴""三阳"有种种不同的说法呢？这是因为《内经》本非一人所作，而是综合诸多医家论说的产物，宜其百家争鸣，不一其说矣。

又如，《难经·三十六难》中云："脏各有一耳，独肾有两者何也？然。肾两者，非皆肾也，其左者为肾，右者为命门。命门者，诸精神之所舍，原气之所系也。男子以藏精，女子以系胞，故知肾有一也。"以右肾为命门之说，便与《内经》大相径庭。《内经》言命门之处凡三，二见于《灵枢》，一见于《素问》。《灵枢·根结》中云："太阳根于至阴，结于命门，命门者，目也。"又《灵枢·卫气》中云："足太阳之本，在跟以上五寸中，标在两络命门，命门者，目也。"又《素问·阴阳离合论》中云："太阳根起于至阴，结于命门，名曰阴中之阳。"（王冰注云："命门者，藏精光照之所，则两目也。"）可见《内经》三处所言命门，都是指"两目"而言，非指右肾，则右肾为命门之说，是越人另有师承矣。

又《难经·三十七难》中云："邪在六腑，则阳脉不和，阳脉不和，则气留之，气留之，则阳脉盛矣。邪在五脏，则阴脉不和，阴脉不和，则血留之，血留之，则阴脉盛矣。阴气太盛，则阳气不得相营也，故曰格。阳气太盛，则阴气不得相营也，故曰关。阴阳俱盛，不得相营也，故曰关格。关格者，不得尽其命而死矣。""关格"之说，本出于《灵枢·脉度》中，只是"格"与"关"之义与《难经》之说互为倒易。《灵枢·脉度》中云："阴气太盛，则阳气不能荣也，故曰关。阳气太盛，则阴气弗能荣也，故曰格。"《素问·六节藏象论》亦说："人迎……四盛以上为格阳，寸口……四盛以上为关阴。"《灵枢·终始》和《灵枢·禁服》与《素问》同样叫作"格阳""关阴"，未曾有阴盛为"格"，阳盛为"关"之说。是"关格"之义，越人亦另有师承矣。

又《难经·二十五难》云："心主与三焦为表里，俱有名而无形。"但《灵枢·本输》中云："三焦者，中渎之腑，水道出焉。"又《灵枢·本藏》中云："密理厚皮者，三焦膀胱厚；粗理薄皮者，三焦膀胱薄；疎腠理者，三焦膀胱缓；皮急而无毫毛者，三焦膀胱急；毫毛美而粗者，三焦膀胱直；稀毫毛者，三焦膀胱结也。"三焦既称作中渎之府，水所从出之道，而本身组织又有厚、薄、缓、急、直、结的区分，则三焦明明为有形之物无疑。而越人却谓为"有名无形"，是其又别有师承矣。看来，秦越人与《灵枢》《素问》之说多有所异者，正由其学术观点之各有别耳。

徐大椿叙《难经经释》有云："自古言医者，皆祖《内经》，而《内经》之学，自汉而分。仓公氏以诊胜，仲景以方胜，华佗氏以针灸杂法胜，虽皆不离乎《内经》，而师承各别。逮晋唐以后，则支流愈分，徒讲乎医之术，而不讲乎医之道，则去圣远矣。惟《难经》则悉本《内经》之语，而敷畅其义，圣学之传，惟此为得其宗。然窃有疑焉。其说有即以经文为释者，有悖经文而为释者，有颠倒经文以为释者。夫苟如他书之别有师承，则人自立说，源流莫考，即使与古圣之说大悖，亦无从而正其是非。若即本《内经》之文以释《内经》，则《内经》具在也，以经证经，而是非显然矣。然此书之垂已二千余年，注者不下数十家，皆不敢有异议。其间有大可疑者，且多曲为解释，并他书之是者反疑之，是岂前人皆无识乎？殆非也。盖经学之不讲久矣，惟知溯流以寻源，源不得，则中道而止，未尝从源以及流也。故以《难

经》视《难经》，则《难经》自无可议，以《内经》之义疏视《难经》，则
《难经》正多疵也。余始也，盖尝崇信而佩习之，习之久而渐疑其或非，更
习之久而信己之必是。非信己之，信夫《难经》之必不可违乎《内经》也。
于是本其发难之情，先为申述《内经》本意，索其条理，随文诠释；既乃别
其异同，辨其是否，其间有殊法异义，其说不本于《内经》，而与《内经》
相发明者，此则别有师承，又不得执《内经》而议其可否。"

　　徐大椿的这番议论，旨在尊《内经》而抑《难经》，甚至提出"信夫《难
经》必不可违乎《内经》"之疑，这样尊古而贱今的观点是不足为训的，但
他最后说到"其说不本于《内经》，而与《内经》相发明者，此则别有师
承，又不得执《内经》而议其可否"，这一点还是正确的。正因为秦越人别有师
承，所以他"有悖经文而为释者，有颠倒经文以为释者"，这正是百家争鸣、
各抒己见，并不是什么"颠倒经文"或"悖经文"的问题，只说明当时秦越
人在某些医学问题上，确是一位与《内经》具有不同见解，而另立一个学派
的大医学家。

四、中医学派溯源

　　以上从师承授受和学术争鸣两个方面，说明远在秦汉以前医学流派随着
学术文化的发展而存在，这是客观的史实，只是我们能不能认识还是个问题。
有人认为，医学流派是滥觞于金元诸医学家，他们所持的理由是，《四库全
书总目提要·医家类》曾说："儒之门户分于宋，医之门户分于金元。"殊
不知"门户"与"学派"是两个不同的含义，不能混为一谈。

　　"门户"究竟应做如何解释？在《四库提要·凡例》中颇有较明确的解
答。其说："汉唐儒者，谨守师说而已。自南宋至明，凡说经、讲学、论文，
皆各立门户。大抵数名人为之主，而依草附木者，嚣然助之。朋党一分，千
秋吴越，渐流渐远，并其本师之宗旨亦失其传，而雠隙相寻，操戈不已，名
为争是非，而实则争胜负也。人心世道之害，莫甚于斯。"又第九十一卷《四
库提要·小序》中说："天下惟朱陆是争，门户别而朋党起，思仇报复，蔓
延者垂数百年。"又《四库提要·儒家总论》中说："儒家本六艺之支流，
虽其间依附草木，不无门户之私，而数大儒明道之言，炳然具在。"像这样"思

仇报复，操戈不已"的门户之争，"明为争是非，实则争胜负"，所以把这种争执列入朋党一类，"门户别而朋党起"，这哪里还有一点学术流派百家争鸣的气氛呢？所谓"朋党"，《晋书·列传第二十二》中云："动则争竞，争竞则朋党，朋党则诬罔，诬罔则臧否失实，真伪相冒。"可见《四库提要》混"学派""门户"为一谈，认为金元诸医家的学术争鸣是门户之分是不恰当的，如果我们又把"门户"理解为学术流派，尤为极大的错误。

学派争鸣，足以昌明学术，使之向前发展，春秋战国，诸子蜂起，蔚成中国文化的鼎盛时期，也是中医学奠定理论基础的时期，这就是历史的见证。门户之争，只是"附上罔下，臧否失实"，学术界有此，适足以淆乱视听。所以张文襄的《辅轩语》中有"为学忌分门户"之戒。假使我们自以医学流派为"门户"，以学术的争鸣为"门户"之见，可谓不智之甚。

总而言之，中医学学术流派的发展，是与整个中国文化的发展以俱兴的，应远溯到春秋战国时期，而不能断自金元。谢利恒氏以"黄帝针灸""神农本草""素女脉诀"为中国医学最古之派别的观点，是很有见地的。

行文至此，适送来日本山田庆儿发表于《思想杂志》的"黄帝内经的形成"译文，他解释《汉书·艺文志》医经家中"黄帝""扁鹊""白氏"等三家之名，把他们尊奉为鼻祖学派的名称，并提出西汉有过各种医学学派，曾经分为"三大系统"的假说。还认为《黄帝内经》可以说是黄帝学派的论文总汇编，黄帝学派具有长期的历史，而且在这个学派中间，形成过几个小学派。我基本同意山田庆儿的这些看法，故录之以殿吾文。

研究《伤寒论》的流派

（1981 年）

我国后汉时期医学大师张仲景所著的《伤寒论》，是中医学讲究"辨证论治"而又自成体系的经典著作。《难经·第五十八难》中说："伤寒有五，有中风，有伤寒，有湿温，有热病，有温病。"叔和《伤寒例》引《阴阳大论》亦云："春气温和，夏气暑热，秋气清凉，冬气冷冽，此则四时正气之序也。冬时严寒，万类深藏，君子固密，则不伤于寒，触冒之者，乃名伤寒耳。其伤于四时之气，皆能为病，以伤寒为毒者，以其最成杀厉之气也。中而即病者，名曰伤寒，不即病者，寒毒藏于肌肤，至春变为温病；至夏变为暑病。"说明春伤风、夏伤暑、秋伤燥，皆可名为伤寒，并不仅限于冬季所伤的寒邪，也就是广义的伤寒，是外感诸邪的总称。所以《千金方》引《小品》云："伤寒是雅士之辞，云天行温疫，是田舍间号耳。"这个意义上的伤寒，并不是指病变性质的区分。所以后来程郊倩著《伤寒论后条辨》竟说："寒字，则只当得一邪字看。邪则有虚邪，有实邪，有阳邪，有阴邪，俱统此寒之一字内，以伤寒对中风，则中风为虚邪，伤寒为实邪；以伤寒对温病，则温病为阳邪，伤寒为阴邪；其暑湿二种，则介于虚实阴阳之间。邪各不同，总名之曰寒者何也？以所伤在太阳寒水之表则同，故从同同。"（见《后条辨·辨伤寒论五》）因而完全可以把伤寒理解为伤邪。释"寒"为"邪"，早见于《孟子·告子》中，"吾退而寒之者至矣"，这"寒"字就同于"邪"。是程郊倩的解释亦是有根据的。

《伤寒论》的"论"，亦非如一般所理解，仅指这本书而言。方有执在《伤寒论条辨·引》中云："书曰论，何也？……论病以辨明伤寒，非谓论伤寒之一病也。"意思即是说，乃辩论之论。程郊倩在《伤寒论后条辨》亦认为《伤寒论》的"论"字，不能"比作曰编、曰书、曰集等类"（见《后条辨·辨伤寒论一》），而是"论定后官之论""辩不定不成论，论不定不成医"（见《后条辨·辨伤寒论五》），仍然解释为辩论之论。

以上说明两个问题：一是张仲景的《伤寒论》，应该是包括外感六淫而引起的诸种病证；二是《伤寒论》是一部对诸种疾病辨证论治的专著，而不局限于某一病，更不能仅把它比作一部方书。由于《伤寒论》中对疾病的分析和论断，理法方药兼备，探索出了辨证论治可以遵循的规律，所以两千多年来，一直受到历代医学家的珍视和研究，并奉之为中医学临证的经典著作。

一、晋唐两宋研究《伤寒论》八大家

张仲景的《伤寒论》写成后，即受到当代华元化的称许，称赞为"此真活人书"。到了魏晋，太医令王叔和弥加珍视，备采仲景旧论撰次成为今本，使仲景之学流传弗替。孙思邈在《千金方》中说："江南诸师秘仲景要方不传。"其受到当时医家的重视，可以想见。由晋唐迄于两宋（包括金代）诸家书目所载，研究《伤寒论》而自成一家言的，最少有80种以上，其中具有代表性的大医学家，其著作尚存在的，可例举八大家如下。

王叔和，名熙，晋代高平人，约生于3世纪。他在《伤寒论》中说："今搜采仲景旧论，录其证候、诊脉、声色，对病真方有神验者，拟防世急也。"说明他研究《伤寒论》，是从脉、证、方、治几个方面来着手的，也就是按照仲景辨证论治的精神来进行的。现行的《伤寒论》本，一般认为卷一、卷二为《辨脉法》《平脉法》《伤寒例》三篇，卷七《辨不可发汗病脉证并治》以下共八篇，都为叔和所增，以《脉经》有关诸篇来相互参看，这种说法还是比较可信的。《辨脉》《平脉》二篇，主要是阐发诊脉声色，讨论的是对疾病的诊断问题。《伤寒例》则在发明疾病的病因、发病机制、传变的变化，以及伤寒与温暑诸病的分辨等。从《辨太阳病脉证并治上》至《辨阴阳易差后劳复病脉证并治》共10篇，保存了仲景对疾病辨证论治的整个内容。至于《辨不可发汗病脉证并治》以下8篇，是王叔和从立法论治的角度来分析《伤寒论》的重要部分，从《脉经》卷第七看来，还有可不可温、灸、刺、水、火等10多篇，实开后世从治法研究分析《伤寒论》之先河。

孙思邈，唐代京兆华原（陕西耀县）人，约生于公元581－682年间。他研究《伤寒论》是"方"与"法"并重，以法定方、从方分证。如太阳病，分作桂枝汤法57证方5首，即桂枝汤、桂麻各半汤、桂枝二麻黄一汤、桂枝二越婢一汤、桂枝去桂加茯苓白术汤；用麻黄汤法16证方4首，即麻黄汤、葛根汤、葛根加半夏汤、葛根黄芩黄连汤；用青龙汤法4证方2首，即小青龙汤、大青龙汤。他如柴胡汤、承气汤、陷胸汤等无不各系以证、法、方。同时特别注重对仲景桂枝汤、麻黄汤、青龙汤三法的运用。他说："夫寻方之大意，不过三种，一则桂枝，二则麻黄，三则青龙，此之三方，凡疗伤寒，不出之也。"这个思想，可能是从《辨脉法》"风则伤卫，寒则伤营，营卫俱病，骨节烦疼"之说悟出。风伤卫，桂枝证也；寒伤营，麻黄证也；营卫俱病，青龙证也。后来成无己、方中行、喻嘉言等，竟发挥为太阳三纲鼎立之说，影响之深，可以概见。

韩祗和，北宋人。他研究《伤寒论》，只师仲景之心法，而不拘泥于论中条文和方药。谓伤寒的病机，主要是由于阳气内郁，即本于内伏之阳为患。

治伤寒杂病于一炉，强调治杂病以证为先以脉为后，治伤寒以脉为先以证为后，应用方药不必限于论中诸方。略谓："假令杂病方可用，治伤寒病者亦可投之，岂必待《伤寒论》中有法也。"故其临证，多为自拟之方，并必须分按时候辰刻而用，无论于汗、下、温诸法，均依立春以后至清明以前、清明以后至芒种以前、芒种以后至立秋以前三个时节不同用药。所著《伤寒微旨论》已佚，今所传的上下两卷，系自《永乐大典》中辑出者。

朱肱，字翼中，自号无求子，宋代吴兴（浙江湖洲）人。他治伤寒学，首先明确论中所列三阳三阴，就是存于人体的十二经络，强调"治伤寒先须识经络，不识经络，触路冥行，不知邪气之所在。"因而三阳三阴的病，就是足六经的病，经络有阴阳之分，主证便有表里之别。其次，他最识仲景平脉辨证的大体，就病而言，虽名伤寒，实有伤寒、伤风、热病、温病、湿病、痉病等的区分，不可混同。就症而言，同一恶寒发热，而有三阳表里不同之判。就脉而言，"脉浮为在表，脉沉为在里，阳动则有汗，阴动则发热，得汗而脉静者生，汗已而脉躁者死。"他著的《南阳活人书》，颇为后世医家所称许。

庞安时，字安常，宋代蕲水（湖北省浠水县）人。以善治伤寒病名闻于江淮间。他认为伤寒的病因，是由于具有杀厉之气的寒毒所致。其发病的机制，则由于人身阳气，特别是足太阳经的阳气为寒毒所折，致寒毒与阳气相搏于营卫之间而成。其次，他注重对温热病的阐发，将温病分为两种，一为冬时触冒寒毒至春及夏至前所发，一为四时自受乖气而成而颇有流行性。无论伤寒或温病，均强调为触冒毒气所致，颇有创见。其处方多以大量石膏为主，实为后来的余师愚治温疫开了门径。其代表著作为《伤寒总病论》。

许叔微，字知可，宋代真州（江苏省仪征县）白沙人。他发挥《伤寒论》的八纲辨证最为精细。阴、阳、表、里、寒、热、虚、实八者之中，他认为尤应以阴阳为纲，阴阳不辨，便无法进一步分析表里、寒热、虚实。盖表、热、实统属于阳，里、寒、虚统属于阴也。八纲辨证在论中虽甚重要，但并不是说可以忽视六经分证；相反，六经分证与八纲辨证是密不可分的，而是相互联系的两个方面。所以他明确指出："盖仲景有三阴三阳，就一证中又有偏胜多寡，须是分明辨质，在何经络，方与证候相应，用药有准。"他所著的《伤寒发微论》《伤寒九十论》《伤寒百证歌》中都突出地体现出这一学术思想。

郭雍，字子和，宋代洛阳人，治伤寒学每折衷于朱肱、庞安时、常器之三家之间。朱肱持经脉说，庞安时倡毒气论，常器之守仲景方，郭雍能兼擅其长。朱、庞的书均传于世，惟常器之论著不传，今仅见于郭雍的《补亡论》中，原论凡未出方诸条，常器之每补入适当的方药。如：发汗后，水逆不得入口，常氏谓可与半夏茯苓汤；疮家身疼痛不可发汗，常氏谓可与小柴胡汤；太阳病吐之，反不恶寒，不欲近衣，常氏谓可与竹叶石膏汤。看来，常氏用仲景方是卓有经验的，郭雍将其经验保留下来，也属难得。郭雍于伤寒诸证的病变机制的探索尤多独到处，如以"卫气不共营气和谐"之理以释有汗、无汗，以"毒气并与阳气虚"以释热厥和寒厥，等等，均不同于肤泛论者。

成无己，宋代聊摄（山东阳谷县）人。他是注解《伤寒论》的第一家，他注解的方法是悉以《内经》《难经》为依据，如他以《灵枢·邪气藏府病形》"形寒寒饮则伤肺"之说，以解释小青龙汤证的"心下有水气"。引《难经·十八难》"脉不应病，病不应脉"之说，以解释下利里虚的"脉反实者死"，都是非常确切的。同时成无己很重视对症状的分析，突出地表现于《伤寒明理论》中所叙述的50症。如烦躁有阴阳之分，心悸有气虚与停饮之别，其辨证说理到了析疑启奥的时候，亦无不引据《内经》《难经》为说。成无己认为，这样才符合仲景在自序中所说"撰用《素问》《九卷》《八十一难经》"的本旨。

以上八大家的治伤寒学可谓各擅其长，王叔和重诊法与治法，孙思邈据汤方以分证，韩祗和守古法立新方，朱奉议守经脉以辨证，庞安时从毒气阐病因，许叔微从六经辨八纲，郭子和释病机至精当，成无己以《内》《难》析诸证。他们对于后世治伤寒学的影响都是极其深远的。

二、明以后伤寒学的三大流派

宋以前虽有治伤寒学的诸大家，迄未形成流派，从明代方有执侈言《伤寒论》的错简开始，才渐启后来各个流派之端，而各流派中，以重订错简、维护旧论、辨证论治诸家为最著，亦最富有代表性，兹分述如下。

（一）重订错简

张仲景所著《伤寒论》，以代远年湮颇多窜乱讹夺，其有待于后人的张皇补苴，固不俟论。特别是经王叔和编次之后，方有执认为颠倒错乱殊甚，大倡移整考订之风，江西喻嘉言继之，便逐渐形成了重订错简的一派。

1. 方有执

方有执，字中行，明代歙县人。他认为《伤寒论》中《辨脉法》《平脉法》《伤寒例》均王叔和所为，脉法两篇虽有翼于仲景，但不能列于卷首，改置篇末，竟削去了《伤寒例》。对六经诸篇大加改订，把"太阳"篇分为卫中风、营伤寒、营卫俱中伤风寒三篇。凡桂枝汤证及其变证一类条文，订为"卫中风篇"，共 66 条 20 方；凡麻黄汤证及有关伤寒诸条，订为"营伤寒篇"，共 57 条 32 方；凡青龙汤证及脉浮紧、伤寒脉浮诸条文，订为"营卫俱中伤风寒篇"，共 38 条 18 方。其他后篇亦有所调整，并另立"辨温病风温杂病脉证并治篇"，共 20 条 3 方。方有执以为经过这样考订以后，便基本上恢复了叔和诠次的旧观，名其书曰《伤寒论条辨》，并为之解释云："曰伤寒论者，仲景之遗书也，条辨者，正叔和故方位而条还之之谓也。"

2. 喻昌

喻昌，字嘉言，明末清初江西南昌人。喻昌赞赏方有执重考修辑的主张，并进一步提出，四时外感以冬月伤寒为大纲，伤寒六经中又以太阳一经为大纲，而太阳经中，又以风伤卫、寒伤营、风寒两伤营卫为大纲，谓为三纲鼎立。同时还强调：仲景的《卒病论》六卷已不可复睹，即《伤寒论》十卷，亦劫火之余，故其篇目先后差错，赖有 397 法、113 方之名目可为校正。竟将其所著书称为《尚论张仲景伤寒论重编三百九十七法》。其中"辨叔和编次之失""辨林亿成无己校注之失""驳正王叔和序例"诸篇，其辩论之激烈，较之方有执实有过之而无不及。

3. 方、喻影响下的诸医家

言《伤寒论》错简已甚，而以三纲订正错简之说，自方有执倡于前，喻昌继其后，于是此风大扇和者竞起，如张璐、黄元御、吴仪洛、周扬俊、程应旄、章楠等，都是持错简论一派的代表人物。

张璐，字路玉，号石顽，清代吴江人。他研究《伤寒论》历 30 年，病诸家之多岐而不一，及见到方有执的《条辨》，喻嘉言的《尚论篇》，才了悟向之多岐者渐归一贯，尤多主喻昌之说，所著有《伤寒缵论》《伤寒绪论》各二卷。

吴仪洛，字遵程，清·海盐人。他对喻昌《尚论篇》推崇备至，以为《伤寒论》经王叔和编次，把大纲混入节目之中无可寻绎了，独嘉言能振举其大纲、详其节目，将397法分隶于大纲之下，很得分经之妙，因名其所著书曰《伤寒分经》。

程应旄，字郊倩，清代新安人。他欣赏方有执以《伤寒论》为方法俱备之全书而不局限于伤寒一病之说。大倡《伤寒论》的辨证论治统赅百病之旨。所著书曰《伤寒论后条辨直解》，凡十五卷。

章楠，字虚谷，清代会稽人。所著《伤寒本旨》，悉依方有执风伤卫、寒伤营、风寒两伤营卫篇。惟对条文的具体订正，则不尽同于方氏。

周扬俊，字禹载，清代吴县人。兼采方、喻两家之说，故名其所著书为《伤寒论三注》。六经分篇，虽大体本于方、喻，而每篇均首揭经脉环周之理，为其全篇立说打下基础，则又突破方、喻的藩篱而能另辟蹊径者。

黄元御，字坤载，号研农，别号玉楸子，清代昌邑人。其言《伤寒论》的错简，尤甚于方、喻。重订诸条文，虽出入于方、喻之间，而畅发五运六气之义，以究诘伤寒的脏腑、经络、营卫、表里、阴阳、寒热、虚实诸病变，持论甚高，实为方、喻所未及。

要之，持重订错简论一派，对于风寒中伤、营卫虚实诸种病变，以及仲景的立法定方等，各有所阐发与成就。若谓经过他们的重订，便恢复了张仲景所著的本来面目，或者说王叔和撰次的《伤寒论》便是如此，则未必尽然。

（二）维护旧论

治《伤寒论》持重订错简一派的医家，几无不驳斥王叔和，讥议成无己，但与之相反，尊奉王叔和，赞赏成无己的亦大有人在，这就是倡导维护旧论的一派。以尊王赞成为中心的学术思想，认为王叔和不仅没有乱于仲景，而且把仲景学说较完整地流传下来了，实为仲景学术之功臣；成无己不仅没有屈解仲景之说，而且引经析义，实为诸注家所不及。因此，所流传的旧本《伤寒论》不能随便改动、任意取舍，才能保持其较完整的学术思想体系。持此论最力的，首推张遂辰、张志聪、张锡驹、陈念祖诸医家。

张遂辰，字卿子，明末仁和县人。他对《伤寒论》的看法是，经王叔和编次以后，只是卷数略有出入，而内容仍是长沙之旧。因此，他的《伤寒论参注》，自"辨脉""平脉""伤寒例"以至"三阳三阴""霍乱""阴阳易""汗吐下可不可"，诸篇次第悉仍旧本，即于成无己的注解亦毫未变动，并认为成氏"引经析义，诸家莫能胜之，初学不能舍此索途"，只是在成注之后，有选择性地增列朱奉议、许叔微、王潜善、张洁古、庞安常、李东垣、朱丹溪、王安道、王三阳、王宇泰诸家之说而已，其书之所以名曰"参注"，即缘于此。所以在治伤寒学中，张遂辰实可称为尊王叔和、赞成无己最典型的医学家。

张志聪，字隐庵，清代钱塘人。师事张遂辰，集同学及门第子数十人于侣山堂，讲学研究，先后著成《伤寒论宗印》和《伤寒论集注》。他不仅认为《伤寒论》各条文没有错简，而且前后条贯毫无隙漏，经汇节分章之后，更"理明义尽，至当不移"。这比其师的维护旧论，更提出了强有力的论据。但是，他认为《伤寒例》还是王叔和所作，初移于旧论之末，继则竟从删削，并将"辨脉""平脉"两篇殿于论后，以符先证后脉之旨。惟对于成无己注解的许多论点，则大持异议。如成谓"伤寒恶寒，中风恶风"，张志聪均不然其说，这便和遂辰老师的见解颇不一致，但亦确有其独到的见地，而且竟成为维护旧论一派的中坚人物。

张锡驹，字令韶，清代钱塘人，与张志聪同出于张遂辰门下，曾有"钱塘二张"之称。首先是由于师门的影响，仍然以《伤寒论》"章节井井，前后照应，血脉贯通，无有遗漏，为医中诸书之《语》《孟》"，因此在他著的《伤寒论直解》中除削去"伤寒例"，移"痓湿暍"于"易复"篇后外，三阳三阴诸篇悉依旧论次第，并基本依隐庵《集注》之分章节，而为章节段落起止照应。不过，他更突出地谓《伤寒论》是治百病之全书，不仅仅为论治伤寒病的。他把六经、六气分为正、邪两个方面；正气之行，是三阴三阳，由一而三，即始于厥阴，终于太阳，运行不息；邪气之传，是三阳三阴，由三而一，即最初在太阳，最终在厥阴；第其传变，不必以次，随其证而治之。张锡驹认为，这是对待传经说的关键所在。

陈念祖，字修园，清代长乐人。他是继钱塘二张之后，反对错简、维护旧论影响最大的一家。他认为"叔和编次《伤寒论》有功千古，增入诸篇，不书其名，王安道惜之。然自《辨太阳病脉证篇》至《劳复》止，皆仲景原文，其章节起止照应，王肯堂谓如神龙出没，首尾相应，鳞甲森然。兹刻不敢增减一字，移换一节。"所谓"增入诸篇"，即指"辨脉""平脉""伤寒例""可与不可与"等篇。"增之欲补其详，非有意变乱"，说明他还是抱的肯定态度，只是他把仲景比作孔子，叔和好比孔子的学生子游、子夏，学生的著作不能与老师的混在一起，因此便削而不录。自"太阳"起至"劳复"止的 10 篇洁本《伤寒论》，从此便风行一时。正由于陈念祖笃守二张之学，对旧论 10 篇悉依隐庵所分章节，并以每一节为一法，于是三百九十七法之说，又为之一振，第其内容，并不同于喻昌之"重编"。

四家的维护旧论固然是一致的，但同中亦各有所异。张遂辰尊视成注，并采诸家之说以补其不足；张隐庵每对成注持异议，而正以己说；张锡驹强调六经、六气概百病，而有邪与正之分；陈念祖谓旧论诸条，字字是法，惟有守其法，斯能传仲景之学。

（三）辨证论治

仲张景的《伤寒论》既是中医学辨证论治体系的经典著作，因而有些治《伤寒论》的学者且不辨孰为张仲景的原论，孰为王叔和所增辑，只要有利于辨证论治的运用，便值得加以研究。持这一主张的学者，我们称之为"辨证论治学派"。这一学派，大体说来又可分作三个支派：有主张以方类证的，柯琴、徐大椿是这一派的代表；有主张以法类证的，钱潢、尤怡是这一派的代表；有主张分经审证的，陈念祖、包兴言是这一派的代表。

1. 以方类证法

柯琴，字韵伯，清代浙江慈溪人。他认定《伤寒论》是以辨证为主的，要想运用论中的理论于临床，最实际的就在弄清楚仲景辨证的方法。因此，他主张不必孜孜于考订仲景旧论的编次，最重要的是要把仲景辨证的心法阐发出来。例如："太阳篇"中汇列了桂枝汤证、麻黄汤证、葛根汤证、大青龙汤证、五苓散证、十枣汤证、陷胸汤证、泻心汤证、抵当汤证、火逆、痉湿暑等 11 证类。桂枝汤证类汇辑有关脉证 16 条，桂枝坏证 18 条，桂枝疑似证 1 条，有关桂枝证的 18 方，如桂枝二麻黄一、桂枝加附子等方统列于此。麻黄汤证类汇辑有关脉证 14 条，麻黄汤、柴胡汤相关脉证 1 条，汗后虚证 8 条，麻黄汤变证 4 条，有关麻黄汤证 5 方，如麻黄汤、麻杏甘石汤等方统列于此。其他诸证，无不如此类分条例。如栀子豉汤证、瓜蒂散证、白虎汤证、茵陈汤证、承气汤证等证便列入"阳明篇"；柴胡汤证、建中汤证、黄连汤证、黄芩汤证四证，列入"少阳篇"；三物白散证列入"太阴篇"；麻黄附子汤证、附子汤证、真武汤证、桃花汤证、四逆汤证、吴茱萸汤证、白通汤证、黄连阿胶汤证、猪苓汤证、猪肤汤证、四逆散证等证，列入"少阴篇"；乌梅丸证、白头翁汤证、热厥利、复脉汤证、阴阳易、诸寒热等证，列入"厥阴篇"。这样证以方名、方随证附，对于指导临床是具有一定现实意义的。

徐大椿，原名大业，字灵胎，晚号洄溪，清代江苏吴县人。他治《伤寒论》着眼于仲景的处方用药，认为方之治病有定，病之变化无定，知其一定之治，斯用方而不爽。至于用药，亦各有条理，各有法度，不可分毫假借。于是将全论 113 方分作桂枝、麻黄、葛根、柴胡、栀子、承气、泻心、白虎、五苓、四逆、理中、杂方等 12 类，除杂方外，11 方都是各类的主方，主方之下列述论中有关汤方证治诸条文。如：桂枝汤类，凡论中桂枝汤主治诸条，均列于桂枝汤主方下，次即植入桂枝加附子、桂枝加桂、桂枝去芍药、桂枝去芍药加附子、桂枝加厚朴杏仁、小建中、桂枝加芍药人参新加、桂枝甘草、茯苓桂枝甘草大枣、桂枝麻黄各半、桂枝二麻黄一、桂枝二越婢一、桂枝去桂加茯苓白术、桂枝去芍药加蜀漆龙骨牡蛎救逆、桂枝甘草龙骨牡蛎、桂枝加葛根、桂枝加芍药、桂枝加大黄等汤，共 19 方。其他汤类亦莫不如此，这样结合临床实际的研究方法，实比较有助于临证的运用。

徐大椿与柯琴都是以方类证的研究方法，惟柯琴证从经分、以方名证；大椿则据方类证、方不分经，这两种方法都有实际意义。

2. 以法类证法

钱潢，一名虚白，字天来，清代虞山（江苏常熟）人。探索六经病证的立法施治，是钱潢研究《伤寒论》的主导思想。"太阳上篇"属于中风证治，其中又分作：中风正治、太阳坏病、中风失治、中风火劫、中风误吐、中风误汗、汗下颠倒、中风误下、中风蓄血等 9 证；"太阳中篇"属于伤寒证治，其中分作：伤寒正治、伤寒失治、伤寒禁汗、伤寒误汗、伤寒误下、伤寒蓄血等6证；"太阳下篇"属于风寒两伤营卫证治，其中又分作：风寒并感、风寒火劫、心下水气、证象阳旦、邪传阳明等5证；"阳明上篇"属于太阳阳明证治，计分作：阳明中风、中风脾约、阳明伤寒、阳明中寒等4证；"阳明中篇"属于正阳阳明证治，计分作：阳明胃实、阳明发黄、阳明蓄血等3证；"阳明下篇"属于少阳阳明证治；"少阳篇"分作：少阳正治、少阳传阴、少阳禁例、少阳坏病、热入血室等5证；"太阴篇"分作：太阴伤寒、太阴中风、太阴误下等3证；"少阴篇"分作：少阴见证、少阴禁例、少阴伤寒、少阴寒利、少阴中风、少阴误汗、少阴咽痛、少阴热厥、少阴热证、少阴急下等10证；"厥阴篇"分作：厥阴伤寒、厥阴中风、厥热、除中、蚘厥、热证、寒证、误治、热利、寒利、寒利回阳等11证。钱潢在以法类证之中，都贯穿了方、喻的"风伤卫、寒伤营、风寒两伤营卫"的学说。所著书名《伤寒论证治发明溯源集》。

尤怡，字在京，一作在泾，别号饲鹤山人，清代常洲人。他研究《伤寒论》突出治法，尤甚钱潢。"三阳篇"共统以八法，太阳、阳明、少阳各篇均有正治法。审汗之有无，用桂枝汤、麻黄汤解之、汗之，为太阳之正治法；阳明经病，有传经、自受之不同，腑病有宜下、宜清、宜温之各异，为阳明之正治法；用小柴胡汤和解表里，为少阳之正治法。太阳、少阳各有权变法。随气体虚实之殊，脏腑阴阳之异，虽同为伤寒，不得竟从麻黄汤、桂枝汤，而分别用小建中、炙甘草、大小青龙及桂枝二麻黄一等汤，这是太阳的权变法；少阳有汗、下之禁，而和解却有兼汗下之法，如柴胡加桂枝汤、柴胡加芒硝汤、大柴胡汤、柴胡桂枝汤之类，这是少阳的权变法。太阳还有斡旋、救逆、类病三法。汗出不彻而传变他经及发黄、蓄血之病，或汗出太过而并伤阳气，于是有更发汗以及用真武、四逆等，是为斡旋法；或当汗而反下，或既下而复汗，以致有结胸痞满、协热下利诸变，于是用大小陷胸、诸泻心汤等，是为救逆法；太阳受邪，并非一种，有风温、温病、风湿、中湿、湿温、中暍、霍乱之不同，形似伤寒，治则迥异，于是有桂附、术附、麻黄、白术、瓜蒂、人参、白虎等方，是为类病之法。阳明尚有明辨、杂治二法。如经腑相连，虚实交错，或可下，或不可下，或可下而尚不能下，及不可大下，故有脉实、潮热、转矢气、大便少等之异，以及外导、润下之别，是为明辨法；如病变发黄、蓄血诸证，非复阳明胃实及经邪留滞之可比拟，或散、或下，当随证而异其治，是为杂治法。少阳病如纵、横、胁满、合、并诸证，当刺期门、大椎、肺俞、肝俞诸穴，是为少阳刺法。太阴病有经、脏之分，故有解表温里及先里后表法；少阴、厥阴，亦各有温、清诸法。一部《伤寒贯珠集》的精神，全在于此。

尤怡与钱潢均强调仲景的立法，但钱潢未脱方、喻的窠臼，治法亦细而无准；尤怡则超脱于方、喻之外，不以"风伤卫、寒伤营"印定眼目，提纲挈领明辨大法，千头万绪总归一贯，是其大较。

3. 分经审证法

陈念祖既为维护旧论的中坚人物，而其对于伤寒理论的运用，采用分经审证一法，亦具有现实意义。他首将太阳病分作经、腑、变三大证：经证有虚实之分，虚邪宜桂枝汤，实邪宜麻黄汤；腑证有蓄水、蓄血之不同，蓄水宜五苓散，蓄血宜桃仁承气汤；变证有从阴、从阳之异，阳虚则从少阴阴化，四逆汤、桂枝加附子汤属之，阴虚则从阳明阳化，白虎加人参汤、承气汤之类属之。阳明病分经、腑两证：经证有未罢、已罢之分，未罢太阳者，桂枝加葛根汤，已罢太阳者，宜白虎汤；腑证有太阳、正阳、少阳三种阳明之不同，麻仁丸所主太阳阳明也，蜜煎胆汁导法所主少阳阳明也，三承气汤所主正阳阳明也。少阳证亦分经、腑：经证有虚火与实火之别，虚火宜小柴胡汤，实火宜大柴胡汤；腑证有痛、痞、利、呕四证，痞而不痛半夏泻心汤，热呕而痛黄连汤，利而有热黄芩汤，火逆而呕黄芩加半夏生姜汤。太阴证亦有阴化、阳化之分：阴化证，宜理中丸或四逆辈；阳化证，宜桂枝加大黄汤。少阴证可有"水化而为寒""火化而为热"之分：化寒者，温剂有四逆辈，交阴阳有麻黄附子细辛汤，微发汗有麻黄附子甘草汤；化热者，补正救阴法用黄连阿胶汤、猪苓汤等，攻邪救阴法用诸承气汤。厥阴证热化多寒化少：四逆散证、白头翁汤证以及厥应下之诸证，均为热化之治，其中尤有乘脾、乘肺的区分。如此分经审证，非深得六经、六气之旨，是不能道其只字的。

包诚，字兴言，清代泾县人。著《伤寒审证表》一卷，将太阳经分作：本病中风、本病伤寒、兼病、阳盛入腑、阴盛入脏、坏病、不治病等7证；阳明经分作：腑病连经、腑病、虚证、不治病等4证；少阳经分作：经病、本病、入阳明病、入三阴病、坏病等5证；太阴经分作：脏病连经、脏病等2证；

少阴、厥阴经均分作：脏病连经、脏病、不治病等 3 证。包诚的学术思想是，只从经、腑、脏的传变来分辨，经病主表，脏腑主里，腑病多实，脏病多虚。

包诚与陈念祖的分经审证法，仅有详略之分而无本质的差异。

三、当代治伤寒学的主要流派

当前我国治伤寒学者，大体言之，南方盛行陈念祖的《伤寒论浅注》《伤寒医诀串解》，陈氏的伤寒学源于钱塘二张，而于维护旧论的主张最力，倡言分经审证之说，已如前述。北方盛行《医宗金鉴》的《订正伤寒论注》，这是当时（清·乾隆）太医院右院判吴谦、刘裕铎所编，其学术思想渊源于方有执的《伤寒论条辨》，故其篇第均略与《条辨》同。因而维护旧论之说颇盛于南，重订错简之论则行于北。

再就地域而细析之，浙江多守柯韵伯之学，故《伤寒论注》《伤寒论翼》《伤寒附翼》诸书脍炙人口。江苏多守尤在泾、张石顽、徐大椿之学，于是《伤寒贯珠集》《伤寒缵论》《伤寒绪论》《伤寒类方》等亦颇风行。江西多守喻嘉言之学，《尚论篇》不胫而走。安徽则尚方有执之学，《伤寒论条辨》并非局限于歙县。四川、福建多守陈念祖之学，视《伤寒论浅注》为医家的"朱注"，后来郑钦安的《伤寒恒论》，亦颇受到蜀西南医家的珍视。山东有守成无己之学者，则读《注解伤寒论》；有守黄元御之学者，则习《伤寒悬解》。要之，各个地区，各有其所尚，略述几个具有代表性的伤寒学家如下。

郑钦安，字寿全，四川临邛人。治伤寒学，宗近贤舒诏，诏字驰远，是传喻嘉言之学的，著有《伤寒六经定法》。钦安著的《伤寒恒论》就是以六经定法为基础的。所以他认为《伤寒论》前后条文错乱，幸存有 397 法，仍以"风伤卫""寒伤营"为太阳病的要领等，都和喻昌的主张是一致的。惟对条文的注解则不抄袭前人，只是紧密扣合临证所见而切实说理。如注解"病有发热恶寒者，发于阳也；无热恶寒者，发于阴也。发于阳者七日愈，发于阴者六日愈"时说："病发于阳，指太阳也，太阳底面，即是少阴，病发于阴，指少阴也。若专指太阳营卫之阴阳，则与太阳风寒两伤病情不符。余每临证，常见独恶寒身痛而不发热者，每以桂枝汤重加附子，屡屡获效。以此推之，则病发于阴，确有实据。至所言六日七日者，是论，阴阳之度数说法也。"郑氏治疗三阴证确是颇有盛誉，运用附子，量重而准。成都邓绍先、重庆吴棹仙治伤寒学，都受到郑氏的影响较多。

曹颖甫，讳家达，一字尹孚，号鹏南，晚署拙巢，江苏江阴人。学宗张隐庵、黄元御，但他既不守隐庵维护旧论之说，亦不守元御狃于五运六气之论，惟于张氏之说药、黄氏之重阳，则每申其义而扩充之，特别是对于某些条文的订误、仲景方的运用，都能独具手眼。如其订正第27条云"宜桂枝二越婢一汤"句，当在"热多寒少"下，否则既云不可发汗，犹用此发汗之药，有是理乎。订正第67条云："茯苓桂枝白术甘草汤主之"句，当在"头眩"之下，盖为水气凌心之证，与《金匮要略·痰饮》"胸胁支满、目眩"的苓桂术甘汤证同；"身为振振摇者"下，当脱去"真武汤主之"五字，盖汗出亡阳，正须附子以回之，况"脉沉紧"，正为肾气虚寒乎。订正第92条云：夫身体疼痛，为麻黄汤证，即上节所谓急当救表者，岂有病在表而反救其里之理，按"身体疼痛"四字，实为"腹中疼痛"之误，寒邪入腹，故脉沉如此，乃与四逆汤密合无间。诸如此类的订误，在他著的《伤寒发微》中是很多的。像这样的订误，并不是单纯的考据或语法的问题，而是联系到临证的实际应用，于此也可以看出他运用仲景方的纯熟。晚年曹颖甫的门人姜佐景收集其临床验案若干则，名曰《经方实验录》，刊行以后很受读者欢迎。

恽树珏，字铁樵，江苏武进人。他治伤寒学，颇欣赏丹波元简的《伤寒论辑义》，因此他在著成《伤寒论研究》四卷之后，又以丹波书为底本，写成《伤寒论辑义按》六卷。《伤寒论》中的六经问题迄无定论，而恽氏则认为丹波元简有所创见。略谓六经来自六气，六气来自四时，"风寒暑湿燥火"乃四时气候之名。故问六气为何物，则径直答曰：人体感气候之变化而著之病状也。六经为何物？则径答曰：就人体所着之病状为之界说者也。是故，病后才有六经可言，不病直无其物。太阳之为病，常恶寒，恶寒乃皮毛上感觉之事，皮毛是躯体最外层，故太阳主一身之表；阳明病为胃家实，阳明腑证，症见发热、神昏、谵语，用承气汤下之，得燥屎则热解，谵语亦除，是发热谵语之故，由于燥屎在肠胃，肠胃为躯体之里面，是阳明主一身之里；少阳之为病，发寒热，先寒而后热，释之者曰，病邪从里出表至太阳则恶寒，病邪从表陷里至阳明则发热，少阳之外一层为太阳，内一层为阳明，故曰少阳在半表半里。太阳与少阴为表里，太阳为表，少阴亦为表；少阳与厥阴为

医学流派

表里，少阳为半表半里，厥阴亦为半表半里；阳明与太阴为表里，阳明为里，太阴亦为里。正如喜多村直宽之言：凡病属阳、属热、属实者，谓之三阳；属阴、属寒、属虚者，谓之三阴。细而析之，则邪在表而热实者，太阳也；邪在半表半里而热实者，少阳也；邪入胃而热实者，阳明也。又邪在表而虚寒者，少阴也；邪在半表半里而虚寒者，厥阴也；邪入胃而虚寒者，太阴也。要之，恽氏将六经解释为六种病变的"界说"，由于他的函授较广，故其影响亦较远。沪上章巨膺是其入室弟子。

陆彭年，字渊雷，江苏川沙人。初受伤寒学于恽树珏，继则受到日本山田正珍（《伤寒论集成》）、丹波父子（《伤寒论辑义·述义》）、喜多村直宽（《伤寒论疏义》）诸家的影响亦较深。他著《伤寒论今释》八卷，主要以科学理论进行阐明，所以命名为"今释"。如他解释《太阳篇》的第1条说：凡病之热者为阳，寒者为阴，实者为阳，虚者为阴，病之属于进行性者为阳，属于退行性者为阴，功能亢盛者为阳，功能衰减者为阴；太阳病者，功能亢盛于肌表及上部之谓，浅层动脉之血液充盈故脉浮，头部充血三叉神经受压迫故头痛，颈部亦因充血而凝滞项背之肌肉神经麻痹故项强，病由抵抗风寒之刺激而起故恶寒；恶寒、发热为太阳之主症，细察太阳诸证，皆因气血向外向上所致，可知是自然疗能欲驱病毒于肌表，使从汗腺而出，故发汗为太阳病正常治法。陆渊雷认为，这样从生理、病理释《伤寒论》，足以促医学的进步；相反，则斥责六气六经、水火标本、经络循行等，为陈陈相因的谬论。由于陆渊雷在上海亦办有函授教育，故其说亦盛行一时，尤其在中青年一辈中影响更为深远。上海姜春华即出其门下者。

黄竹斋，字维翰，陕西长安人。治《伤寒论》多守钱塘二张及陈念祖之学，谓仲景所称的三阳三阴同于《素问·热论》，是将人身部位质体分为六纲而已，以三阳标部位，三阴标质体。并结合现代生理为证说：太阳统躯壳表面，故六淫从之而入；阳明统咽至肛门肠胃表面，饮食之邪多受之；少阳统躯壳里，脏腑表之膜膜，所谓三焦居半表里，六淫及饮食伤皆足致之；太阴属营养系统，少阴属血液循环系统，厥阴属神经系统。三阳之部位各有区域，故汗、下之法不可混施；三阴的质体，互相纠丽，是以温、清之法，皆可通用。他认为，掌握了三阳三阴这个界说，整个《伤寒论》便可迎刃而解。黄竹斋并把《金匮》杂病诸论合一炉而冶，名曰《伤寒杂病集注》，共十八卷，在西北数省颇有影响。弟子米伯让嗣其学。

以上几位伤寒学家大别之有两大流派：郑钦安、曹颖甫、黄竹斋，受国内重订错简、维护旧论两派影响较著；恽树珏、陆彭年，则受日本伤寒学家的影响为多。目前兼采国内外伤寒学家之长的趋势正在发展。从当前各中医学院主持《伤寒论》教学的教师及其教学内容来看，这一趋势愈来愈明显了。